GASTROENTEROLOGIA e HEPATOLOGIA PEDIÁTRICA

Diagnóstico, Tratamento e Casos Clínicos

CB052088

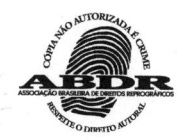

SÉRIE PEDIATRIA

GASTROENTEROLOGIA e HEPATOLOGIA PEDIÁTRICA
Diagnóstico, Tratamento e Casos Clínicos

Gabriel Hessel
Antonio Fernando Ribeiro
Sarvier, 1ª edição, 2011

Projeto Gráfico
CLR Balieiro Editores

Impressão e Acabamento
Bartira Gráfica e Editora

Direitos Reservados
Nenhuma parte pode ser duplicada ou
reproduzida sem expressa autorização do Editor.

sarvei

Sarvier Editora de Livros Médicos Ltda.
Rua dos Chanés 320 – Indianópolis
04087-031 – São Paulo – Brasil
Telefax (11) 5093-6966
sarvier@uol.com.br
www.sarvier.com.br

Dados Internacionais de Catalogação na Publicação (CIP)
(Câmara Brasileira do Livro, SP, Brasil)

Hessel, Gabriel
    Gastroenterologia e hepatologia pediátrica /
Gabriel Hessel, Antônio Fernando Ribeiro. --
São Paulo : SARVIER, 2011. -- (Série pediatria)

    Bibliografia.

    1. Fígado - Doenças - Diagnóstico 2. Fígado –
Doenças – Tratamento 3. Gastroenterologia
pediátrica 4. Hepatologia pediátrica – Manuais
I. Ribeiro, Antonio Fernando. II. Título. III. Série.

                        CDD-618.92
11-02790   NLM-WS 200

Índices para catálogo sistemático:
    1. Gastroenterologia e hepatologia : Medicina
        pediátrica   618.92
    2. Hepatologia e gastroenterologia pediátrica :
        Medicina   618.92

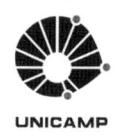

UNICAMP

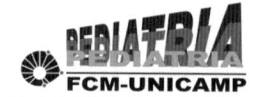

FCM-UNICAMP

SÉRIE PEDIATRIA

GASTROENTEROLOGIA e HEPATOLOGIA PEDIÁTRICA

Diagnóstico, Tratamento e Casos Clínicos

Gabriel Hessel

Professor Associado do Departamento de Pediatria da
Faculdade de Ciências Médicas da Universidade Estadual de
Campinas (FCM/Unicamp). Responsável pela
Ultrassonografia Abdominal Pediátrica no Gastrocentro.
Chefe do Departamento de Pediatria da FCM/Unicamp.

Antonio Fernando Ribeiro

Professor Doutor do Departamento de Pediatria da Faculdade
de Ciências Médicas da Universidade Estadual de Campinas
(FCM/Unicamp). Chefe da Disciplina de Gastroenterologia
Pediátrica e Nutrição da FCM/Unicamp. Coordenador da
Equipe Multidisciplinar de Assistência aos Pacientes com
Fibrose Cística da Unicamp.

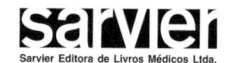

Sarvier Editora de Livros Médicos Ltda.

Títulos da SÉRIE PEDIATRIA

TERAPIA INTENSIVA EM PEDIATRIA
Carlos Eduardo Lopes
Marcelo Barciela Brandão
Ricardo Vilela

NUTRIÇÃO em PEDIATRIA – Oral, Enteral e Parenteral
Roberto José Negrão Nogueira
Alexandre Esteves de Souza Lima
Camila Carbone Prado
Antônio Fernando Ribeiro

Colaboradores

Adriana Maria Alves De Tommaso – Médica Assistente, Doutora da Disciplina de Gastroenterologia Pediátrica e Nutrição da Faculdade de Ciências Médicas da Universidade Estadual de Campinas. Especialista em Pediatria e Gastroenterologia Pediátrica pela Sociedade Brasileira de Pediatria e pela Federação Brasileira de Gastroenterologia.

Andressa da Costa Franceschini – Aluna de Aprimoramento do Curso de Fonoaudiologia da Faculdade de Ciências Médicas da Universidade Estadual de Campinas.

Cecília Amélia Fazzio Escanhoela – Professora Doutora em Patologia pela Universidade Estadual de Campinas (Unicamp). Docente Responsável pela Disciplina de Patologia Hepática do Departamento de Patologia da Unicamp.

Cláudio Saddy Rodrigues Coy – Professor Associado do Departamento de Cirurgia da Faculdade de Ciências Médicas da Universidade Estadual de Campinas. Coordenador Associado do Gastrocentro.

Edgard Ferro Collares – Professor Titular do Departamento de Pediatria da Faculdade de Ciências Médicas da Universidade Estadual de Campinas (Unicamp). Professor Emérito da Unicamp.

Elizete Aparecida Lomazi da Costa Pinto – Professora Doutora do Departamento de Pediatria da Faculdade de Ciências Médicas da Universidade Estadual de Campinas (FCM/Unicamp). Chefe da Enfermaria de Pediatria do Hospital de Clínicas da Unicamp e Coordenadora do Laboratório de Gastroenterologia Pediátrica.

Gilda Porta – Professora Livre-Docente pelo Departamento de Pediatria da Faculdade de Medicina da Universidade de São Paulo (FMUSP). Chefe da Unidade de Hepatologia do Instituto da Criança do Hospital de Clínicas da FMUSP. Médica do Grupo de Transplante Hepático do Hospital Sírio-Libanês e do Hospital A.C. Camargo.

Helga Verena L. Maffei – Professora Titular de Pediatria da Faculdade de Medicina de Botucatu – Universidade Estadual Paulista.

Joaquim Murray Bustorff Silva – Professor Titular do Departamento de Cirurgia da Faculdade de Ciências

Médicas da Universidade Estadual de Campinas (FCM/Unicamp). Chefe da Disciplina de Cirurgia Pediátrica da FCM/Unicamp.

Márcia Banin – Nutricionista da Área Pediátrica do Hospital de Clínicas da Faculdade de Ciências Médicas da Unicamp e Mestre em Saúde da Criança e do Adolescente. Coordenadora do Curso de Aprimoramento em Nutrição Pediátrica.

Maria Ângela Bellomo Brandão – Mestre e Doutora em Pediatria pela Faculdade de Ciências Médicas da Universidade Estadual de Campinas (Unicamp). Especialista em Pediatria e Gastroenterologia Pediátrica pela Sociedade Brasileira de Pediatria e pela Federação Brasileira de Gastroenterologia. Médica Assistente dos Serviços de Gastroenterologia, Hepatologia e Nutrição Pediátrica e Transplante Hepático Pediátrico do Hospital de Clínicas da Unicamp.

Maria de Fátima Corrêa Pimenta Servidoni – Médica Assistente do Departamento de Pediatria da Faculdade de Ciências Médicas da Universidade Estadual de Campinas (Unicamp). Especialista em Gastroenterologia Pediátrica pela Sociedade Brasileira de Pediatria. Especialista em Endoscopia pela Sociedade Brasileira de Endoscopia. Responsável pela Endoscopia Pediátrica do Hospital de Clínicas da Unicamp.

Maria de Lourdes Setsuko Ayrizono – Professora Assistente Doutora do Departamento de Cirurgia da Faculdade de Ciências Médicas da Universidade Estadual de Campinas.

Maria Inez Machado Fernandes – Professora Associada do Departamento de Puericultura e Pediatria da Faculdade de Medicina de Ribeirão Preto da Universidade de São Paulo (FMRP/USP). Coordenadora do Serviço de Gastroenterologia, Hepatologia e Nutrição Pediátrica do Hospital de Clínicas da Faculdade de Medicina de Ribeirão Preto – USP.

Mauro Batista de Morais – Professor Associado, Livre-Docente da Disciplina de Gastroenterologia Pediátrica da Universidade Federal de São Paulo (UNIFESP) – Escola Paulista de Medicina. Chefe do Departamento de Pediatria da UNIFESP. Presidente da Associação Paulista Pediátrica de Gastroenterologia, Hepatologia e Nutrição.

Mauro S. Toporovski – Professor Doutor Especialista em Gastroenterologia Pediátrica pela Sociedade Brasileira de Pediatria. Responsável pela Disciplina de Gastroenterologia Pediátrica da Faculdade de Ciências Médicas da Santa Casa de São Paulo.

Nancy T. Barbagallo Cordovani – Médica Assistente do Serviço de Transplante Hepático do Hospital Israelita Albert Einstein.

Neuza Maria do Nascimento Reyes – Fonoaudióloga do Hospital de Clínicas da Faculdade de Ciências Médicas da Universidade Estadual de Campinas.

Patrícia da Graça Leite Speridião – Professora Adjunta, Doutora do Curso de Nutrição, Campus Baixada Santista, da Universidade Federal de São Paulo.

Raquel Franco Leal – Professora Assistente Doutora do Departamento de Cirurgia da Faculdade de Ciências Médicas da Universidade Estadual de Campinas.

Regina Sawamura – Professora Doutora do Serviço de Gastroenterologia, Nutrição e Hepatologia Pediátrica do Departamento de Puericultura e Pediatria do Hospital de Clínicas da Faculdade de Medicina de Ribeirão Preto da Universidade de São Paulo.

Renata Pereira Sustovich Pugliese – Doutora em Pediatria pela Faculdade de Medicina da Universidade de São Paulo (FMUSP). Médica Assistente da Unidade de Hepatologia do Instituto da Criança da FMUSP. Médica Assistente do Grupo de Transplante Hepático do Hospital A.C. Camargo e do Hospital Sírio-Libanês.

Roberta Vacari de Alcântara – Médica Assistente do Departamento de Pediatria da Faculdade de Ciências Médicas da Universidade Estadual de Campinas (Unicamp). Mestre em Pediatria pela Unicamp.

Roberto José Negrão Nogueira – Doutor em Pediatria pela Faculdade de Ciências Médicas da Unicamp. Médico Assistente do Departamento de Pediatria. Nutrólogo pela Associação Brasileira de Nutrição. Especialista em Nutrição Enteral e Parenteral pela Sociedade de Nutrição Enteral e Parenteral.

Roberto Massao Yamada – Doutor em Pediatria pela Faculdade de Ciências Médicas da Universidade Estadual de Campinas. Professor Adjunto Doutor da Universidade Federal de São Carlos.

Silvia Regina Cardoso – Médica Assistente do Departamento de Pediatria da Faculdade de Ciências Médicas da Universidade Estadual de Campinas (Unicamp). Especialista em Endoscopia pela Sociedade Brasileira de Endoscopia. Endoscopista Pediátrica do Hospital de Clínicas da Unicamp.

Vera Lucia Sdepanian – Professora Adjunta da Disciplina de Gastroenterologia Pediátrica da Universidade Federal de São Paulo (UNIFESP) – Escola Paulista de Medicina. Chefe da Disciplina de Gastroenterologia Pediátrica da UNIFESP.

Prefácio

Em medicina, existe um aforismo que afirma "não existe doença, mas sim doentes" e só a vivência do exercício continuado da prática médica consegue implantar no profissional essa assertiva.

A variabilidade de apresentação de uma doença em cada paciente se deve ao fato de o indivíduo resultar de um complexo estrutural biopsicossocial no qual a genética determina o componente biopsicológico e o meio ambiente controla o componente social.

Este livro tem o grande mérito de considerar o paciente um indivíduo biopsicossocial. Cada capítulo descreve a doença em seus aspectos divisionais tradicionais – conceito, epidemiologia, etiopatogenia, fisiopatologia, anatomia patológica, quadro clínico, diagnóstico, tratamento clínico e cirúrgico e evolução. Ao término da maioria dos capítulos há a descrição de casos clínicos, vivenciados pelos autores, com especial ênfase à parte clínica (história, antecedentes familiares e pessoais, exame físico). Esses dados clínicos são, então, comentados e direcionados para um raciocínio diagnóstico linear e lógico na tentativa de se chegar a um diagnóstico final selecionando criteriosamente os exames complementares pertinentes para a confirmação da doença, sem a promoção de uma inflação de exames inúteis.

O conteúdo do livro abrange doenças digestivas e hepatobiliares de maior importância dentro dessas áreas de especialização. As informações são atuais, discriminatórias e essenciais para o pediatra utilizá-las na sua prática profissional e/ou docente.

As ilustrações são claras, de boa qualidade e bem selecionadas, permitindo fácil compreensão dos aspectos das lesões citadas no texto.

O Professor Gabriel Hessel e o Professor Antônio Fernando Ribeiro, os coordenadores deste livro, são ilustres representantes do Departamento de Pediatria da Faculdade de Ciências Médicas da Universidade de Campinas (UNICAMP). Como especialistas nesta área da pediatria, percorreram uma longa carreira assistencial vivenciada priorizando forte vínculo com o paciente. Como professores, desenvolveram sempre uma atividade docente comprometida com a ética e a responsabilidade na formação do estudante. Como pesquisadores, sempre inovaram seus estudos com o propósito de esclarecer pontos obscuros das doenças digestivas e hepatobiliares, enriquecendo sobremaneira o acervo científico da pediatria nacional. Ambos foram plasmados direta e indiretamente pelo conceituado e muito querido professor Edgard Ferro Collares, e eles próprios moldaram inúmeros pediatras especialistas, pesquisadores e professores atuantes dentro desta área. Todas essas profícuas atividades estão registradas neste livro, através dos textos redigidos por eles próprios e pelos seus colaboradores, ligados a UNICAMP.

Outros colaboradores deste livro são eminentes professores de conceituados institutos de ensino médico do Estado de São Paulo. Os capítulos por eles redigidos refletem as respectivas linhas de pesquisa e foram preparados com esmero, profundidade científica e clareza didática.

Li algures que "o professor medíocre conta. O bom professor explica. O professor superior demonstra. O grande professor inspira". Com certeza todos os professores colaboradores deste livro estão enquadrados na última categoria.

Congratulações à categoria pediátrica por ter o privilégio de usufruir de tão precioso compêndio.

Dra. Dorina Barbieri
Professora Associada do
Instituto da Criança da FMUSP.

Apresentação

O pioneiro da Gastroenterologia Pediátrica da FCM – Unicamp foi o Professor Doutor Roberto Jarbas Toledo, de saudosa memória. Em 1974, Jarbas era docente do Departamento de Pediatria e interessou-se pelo estudo das doenças do aparelho digestório na infância. Nesse ano, foi para o Hospital Policlínico Alejandro Posadas em Buenos Aires, estagiar no Serviço do Professor Horácio Toccalino, um dos pioneiros da Gastroenterologia Pediátrica na América Latina. No ano seguinte, retornou para o Brasil e implantou o Serviço de Gastroenterologia Pediátrica na FCM – Unicamp.

Em 1977, o Doutor Antonio Fernando Ribeiro também estagiou no Serviço do Professor Toccalino e no retorno associou-se ao Doutor Jarbas no desenvolvimento da nova especialidade pediátrica. Em 1980, o ambulatório já funcionava duas vezes na semana e a especialidade contava com o 1° residente, Doutor Paulo Eduardo Moreira Rodrigues da Silva, que também estagiou no Serviço do Professor Toccalino. No retorno, o Doutor Paulo tornou-se docente do Departamento de Pediatria e integrou-se no setor da Gastroenterologia Pediátrica.

Em 1984, a nova especialidade obteve um grande avanço com a vinda do Professor Edgard Ferro Collares. O Professor implantou o Laboratório de Pediatria Geral no Núcleo de Medicina e Cirurgia Experimental e o Laboratório de Investigação em Pediatria com ênfase nos exames utilizados na investigação das diarreias na infância (xilosemia, Na e Cl no suor, teste de tolerância à lactose, perfil de fezes, dosagem das dissacaridases, dosagem de amilase e lipase no suco duodenal, esteatócrito, dosagem de alfa-1-antitripsina fecal e anticorpo antiendomísio). O Professor Collares foi orientador de diversas teses de mestrado e doutorado e participa ativamente das atividades da disciplina.

Em 1988, o Doutor Gabriel Hessel foi a nova aquisição da Gastroenterologia Pediátrica. Ele implantou o ambulatório de hepatologia pediátrica e desenvolveu a área de ultrassonografia abdominal aplicada no diagnóstico das doenças do aparelho digestório na infância. Nesse mesmo ano, o Doutor Fernando implantou o ambulatório de fibrose cística.

Em 1991, a Doutora Maria de Fátima Pimenta Servidone veio preencher uma lacuna dentro da especialidade. Ela criou o Serviço de Endoscopia Pediátrica. Em 1993, a Doutora Adelaide Monteiro foi contratada para auxiliar a Doutora Fátima e atuou no Serviço durante quatro anos e foi substituída pela Doutora Silvia Regina Cardoso.

Em 1995, a especialidade recebeu mais um novo impulso com a vinda da Doutora Elizete Aparecida Lomazi da Costa Pinto. Além de atuar na área de gastroenterologia geral, implantou alguns procedimentos importantes para a assistência e pesquisa de doenças relacionadas com a motilidade do tubo digestório como manometria esofágica e manometria anorretal.

Em 1996, a Doutora Maria Ângela Bellomo Brandão foi contratada para auxiliar na implantação do programa de transplante hepático infantil. Além disso, atua na área de gastroenterologia e hepatologia geral. Em 2001 foi para Birmingham estagiar no Children's Hospital e aperfeiçoou seus conhecimentos sobre a área de transplante hepático infantil da qual é responsável.

Em 2003 e 2004, a especialidade foi enriquecida com mais dois profissionais: a Doutora Adriana Maria Alves De Tommaso e o Doutor Roberto José Negrão Nogueira. A Doutora Adriana atua nas áreas de transplante hepático, hepatologia pediátrica e gastroenterologia. O Doutor Negrão é nutrólogo. Atua no ambulatório de fibrose cística, orientação nutricional dos pacientes internados na enfermaria de pediatria e no diagnóstico e tratamento dos outros pacientes com distúrbios nutricionais acompanhados no ambulatório.

A Equipe de Gastroenterologia Pediátrica atua em diferentes setores da área de saúde da Unicamp. Realiza interconsultas em pacientes com doenças do sistema digestório na enfermaria de pediatria, unidade de terapia intensiva pediátrica, neonatologia e pronto-socorro infantil. Realiza atendimento semanal em 6 ambulatórios (2 ambulatórios de doenças do tubo digestório, 2 ambulatórios de hepatologia, 1 ambulatório de transplante hepático e 1 ambulatório de fibrose cística). Executa alguns procedimentos especializados como endoscopia, radiologia e ultrassonografia no Gastrocentro da Unicamp. Promove, ainda, semanalmente, uma reunião com toda a equipe e 2 reuniões anatomoclínicas com docentes da anatomia patológica.

Ao apresentarmos este livro, fruto do trabalho de toda a equipe, sentimo-nos honrados em poder comunicar nossa experiência acumulada ao longo desses anos de trabalho e convivência. Agradecemos à participação dos autores colaboradores do nosso serviço e de outras renomadas instituições.

Gabriel Hessel
Antonio Fernando Ribeiro

Conteúdo

CAPÍTULO 1

Particularidades da Fisiologia do Trato Gastrointestinal na Infância

EDGARD FERRO COLLARES

Na criança, o aparelho digestório, particularmente nos primeiros meses de vida, apresenta algumas peculiaridades ontogênicas em relação aos adultos. Neste capítulo, abordaremos alguns aspectos anatômicos e funcionais deste aparelho, com atenção especial para estas peculiaridades. Profundidade maior com relação à fisiologia do trato gastrointestinal pode ser alcançada com a literatura especializada.

CAVIDADE ORAL

No recém-nascido e lactente pequeno, o alimento permanece pouco tempo na cavidade oral, não necessitando de maior preparo em vista da sua consistência líquida ou pastosa. Já com a introdução de alimentos sólidos, antes de serem deglutidos devem ser fragmentados e misturados com a saliva, utilizando para isto a ação combinada dos maxilares, língua e outras estruturas orais. Este processo, chamado de mastigação, tem a função de preparar um bolo lubrificado, com tamanho e consistência adequados à deglutição. É óbvio que a eficiência desta etapa depende da quantidade adequada de saliva. A criança apresenta, no período neonatal, pequena produção de saliva, contudo, elevada em relação ao peso (Fig. 1.1). Entre os 3 e os 6 meses há aumento acentuado de secreção salivar. Este fenômeno precede o início da erupção dental primária. Embora a

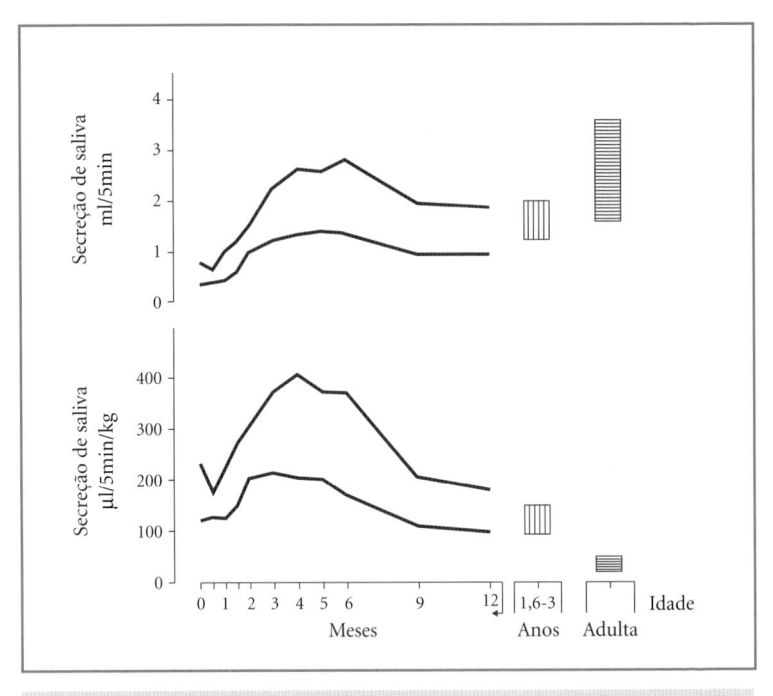

Figura 1.1 – Produção de saliva em lactentes no primeiro ano de vida (estudo longitudinal) em comparação com crianças maiores (1,6-3 anos de idade) e adultos jovens, todos saudáveis. O gráfico superior representa o volume de saliva produzida durante 5 minutos após estímulo com uma gota de suco de limão (ml/5min). O gráfico inferior representa o volume de saliva secretada em µl/5min/kg. Valores expressos em intervalos de confiança (confiança de 95%). Modificado de Collares et al., 1979, com autorização.

razão desta maior capacidade de secreção da saliva em lactentes ainda seja desconhecida, é razoável supor que o fenômeno seja uma resposta adaptativa de proteção pré-epitelial do esôfago e boca à agressão péptica. Isto decorreria do estímulo das terminações sensitivas do esôfago e da cavidade oral pelo ácido do conteúdo gástrico, refluído pela regurgitação muito frequente em lactentes saudáveis, particularmente nos primeiros meses de vida. A amilase é a principal enzima da saliva com atividade para quebrar ligações alfa-1,4 de glicose, da amilose e da amilopectina. A concentração desta enzima, no recém-nascido, é baixa e eleva-se progressivamente com a idade, atingindo em torno de um ano valores próximos aos observados no adulto (Fig. 1.2). Faremos considerações quanto a sua importância fisiológica, quando tratarmos da digestão e absorção dos carboidratos.

Finalmente, para que a mastigação seja eficiente é necessária a presença dos dentes como superfície de trituração. A perda de dentes permanentes e da dentição primária determina a diminuição na eficiência mastigatória da criança. Contudo, Shiere e Manly demonstraram que, mesmo com a dentição completa, a capacidade de mastigação da criança e adolescente é baixa. Estes autores, em estudo comparado, verificaram que a eficiência da mastigação de 40%, aos 6 anos, aumenta para 75%, aos 10 anos; declina novamente para 50% entre os 11 e 13 anos, atingindo os 100% em relação ao adulto somente depois dos 16 anos de idade. Isto foi interpretado como indicação de que os dentes, após a erupção, demoram aproximadamente três anos para atingirem sua eficiência máxima.

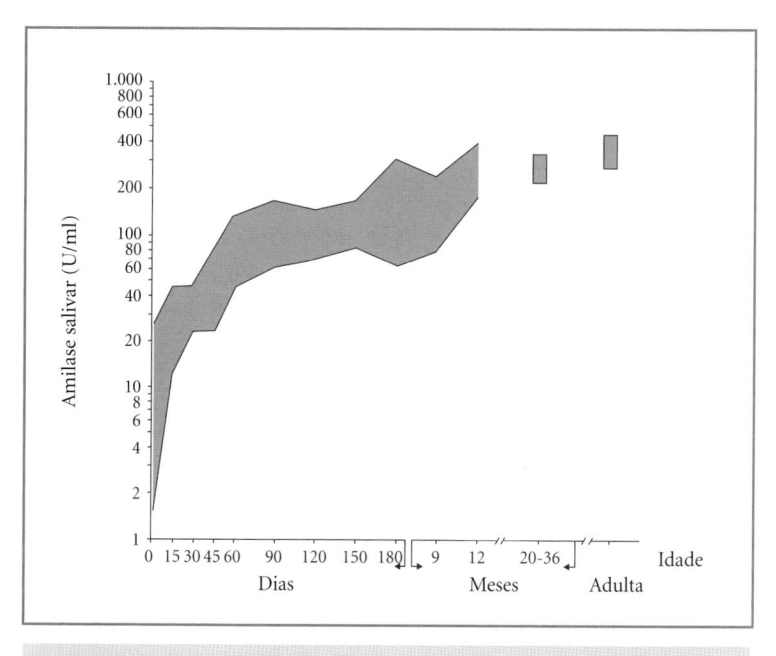

Figura 1.2 – Produção da amilase salivar em lactentes no primeiro ano de vida (estudo longitudinal) em comparação com crianças maiores (1,6-3 anos de idade) e adultos jovens, todos saudáveis. Concentrações da amilase produzida durante 5 minutos após estímulo com uma gota de suco de limão (U/ml) expressas em intervalos de confiança (confiança de 95%). Modificado de Collares et al., 1979, com autorização.

A deglutição na infância, ou seja, a passagem do alimento da boca ao estômago, na fase oral, faríngea ou esofágica, não difere fundamentalmente do observado no adulto. Contudo, nos recém-nascidos prematuros, particularmente nos muito pequenos, esta função não é bem coordenada, obrigando a cuidados especiais com relação à alimentação destas crianças.

ESÔFAGO

Na idade adulta, os alimentos deglutidos, bem como o conteúdo gástrico são impedidos de refluírem para o esôfago graças a vários mecanismos. Estes são o esfíncter esofágico inferior, a presença de um segmento esofágico intra-abdominal, a contração dos pilares do diafragma e o fato de o ângulo esofagogástrico ser agudo. Na criança, o esôfago intra-abdominal é curto e o ângulo esofagogástrico é obtuso. Em vista disto, a existência do esfíncter esofágico inferior passa a ser o principal mecanismo na prevenção do refluxo gastroesofágico. Este esfíncter, que apresenta relaxamento a cada deglutição, pode ser demonstrado por meio de estudos manométricos, como localizado no esôfago, um pouco antes de ele atravessar o hiato esofágico do diafragma. Não há evidências da sua existência como uma estrutura anatômica. Estudos manométricos têm demonstrado que o tônus do esfíncter esofágico inferior já está bem estabelecido desde o nascimento e não difere significativamente do observado em crianças maiores e adultos. Contudo, são observadas com certa frequência regurgitações durante os primeiros meses de vida. A ocorrência de regurgitação durante esta fase da vida seria o resultado da elevação, com o crescimento, do gradiente de pressão entre o estômago e esôfago e o relaxamento eventual do esfíncter esofágico inferior, sem relação com o processo da deglutição. Esta situação, que na maioria das vezes é benigna, desaparece de forma espontânea entre 9 e 12 meses de vida. A regurgitação deve ser bem diferenciada do vômito e da ruminação, condições em que o alimento também retorna à boca. A regurgitação intensa e/ou vômitos, acompanhados de evidências de esofagite e/ou de comprometimento nutricional e/ou respiratório e/ou postural, sugerem a possibilidade de doença do refluxo gastroesofágico (refluxo gastroesofágico patológico). Aparentemente, nesta situação, o mecanismo fisiopatológico básico seria o relaxamento intermitente do esfíncter esofágico inferior, mais frequente e com duração maior, sem relação com a deglutição. A abertura intermitente do esfíncter esofágico inferior seria decorrência de fenômenos com origem no sistema nervoso central ou do desencadeamento de um reflexo entérico proximal (por exemplo, esofágico) ou distal (por exemplo, gástrico). Diante de tal situação, é fundamental estabelecer se há realmente doença do refluxo ou o refluxo é sintoma de outra doença (por exemplo, doença fibrocística do pâncreas, anomalias do aparelho digestório – como a hérnia de hiato, Aids etc.).

ESTÔMAGO

O estômago é uma expansão do tubo digestório que, ao lado de sua função secretora, funciona como um reservatório. Do ponto de vista funcional, o estômago é dividido em proximal – que inclui o fundo e parte do corpo – e distal – formado pelo restante do corpo, antro e piloro. Vazio, ele é pequeno e encontra-se em estado de relaxamento. As pequenas contrações que ocorrem nesta situação têm efeito sobre a pressão intragástrica. À medida que há enchimento gástrico, o espaço intraluminar do estômago aumenta para acomodar o bolo alimentar no estômago proximal, graças ao reflexo de acomodação desencadeado na deglutição.

O alimento retido no estômago durante algum tempo é transferido de modo conveniente para o duodeno. Esta transferência, conhecida como esvaziamento gástrico, resulta de uma atividade motora bastante complexa do estômago, piloro e duodeno. O estômago proximal, além de reservatório, é, em parte, responsável pelo esvaziamento de líquidos e o distal é fundamental no de sólidos. O esvaziamento ocorre de forma harmoniosa com a digestão e absorção dos alimentos no intestino delgado. A velocidade do esvaziamento gástrico é resultante de fatores estimulantes e inibidores que a cada momento atuam sobre o estômago. O principal fator estimulante é a distensão com a chegada de alimentos, que levariam à ativação de receptores sensíveis a estímulos mecânicos, localizados nas paredes do estômago. O esvaziamento gástrico, uma vez iniciado, é continuamente influenciado pela ação inibidora determinada por constituintes (lipídios, carboidratos, proteínas e fibras) e pelas características físico-químicas (pH e osmolaridade) do bolo alimentar. Chegando ao intestino delgado alto (duodeno e jejuno), estes constituintes estimulariam receptores aí localizados. Em consequência, há liberação de colicistocinina (CCK) e/ou 5-hidroxitriptamina (5-HT) que ativam receptores quimiossensíveis CCK-1 e/ou 5-HT$_3$, determinando a inibição intestinal (*feedback* regulação) do esvaziamento gástrico e desenvolvimento da saciedade.

No líquido gástrico, encontramos algumas enzimas como a amilase de origem salivar, lipase de origem supragástrica e gástrica e produtos de secreção gástrica como pepsina, ácido clorídrico, muco e fator intrínseco.

Ao contrário da crença geral, a renina, uma enzima especial responsável pela coagulação do leite no estômago de alguns mamíferos, não é secretada pelo estômago de recém-nascidos e lactentes. A pepsina, em vista da sua potente capacidade de coagular o leite, substitui perfeitamente a renina no estômago do homem.

A pepsina é secretada sob a forma de pepsinogênio pelas células principais da mucosa gástrica. A ativação de pepsinogênio à pepsina é feita pelo ácido clorídrico e, como na sua forma ativa acelera a conversão do pepsinogênio, a reação é autocatalítica. Existe secreção basal contínua de pepsinogênio e o estímulo mais importante para o aumento é mediado pelo vago, seja diretamente pela ingestão de alimentos, seja indiretamente pela hipoglicemia. Outros estimulantes seriam a gastrina e a histamina, muito menos efetivos que o estímulo vagal.

O ácido clorídrico é secretado pelas células parietais do estômago. Na ausência de estímulos, particularmente no início da madrugada, a secreção basal de ácido clorídrico é baixa. A estimulação vagal, a histamina e a gastrina determinam o aumento da secreção gástrica.

A capacidade de secreção de ácido c!orídrico, na criança, guarda correlação positiva com o peso e com a idade. A secreção máxima do ácido (mEq/kg/h), após estímulo, é relativamente elevada na primeira semana de vida; a seguir, apresenta um decréscimo com elevação progressiva, atingindo com 6 meses de vida valores equivalentes a crianças maiores e adultos. Este fato pode ser interpretado como decorrente do aumento da população das células parietais, produtoras de ácido, acompanhando o crescimento do estômago. O pH do conteúdo gástrico no recém-nascido e no lactente pequeno pode manter-se em níveis relativamente mais elevados, pelo efeito tampão da alimentação láctea. A alimentação artificial com leite de vaca pode levar, dessa forma, à diminuição da eficiência da barreira gástrica no controle das infecções intestinais e ser um dos fatores responsáveis pela maior frequência de diarreia aguda infecciosa em lactentes que recebem esta forma de alimentação.

VIAS BILIARES – SECREÇÃO BILIAR

A bile constitui veículo de secreção e excreção hepática de vários produtos do metabolismo, como bilirrubinas, colesterol, sais biliares etc. Os sais biliares têm participação muito importante na digestão das gorduras e são sintetizados no fígado a partir do colesterol. Sais dos ácidos cólico e quenodeoxicólico são denominados de primários e sintetizados no fígado, enquanto os sais dos ácidos deoxicólico e litocólico são sais secundários derivados dos primários pela ação de bactérias normalmente presentes no íleo terminal e cólon. Na bile, são encontrados somente traços de sais biliares livres que, normalmente, são conjugados com glicina e taurina e excretados na bile. Durante a primeira semana de vida, o sal biliar predominante é o do ácido cólico e, após o primeiro mês de vida, a proporção entre este e o sal do ácido quenodeoxicólico é aproximadamente igual. Os sais biliares agem na digestão das gorduras pelo seu efeito detergente, facilitando assim a ação da lipase-colipase pancreática; por outro lado, também determinam a solubilização dos ácidos gordurosos livres e monoglicerídeos, graças à formação das micelas, que são agregados polimoleculares solúveis em água. Outra função importante dos sais biliares seria a ativação da enteroquinase, enzima responsável pela ativação da tripsina a partir do tripsinogênio pancreático. O íleo é o principal segmento intestinal responsável pela absorção dos sais biliares (80-90% da absorção); após a absorção, os sais biliares, passando pelo sistema porta, chegam ao fígado, sendo novamente excretados. Isto constitui a circulação êntero-hepática dos sais biliares, que permite a recirculação, em 24 horas, de aproximadamente seis vezes a quantidade total desses sais.

A concentração de sais biliares na bile do recém-nascido, em particular no prematuro, é relativamente menor em relação à observada em crianças com idade mais elevada. Há também indicações de que, neste período da vida, a circulação êntero-hepática não é tão eficiente, havendo um excesso de perda fecal de sais biliares. Estes fatos poderiam explicar, em parte, os coeficientes baixos de absorção de gorduras nesta fase da vida e, como consequência, o aumento de conteúdo da gordura fecal observado nas primeiras semanas de vida.

PÂNCREAS – SECREÇÃO PANCREÁTICA

O pâncreas exócrino tem participação muito importante na digestão de gorduras, amido e proteínas. A secreção desta glândula tem, na sua composição, enzimas que se originam nas células acinares, bem como água e bicarbonato, produtos de secreção das células dos ductos pancreáticos. A secreção pancreática apresenta controle hormonal e nervoso. Entre os hormônios que atuam sobre o pâncreas, destacam-se a secretina, aumentando a secreção de líquido, e CCK, estimulando a secreção de enzimas. A gastrina estimula tanto células acinares como ductais. Reflexos com participação do nervo vago regulam primariamente a secreção pancreática.

As enzimas proteolíticas são secretadas pelo pâncreas sob a forma inativa (zimogênio) e ativadas pela ação da enteroquinase sobre o tripsinogênio. A enteroquinase encontrada nas microvilosidades das células colunares do duodeno é liberada pelos sais biliares, sob a forma solúvel, na secreção entérica. A atividade da enteroquinase é estimulada pelo tripsinogênio. Uma vez formada, a tripsina ativa as outras pró-proteases pancreáticas (Fig. 1.3).

As enzimas proteolíticas já podem ser detectadas no pâncreas de fetos humanos com peso corporal de 500g. O recém-nascido normal e o prematuro apresentam capacidade um pouco menor de secreção das enzimas proteolíticas em relação a lactentes com 1 ano de idade. A lipase pancreática é, por outro lado, bem menor ao nascimento em relação ao fim do primeiro ano. A concentração da amilase pancreática, ao nascimento, é extremamente baixa, elevando-se progressivamente, de forma que, entre o primeiro e o segundo ano de vida, aproxima-se da observada em crianças com mais idade.

INTESTINO DELGADO

A maioria dos fenômenos da digestão e absorção ocorre no duodeno e jejuno, e os resíduos não digeridos ou não absorvidos passam ao íleo e ao cólon. No período digestivo, o bolo alimentar move-se lentamente ao longo desta parte importante e complexa do tubo digestório. O movimento mais importante do intestino delgado é o de segmentação que, determinando a fragmentação do bolo alimentar, permite a mistura dos alimentos com o líquido entérico e sua exposição à superfície de absorção. A propulsão deste bolo é consequência do próprio movimento de segmentação que, ocorrendo um após o outro no sentido craniocaudal, determina movimentos peristálticos de curta duração e extensão. No período interdigestivo, as contrações não ocorrem continuamente. Após um período de ausência (fase I) ou de poucas contrações (fase II), segue-se um ciclo de intensa atividade contrátil segmentar (fase III), de curta duração (5 a 10 minutos), com início no antro gástrico e duodeno, propagando-se ao longo do intestino até o íleo terminal. Este ciclo, denominado de complexo motor migratório (CMM), repete-se a intervalos de aproximadamente 100 minutos. A fase III do CMM é que determina a progressão de material sólido não digerido (fibras da dieta) e outros detritos, bem como de bactérias, mantendo, dessa forma, o intestino delgado livre de contaminação.

A mucosa do intestino delgado está capacitada a um rápido transporte de nutrientes para o meio interno, devido à ampliação da superfície, consequente a: formação de dobras semicirculares; desenvolvimento de

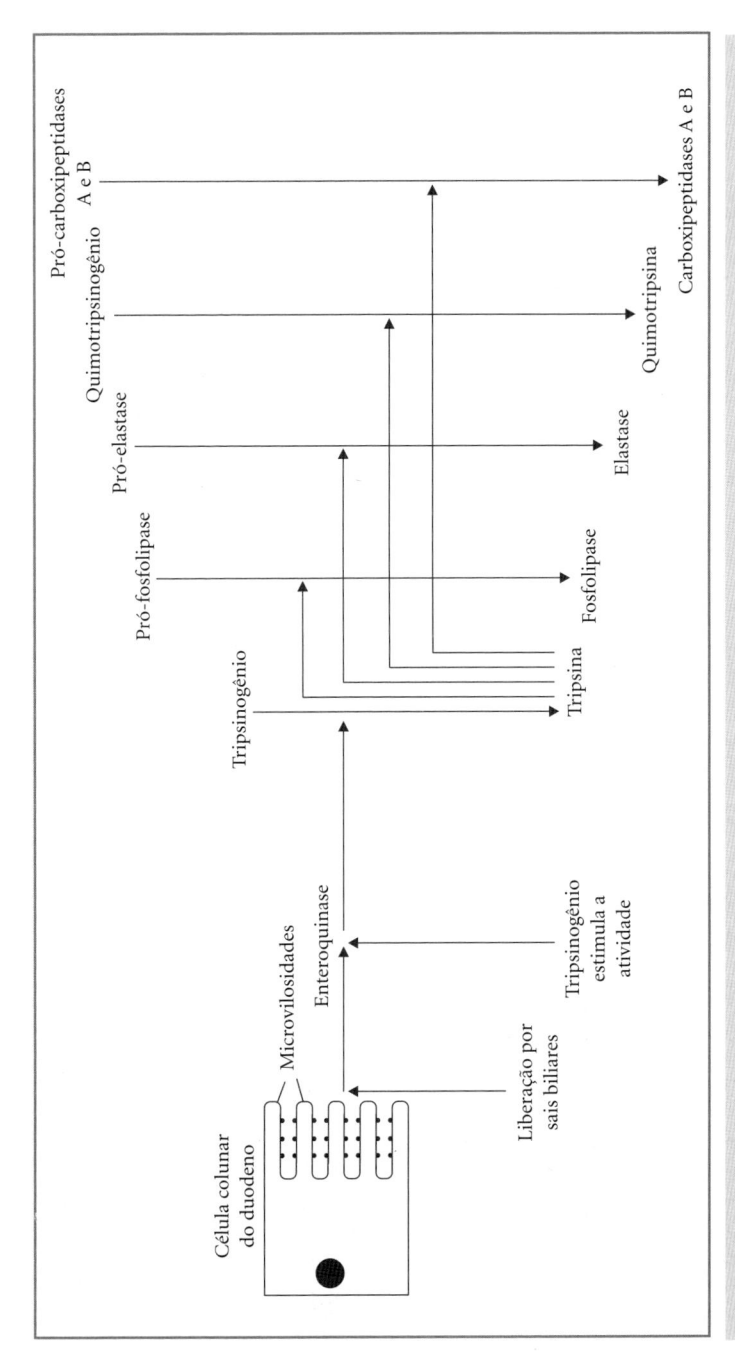

Figura 1.3 – Ativação das enzimas pancreáticas. Modificado de Collares e Leme-Brasil, 1995.

diminutas expansões digitiformes, denominadas vilosidades; e diferenciação da borda livre das células colunares em finos prolongamentos protoplasmáticos, chamados de microvilosidades. Com isso, há extraordinário aumento da superfície de absorção do intestino delgado. Do ponto de vista estrutural e funcional, podemos considerar isoladamente a vilosidade a unidade representativa do intestino delgado. Trata-se de prolongamentos digitiformes da mucosa entérica (Fig. 1.4A e B), com comprimento variando de 0,5 a 1mm e frequência de 10 a 40U/mm². Nas secções histológicas, a vilosidade apresenta-se com duas zonas características: uma superficial, constituída pelo epitélio de revestimento simples, monoestratificado, e outra central, apresentada pela lâmina própria ou

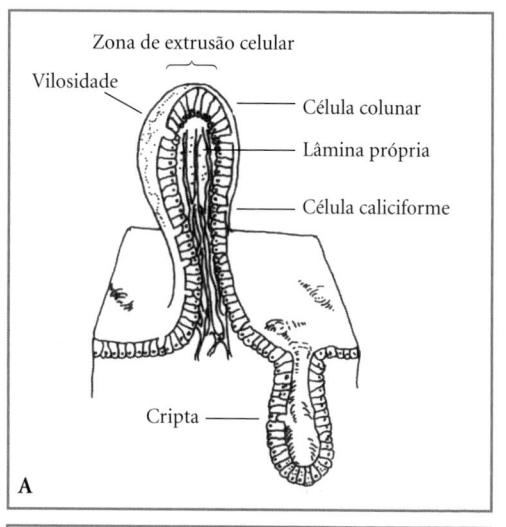

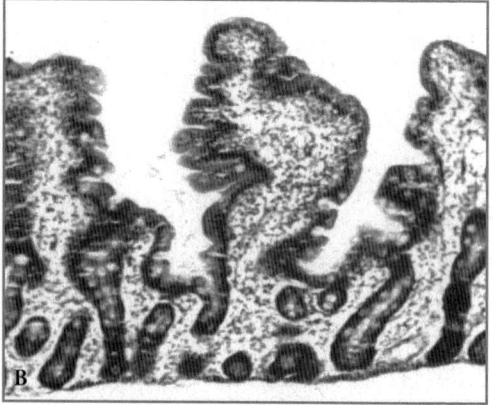

Figura 1.4 – A) Representação esquemática da mucosa do intestino delgado (Collares e Leme-Brasil, 1995). **B)** Corte perpendicular da mucosa jejunal de paciente com diarreia funcional. Material obtido durante investigação da etiologia de diarreia crônica em criança com 2 anos de idade. Arquivo pessoal do autor.

córion, que contém vasos linfáticos, sanguíneos, fibras musculares e nervosas. Na base das vilosidades, delineiam-se finos canalículos (320 a 450µM de profundidade) denominados criptas de Lieberkühn, constituídas de um grupo celular com elevada atividade proliferativa, sendo importantes unidades secretoras que contribuem para a isotonicidade do lume. Na zona superficial, o epitélio monoestratificado que atapeta a vilosidade é constituído das células colunares, com 22 a 26µM de altura, apresentando na borda livre as microvilosidades. Essas células maduras são capazes de absorver aminoácidos e monossacarídeos contra gradiente de concentração. Fazem também parte do epitélio as células caliciformes, mais escassas e produtoras de muco. Nas criptas, além da população predominante de células epiteliais indiferenciadas, são encontradas as células argentafins produtoras de serotonina, e a de Paneth, localizadas na base, com um grande núcleo esférico rodeado de inúmeros grânulos acidófilos de secreção.

A cripta pode ser considerada um compartimento de proliferação ativa de células epiteliais. Essas células iniciam a proliferação no terço superior da cripta, diferenciam-se em células de absorção, migram para as vilosidades e são, finalmente, eliminadas do seu ápice. O tempo médio de renovação do epitélio do intestino delgado na espécie humana é de seis dias. As células das vilosidades são altamente diferenciadas, com um limite de vida, e rapidamente renovadas, logo após atingir o pico de sua capacidade de absorção. As células diferenciadas e migradas da cripta para a vilosidade apresentam mudanças que as distinguem de sua célula-mãe indiferenciada. Na migração celular, as mitocôndrias tornam-se mais numerosas e alongadas, ocorre redução dos ribossomos e as microvilosidades aumentam em tamanho. As enzimas das microvilosidades, como a invertase, lactase, maltase, ATPase, fosfatase alcalina e aminopeptidases, aumentam sua atividade durante a migração, enquanto outras enzimas, como as envolvidas na multiplicação celular, são encontradas somente nas criptas.

CÓLON

As substâncias orgânicas em solução ou suspensão no líquido que chegam ao cólon são células descamadas, muco e as enzimas do tubo digestório superior, juntamente com os resíduos não digeridos dos alimentos. Deste material, parte é degradada pelas bactérias normalmente presentes no cólon, e parte vai constituir os sólidos das fezes.

Quanto à composição, a parte líquida é aproximadamente isotônica e contém sódio em concentração média de 40mEq/l, potássio na concentração de 90mEq/l, cloro (15mEq/l) e bicarbonato (30mEq/l). No cólon, grande parte da água é absorvida em consequência do movimento do líquido em direção ao meio interno, resultado do que é absorvido e secretado pela mucosa. Em conjunto, são absorvidos sódio e cloro e secretados potássio e bicarbonato, de tal forma que, durante a passagem do bolo fecal, não há grandes variações da osmolaridade.

O trânsito do bolo fecal do ceco até o reto faz-se em consequência de três a cinco movimentos diários em massa do cólon. Fora destes períodos de movimento em massa, observam-se no cólon contrações anulares que formam pregas na mucosa em forma de saculações (haustrações). Estas contrações não são propulsoras e têm a finalidade de misturar e expor o conteúdo fecal à mucosa, para absorção de água.

Pela distensão do reto com a chegada do bolo fecal é desencadeado o reflexo de defecação através de um arco reflexo medular que relaxa o esfíncter externo. Na defecação, há contrações do sigmoide e reto, com participação do parassimpático, acompanhadas de relaxamento do esfíncter interno e liberação voluntária do esfíncter externo.

A primeira evacuação no recém-nascido a termo e pós-termo (eliminação de mecônio) deverá ocorrer nas primeiras 24 horas de vida. Nos prematuros, a eliminação, de modo geral, ocorre no mesmo período; contudo, naqueles com idade gestacional muito baixa (< 32 semanas) pode-se alongar até para 48 horas. Atraso na eliminação de mecônio é sinal de alerta para a possibilidade de obstrução mecânica ou funcional (por exemplo, megacólon congênito) do intestino.

No lactente, não há controle do esfíncter externo; em razão disso, a defecação é uma resposta reflexa, ocorrendo geralmente logo após as mamadas, por relaxamento do esfíncter interno, mediado pelo plexo nervoso entérico. O controle do esfíncter externo, mediado por um reflexo espinal, desenvolve-se gradativamente após o primeiro ano de vida, sendo, portanto, fora de propósito o início do treinamento esfincteriano da defecação, em vasos sanitários, antes dos 2 anos de idade.

MECANISMOS DE DEFESA DO TRATO GASTROINTESTINAL

Situado na interface entre o meio interno e o externo, o epitélio gastrointestinal constitui a primeira linha de defesa à penetração de micro-organismos, antígenos, toxinas e enzimas.

Para reforçar esta barreira, encontramos mecanismos de proteção classificados em dois grupos: mecanismos de defesa não imunológica e mecanismos de defesa imunológica (não específicos e específicos). Os mecanismos imunológicos dependem de células que colonizam a lâmina própria da mucosa do aparelho digestório.

Mecanismos de defesa não imunológica

Barreira gástrica – em geral, as bactérias entéricas são bastante suscetíveis ao pH ácido; sendo assim, a secreção de ácido clorídrico seria um fator que limitaria a entrada de bactérias viáveis no intestino delgado. Este, associado à ação digestiva da pepsina, protege, parcialmente, o tubo digestório da agressão de bactérias, vírus e antígenos alimentares. Fatores que limitam uma boa secreção de ácido clorídrico, como a baixa idade, ou que determinam a neutralização do ácido produzido (por exemplo, leite de vaca) diminuem a eficiência desta barreira.

Motricidade gastrointestinal – a motricidade gastrointestinal normal, em particular a existência do CMM, é importante para a manutenção de uma flora intestinal em níveis adequados ao bom funcionamento do tubo digestório. Qualquer situação que interfira nesta motricidade (obstrução mecânica, uso de moderadores de trânsito, disfunções neurogênicas ou miogênicas entéricas etc.) pode facilitar ou agravar uma infecção intestinal ou determinar supercrescimento de bactérias anaeróbias no intestino delgado.

Mucinas – as glicoproteínas e glicolipídios do muco elaborado pelas glândulas exócrinas e células caliciformes, além das propriedades lubrificantes, protegem a mucosa (por exemplo, do esôfago e estômago) contra a agressão péptica. As produzidas pelas células caliciformes do intestino delgado e cólon apresentam estrutura molecular semelhante aos componentes da superfície do epitélio, agindo como receptores para bactérias, alérgenos e enterotoxinas. Esta propriedade dificulta a aderência destes agentes à superfície da mucosa, facilitando sua eliminação.

Flora intestinal – a flora bífida, predominante no lactente em alimentação natural, é um importante fator de proteção do tubo digestório de lactentes. Isso ocorre pela presença no leite humano de oligossacarídeos complexos (pré-bióticos), em quantidades que variam de 7 a 12g/l, colocando-os como um dos grandes compostos do leite ao lado das proteínas, gorduras e lactose. A molécula base é constituída de polímeros de galactose e N-acetilglicosamina, em ligação betaglicosídica com lactose. Aparentemente, estes oligossacarídeos têm características próprias da espécie humana e distintas daqueles encontrados no leite de outros mamíferos ou outras fontes. Isto tem dificultado a busca de um pré-biótico que, adicionado a fórmulas artificiais, promova de forma consistente uma flora idêntica à que ocorre na alimentação natural.

Por outro lado, uma flora intestinal normal, não predominantemente bífida (alimentação artificial), também exerce proteção contra agentes enteropatogênicos, graças ao efeito competitivo e à elaboração de produtos do catabolismo com propriedades antibacterianas, como ácido láctico, butírico etc.

Substâncias antibacterianas – há indicações de que a lisozima, em combinação com complemento e a IgA secretada, determina a lise de bactérias no tubo digestório. Por outro lado, várias bactérias têm seu crescimento populacional limitado em meio contendo sais biliares. Em razão disto, estas duas substâncias parecem contribuir para proteger o tubo digestório.

Mecanismos inespecíficos de defesa imunológica

Em termos evolutivos, os componentes não específicos da resposta imunológica são os mais antigos e incluem certos fatores que amplificam os efeitos dos anticorpos. Os maiores seriam as células com capacidade de realizar fagocitose (polimorfonucleares e macrófagos) de antígenos (incluindo bactérias) e o complemento que pode facilitar a fagocitose ou destruir diretamente o agente invasor. A secreção de produtos antimicrobianos, como alfa-defensinas, pelas células de Paneth, contribuem para o clareamento bacteriano da mucosa.

Mecanismos específicos de defesa imunológica

Participa destes mecanismos o tecido linfoide associado ao aparelho digestório – GALT (*gut-assocated lynphoid tissue*). Os componentes celulares deste sistema estão localizados nas placas de Peyer e nódulos linfáticos mesentéricos, constituídos por linfócitos T, B e células dendríticas, com características fenotípicas distintas. Em adição, participam do sistema as células M (*microfold cells*), de Paneth e linfócitos intraepiteliais.

Células M

As células M são células epiteliais especializadas e funcionam como sentinelas do sistema imune intestinal. Os antígenos captados pela sua membrana apical são empacotados em vesículas, transportados à membrana basolateral e liberados para o tecido linfoide adjacente (placa de Peyer).

Assim, a maior função das células M é o transporte vesicular transepitelial de antígenos (bactérias, vírus e partículas não infecciosas) do lume diretamente para o tecido linfoide subepitelial. Esta função é importante para o desenvolvimento das respostas imunes e tolerância. Estas células foram, recentemente, também identificadas como não associadas às placas Peyer, denominadas de células vilosas intestinais M, mais comum no íleo terminal.

Linfócitos B – imunoglobulinas

IgA presente nas secreções constitui a imunoglobulina mais importante na defesa da superfície das mucosas dos aparelhos digestório, respiratório e urinário. Esta imunoglobulina é produzida nas células plasmáticas específicas sob a forma de monômeros de IgA que, unidas por um polipeptídio denominado cadeia J, constituem os dímeros de IgA que, secretado na lâmina própria, forma um complexo com o receptor polimérico de imunoglobulina expresso na membrana basolateral da célula colunar. O complexo é ativamente transportado através da célula até a superfície apical. Este dímero, agregado ao componente secretor, é lançado na luz intestinal. O componente secretor confere à molécula de IgA proteção contra a degradação. Esta imunoglobulina apresenta uma série de propriedades, como capacidade de fixar complemento, de diminuir a capacidade de aderência de antígenos à superfície mucosa, de opsonização de vírus etc.

É importante ressaltar que a IgA não ocorre nas secreções ao nascimento. A exposição a antígenos (bactérias e vírus) determina seu aparecimento, de tal forma que, com quatro semanas de vida, 100% das crianças apresentam esta imunoglobulina detectável na saliva. Esta observação reforça a importância do aleitamento natural, em particular da ingestão do colostro, rico em IgA, para a defesa do tubo digestório do recém-nascido.

IgM e IgG contribuem secundariamente no processo de defesa da mucosa intestinal.

Linfócitos T – imunidade celular

Os linfócitos T iniciam as respostas imunes específicas e possuem memória imunológica. Alguns estão envolvidos no reconhecimento de antígenos e outros têm função efetora. Os linfócitos efetores podem destruir células antigênicas (citotoxicidade) ou iniciar inflamação em resposta a um estímulo antigênico (hipersensibilidade retardada). Outros linfócitos efetores têm função de regulação. As células T são classificadas em dois grupos: T-*helper* e T-supressor. Cada um destes grupos apresenta subgrupos celulares com funções relativamente específicas.

Os linfócitos intraepiteliais (LIE) constituem uma população particular heterogênica de linfócitos residentes (CD3, CD4 e CD8) acima da membrana basal e entre as células do epitélio colunar. Esta população de LIE apresenta uma expansão durante o fim da vida intrauterina e após o nascimento, e há evidências que a alimentação enteral é um importante fator modulador. Durante a infância e pré-adolescência esta expansão ocorre de forma homogênea ao longo do tubo digestório.

DIGESTÃO E ABSORÇÃO DE CARBOIDRATOS

Os carboidratos significam, tanto para o adulto como para a criança, cerca de 50-60% do total calórico consumido diariamente.

A lactose constitui, no lactente alimentado ao seio, a principal fonte de carboidratos, não deixando, contudo, de ser importante na alimentação artificial e nos primeiros anos de vida, ao lado da sacarose e do amido.

As amilases salivar e pancreática são as enzimas responsáveis pela digestão intraluminar do amido (amilose e amilopectina). Estas endoamilases rompem somente ligações $\alpha_{1,4}$ da amilose (cadeia linear de moléculas de glicose) e nas ramificações da amilopectina, gerando maltose e maltotriose. Como não tem capacidade de romper ligações $\alpha_{1,6}$ (ponto da ramificação), a hidrólise da amilopectina gera, adicionalmente, dextrinas (polímeros ramificados de 5 a 10 moléculas de glicose). A ação destas enzimas sobre o amido não libera glicose.

Na criança, a importância fisiológica da amilase salivar não está bem estabelecida. Assim, alguns autores consideram sua participação muito pequena, enquanto outros lhe atribuem função digestiva importante. Acredita-se que, nos primeiros meses de vida, ela tenha alguma função na digestão do amido, pois, embora em quantidade menor, sua atividade é favorecida em razão da menor secreção de ácido pela mucosa gástrica, possibilitando assim a hidrólise de quantidade razoável de amido no estômago. Isto explica, parcialmente, a tolerância do lactente pequeno ao amido, na vigência da secreção baixa da amilase pancreática. Após este período, com a diminuição do pH gástrico, a capacidade de a amilase salivar hidrolisar amido no estômago é reduzida.

A digestão dos produtos de hidrólise do amido (maltose, maltotriose e dextrinas), bem como da sacarose e da lactose, é completada no intestino delgado por enzimas de superfície (dissacaridases), localizadas na membrana das microvilosidades da célula colunar. Elas agem com a chegada dos oligossacarídeos a esta superfície (digestão na membrana), sendo insignificante a digestão destes carboidratos no suco entérico.

Na figura 1.5 são apresentadas as enzimas e seus respectivos substratos. Das duas alfaglicosidases, a sacarase-isomaltase, com altos níveis no intestino delgado proximal, hidrolisa aproximadamente 80% das ligações alfa-1,4 da maltose, maltotriose e dextrinas e totalmente a sacarose e as ligações alfa-1,6 das dextrinas.

A segunda alfaglicosidase, denominada glicoamilase ou exoamilase, com alta atividade no íleo, é responsável por aproximadamente 20% da hidrólise de ligações $\alpha_{1,4}$ da maltose, maltotriose e dextrinas. A lactase (uma betagalactosidase) com atividade máxima no intestino delgado

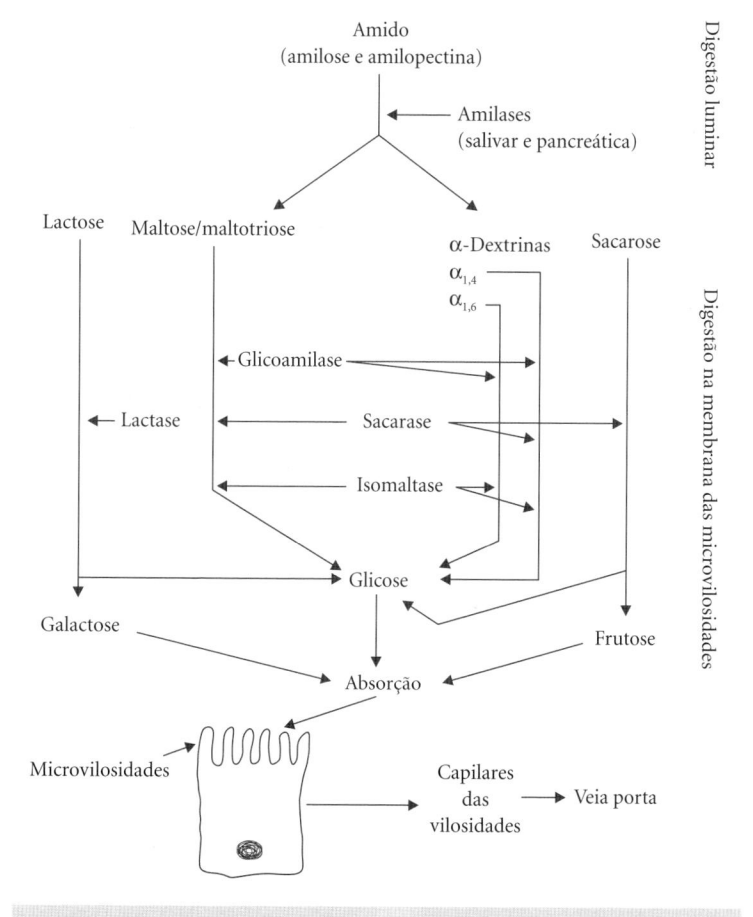

Figura 1.5 – Esquema da digestão e absorção dos carboidratos. Modificado de Collares e Leme-Brasil, 1995.

proximal é responsável por aproximadamente 100% da hidrólise da lactose. Por fim, a trealase é responsável pela hidrólise total da trealose (ligações $\alpha_{1,1}$ de glicose) de pequena importância alimentar (carboidrato encontrado em cogumelos).

No recém-nascido a termo estas enzimas estão em níveis semelhantes aos encontrados em crianças maiores e adultos. O mesmo não acontece com a lactase nos recém-nascidos prematuros, cuja capacidade de hidrólise da lactose está reduzida a um terço dos de termo. Contudo, esta capacidade eleva-se rapidamente, de tal maneira que, com duas semanas de vida, a tolerância destes recém-nascidos à lactose não difere dos de termo, independentemente de haverem previamente recebido ou não este açúcar.

A glicoamilase, sacarase-isomaltase e trealase são enzimas capazes de apresentar variações nas suas concentrações na mucosa, em função da maior ou menor ingestão de substrato específico (enzimas adaptativas). O mesmo não acontece com a lactase.

Estudos realizados em vários grupos étnicos (negros, mongóis, semitas, população branca do sul da Europa) indicam que aproximadamente 80% dos adultos apresentam intolerância à lactose, em decorrência da deficiência da lactase. A queda da lactase, após o desmame, é comum em todos os mamíferos, como exemplo no rato (Fig. 1.6), sendo que no homem ocorre,

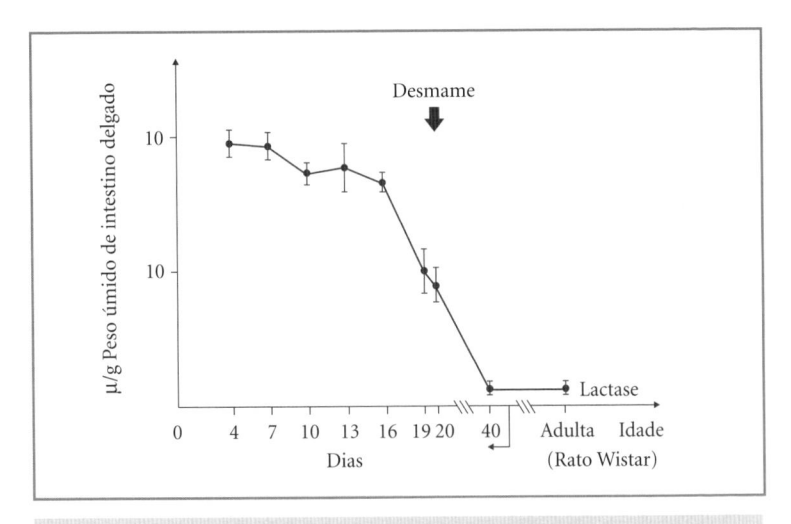

Figura 1.6 – Concentração da lactase no intestino delgado do rato em função da idade. Cada ponto representa a média obtida em 10 animais. Observar que a diminuição da concentração ocorre pouco antes do desmame. Modificado de Collares e Brasil, 1975.

em geral, após o quinto ano de vida ou um pouco mais tarde. Por outro lado, em grupos populacionais de origem nórdica, 80-100% dos adultos toleram a lactose, provavelmente devido a um processo de seleção natural.

Em locais muito próximos aos da ocorrência da hidrólise dos dissacarídeos, estão localizados os mecanismos de transporte dos monossacarídeos. A glicose e a galactose são transportadas pelo mesmo processo, que é ativo e dependente do sódio (transporte solidário de sódio e glicose ou galactose). Este mecanismo de transporte solidário (Fig. 1.7) constitui a base fisiológica para a formulação da solução recomendada pela Organização Mundial da Saúde na terapia de reidratação oral (TRO), em que a proporção glicose/sódio deve ser, aproximadamente, equimolar. O transporte da frutose é realizado por difusão facilitada, não dependente do sódio. Vários estudos têm demonstrado que glicose, galactose e alguns aminoácidos facilitam a absorção de frutose.

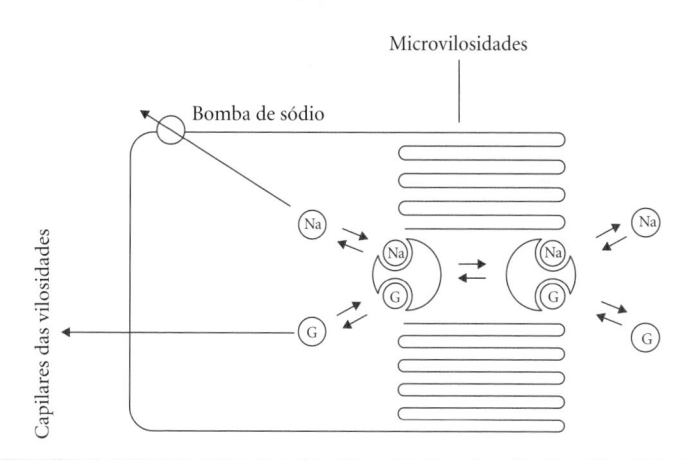

Figura 1.7 – Transporte acoplado ou solidário de glicose (G) e sódio (Na). Modificado de Johnson, 1997.

DIGESTÃO E ABSORÇÃO DAS GORDURAS

A fisiologia da absorção das gorduras é mais complexa do que a de carboidratos e proteínas. Os lipídios da dieta são principalmente ingeridos como triglicérides de ácidos gordurosos de cadeia longa. Estes triglicérides são parcialmente hidrolisados no estômago pela ação da lipase supragástrica e gástrica, passando ao intestino delgado, no qual se misturam com sais biliares e a lipase pancreática. O complexo lipase-colipase ativado, com participação dos sais biliares, hidrolisa os triglicérides a mono-glicerídeos e ácidos gordurosos de cadeia longa. Esses produtos pouco solúveis formam complexos com sais biliares e tornam-se solúveis em solução aquosa, sendo então denominados micelas (Fig. 1.8). Embora o mecanismo exato não esteja claro, as micelas não são absorvidas intatas, sendo os ácidos gordurosos e monoglicerídeos usualmente absorvidos no jejuno, e os sais biliares, no íleo. No interior dos enterócitos, os ácidos gordurosos e os monoglicerídeos são novamente esterificados a triglicé-rides, envolvidos por um composto de lipoproteína, fosfolipídios e coles-terol para formar os quilomícrons. Os quilomícrons têm 1μM de diâme-tro e são transportados através da célula para os canais linfáticos, atingindo a circulação via ducto torácico. Triglicérides de cadeia curta ou média (10 átomos de carbono ou menos) podem ser absorvidos pelos enterócitos sem hidrólise prévia e transportados da célula para o capilar sanguíneo da vilosidade, atingindo o meio interno pelo sistema venoso porta. O transporte linfático não é, então, necessário.

Vários estudos têm demonstrado que triglicérides de cadeia curta ou média são valiosos no tratamento da linfangiectasia intestinal e em outras situações em que há esteatorreia. Crianças com remoção cirúrgica de grande parte do intestino são também beneficiadas.

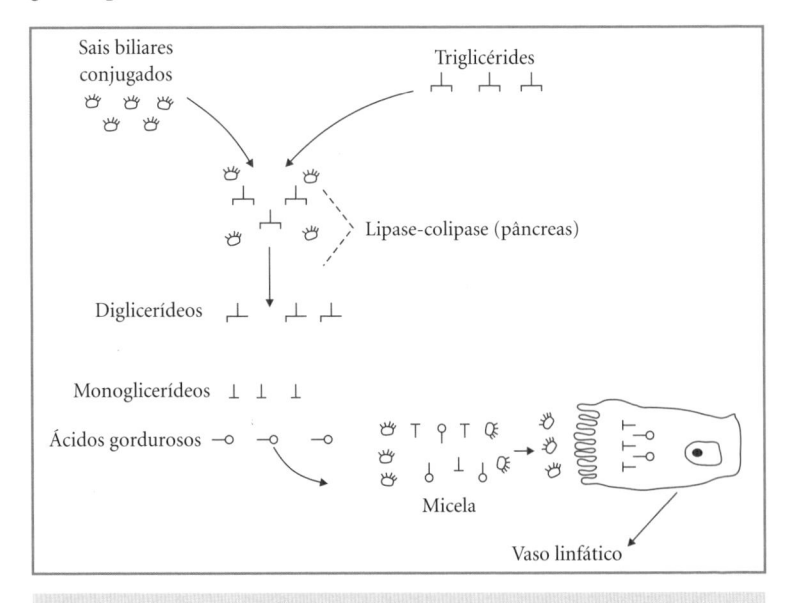

Figura 1.8 – Esquema da digestão e absorção de triglicérides. Modificado de Collares e Leme-Brasil, 1995.

DIGESTÃO E ABSORÇÃO DE PROTEÍNAS

A proteína é fundamental na nutrição humana. Quando se analisa uma dieta sob seus vários aspectos, deve-se levar em conta não somente o conteúdo proteico, mas também a qualidade das proteínas que entram na sua composição. É importante que estas proteínas contenham os aminoácidos essenciais (aminoácidos não sintetizados pelo organismo a partir de outros nutrientes). A deficiência ou ausência de um ou mais aminoácidos essenciais pode comprometer o crescimento e o desenvolvimento humanos. Estes são: arginina, isoleucina, leucina, lisina, metionina, fenilanina, treonina, triptofano, valina e histidina.

A proteína, uma vez ingerida, tem sua hidrólise iniciada no estômago, por ação do ácido clorídrico e da pepsina, que já quebram esses nutrientes em complexos proteicos menores e peptídios. A seguir, no duodeno, esses complexos são hidrolisados pelas enzimas pancreáticas ativadas (ver Fig. 1.3), como tripsina, quimotripsina, elastase e carboxipeptidases A e B, transformando-os em pequenos peptídios e aminoácidos livres. As peptidases localizadas nas microvilosidades das células epiteliais completam a hidrólise desses pequenos peptídios gerando aminoácidos, di e tripeptídios (Fig. 1.9). Os aminoácidos liberados da digestão são rapidamente absorvidos contra o gradiente de concentração, desde que preencham alguns requisitos: precisam estar na forma L e não na forma D; o grupo amino deve estar na posição alfa, embora uma substituição em posição beta permita um transporte ativo; o grupo carboxílico ligado ao carbono precisa ser livre e insubstituível; o grupo R não pode ser polar. Há quatro grupos de aminoácidos, e cada grupo parece ter uma maneira seletiva de transporte: grupo monoamino, monocarboxílico e neutro; ácidos aminodibásicos; ácidos aminodicarboxílicos; aminoácidos do grupo glicina. Os L aminoácidos são absorvidos por um mecanismo ativo que depende de uma bomba de sódio e parecem ser piridoxina-dependente. Embora a absorção de aminoácidos e glicose tenha aspectos em comum, o mecanismo de absorção não é idêntico. Após absorvidos, os aminoácidos vão aos capilares das vilosidades e daí para o sistema porta. Os di e tripeptídios, também utilizando transportadores, são absorvidos íntegros, de forma mais eficiente do que os aminoácidos, e hidrolisados por peptidases do citoplasma do enterócito, gerando aminoácidos que seguem a mesma via que os absorvidos diretamente. Pequena quantidade de di e tripeptídios chega ao meio interno sem ser hidrolisados.

Ao contrário do que acontece com alguns mamíferos inferiores, a absorção de macromoléculas proteicas (endocitose) pela mucosa do

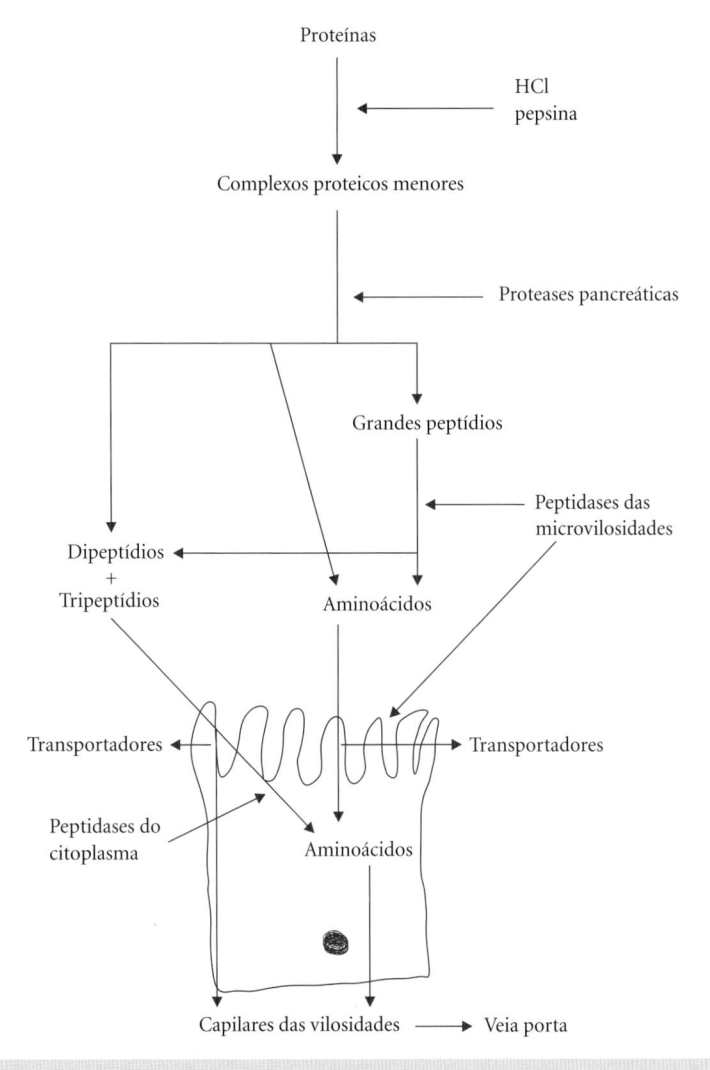

Figura 1.9 – Esquema da digestão e absorção de proteínas. Modificado de Collares e Leme-Brasil, 1995.

homem tem pouca importância para a nutrição e proteção da mucosa. A endocitose pode estar presente nas primeiras semanas de vida do recém-nascido, em particular do prematuro, diminuindo após os 2-3 meses de idade, provavelmente em consequência da maturação do epitélio intestinal. Em razão disso, a criança pode estar, durante este período, transitoriamente sujeita a desenvolver doenças de fundo imunológico (por exemplo, alergia gastrointestinal).

Eventualmente, em situações em que há lesão grave de mucosa intestinal (por exemplo, doença celíaca), proteínas não digeridas podem ser absorvidas, desencadeando, em determinadas condições, fenômenos alérgicos locais e sistêmicos.

ABSORÇÃO DE ÁGUA, ELETRÓLITOS E VITAMINAS

A absorção de água é passiva, acompanhando o movimento de nutrientes e eletrólitos para o meio interno. De todo volume líquido (produto de secreção + ingerido) movimentado no tubo digestório, aproximadamente 90% é absorvido no intestino delgado e o restante no cólon.

O sódio é transferido para o enterócito no intestino delgado por por meio de quatro mecanismos: passivamente, em consequência do gradiente eletroquímico; pelo transporte solidário com glicose e aminoácidos; ligado ao cloro (transporte de NaCl neutro); e, finalmente, na troca com o cátion hidrogênio. No cólon, o sódio é absorvido, e o potássio, excretado. A difusão através do espaço paracelular constitui o mecanismo primário pelo qual o potássio, derivado da dieta e das secreções, é absorvido no intestino delgado. O cálcio na forma ionizada é absorvido contra o gradiente eletroquímico via transporte transepitelial, em que a vitamina D tem participação intracelular importante. A absorção de ferro é regulada pela quantidade total do metal no corpo e pela sua biodisponibilidade. Em condições fisiológicas, o ferro da dieta é absorvido por mecanismos de transporte localizados no duodeno e jejuno proximal. O heme, importante fonte de ferro, é transferido de forma livre para o interior do enterócito. O ferro livre, para ser absorvido, liga-se à transferrina secretada pelo enterócito (duas moléculas do metal para cada molécula da proteína) e o complexo formado aos receptores da membrana celular. Após a transferência para o interior da célula, a transferrina é reexcretada.

A absorção das vitaminas hidrossolúveis ocorre no duodeno e jejuno e há muitas evidências sugerindo que a difusão passiva é o mecanismo predominante. Entre as exceções, a tiamina pode ser absorvida ativamente utilizando mecanismo dependente de sódio, e a riboflavina, por difusão facilitada. A vitamina C é absorvida passivamente e, também, de forma ativa, utilizando energia e necessitando de sódio. O mecanismo de absorção da vitamina B_{12} é mais complexo. A sequência de eventos seria: formação de complexo da B_{12} com proteínas R (glicoproteínas produzidas

24

pela mucosa gástrica); digestão, no duodeno, da fração proteica R e ligação da B_{12} com o fator intrínseco, produzido pela mucosa gástrica, formando um complexo; ligação deste complexo com receptores específicos localizados em enterócitos ao nível do ílio; transferência para o interior da célula (processo de endocitose). A vitamina B_{12} é transportada, na circulação, ligada a duas proteínas (transcobalaminas I e II) e o depósito é no fígado. As vitaminas lipossolúveis (A, D, K e E) são incorporadas nas micelas e acompanham a absorção dos lipídios.

BIBLIOGRAFIA

Agunod M, Yamaguchi N, Lopez R, Luhby AL, Glass GBJ. Correlative study of hydrochloric acid, pepsin, and intrinsic factor secretion in newborn and infants. Am J Dig Dis 1969;14:400-414.

Auricchio S, Rubino A, Murset G. Intestinal glycosidase activities in human embryo, foetus and newborn. Pediatrics 1965; 35:944-954.

Boehm G, Stahl B. Oligosaccharides from milk. J Nutr 2007;137:847S-849S.

Boyle JT. Acid secretion from birth to adulthood. J Pediatr Gastroenterol Nutr 2003;37(Suppl):S12-S16.

Carré IJ. Disorders of oro-pharynx and oesophagus. In Anderson CM, Burke V (eds). Paediatric gastroenterology. Oxford: Blackwell Scientific Publications; 1975. pp. 33-79.

Christie DL. Development of gastric function during the first month of life. In Lebenthal E (ed). Textbook of gastroenterology and nutrition in infancy. New York: Raven Press; 1981. pp. 109-120.

Clark DA. Times of first void and first stool in 500 newborns. Pediatrics 1977;60:457-459.

Collares EF, Brasil MRL, Kawazaki ST. Secreção de saliva, concentração e secreção da amilase salivar humana no primeiro ano de vida. Arq Gastroenterol 1979;16:91-94.

Collares EF, Brasil MRL. Níveis da lactase no intestino delgado de ratos. Dados pessoais não publicados, 1975.

Collares EF, Galvão LC, Fernandes MIM. Má-digestão e má-absorção de carboidratos na infância. Medicina, Ribeirão Preto 1994;27:186-208.

Collares EF, Leme-Brasil MR. Noções de fisiologia digestiva na infância. In Woiski JR (ed). Nutrição e dietética em pediatria. 4ª ed. São Paulo: Atheneu; 1995. pp. 1-18.

Collares EF. Esvaziamento gástrico. In Barbieri D, Koda YKL (eds). Doenças gastroenterológicas em pediatria. São Paulo: Atheneu; 1996. pp. 16-25.

Collares EF. Vômitos. In Lima AJ (ed). Pediatria essencial. 5ª ed. São Paulo: Atheneu; 1998. pp. 441-444.

Corpe CP, Burant CF, Hoekstra JH. Intestinal fructose absorption: clinical and molecular aspects. J Pediatr Gastroenterol Nutr 1999;28:364-374.

Dahlqvist A. Intestinal disaccharidases and disaccharide intolerance. Bull Soc Chim Biol 1967;49:1635-1646.

Fagarasan S. Evolution, development, mechanism and function of IgA in the gut. Curr Opin Immunol 2008;20:170-177.

Flatz G, Rotthauwe HW. The human lactase polymorphism: physiology and genetics of lactose absorption and malabsorption. Progr Med Genet (new series) 1977;2: 205-249.

Goulet O, Seidman EG. Gastrointestinal manifestations of Immunodeficiency. I. Primary immunodeficiency diseases. In Walker WA, Goulet O, Kleinman RE, Sherman PM, Shneider BL, Sanderson IR (eds). Pediatric gastrointestinal disease. 4th ed. Hamilton, Ontario: BC Decker Inc; 2004. pp. 707-733.

Guarino A, Tarallo L, Greco L, Cesarano L, Guandalini S, Rubino A. Reference values of steatocrit and its modifications in diarrheal diseases. J Pediatr Gastroenterol Nutr 1992;14:268-274.

Hadorn B, Zoppi G, Shmerling DH, Prader A, McIntyre I, Anderson CM. Quantitative assessment of exocrine pancreatic function in infants and children. J Pediatr 1968;73: 39-50.

Hamosh M. A review. Fat digestion in newborn: role of lingual lipase and preduodenal digestion. Pediatr Res 1979;13:615-662.

Hillemeier AC. Gatroesophageal reflux. In Walker WA, Durie PR, Hamilton JR, Walker-Smith JA, Watkins JB (eds). Pediatric gastrointestinal disease. 3rd ed. Hamilton, Ontario: BC Decker Inc; 2000. pp. 289-296.

Johnson LR, Barrett KE, Ghishan FK, Merchant JL, Said HM, Wood JD (eds). Physiology of gastrointestinal tract. 4th ed. Elsevier: Academic Press; 2006.

Johnson LR. Digestion and absorption. In Johnson LR (ed). Gastrointestinal physiology. 5th ed. St. Louis, USA: Mosby-Year Book Inc; 1997. pp. 113-134.

Johnson LR. Fluid and electrolyte absorption. In Johnson LR (ed). Gastrointestinal physiology. 5th ed. St. Louis, USA: Mosby-Year Book Inc; 1997. pp. 135-145.

Johnson LR. Gastric secretion. In Johnson LR (ed). Gastrointestinal physiology. 5th ed. St. Louis, USA: Mosby-Year Book, Inc; 1997. pp. 69-88.

Johnson LR. Pancreatic secretion. In Johnson LR (ed). Gastrointestinal physiology. 5th ed. St. Louis, USA: Mosby-Year Book Inc; 1997. pp. 89-100.

Koldovsky O. Developmental, dietary and hormonal control of intestinal disaccharidases in mammals (including man). In Randle PJ, Whealan WJ, Steiner DF (eds). Carbohydrate metabolism and its disorders. London: Academic Press; 1981. pp. 481-522.

Lebenthal E, Lev R, Lee PC. Perinatal development of the exocrine pancreas. In Lebenthal E (ed).Textbook of gastroenterology and nutrition in infancy. New York: Raven Press; 1981. pp. 149-165.

Lipkin M. Proliferation and differentiation of normal and diseased gastrointestinal cells. In Johnson LR (ed). Physiology of the gastrointestinal tract. New York: Raven Press; 1987. pp. 255-284.

Machado CSM, Rodrigues MAM, Maffei HVL. Assessment of gut intraepithelial lymphocytes during late gestation and neonatal period. Biol Neonate 1994;66:324-329.

Machado CSM, Rodrigues MAM, Maffei HVL. Gut intraepithelial lymphocyte counts in neonates, infants and children. Acta Paediatr 1994;83:1264-1267.

Madara JL, Trier JS. Functional morphology of mucosa of the small intestine. In Johnson LR (ed). Physiology of the gastrointestinal tract. New York: Raven Press; 1987. pp. 1209-1249.

Malpress FH. Rennin and gastric secretion of normal infants. Nature 1967;215:855-857.

Marks J. A guide to the vitamins. Their role in health and disease. Lancaster: Medical and Technical Publishing Co. Ltd; 1975.

Miller H, Zhang J, KuoLee R, Patel GB, Chen W. Intestinal M cells: the fallible sentinels? World J Gastroenterol 2007;13:1477-1486.

Miyazawa R, Tomomasa T, Kaneko H, Tachibana A, Ogawa T, Morikawa A. Prevalence of gastro-esophageal reflux-related symptoms in Japanese infants. Pediatr Internal 2002;44:513-516.

Murphy GM, Signer E. Bile acid metabolism in infants and children. Gut 1974;15: 151-163.

Nelson SP, Chen EH, Syniar GM, Christoffel KK. Prevalence of symptoms of gastro-esophageal reflux during infancy. Arch Pediatr Adolesc Med 1997;151:569-572.

Roy CC, Silverman A, Alagille D. Sucking and swallowing disorders and diseases of the esphagus. In _____ (eds). Pediatric clinical gastroenterology, 4th ed. St. Louis: Mosby-Year Book Inc; 1995. pp. 142-173.

Savastano DM, Covasa M. Intestinal nutrients elicit satiation through concomitant activation of CCK_1 and $5HT_3$ receptors. Physiol Behav 2007;92:434-442.

Schmitz J. Maldigestion and malabsortion. In Walker WA, Durie PR, Hamilton JR, Walker-Smith JA, Watkins JB (eds). Pediatric gastrointestinal disease. 3rd ed. Hamilton, Ontario: BC Decker Inc; 2000. pp. 46-58.

Selner JC, Merrill DA, Claman HN. Salivary immunoglobulin and albumin: development during the newborn period. J Pediatr 1968;72:685-689.

Shiere FR, Manly RS. The effect of changing dentition on masticatory function. J Dent Res 1952;31:526-534.

Solcia E, Capella C, Buffa R, Usellini L, Fiocca R, Sessa F. Endocrine cells of the digestive system. In Johnson LR (ed). Physiology of the gastrointestinal tract. New York: Raven Press; 1987. pp. 111-130.

Stern M. Allergic enteropathy/food allergy. In Walker WA, Durie PR, Hamilton JR, Walker-Smith JA, Watkins JB (eds). Pediatric gastrointestinal disease. 3rd ed. Hamilton, Ontario: BC Decker Inc; 2000. pp. 746-762.

Tomé D. From gut nutrient sensing to nutrient perception: a cooperative role involving CCK and 5-HT? Am J Physiol 2007;292:R1061-R1062.

Walker WA. Antigen handling by the gut. Arch Dis Child 1978; 53:527-531.

Watkins JB. Role of bile acids in development of the enterohepatic circulation. In Lebenthal E (ed). Textbook of gastroenterology and nutrition in infancy. New York: Raven Press; 1981. pp. 167-176.

Weisbrodt NW. Bile production, secretion and storage. In Johnson LR (ed). Gastrointestinal physiology. 5th ed. St. Louis, USA: Mosby-Year Book, Inc; 1997. pp. 101-112.

Weisbrodt NW. Gastric emptying. In Johnson LR (ed). Gastrointestinal physiology. 5th ed. St. Louis, USA: Mosby-Year Book Inc; 1997. pp. 33-42.

Weisbrodt NW. Motility of the small intestine. In Johnson LR (ed). Gastrointestinal physiology. 5th ed. St. Louis, USA: Mosby-Year Book Inc; 1997. pp. 43-50.

Weisbrodt NW. Swallowing. In Johnson LR (ed). Gastrointestinal physiology. 5th ed. St. Louis, USA: Mosby-Year Book, Inc; 1997. pp. 23-31.

Wershil BK, Furuta GT. Gastrointestinal mucosal immunity. J Allergy Clin Immunol 2008;121:S380-S383.

CAPÍTULO 2

Anatomia e Fisiologia do Fígado e das Vias Biliares

ADRIANA MARIA ALVES DE TOMMASO

ANATOMIA

O fígado é a maior víscera do corpo humano, correspondendo a 1/5 do peso corporal em adultos e 1/20 do peso corporal de um recém-nascido. Situa-se no quadrante superior direito do abdome, aderido à superfície inferior do diafragma. O fígado e o sistema biliar originam-se de um aglomerado de células no intestino anterior. O primórdio hepático aparece durante a quarta semana de gestação, como um divertículo duodenal. Os lóbulos hepáticos são identificáveis na sexta semana de gestação. O fígado atinge um tamanho relativo máximo na nona semana de gestação, com cerca de 10% do peso fetal. Os ductos biliares intra-hepáticos originam-se por meio de ramificação do ducto hepático e sua formação se completa no terceiro mês. O ducto cístico e a vesícula biliar estão totalmente recanalizados na sétima-oitava semana de gestação.

Anormalidades anatômicas

Lobos acessórios – ocasionalmente, o fígado pode apresentar lobos separados. Essa anormalidade é rara e sem significado clínico. Os lobos são pequenos e se situam, geralmente, na superfície inferior, de modo que não são detectados, a não ser por ocasião de procedimentos cirúrgicos ou necrópsia.

Lobo de Riedel – bastante comum, sendo uma projeção em sentido caudal, a partir do lobo direito do fígado. Trata-se de simples variação anatômica, não sendo um verdadeiro lobo acessório. É mais frequente em mulheres. É detectado como tumoração móvel do lado direito do abdome, que desce com a respiração, podendo chegar até a fossa ilíaca. Não causa sintomas e não requer tratamento.

MORFOLOGIA

O fígado é, essencialmente, massa de células permeada por um complexo, mas organizado sistema de canais que transportam o suprimento sanguíneo e a bile. Recebe 25-30% do débito cardíaco. É composto por lobos anatômicos (direito e esquerdo) separados pelo ligamento falciforme (Figs. 2.1, 2.2 e 2.3). Cirurgicamente, esta divisão é feita ao nível do *porta hepatis* (local onde a artéria hepática e a veia porta se dividem em ramos direito e esquerdo). Os lobos direito e esquerdo cirúrgicos podem ser subdivididos em oito segmentos, os quais são usados para orientar as ressecções.

O sistema porta leva 70-80% do suprimento sanguíneo para o fígado. A veia porta, formada pela junção das veias mesentérica superior e esplênica, dirige-se para o lobo direito à medida que se aproxima do *porta hepatis*. Ramifica-se em um tronco direito curto e um tronco esquerdo mais longo. A artéria hepática e seus ramos, dentro do fígado, seguem os ramos da veia porta. A maior parte do fluxo sanguíneo arterial vai para o estroma, ductos biliares e vesícula biliar. As veias hepáticas tributárias têm

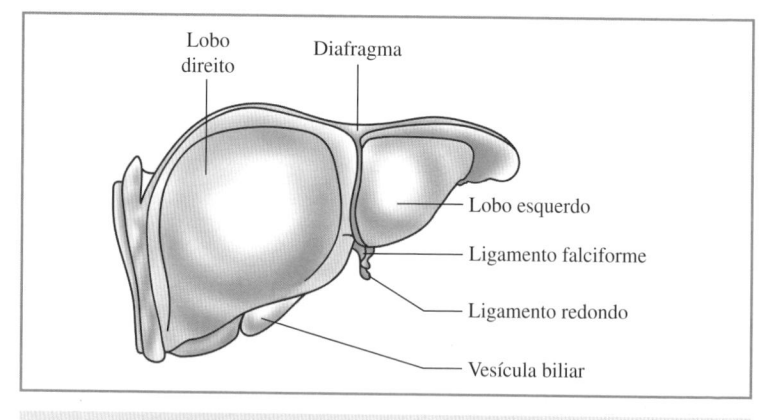

Figura 2.1 – Vista anterior do fígado.

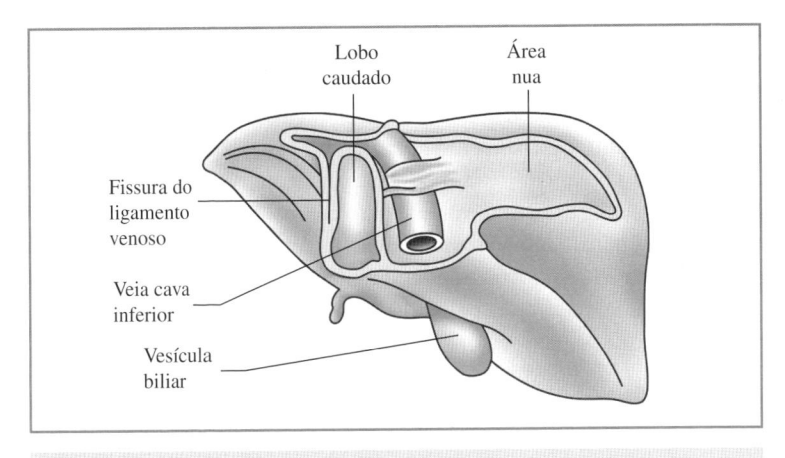

Figura 2.2 – Vista posterior do fígado.

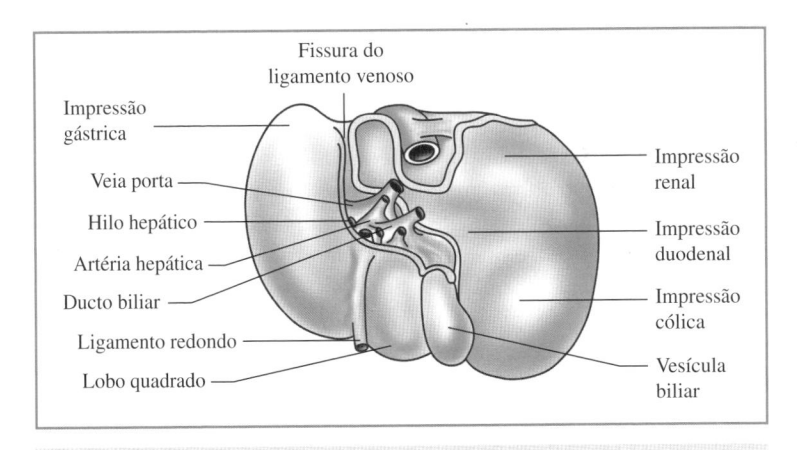

Figura 2.3 – Vista inferior do fígado.

áreas definidas. Há três veias hepáticas principais: a direita que drena o lobo superior direito, a média que drena uma área suprida pelas veias porta direita e esquerda, e a veia esquerda que drena o lobo esquerdo.

O suprimento nervoso é realizado pelas fibras simpáticas de T7 a T10, fazendo sinapse no plexo celíaco, junto com o vago direito e esquerdo e o nervo frênico direito. As fibras nervosas acompanham a artéria hepática e os ductos biliares dentro do parênquima e inervam a cápsula de Glisson. Os linfáticos emergem do *porta hepatis* e a maioria acompanha a veia cava inferior para dentro do mediastino.

HISTOLOGIA

O fígado é constituído principalmente por células hepáticas ou hepatócitos (correspondem a 60% do fígado). O núcleo é único ou, em menor frequência, múltiplo. Os hepatócitos têm formato poliédrico e medem 20-30µm. Eles possuem três superfícies: uma voltada para o sinusoide e para o espaço de Disse, uma voltada para o canalículo biliar e outra voltada para os hepatócitos circunjacentes. Agrupam-se em placas que se anastomosam entre si formando unidades morfológicas chamadas lóbulos hepáticos. Nestes, os hepatócitos dispõem-se em placas orientadas radialmente. Cada placa é constituída por células dispostas em uma só camada. Cada lóbulo é uma massa poliédrica de tecido hepático de cerca de 0,7 por 2mm de tamanho. Os lóbulos encostam-se uns nos outros em quase toda sua extensão. Entretanto, em algumas regiões, ficam separados por tecido conjuntivo e vasos. Estas regiões ocupam os cantos do poliedro e recebem o nome de espaços porta.

Cada espaço porta é composto por uma vênula e uma arteríola (ramos da veia porta e da artéria hepática, respectivamente), um ducto biliar, vasos linfáticos e nervos. Este conjunto é cercado por uma capa de tecido conjuntivo, contínua com a cápsula de Glisson, que recebe o nome de placa limitante. O espaço porta também pode receber o nome de tríade portal, pois suas estruturas predominantes são a vênula, a arteríola e o ducto biliar. Da tríade, o sangue atravessa a placa limitante através de canais controlados por esfíncter. Esses canais descarregam o sangue em uma rede de capilares, chamada de sinusoides.

Os sinusoides são capilares que ocupam o espaço entre as placas de hepatócitos. Suas paredes são revestidas de células endoteliais típicas e macrófagos que, no fígado, recebem o nome de células de Kupffer. As células de Kupffer têm função fagocitária e pertencem ao sistema reticuloendotelial. O estreito espaço que separa o sinusoide dos hepatócitos recebe o nome de espaço de Disse, o qual é composto por fibras reticulares. Devido à sua reduzida dimensão, só pode ser mais bem estudado com o advento da microscopia eletrônica. Um terceiro tipo de célula na parede do sinusoide é a chamada célula de Ito ou "célula gorda", que, supostamente, teria um papel na fibrogênese. Os capilares sinusoides desembocam em uma veia localizada no centro do lóbulo, chamada veia centrolobular, a qual é o ramo inicial da veia hepática.

As veias centrolobulares atravessam os lóbulos em sentido longitudinal e, ao saírem destes, desembocam em ângulo reto nas veias sublobulares que penetram nas trabéculas do estroma hepático e se unem para formar as veias hepáticas.

Como o sangue percorre os sinusoides da periferia para o centro dos lóbulos, os hepatócitos estão sob gradiente de composição sanguínea. Os mais periféricos recebem, em primeiro lugar, tanto nutrientes quanto oxigênio, com eventuais toxinas trazidas pela veia porta e artéria hepática. Isto explica as diferenças entre as células centrolobulares e as perilobulares.

Além do espaço de Disse, outra estrutura que fica entre os hepatócitos é o canalículo biliar. Este não tem parede própria e é a primeira estrutura coletora de bile. Os canalículos dirigem-se do centro para a periferia, onde desembocam em um ducto curto denominado canal de Hering. Os ductos biliares gradualmente se alargam até se fundirem formando o ducto hepático que sai do fígado. O índice de número de ductos biliares/número de espaços porta deve ser superior a 0,4 (0,9-1,8 em crianças normais). Para tanto, é necessário presença de, pelo menos, 10 espaços para avaliação. Índice $\leq$ 0,4 indica hipoplasia ductal.

O ácino hepático é a unidade funcional do fígado. Compreende massa de parênquima dependente do suprimento sanguíneo através do trato portal. As células estão dispostas em zonas concêntricas que cercam os vasos aferentes terminais. Zona 1 (periportal) – mais próxima ao espaço porta, é a primeira a receber sangue com alto conteúdo de oxigênio, insulina e glucagon. Apresenta alta taxa metabólica e é a última a sofrer necrose e a primeira a mostrar sinais de regeneração. Zona 3 (centrilobular) – mais próxima às veias hepáticas terminais, recebe sangue por último. Aqui estão muitas das enzimas que participam de biotransformação (NADPH citocromo P-450 redutase). Zona 2 (mediolobular) – recebe sangue com conteúdo intermediário de oxigênio.

A figura 2.4 mostra, resumidamente, a inter-relação entre todas essas estruturas.

MICROSCOPIA ELETRÔNICA E FUNÇÃO HEPATOCELULAR

A margem da célula hepática é lisa, exceto por algumas pontes de ancoramento (desmossomos). O núcleo contém desoxirribonucleoproteína e apresenta duplo contorno. As mitocôndrias também apresentam membrana dupla, sendo que a interna é invaginada e forma sulcos ou cristas. Um grande número de processos fornecedores de energia ocorre nestes locais, particularmente os que envolvem a fosforilação oxidativa. O retículo endoplasmático rugoso é visto sob a forma de perfis lamelares revestidos de ribossomos, que sintetizam proteínas específicas, especialmente a albumina, enzimas e proteínas da coagulação sanguínea. O retículo

32

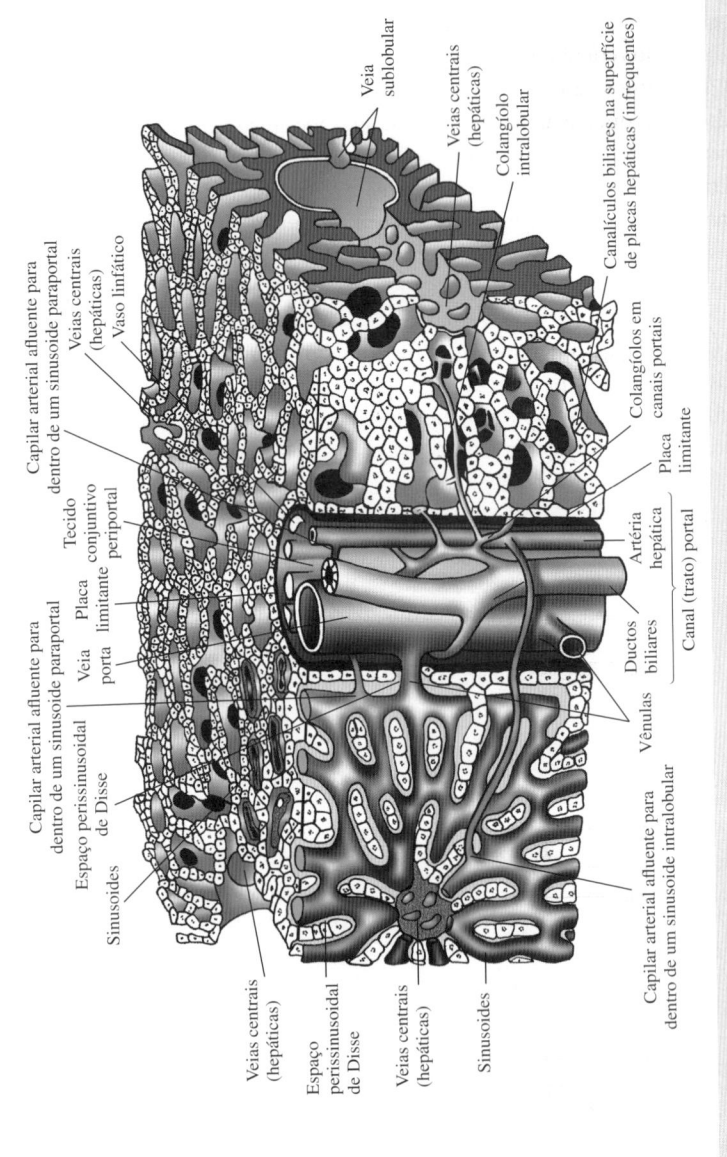

Figura 2.4 – Estrutura do fígado normal.

endoplasmático liso forma túbulos e vesículas e contém microssomos, sendo o local da conjugação com a bilirrubina, bem como detoxificação de drogas e síntese de esteroides, incluindo o colesterol e os ácidos biliares primários. O retículo endoplasmático liso aumenta por indução enzimática, como a exercida pelo fenobarbital. Os peroxissomos distribuem-se próximo ao retículo endoplasmático rugoso e têm função desconhecida. Os lisossomos são corpos densos pericanaliculares contendo enzimas hidrolíticas que, se liberadas, podem destruir a célula. São, provavelmente, agentes de limpeza intracelular. O aparelho de Golgi consiste em um sistema de partículas e vesículas próximas aos canalículos, podendo ser considerado um local de "empacotamento" para a excreção pela bile.

FISIOLOGIA

O fígado desempenha um papel principal no metabolismo, mantendo o suprimento de carboidratos, proteínas e lipídios a outros tecidos, apesar das variações na dieta e nas necessidades metabólicas. Também está envolvido na transformação de várias substâncias endógenas e exógenas.

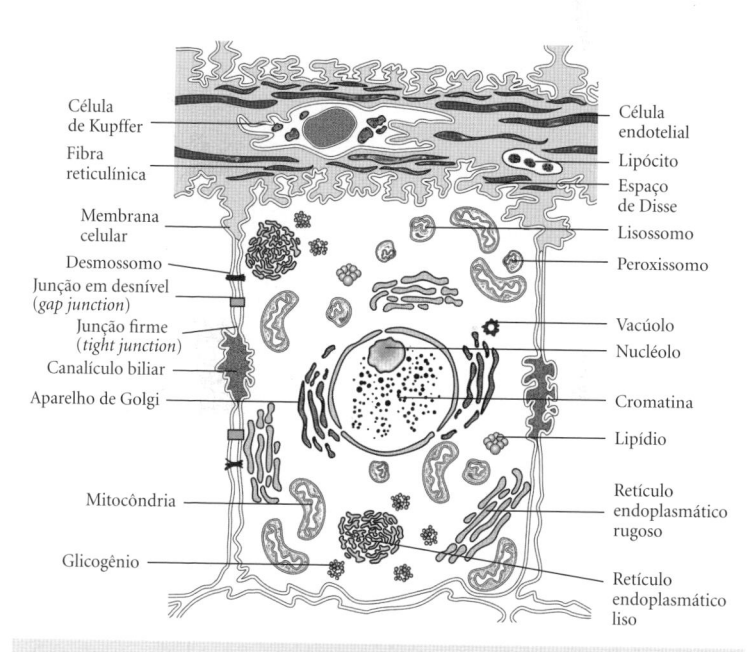

Figura 2.5 – As organelas da célula hepática.

Metabolismo dos carboidratos

O fígado armazena os carboidratos em excesso como glicogênio, prontamente hidrolisado em glicose durante o jejum. A gliconeogênese hepática aumenta com o jejum prolongado utilizando aminoácidos liberados dos tecidos periféricos. Grandes quantidades de glicogênio aparecem no fígado próximo ao final da gestação. Estas reservas são mais baixas em prematuros e crianças pequenas para a idade gestacional.

Metabolismo das proteínas

Os aminoácidos absorvidos pelo intestino são captados pelo fígado no qual são desaminados, transaminados ou utilizados na síntese proteica. A maioria das proteínas plasmáticas, que não as imunoglobulinas, é sintetizada no retículo endoplasmático rugoso dos hepatócitos. Do ponto de vista quantitativo, a albumina é a mais importante, mas a haptoglobina, a transferrina, a ceruloplasmina, a proteína C-reativa, a alfa-1-antitripsina, a alfa-2-globulina, a ferritina e as lipoproteínas alfa e beta também são formadas no fígado, bem como algumas proteínas envolvidas na coagulação (fibrinogênio, protrombina, fatores II, VII, IX e X e, em certa medida, o fator VIII). Durante a fase de crescimento fetal, as carboxilases específicas que limitam a velocidade de biossíntese de poliaminas fisiologicamente importantes têm uma atividade bem mais alta do que o fígado maduro. A taxa de síntese de albumina e proteínas secretoras no fígado em desenvolvimento acompanha as alterações quantitativas do retículo endoplasmático. A síntese de albumina começa na sétima-oitava semana de gestação e aumenta em proporção inversa à da alfafetoproteína, que é uma proteína fetal dominante. No terceiro-quarto mês de gestação, o fígado fetal é capaz de produzir fibrinogênio, transferrina e lipoproteínas de baixa densidade. A partir desse período, o plasma fetal contém todas as principais classes de proteínas, em concentrações mais baixas do que as atingidas na maturidade.

Metabolismo dos lipídios

A oxidação dos ácidos graxos constitui importante fonte de energia no início da vida, complementando a glicogenólise e a glicogênese. O recém-nascido é, relativamente, intolerante ao jejum prolongado, em parte devido a uma capacidade restrita de cetogênese hepática. As gorduras neutras absorvidas no intestino delgado são oxidadas no fígado em glicerol e ácidos graxos livres. Os ácidos graxos podem ser novamente oxidados a acetil-CoA que entra no ciclo de Krebs. Em geral, a gordura hepática é composta de triglicérides sintetizados a partir de ácidos graxos e glicerol-3-fosfato. Há uma reciclagem contínua de ácidos graxos entre o fígado e o tecido adiposo. O fígado também tem importante papel no metabolismo de glicocorticoides e mineralocorticoides.

O colesterol é sintetizado no fígado, na mucosa intestinal, no córtex suprarrenal e nas paredes arteriais. É excretado na bile e é o precursor dos sais biliares, como discutido com mais detalhes a seguir.

Biotransformação

O recém-nascido apresenta capacidade reduzida de metabolizar e desintoxicar certas drogas, em virtude do subdesenvolvimento do componente microssômico hepático, que é sede das reações oxidativas, redutoras, hidrolíticas e de conjugação essenciais a essas biotransformações. No recém-nascido a termo, a glicuroniltransferase e as enzimas envolvidas na oxidação de hidrocarbonetos aromáticos policíclicos possuem atividades muito baixas. As reações de conjugação (que convertem drogas ou metabólitos em formas elimináveis na bile) também são catalisadas por enzimas microssômicas hepáticas. A atividade microssômica pode ser estimulada pela administração de fenobarbital ou outros indutores do citocromo P-450.

As vitaminas, particularmente tiamina, riboflavina, niacina, B_{12}, B_6, ácido fólico, biotina e ácido pantotênico, são metabolizadas no fígado e essenciais para outros aspectos do metabolismo hepático. A vitamina K é essencial à síntese dos fatores de coagulação (II, VII, IX, X e proteína C). O fígado armazena tanto vitaminas hidrossolúveis como lipossolúveis e produz os metabólitos essenciais ativos das vitaminas D e E.

Produção, secreção e estocagem de bile

A secreção de bile é necessária para uma digestão adequada e absorção de lipídios. Também é necessária para a eliminação de vários produtos endógenos (colesterol, pigmentos biliares), bem como de produtos exógenos (fenotiazinas e metais pesados). A figura 2.6 mostra a anatomia da vesícula e do trato biliar.

Formação de bile – a bile é uma mistura complexa de componentes orgânicos e inorgânicos. Os ácidos biliares são o principal componente contando com, aproximadamente, 50% dos componentes sólidos. Quando uma concentração ótima é alcançada, eles são agrupados nas chamadas micelas. Regiões hidrofóbicas das micelas interagem entre si e regiões hidrofílicas interagem com moléculas de água. Os ácidos biliares mais comuns são o ácido cólico, quenodeoxicólico, deoxicólico e litocólico. Eles diferem uns dos outros pelo número de grupos hidroxil presentes.

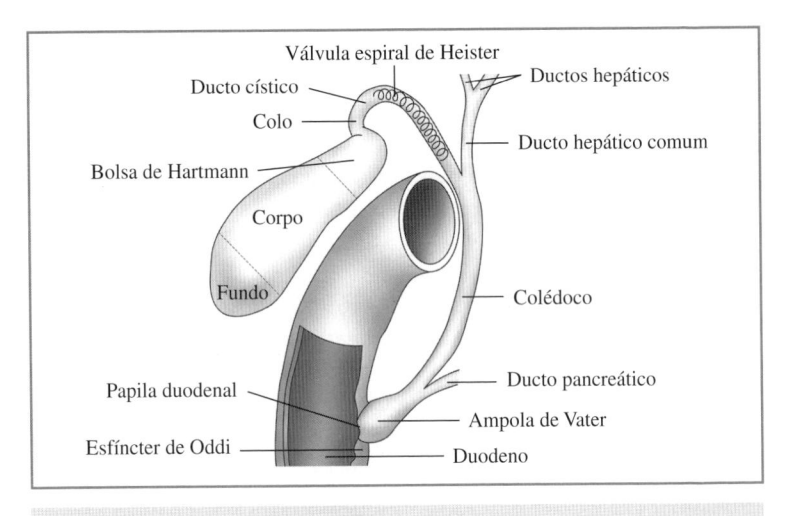

Figura 2.6 – Vesícula biliar e trato biliar.

O segundo grupo mais abundante de compostos orgânicos são os fosfolipídios, sendo que os maiores são as lecitinas. Os fosfolipídios são hidrofóbicos, porém formam cristais líquidos. Na presença de sais biliares, esses cristais são quebrados e solubilizados como componentes das micelas. Uma combinação de sais biliares e fosfolipídios apresenta maior capacidade de solubilizar outros lipídios, principalmente o colesterol, do que uma simples solução de sais biliares.

O terceiro componente orgânico é o colesterol, presente em pequenas quantidades, contribuindo com cerca de 4% do total de sólidos da bile. Aparece, principalmente, na forma não esterificada e é insolúvel em água. Todavia, na presença de sais biliares e fosfolipídios, é solubilizado como parte da micela.

O quarto componente são os pigmentos biliares. Eles constituem apenas 2% do total de sólidos, sendo que a bilirrubina é o mais importante. São conjugados com o ácido glicurônico e não têm parte na formação da micela. São substâncias altamente coloridas e responsáveis pela coloração da bile e das fezes.

Muitos íons inorgânicos são encontrados na bile. O cátion predominante é o sódio, acompanhado por pequenas quantidades de potássio e cálcio. Os ânions predominantes são o cloro e o bicarbonato. Normalmente, o número de cátions excede o de ânions, embora não haja déficit de ânions. Apesar do número de cátions, a bile é um composto isosmótico.

Secreção da bile – depende fortemente da secreção de ácidos biliares pelo fígado. Uma vez secretados, os ácidos biliares percorrem uma jornada interessante. Primeiro, eles podem ser estocados na vesícula biliar. Então, são propelidos para o intestino delgado, no qual tomam parte na digestão e absorção dos lipídios. Muitos deles são reabsorvidos e retornam ao fígado via sangue portal. São captados pelos hepatócitos e ressecretados. Esse processo é chamado de circulação êntero-hepática. Os ácidos biliares são secretados continuamente pelo fígado, porém a taxa de secreção varia, dependente da quantidade secretada e reabsorvida. Durante uma refeição, a vesícula biliar esvazia seu conteúdo para o duodeno em um padrão contínuo. Os ácidos biliares são, então, reabsorvidos pelo intestino e ressecretados pelo fígado. Estima-se que a quantidade corporal total de ácidos biliares seja secretada duas vezes durante a digestão de cada refeição.

Embora uma grande variedade de ácidos biliares seja encontrada na bile, somente os ácidos cólico e quenodeoxicólico parecem ser sintetizados a partir do colesterol em quantidades significativas pelos hepatócitos humanos. Por essa razão, são chamados de ácidos biliares primários. Os ácidos deoxicólico, litocólico e outros ácidos secundários são produzidos no intestino por meio da ação de micro-organismos sobre os ácidos biliares primários. Esses ácidos são, então, reabsorvidos junto com os ácidos primários, captados pelos hepatócitos, conjugados com taurina e glicina e secretados na bile. A circulação êntero-hepática é caracterizada tanto por um processo ativo como passivo.

Transporte de bile e estocagem na vesícula biliar – a força responsável pelo fluxo de bile dos canalículos biliares para o intestino é, primariamente, a pressão secretora gerada pelos hepatócitos e epitélio ductular. O fluxo de bile para o duodeno ou para a vesícula depende de um balanço entre a resistência para o enchimento da vesícula biliar e a resistência ao fluxo pelo ducto biliar terminal e esfíncter de Oddi. A vesícula é um órgão muscular com capacidade para se distender. O esfíncter de Oddi é um espessamento circular da musculatura do ducto biliar localizado na entrada do ducto no duodeno e parece ser uma entidade separada da musculatura duodenal. Durante o jejum, a vesícula biliar é rapidamente distendida e o esfíncter de Oddi permanece fechado. Então, a bile produzida pelo fígado fica estocada dentro da vesícula biliar (pode acomodar de 20 a 50ml de fluido).

Expulsão de bile e transporte para o intestino – a maior parte da secreção de bile ocorre durante a digestão de refeições. Todavia, uma quantidade significativa é secretada periodicamente durante o jejum, em sincronia com o complexo motor migratório. Logo após a refeição, a vesícula biliar contrai-se e ocorre esvaziamento gradativo. O estímulo para essa contração parece ser hormonal. Produtos da digestão, particularmente lipídios, liberam colecistoquinina da mucosa do duodeno. Este hormônio chega à vesícula pela circulação sanguínea e estimula sua contração. Quando o duodeno relaxa, pressões de 12-30mmHg são necessárias para forçar o fluido através do esfíncter de Oddi fechado. O esfíncter também é controlado pela colecistoquinina provocando seu relaxamento e promovendo a entrada da bile no duodeno.

BIBLIOGRAFIA

Behrman RE. Desenvolvimento da estrutura e função hepáticas e biliares. In Behrman RE, Klieman MR, Nelson WE e Vaughan VC (eds). Tratado de Pediatria. Rio de Janeiro: Guanabara Koogan; 1992. pp.881-884.

Mowat AP. Anatomia e fisiologia do fígado. In Mowat AP (ed). Doenças hepáticas em pediatria. Londres: Revinter; 1991. pp.1-17.

Sherlock S. Anatomia e função. In Sherlock S (ed). Doenças do fígado e do sistema biliar. Rio de Janeiro: Guanabara Koogan; 1985. pp.1-11.

Weisbrodt NW. Bile production, secretion, and storage. In Johnson LR (ed). Gastrointestinal physiology. St. Louis: Mosby; 1997. pp.110-112.

CAPÍTULO 3

Avaliação Laboratorial dos Pacientes com Doença Hepática

GILDA PORTA

RENATA PEREIRA SUSTOVICH PUGLIESE

Devido às múltiplas funções que o fígado exerce, existem inúmeros testes diagnósticos que podem ser aplicados na avaliação de um paciente com suspeita ou evidência de doença hepática. Muitos desses testes recebem, erroneamente, a denominação "testes de função hepática" quando, na verdade, são exames que diagnosticam lesão hepática. Com exceção da dosagem de albumina e do tempo de protrombina, a maioria dos testes habitualmente utilizados na rotina clínica revela muito pouco sobre a função hepática. A reserva funcional do órgão pode ser mais bem avaliada por testes menos comuns na prática, que avaliam a capacidade de depuração de determinadas substâncias pelo fígado. Um teste isolado fornece informações limitadas que devem ser avaliadas no contexto da história e quadro clínico do paciente. Ao lado disto, inúmeros outros testes existem, para avaliação etiológica das diversas doenças que acometem o fígado, desde os quadros metabólicos até as agressões causadas por vírus, drogas e outros agentes.

AST/ALT

Os melhores testes diagnósticos de avaliação de lesão hepatocelular são as determinações das atividades das enzimas hepáticas alanina-aminotransferase (ALT) e aspartato-aminotransferase (AST). Os níveis séricos considerados normais variam dependendo dos métodos utilizados e da faixa etária. Assim, deve-se considerar o número de vezes em que está aumentado em relação ao limite superior da normalidade (LSN).

As aminotransferases são enzimas intracelulares encontradas em quase todos os tecidos, com maior concentração nos hepatócitos, no coração e músculo esquelético e menos frequentemente no tecido adiposo, no cérebro e nos rins. São enzimas intracelulares de localização predominantemente citoplasmática. A ALT é encontrada exclusivamente no citoplasma, e a AST, no citoplasma (70%) e nas mitocôndrias (30%). A ALT está presente em alta concentração nos hepatócitos, já a AST é encontrada em outros tecidos. Em virtude da ampla distribuição tecidual da AST, deve-se tomar cuidado na interpretação quando há elevação isolada de AST não correspondendo, na maioria dos casos, à lesão hepática. Hemólise de qualquer causa pode levar a aumentos de AST. Na rabdomiólise, durante uma infecção viral, o aumento isolado de AST não corresponde geralmente a comprometimento hepático.

A elevação de AST e ALT pode ser a primeira evidência de doença hepática. A ALT e a AST são indicadores sensíveis de necrose hepatocelular, porém com pouca relação com gravidade ou extensão do dano celular, não conferindo informação do prognóstico confiável. Curiosamente, na hepatite fulminante, o aumento acentuado da AST e ALT ocorre nos primeiros dias da doença, seguido de abrupta diminuição, podendo atingir níveis normais rapidamente por exaustão de hepatócitos e não por cura da hepatite. Nas hepatites agudas (virais ou tóxicas), os níveis de ALT são maiores que os de AST. Em algumas hepatites de causa tóxica, a relação AST/ALT é maior que 2, correspondendo à lesão mitocondrial. Aumentos significantes das duas enzimas aparecem na isquemia aguda hepática e na rejeição celular aguda. O aumento das enzimas pode ser classificado em leve, moderado ou acentuado e, deste modo, auxiliar na diferenciação etiológica (Quadro 3.1).

Nas hepatites crônicas, geralmente se observam aumentos das duas enzimas de 2 a 40 vezes o LSN e a relação AST/ALT é menor que 1, mas pode ser maior que 1 quando há evolução para cirrose hepática. Níveis de AST e ALT podem estar normais e o paciente ter cirrose ou outra doença hepática como fibrose hepática congênita. Valores baixos das enzimas podem subestimar atividade necroinflamatória na hepatite autoimune, na hepatite crônica pelo vírus da hepatite B e pelo vírus da hepatite C. Na hepatite neonatal e na atresia de vias biliares, os valores das duas enzimas não diferem estatisticamente, atingindo níveis de 2 a 50 vezes o LSN. Na atresia de vias biliares e nas colestases familiares, AST e

Quadro 3.1 – Causas de elevação de AST/ALT.	
Aumento leve AST/ALT	DGHNA (doença gordurosa hepática não alcoólica) Hepatite medicamentosa Doença hepática alcoólica Hepatite viral Doença celíaca Doenças metabólicas (deficiência de alfa-1-antitripsina, doença de Wilson) Rejeição aguda celular
Aumento moderado AST/ALT	Hepatite aguda Hepatite crônica Rejeição aguda celular
Aumento acentuado AST/ALT	Hepatite viral Hepatite tóxica/medicamentosa Hepatite isquêmica Hepatite autoimune Síndrome de Budd-Chiari Doença de Wilson Rejeição aguda celular

ALT raramente podem ter valores maiores que 1.000UI/l. Em algumas doenças metabólicas, como na deficiência de alfa-1-antitripsina, glicogenoses, galactosemia, tirosinemia, os aumentos das duas enzimas não ultrapassam a 15 vezes o LSN. Nos tumores hepáticos, primários e metastáticos, os aumentos das aminotransferases são discretos, podendo elevar-se com a evolução da doença.

As aminotransferases são importantes no seguimento clínico de hepatites agudas de etiologia desde viral até autoimune em crianças, além de avaliar a resposta ao tratamento imunossupressor em hepatites crônicas e rejeição aguda celular pós-transplante hepático. Medidas seriadas são utilizadas para detectar hepatotoxicidade por drogas e monitorizar a progressão ou regressão de lesão hepática.

GGT/FA/5'-NUCLEOTIDASE

Existem diversas enzimas que se elevam durante os processos colestáticos, intra ou extra-hepáticas, sendo as mais utilizadas a gamaglutamiltransferase (GGT) e a fosfatase alcalina (FA).

A GGT, também conhecida como gamaglutamiltranspeptidase, é uma enzima que catalisa a transferência dos componentes gamaglutamil da

42

glutationa a uma variedade de aminoácidos e aceptores dipeptídios. Trata-se de uma enzima ligada à membrana, encontrada na superfície de hepatócito e epitélio biliar. Está presente no soro e seus valores variam de acordo com a idade e o sexo. Em recém-nascidos e em crianças até 6-9 meses de idade os níveis são de 5 a 8 vezes o LSN. Os valores de referência da GGT estão mostrados no quadro 3.2.

Quadro 3.2 – Valores de referência para GGT (Lockitch et al., 1988).

Idade	Sexo	U/l (percentil 2,5-97,5)
0-5 dias	M e F	34-263
1-3 anos	M e F	6-19
4-6 anos	M e F	10-22
7-9 anos	M e F	13-25
10-11 anos	M	17-30
	F	17-28
12-13 anos	M	17-44
	F	14-25
14-15 anos	M	12-33
	F	14-26
16-19	M	11-34
	F	11-28

Assim como outras enzimas microssomais, a atividade da GGT pode ser induzida por certas drogas, como, por exemplo, fenobarbital, fenitoína e ácido valproico.

O aumento de GGT é útil como indicador sensível de doença hepática, desde que os pacientes não estejam recebendo drogas hepatotóxicas, mas não auxilia no diagnóstico diferencial nas doenças do sistema hepatobiliar. A especificidade é baixa, já que pode haver valores altos em pacientes com pancreatite, hipertireoidismo e artrite reumatoide. Elevações acentuadas de GGT (até 70 vezes o LSN) podem ser encontradas em doenças obstrutivas do trato biliar (por exemplo, atresia de vias biliares e cisto de colédoco), doença obstrutiva biliar pós-transplante hepático colestase intra-hepática (síndrome de Alagille), deficiência de alfa-1-antitripsina, hepatite transinfecciosa, hepatite alcoólica, cirrose alcoólica, cirrose biliar primária, colangite esclerosante primária ou secundária. Nas hepatites agudas por vírus, os valores de GGT raramente ultrapassam 10 vezes o LSN, a não ser em formas colestáticas da doença. Nas hepatites crônicas, as elevações de GGT são discretas. Na cirrose hepática, os valores de GGT são muito variáveis, e aumentos discretos desta enzima podem ser o único dado laboratorial anormal. A tendência é que os níveis de GGT tendem a diminuir particularmente em pacientes terminais, refletindo síntese diminuída.

Valores normais dessa enzima são encontrados em pacientes com colestase intra-hepática familial tipo 1 (PFIC 1, doença de Byler), tipo 2 (PFIC 2), erros inatos do metabolismo dos ácidos biliares e na colestase recorrente benigna. Em pacientes que se submetem à nutrição parenteral prolongada e desenvolvem colestase, a GGT pode elevar-se, sendo um bom indicador de colestase.

A fosfatase alcalina (FA) é um nome dado a um grupo de enzimas que catalisam a hidrólise de um grande número de ésteres de fosfato orgânico a um pH ótimo, resultando em fosfatos inorgânicos e radicais orgânicos. A exata função da FA é desconhecida. É encontrada em osteoblastos, membranas canaliculares dos hepatócitos, células da mucosa intestinal, túbulos proximais renais, placenta e leucócitos.

A atividade da FA é normalmente demonstrada no soro, sendo derivada principalmente do fígado e ossos e, algumas vezes, do trato gastrointestinal. Os valores normais variam muito devido ao crescimento das crianças, originado do influxo da isoenzima óssea para ao sangue. Para diferenciar as diversas isoenzimas das fosfatases alcalinas, procede-se ao fracionamento por eletroforese.

Nas doenças hepatobiliares, aumentos acentuados de FA ocorrem em processos obstrutivos intra e/ou extra-hepáticos. Aproximadamente 75% dos pacientes com colestase prolongada terão níveis de FA 4 a 5 vezes o LSN. Já não ocorre nas hepatites agudas, nas hepatites crônicas sem componente hepatobiliar, nas doenças metabólicas, nos tumores sem comprometimento biliar e na insuficiência cardíaca congestiva.

Elevações isoladas ou desproporcionais a outros testes de função hepática, como aminotransferases e bilirrubinas, ocorrem na colangite esclerosante primária, principalmente do adulto, obstruções parciais de ductos biliares, doenças infiltrativas (sarcoidose, reticuloendoteliose e Aids), sendo que estas últimas levam a colangite esclerosante secundária, tuberculose e carcinoma metastático.

Aumentos discretos podem ocorrer em certas doenças que não comprometem o fígado diretamente: doença de Hodgkin, metaplasia mieloide, infecções intra-abdominais e osteomielite. Muito raramente, aumento isolado é de origem familiar.

A 5'-nucleotidase é uma enzima encontrada em vários tecidos do organismo humano, porém elevações séricas devem-se exclusivamente à doença hepática. No fígado, essa enzima está associada às membranas canalicular e sinusoidal. Aumentos significantes dessa enzima são encontrados em processos obstrutivos e na colestase intra-hepática. Após correção cirúrgica e se tiver sido com sucesso, os níveis caem rapidamente. Essa correlação deve-se à proliferação do ducto e não à estase biliar. Os comportamentos da 5'-nucleotidase e FA são semelhantes em processos obstrutivos não complicados. Alguns autores consideram esta enzima um exame muito útil na monitorização de pacientes com tumores hepáticos.

Essa enzima é muito útil em doenças hepáticas na infância, já que aumenta apenas quando houver hepatopatia em contraste com a FA que geralmente se apresenta alta devido ao crescimento da criança.

BILIRRUBINAS

A bilirrubina é um pigmento tetrapirrólico e pode ser encontrada sob duas formas: conjugada (bilirrubina direta) e não conjugada (bilirrubina indireta). A conjugação ocorre no fígado sob a ação da glicuroniltransferase. A fração conjugada, na reação de Van der Bergh, é dosada pela reação direta em solução aquosa de ácido sulfanílico diazotado e a fração não conjugada necessita de tratamento prévio com metanol ou benzoato de cafeína, constituindo, assim, a reação indireta. Por esse motivo, a bilirrubina conjugada é também conhecida por bilirrubina direta (BD) e não conjugada por bilirrubina indireta (BI). A BI é pouco hidrossolúvel, com grande afinidade por albumina e tecido nervoso e não é excretada na urina. A BD é hidrossolúvel com baixa afinidade por albumina e excretada pela urina. As bilirrubinas encontradas normalmente no soro representam o balanço entre a entrada por produção e a remoção do pigmento hepático. Os níveis normais de BI e BD estão em torno de 0,5mg/dl, correspondendo um total de 1mg/dl.

Hiperbilirrubinemia (níveis de BD e BI maiores que 1mg/dl) pode ser o resultado de:

– superprodução de bilirrubina;
– alteração na captação, conjugação e excreção da bilirrubina;
– regurgitação de BI e BD por lesão de hepatócitos ou ductos biliares.

O aumento de BI sérica geralmente é o resultado de superprodução, como ocorre em processos hemolíticos, ou por alteração na captação do pigmento no fígado (doença de Gilbert). É frequente no período neona-

Quadro 3.3 – Causas de hiperbilirrubinemia indireta.

Icterícia fisiológica

Icterícia pelo leite materno

Hemólise (incompatibilidade sanguínea maternofetal, anormalidades das hemácias, deficiência de G6PD)

Presença de sangue extravascular em outros tecidos

Hipotireoidismo

Estenose pilórica e outras obstruções intestinais

Sepse

Anoxia

Erros inatos do metabolismo

Policitemia

Síndrome de Crigler-Najjar

Síndrome de Gilbert

Shunt portossistêmico

Insuficiência hepática

tal (Quadro 3.3). A abordagem inicial deve incluir hemograma com contagem de reticulócitos, exame do esfregaço do sangue periférico seguido por dosagem de DHL, haptoglobina, G6PD e eletroforese de hemoglobina.

O aumento de BD sérica indica quase sempre disfunção hepatocelular ou biliar, mas não diferencia estas duas condições (Quadro 3.4). Considera--se elevado quando os níveis são maiores que 2mg/dl ou maior que 15% da bilirrubina total. Em situações de hemólise aguda há aumento significante de bilirrubina indireta, embora, ocasionalmente, possa haver também aumento da BD na ausência de disfunção hepatocelular ou biliar. Há ocasiões em que há aumento somente da BD por diminuição da excreção.

Os níveis de BT não são indicadores sensíveis de disfunção hepatocelular e de colestase. No período neonatal, a presença de bilirrubina direta indica colestase, e há necessidade de investigação urgente pela possibilidade de a atresia de vias biliares ser uma das causas. Assim a recomendação da Sociedade Norte-Americana de Gastroenterologia, Hepatologia e Nutrição Pediátrica é de investigar crianças com icterícia além de 2 semanas de vida.

A presença de bilirrubina na urina (apenas a BD) indica doença hepatocelular ou biliar e pode ser detectada na urina antes do aparecimento da icterícia clínica, como ocorre na hepatite aguda viral, já que quantidades baixas são excretadas (0,1mg/dl).

Quadro 3.4 – Causas de hiperbilirrubinemia conjugada.

Deficiência genética de excreção da bilirrubina
Síndrome de Dubin-Johnson
Síndrome de Rotor

Alterações estruturais das vias biliares
Atresia/hipoplasia de vias biliares
Cisto do colédoco

Obstruções biliares extrínsecas
Pâncreas anular
Tumores
Bridas

Colestase intra-hepática persistente
Colestase intra-hepática recorrente benigna
Colestases familiais (PFIC 1, 2, 3 e 4)
Síndrome de Alagille
Colestase hereditária com linfedema

Doenças metabólicas/genéticas
Distúrbios do metabolismo de carboidratos, de lipídios e de aminoácidos
Deficiência de alfa-1-antitripsina
Doença de Niemann-Pick tipo C no período neonatal
Hemocromatose neonatal
Algumas mitocondriopatias
Fibrose cística
Doença de Wilson

Infecções de qualquer etiologia
Tumores
Endocrinopatias
Defeitos imunológicos
Hepatite autoimune
Colangite esclerosante, rejeição pós-transplante hepático

Outras
Nutrição parenteral prolongada, calculose
Rejeição aguda celular
Rejeição crônica

UROBILINOGÊNIO URINÁRIO

O urobilinogênio é formado pela degradação da BD pelas bactérias no lúmen intestinal. Cerca de 20% é reabsorvido pela circulação portal e vai para a circulação êntero-hepática. A excreção urinária depende muito do pH urinário, diminuindo com níveis baixos de pH, tratamento com antibióticos e diarreia. Estas alterações do urobilinogênio não estão relacionadas com a função hepatobiliar.

ÁCIDOS BILIARES

Os ácidos biliares são os maiores ânions orgânicos sintetizados a partir do colesterol no fígado, conjugados à glicina ou à taurina, e depois secretados na bile. Determinações de ácidos biliares séricos são indicadores altamente sensíveis para avaliar a função hepática, mas não auxiliam o diagnóstico diferencial da maioria das doenças hepáticas. Refletem o balanço entre a reabsorção intestinal, a captação e a excreção hepáticas. Na infância os níveis estão aumentados nos primeiros 6 meses de vida. Quando estão elevados e a bilirrubina sérica se apresenta normal, refletem doença biliar. Nas doenças colestáticas, as concentrações de ácidos biliares são geralmente muito altas, principalmente na atresia de vias biliares, nas colestases familiais (PFIC, doença de Byler), na colangite esclerosante primária e na cirrose biliar primária. Nos erros inatos do metabolismo de ácidos biliares, os valores dos ácidos biliares estão normais, sendo importante para o diagnóstico diferencial com as colestases familiais já que clinicamente são muito semelhantes.

ALBUMINA

O fígado é a maior fonte de proteínas plasmáticas e os hepatócitos são responsáveis pela produção de albumina, fatores de coagulação e a maioria das alfa e betaglobulinas, traduzindo, portanto, a função hepática.

A albumina é, quantitativamente, a proteína mais importante em circulação, sendo responsável por 75% da atividade oncótica do plasma. O fígado é o único sítio de produção, fornecendo 12 a 15g/dia dessa proteína. A determinação de albumina é um bom parâmetro para a avaliação da função de síntese proteica do fígado. Sua concentração diminui na doença hepática crônica e é um dos critérios utilizados na classificação de Child-Pugh, útil para graduar a gravidade da doença em pacientes adultos cirróticos (Quadro 3.5) e faz parte do escore que estima a gravidade da doença hepática em criança até 12 anos de idade, PELD (*Pediatric End-stage Liver Disease*) e MELD (*Model End-stage Liver Disease*) (Quadros 3.6 e 3.7).

A vida média da albumina é de cerca de 20 dias, razão pela qual não há redução de seus níveis na insuficiência hepática aguda e hepatite agu-

Quadro 3.5 – Classificação de Child-Pugh.

	Child A	Child B	Child C
Bilirrubinas (mg/dl)	< 2	2-3	> 3
Protrombina (INR)	< 1,7	1,7-2,0	> 2,0
Ascite	Não	Pequena	Volumosa
Encefalopatia	Grau 0	Grau 1-2	Grau 3-4
Albumina (g/dl)	> 3,5	2,8-3,5	< 2,8

Quadro 3.6 – PELD (*Pediatric End-stage Liver Disease*).

PELD score =

$0,480 \times \log_e$ (bilirrubina mg/dl)

$+ 1,857 \times \log_e$ (INR)

$- 0,687 \times \log_e$ (albumina g/dl)

$+ 0,436$ se o paciente for < 24 meses de idade

$+ 0,667$ se o paciente apresentar atraso de crescimento (< 2 DP)

(multiplicado por 10 arredondado para o número mais próximo).

Valores abaixo de 1 são arredondados para 1

Quadro 3.7 – MELD (*Model for End-stage Liver Disease*).

MELD score =

$0,957 \times \log_e$ (creatinina mg/dl)

$+ 0,378 \times \log_e$ (bilirrubina mg/dl)

$+ 1,120 \times \log_e$ (INR)

$+ 0,643$

(multiplicado por 10 arredondado para o número mais próximo). Valores abaixo de 1 são arredondados para 1. Valor máximo de creatinina é 4. Se o paciente faz diálise peritoneal, usar creatinina igual a 4.

da de qualquer etiologia. Outras causas não hepáticas de diminuição de albumina são enteropatia perdedora de proteína, síndrome nefrótica e queimadura.

TEMPO DE PROTROMBINA

A coagulação é o resultado final de um complexo de reações enzimáticas que envolvem pelo menos 13 fatores. O fígado é responsável pela síntese de pelo menos 11 fatores: I (fibrinogênio), II (protrombina), V, VII, IX, componentes tromboplásticos do plasma, XII (pré-calicreína ou fator Hageman) e XIII (fator estabilizador da fibrina). Apenas o fator von Willebrand e as proteínas fibrinolíticas não são sintetizados no fígado. O tempo de protrombina (TP) é usado como ferramenta de triagem e como um teste quantitativo para fatores de coagulação nas vias extrínsecas e comuns da coagulação. Este tempo será prolongado em pacientes com distúrbios congênitos ou adquiridos, que reduzem a atividade do fibrinogênio, protrombina, fatores V, VII e X.

O TP é também amplamente utilizado para se monitorizar a terapia com anticoagulante oral, por meio da relação internacional normalizada (INR). Os anticoagulantes orais reduzem a atividade dos fatores de coagulação dependentes da vitamina K (II, VII, IX, X, proteína C e proteína S), prolongando o tempo de protrombina. Uma consequência indesejada da terapia com anticoagulante oral pode ser uma tendência em sangrar desnecessariamente.

É um teste importante na avaliação e no manuseio do paciente com doença hepática crônica. É utilizado como um dos critérios na indicação de transplante hepático na insuficiência hepática aguda. Permite analisar a capacidade funcional de síntese dos hepatócitos e a tendência de sangramento antes de qualquer procedimento cirúrgico. Nos casos em que a atividade do tempo de protrombina estiver alterada (menor que 50%), realiza-se o teste da vitamina K (já que vários fatores dependem dessa vitamina para absorção: fatores II, VII, IX, X). Administra-se por três dias 2 a 10mg de vitamina K por via intramuscular ou intravenosa e depois se repete o tempo de protrombina. Em casos de correção, suspeita-se de icterícia obstrutiva ou má absorção, e de não correção, insuficiência hepatocelular ou coagulopatia de consumo.

TEMPO DE TROMBOPLASTINA PARCIAL ATIVADO

É um método que avalia o sistema intrínseco da coagulação. É o tempo necessário para haver formação de coágulo a partir de plasma, fosfolipídio, cálcio e ativador de superfície. Os valores normais do tempo de tromboplastina parcial ativado (TTPA) estão entre 70 e 100 segundos e se utilizarmos caolim é de 35 a 45 segundos. Nas hepatites agudas e doenças hepáticas crônicas graves, frequentemente são observados níveis alterados de TTPA e TP simultaneamente, já que a maioria dos fatores de coagulação é sintetizada no fígado.

FATOR V

O fator V é produzido exclusivamente no fígado. É o fator mais acometido em hepatopatias agudas ou crônicas graves. A deficiência de fator V é considerada um indicador de função hepática, sendo empregado como critério prognóstico para a indicação de transplante hepático em hepatite fulminante e no seguimento de pacientes com doença hepática crônica. Níveis baixos correlacionam-se com mau prognóstico. Apesar disso, apresenta baixa sensibilidade para predizer a sobrevida nos pacientes. O melhor teste é a dosagem do fator VII.

Os testes de coagulação acima citados têm pouco valor, quando analisados isoladamente, na avaliação da função hepática. Fatores podem intervir nos resultados, como a coagulação intravascular disseminada.

FIBRINOGÊNIO

O fibrinogênio é uma glicoproteína sintetizada exclusivamente no fígado (hepatócitos e sistema reticuloendotelial). Sua concentração plasmática varia de 200 a 400mg/dl. Isoladamente, não é um teste que avalia a capacidade funcional hepática. Normalmente, seu nível plasmático em doenças hepáticas está pouco alterado, podendo estar anormal na insuficiência hepática aguda e na cirrose hepática descompensada.

LIPÍDIOS E LIPOPROTEÍNAS

O fígado tem papel central na produção e degradação de lipoproteínas. Anormalidades nas lipoproteínas são comuns nas doenças colestáticas crônicas de etiologia intra (por exemplo, síndrome de Alagille) ou extra-hepática e nas doenças metabólicas, particularmente nas glicogenoses, doença do éster de colesterol. Ocorrem elevações plasmáticas acentuadas de colesterol e fosfolipídios, devido à regurgitação para o plasma de fosfolipídios biliares, que provocam aumento de colesterol plasmático, porque há estímulo à produção hepática de colesterol. Na cirrose avançada pode haver diminuição do colesterol, o que é um marcador de mau prognóstico.

AMÔNIA

A concentração de amônia no sangue é regulada pela sua produção e depuração. O fígado, geralmente, remove 80% da amônia do sistema porta venoso. Em doenças hepáticas crônicas, distúrbios de função do ciclo da ureia causados por destruição de hepatócitos e *shunts* portossistêmicos levam à retenção de grandes quantidades de amônia (e outras toxinas), que exercem seus efeitos no sistema nervoso central. Pequenas quantidades também são produzidas pelos rins e intestino delgado.

Causas de hiperamonemia:

- Doença hepática avançada.
- *Shunts* portossistêmicos.
- Defeitos congênitos das enzimas do ciclo da ureia.
- Defeitos da beta-oxidação mitocondrial dos ácidos graxos.
- Síndrome de Reye.

A encefalopatia hepática que se desenvolve em pacientes cirróticos pode ser desencadeada por episódio agudo de hemorragia digestiva, que eleva à produção de amônia pelo metabolismo bacteriano das proteínas do sangue no cólon. Entretanto, em crianças, os níveis de amônia plasmática não se correlacionam com o grau da encefalopatia. Outros metabólitos elevados, como a glutamina no liquor, apresentam melhor correlação com a clínica. Pacientes com doença hepática compensada podem desenvolver encefalopatia e elevação dos níveis de amônia se ocorrer grande ingestão proteica.

TESTES DE AVALIAÇÃO DA CAPACIDADE RESIDUAL FUNCIONAL

As determinações bioquímicas habitualmente utilizadas no diagnóstico das doenças do fígado fornecem um retrato estático do grau de lesão hepática, mas pouco contribuem na avaliação da reserva funcional hepática. Os testes que determinam a função hepática de forma dinâmica são baseados na captação, metabolismo e excreção de determinada substância. O teste ideal deveria ser barato, ser de fácil realização e análise, ter um perfil farmacocinético único com pouca interação com outras drogas, alto valor preditivo e resultados rápidos. Infelizmente, nenhum teste, isoladamente, preenche estes critérios.

Estes testes podem ser divididos em duas categorias: aqueles baseados na eliminação de um substrato (por exemplo, teste de depuração pelo verde de indocianina, depuração da cafeína e eliminação da galactose) e testes que detectam metabólitos da substância administrada (teste da aminopirina, o teste MEGX e o PABA teste). Esses testes não estão disponíveis para uso clínico de rotina.

BIBLIOGRAFIA

Chamone DAF, Hanashiro F, Fujimura AY. Alterações hemostáticas nas doenças hepáticas. In Silva AO, D'Albuquerque LC. Hepatologia clínica e cirúrgica. São Paulo: Sarvier; 1986. p.95.

Gourley GR. Neonatal jaundice and disorders of bilirrubin metabolism. In Suchy FJ, Soko RJ, Balistreri WF. Liver disease in children. 3rd ed. Cambridge Medicine; 2007. pp.270-309.

Hochman JA, Balistreri WF. Acute and chronic viral hepatitis. In Suchy FJ, Sokol RJ, Balistreri WF. Liver disease in children. 3rd ed. Cambridge Medicine; 2007. pp.369-466.

Krier M, Ahmed A. The asyntomatic outpatient with abnormal liver function tests. Clin Liver Dis 2009;13:167-177.

Lockitch G, Halstead AC, Albersheim S et al. Age and sex-specific pediatric reference intervals for biochemistry analyses as measured with Ektacchem-700 analyser. Clin Chem 1988;34:1622.

Maller ES. Laboratory assessment of liver function and injury in children. In Suchy FJ. Liver diseasein children. 1st ed. St. Louis: C.V. Mosby; 1994. p.269.

Moyer V, Freese DK, Whitington PF, Olson AD, Brewer F, Colletti RB, Heyman MB. Guideline for the evaluation of cholestatic jaundice in infants: recommendations of the north American society for pediatric gastroenterology, hepatology and nutrition. J Pediatr Gastroenterol Nutr 2004;39: 115-128.

Suchy FJ. Approach to the infant with cholestasis. In Suchy FJ, Sokol RJ, Balistreri WF. Liver disease in children. 3rd ed. Cambridge: Medicine; 2007. pp.179-189.

CAPÍTULO 4

Avaliação Ultrassonográfica dos Pacientes com Doença Hepatobiliar e Pancreática

ROBERTO MASSAO YAMADA

Os exames de imagens representam uma parte complementar básica e importante na avaliação da grande maioria das doenças hepatobiliares e pancreáticas. Os grandes avanços tecnológicos nesta área, em particular na tomografia computadorizada (TC), ressonância magnética (RM) e hoje a ultrassonografia endoscópica, têm modificado consideravelmente os métodos diagnósticos nestas doenças nos últimos tempos. Os exames de ultrassonografia também têm evoluído com grandes avanços técnicos a partir do desenvolvimento de equipamentos mais modernos, como o exame Doppler e o aparecimento de agentes de contrastes utilizados neste exame, que tem contribuído muito, tanto na qualidade como na especificidade dos resultados, além das vantagens já conhecidas de ser um exame não invasivo, sem nenhum tipo de radiação e não doloroso, considerando principalmente a faixa etária pediátrica, e hoje também representar um exame cada vez mais acessível na maioria dos serviços de saúde tanto privados como públicos. Dessa maneira, em geral, as modalidades de exames de imagens, particularmente a ultrassonografia quase sempre representam o primeiro passo de investigação na clínica pediátrica.

Neste capítulo iremos apresentar como algumas das doenças hepatobiliares e pancreáticas em crianças podem manifestar-se nos exames ultrassonográficos e como este método de exame pode contribuir tanto em relação ao diagnóstico como no acompanhamento da maioria das situações.

FÍGADO

É comum na clínica pediátrica de rotina o achado único em um exame físico de um fígado palpável ou mesmo de uma simples queixa de aumento e/ou distensão abdominal que leva frequentemente ao diagnóstico presuntivo de hepatomegalia e, em consequência, na maioria das vezes a uma investigação exaustiva, incluindo muitos exames invasivos e desnecessários. Dessa maneira, antes de qualquer suspeita, o diagnóstico preciso de hepatomegalia é necessário e o exame de ultrassonografia representa o método de melhor avaliação de dimensão do fígado, já que por esse meio é possível avaliar toda a dimensão do órgão tanto no seu comprimento longitudinal, que corresponderia à medida do método palpatório, como na dimensão anteroposterior, além de possibilitar estudar outras características do órgão. Diferentemente do método palpatório e de percussão que está sujeito a dificuldades e erros, pelo fato de existirem variações anatômicas e individuais e em algumas situações o fígado pode estar somente rebaixado, o exame de ultrassonografia está longe destas variáveis. Atualmente existem várias curvas de valores de normalidades da dimensão hepática pela ultrassonografia associando vários parâmetros como a faixa etária, a altura e o peso dos pacientes que podem, dessa maneira, auxiliar em um diagnóstico mais real da verdadeira dimensão do órgão. Konus et al., 1998, mediram o fígado de 307 crianças normais com idades de 5 dias a 16 anos, possibilitando, a partir dos resultados, a construção de um gráfico de normalidade para a dimensão do órgão, e concluíram que existe uma relação melhor desta medida com a altura dos indivíduos em vez da idade ou do peso, da mesma forma que um trabalho anterior de Holder et al., 1975. Entretanto, em estudo mais recente, Safak et al. (2005) observaram correlação melhor das medidas ultrassonográficas do fígado com o peso das crianças. De qualquer maneira, a utilização de qualquer um destes nomogramas ultrassonográficos da medida das dimensões hepáticas em pediatria representa um método fácil e útil para o diagnóstico mais confiável de hepatomegalia (Fig. 4.1).

ATRESIA DE VIAS BILIARES EXTRA-HEPÁTICA E HEPATITE NEONATAL

Essas duas entidades, dentro da colestase neonatal, representam ainda um grande desafio para os gastroenterologistas e pediatras em geral, já que necessitam de um diagnóstico preciso e precoce.

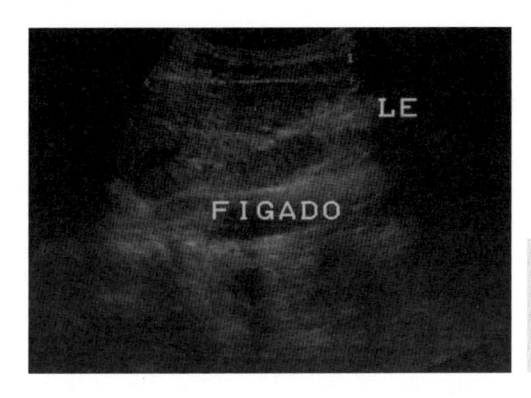

Figura 4.1 – Dimensão do lobo esquerdo hepático (LE) ao nível do apêndice xifoide.

Há muitas causas de icterícia neonatal, sendo a maioria transitória, e resolvem espontaneamente. A hepatite que se apresenta no primeiro mês de vida possui várias causas: infecciosas, metabólicas, familiais e idiopáticas. A atresia também se manifesta neste período neonatal e é duas vezes mais frequente em meninos.

Há teorias que pressupõem que tanto a atresia como a hepatite neonatal sejam manifestações decorrentes de um mesmo processo fisiopatológico envolvendo colangiopatia inflamatória do feto. Se esta colangiopatia evoluir para hepatopatia sem obstrução da árvore biliar, ocorre então a hepatite neonatal. Entretanto, se esta mesma colangiopatia levar a uma obliteração do sistema biliar, neste caso ocorre a atresia. Existem duas formas distintas de atresias. Uma é a forma mais comum perinatal que geralmente se manifesta nas primeiras semanas de vida. A outra é uma forma congênita verdadeira associada com uma variedade de anormalidades, incluindo o *situs inversus* abdominal e a ausência ou anormalidade da veia cava e porta. Esta forma também é denominada de forma embriônica ou fetal de atresia biliar.

O diagnóstico precoce é urgente nas colestases para que possamos determinar uma conduta apropriada pelo fato de que na hepatite o tratamento é clínico, e na atresia, cirúrgico (portoenterostomia – Kasai). Enquanto um fígado normal tem uma imensa capacidade de regeneração, o fígado já com cirrose biliar não. Ohi (2002) tem observado sobrevida de 10 anos em 75% dos pacientes quando a cirurgia é realizada até 51 dias de vida, caindo para 3% se a cirurgia é retardada para mais de 131 dias de vida.

Considerando que a apresentação clínica em muitas situações seja parecida mesmo em exames de imagens, a biópsia hepática é quase sempre necessária e mesmo assim ela pode não ser conclusiva e a colangiografia intraoperatória pode ser necessária para uma avaliação melhor.

O estudo de imagem diante de um quadro de colestase neonatal começa sempre com exame de ultrassonografia para, de início, avaliar os aspectos anatômicos, como observar a ausência de uma vesícula biliar ou uma microvesícula (frequente na atresia), e excluir o cisto de colédoco e outros processos obstrutivos como a presença de litíases ou barro biliar (síndrome dos *plugs* biliares). Em recém-nascidos em jejum com hepatite, a vesícula biliar está presente e é normal em aproximadamente 90% dos casos, podendo não ser visualizada em 10%. O aumento da espessura da parede da vesícula biliar e o edema periportal não são sinais específicos de hepatite. Na atresia biliar, quando a vesícula biliar está presente, frequentemente ela é pequena (< 1,5cm). Hessel et al. (1994) observaram sensibilidade da ultrassonografia de 100% no diagnóstico da colestase extra-hepática quando estudados os parâmetros da não visualização da vesícula biliar, dimensão menor que 1,5cm e sua contratilidade. Farrant et al. (2000), considerando as características morfológicas da vesícula biliar, incluindo suas dimensões por meio da ultrassonografia no diagnóstico diferencial de colestase neonatal, observaram acurácia de 91,9% na identificação de atresia biliar.

Choi et al. (1996) descreveram um novo sinal ecográfico, sinal do cordão triangular, que representa uma massa fibrótica remanescente no *porta hepatis*, que significa um encontro muito específico para atresia de vias biliares extra-hepáticas (AVBEH). Kanegawa et al. (2003), utilizando esse mesmo parâmetro do sinal do cordão triangular para o diagnóstico de AVBEH, encontraram sensibilidade e especificidade de 84% e 98%, respectivamente. Este sinal do cordão triangular é definido como um foco ecogênico triangular ou tubular no *porta hepatis* que acompanha a veia porta e mede mais de 4mm.

Takamizawa et al. (2007), estudando 96 pacientes com colestase neonatal por meio da ultrassonografia, puderam concluir que esse método de exame por si só seria suficiente para o diagnóstico de AVBEH, desde que considerasse três parâmetros: presença do sinal triangular que deveria ter uma dimensão ≥ 3mm, comprimento da vesícula biliar ≤ 15mm e estudo da contratilidade da vesícula biliar que deveria ser menor que 86%.

Pacientes com colestase neonatal por outras causas, como, por exemplo, hepatite neonatal, podem agora ser excluídos da AVBEH pela presença de um encontro ultrassonográfico normal, consistindo de um estudo negativo para o cordão triangular, dimensão normal da vesícula biliar e contratilidade normal da vesícula biliar. Assim, de acordo com esses autores, a AVBEH pode ser acuradamente diagnosticada utilizando unicamente o exame ultrassonográfico, desde que realizado por um profissional experiente. Na figura 4.2 há um exemplo de ultrassonografia de um paciente com hepatite neonatal, e na figura 4.3 uma ultrassonografia de um paciente com cisto de colédoco.

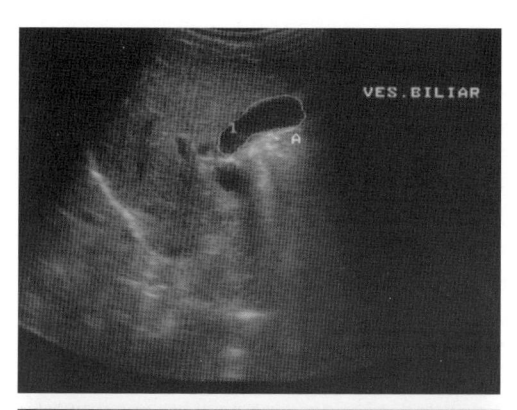

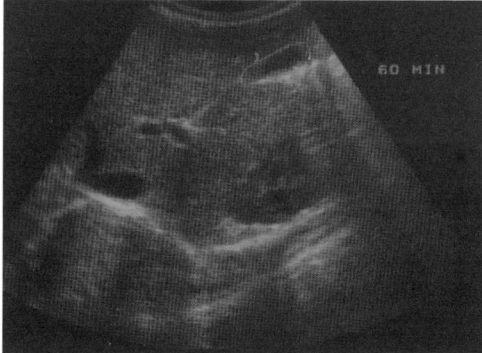

Figura 4.2 – Vesícula biliar com suas dimensões tomadas pela área em jejum (445mm²) e após 60 minutos (282mm²).

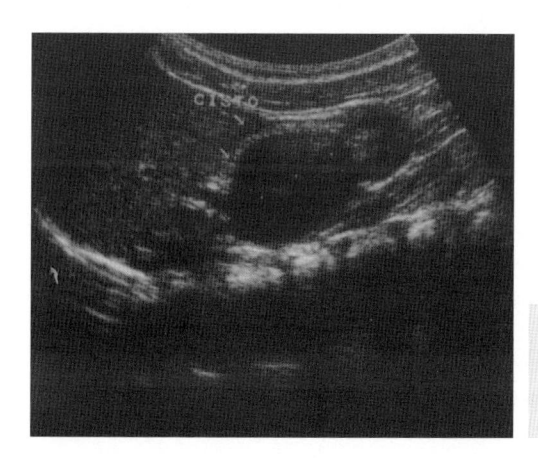

Figura 4.3 – Paciente com colestase neonatal decorrente de um cisto de colédoco.

ESTEATOSE
(DEGENERAÇÃO OU INFILTRAÇÃO GORDUROSA)

A infiltração difusa gordurosa hepática ou esteatose era conhecida até recentemente como uma anormalidade benigna e autolimitada. Porém, agora, sabe-se que esta desordem pode evoluir progressivamente para alterações necroinflamatórias até à cirrose. Esta desordem gordurosa é denominada doença gordurosa do fígado não alcoólica, conhecida em inglês com a sigla NAFLD e que abrange uma grande gama de hepatopatias desde a mais comum, a esteatose hepática, a esteato-hepatite (NASH), a fibrose avançada e a cirrose. Atualmente representa a causa mais comum de hepatopatia crônica nos grupos de pré-adolescentes e adolescentes em vários países ocidentais. Nos Estados Unidos e na Ásia, há uma estimativa de estudos de prevalência que varia entre 2,6% e 9,6% entre crianças e adolescentes portadores desta doença hepática gordurosa não alcoólica (NAFLD) e que o maior fator de risco seria a obesidade. Em estudo de necrópsia, foi observado que 9,6% da população dos Estados Unidos entre 2 e 19 anos são portadores da NAFLD. Em todos os relatos, os meninos sempre têm prevalência um pouco maior do que as meninas, chegando a 2:1.

A patogênese da NAFLD e NASH é ainda pouco conhecida. Recentes estudos sugerem que o desenvolvimento da NASH é um processo envolvendo dois mecanismos:

1. O primeiro relaciona-se com o acúmulo de gorduras nos hepatócitos. Isto é fortemente associado com desarranjos metabólicos relacionados à obesidade central e à resistência à insulina. A liberação aumentada de ácidos graxos livres no fígado é combinada com uma dificuldade no metabolismo dos ácidos graxos pelos hepatócitos, levando a acúmulo de triglicérides dentro do fígado. Recentemente foi reconhecido de que este acúmulo de gorduras no fígado leva à exacerbação da resistência insulínica pela interferência com a fosforilação dos substratos nos receptores da insulina. A expressão hepatocelular aumentada do citocromo microssomal P-450 2E1 (CYP2E1) pode ser um importante mediador do processo que evolui para um círculo vicioso, no qual a síndrome metabólica causa alterações gordurosas no fígado e vice-versa. Os fatores determinantes relacionados à progressão da esteatose para esteato-hepatite e fibrose são mais complexos e menos conhecidos.

2. O estresse oxidativo é postulado como o segundo mecanismo envolvido, que estaria relacionado à peroxidação dos lipídios no interior dos hepatócitos esteatóticos. Os fatores promotores da peroxidação lipídica e o estresse oxidativo incluem a indução hepática CYP2E1 e a dis-

função mitocondrial, levando à formação da espécie reativa de oxigênio (ROS). Técnicas imuno-histoquímicas têm demonstrado esses produtos da oxidação lipídica nos fígados gordurosos. Outras alterações que ocorrem na síndrome metabólica que poderiam mediar a inflamação no fígado incluem o aumento dos níveis das citocinas pró-inflamatórias, como o fator de necrose tumoral (TNF)-alfa, que podem ser liberadas diretamente dos adipócitos em gordura visceral, e a diminuição dos níveis de citocinas anti-inflamatórias, como a adiponectina, também produzidas pelos adipócitos. Estas observações sugerem que a síndrome metabólica, por si só, pode estar envolvida tanto no primeiro como no segundo mecanismo da NAFLD.

Alguns medicamentos (ácido acetilsalicílico, tetraciclina, valproato, warfarina) e toxinas (aflatoxina, hipoglicina), bem como o abuso de álcool acarretam degeneração gordurosa das células hepáticas. Também ocorre esteatose em distúrbios hepáticos metabólicos, como galactosemia, intolerância à frutose e síndrome de Reye. Obesidade, esteroidoterapia, hiperlipidemia e diabetes são exemplos de maior mobilização de gordura com sua entrada no fígado. Nos casos de desnutrição, síndrome nefrótica e fibrose cística, não só a gordura em excesso penetraria no fígado, como também ocorre mobilização deficiente de gordura para fora dos hepatócitos.

Feldstein et al., 2009, em seguimento de 20 anos de crianças portadoras de NAFLD, concluíram que esta desordem tem um potencial de doença progressiva com risco de evoluir para cirrose e insuficiência hepática, necessitando de transplante. Nesta mesma série, também observaram taxa de sobrevivência menor dos pacientes em relação à população normal.

O padrão-ouro para o diagnóstico e avaliação dos casos de esteatose hepática, bem como seus estágios para fibrose, é a biópsia hepática, a única modalidade capaz de diferenciar esteatose benigna de esteato--hepatite. Entretanto, o fato de ser um método invasivo, com risco de complicações, além de muitas vezes não ser possível conseguir uma amostra adequada, outros métodos têm surgido como promessa de uma opção segura para o diagnóstico de esteatose hepática e sua extensão, que incluem os exames de tomografia computadorizada, ressonância magnética e ultrassonografia. Essas alterações gordurosas podem ser difusas e focais e em geral são detectadas à ultrassonografia antes da suspeita clínica.

O exame de ultrassonografia é a modalidade de imagem mais comum na avaliação inicial para o diagnóstico de esteatose hepática. A ecogenicidade ou o brilho do tecido depende do grau de dispersão do feixe pelo tecido. Assim o fígado gorduroso dispersa o feixe de som melhor do que o não gorduroso, e o fígado gorduroso aparece hiperecogênico. Um fígado brilhante é característico de esteatose hepática. Entretanto, pelo fato de não existir ecogenicidade absoluta que signifique fígado gorduroso, é necessário uma comparação com outros órgãos internos conhecidos, livres de gorduras, como os rins ou o baço.

O tecido gorduroso não somente dispersa o feixe de som, como também atenua. Esse fato leva à diminuição na penetração do feixe ecográfico por meio do tecido gorduroso, resultando na hipoecogenicidade na área posterior e diminuição da definição do diafragma. O resultado desta combinação de dispersão e atenuação dos feixes é a aparência ecográfica do fígado gorduroso em mostrar-se suave e inexpressivo, com visualização pobre das estruturas intra-hepáticas como os vasos e os nódulos.

Considerando essas características, os critérios ultrassonográficos para o diagnóstico de esteatose hepática incluem fígado hiperecogênico com atenuação posterior e delimitação limitada tanto do diafragma como das estruturas intra-hepáticas. Utilizando esses critérios, a sensibilidade e a especificidade podem alcançar de 60%-95% e 84%-100%, respectivamente.

Alguns outros fatores, além do depósito de gordura, podem afetar a ecogenicidade hepática. A presença de tecido gorduroso subcutâneo e visceral atenua o feixe de som e obscurecem o fígado, diminuindo a sensibilidade e especificidade da ultrassonografia para o diagnóstico de esteatose hepática em pessoas obesas para 49% e 75%, respectivamente. A ultrassonografia também tem suas limitações nos pacientes com pouca gordura no fígado. É descrita sensibilidade de 55% do exame ultrassonográfico naqueles pacientes com 20% de esteatose pela histologia. A fibrose hepática pode aumentar a ecogenicidade a graus similares da esteatose, tornando indistinguível os casos de fibrose grave sem esteatose dos fígados esteatóticos sem fibrose. Em muitas situações, a fibrose e a esteatose podem coexistir em pacientes cirróticos e, neste caso, recebe a denominação de padrão fibroticogorduroso. Palmentieri et al. (2006) concluíram, em seu estudo, que a presença de fibrose hepática não interfere no diagnóstico de esteatose hepática diante da presença de um padrão eco brilhante do fígado. A especificidade da ultrassonografia pode alcançar em 100% se a hepatopatia é previamente conhecida e se o uso de drogas e álcool for descartado.

De qualquer maneira, a avaliação de esteatose hepática por meio da ultrassonografia é feita de forma subjetiva, mais visual, do que a quantificação objetiva. Com essa preocupação, Osawa e Mori (1996) preconizam o uso do histograma como uma técnica ultrassonográfica no diagnóstico de esteatose hepática. Eles observaram sensibilidade de 91,3% e especificidade de 86% quando a diferença hepatorrenal pelo histograma é considerada maior ou igual a 7,0dB (Fig. 4.4).

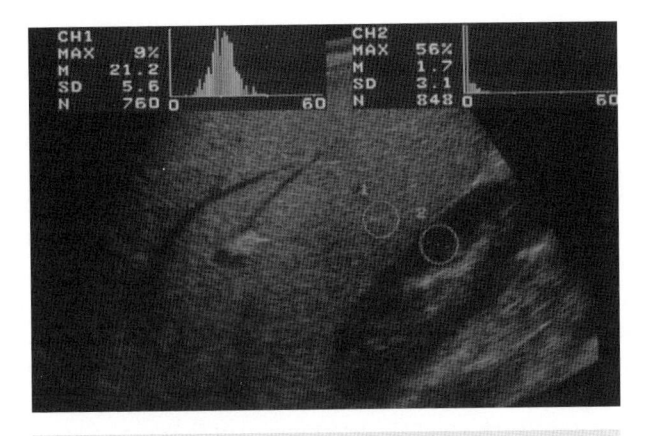

Figura 4.4 – Fígado de portador de fibrose cística com esteatose.
Observar a ecogenicidade aumentada do parênquima hepático.
Histograma com uma diferença da ecogenicidade entre o fígado
e o rim direito de 19,5.

CIRROSE

As formas comuns de cirrose na faixa etária pediátrica são a biliar e a
pós-necrótica. A cirrose é uma condição progressiva, difusa e crônica
caracterizada por fibrose e pela mudança da arquitetura normal por uma
estrutura anormal nodular. A progressão da lesão hepática para a cirrose
pode levar semanas a anos. A natureza desta lesão pré-cirrótica é diversa.

Em portadores de hepatopatia crônica, o estágio inicial de fibrose é
uma importante fase que auxilia a decidir sobre as opções terapêuticas
existentes e prever sobre seu prognóstico. A biópsia hepática é ainda
considerada o padrão-ouro na avaliação da gravidade da fibrose e define
a presença de cirrose. Entretanto, a biópsia representa somente 1/50.000
partes do fígado, além de estar associada a algum risco de complicação,
desconforto e alto custo. A biópsia pode trazer resultados falso-positivos
em mais de 30% dos casos, com grande variabilidade de interpretação
inter e intraobservador, e por ser invasiva não é um método prático e
seguro no acompanhamento dos pacientes, já que não é possível ficar
repetindo o exame. Além disso, em portadores de alguma coagulopatia,
muito frequente em pacientes com hepatopatia, a biópsia é contraindicada. Por essa razão, há necessidade de um método simples, viável e não

invasivo para avaliar os estágios de fibrose hepática e cirrose. Os métodos de imagens oferecem diversas modalidades para uma avaliação não invasiva do fígado. O exame ultrassonográfico é um método inócuo, relativamente de baixo custo, que permite ser repetido várias vezes na suspeita de uma doença focal ou difusa do fígado. Combinado com a dosagem de alfafetoproteína, também tem grande valor no diagnóstico precoce de carcinoma hepatocelular durante o seguimento de pacientes com hepatites virais e cirróticos. É comumente a primeira modalidade de imagem utilizada na clínica de pacientes com doença hepática difusa. O exame ultrassonográfico permite avaliar a composição do parênquima hepático qualitativamente, mas o resultado é um tanto subjetivo, como também operador-dependente.

Vários estudos têm tentado determinar o melhor marcador ultrassonográfico para definir fibrose de cirrose, mas os resultados variam e algumas vezes se contradizem. Em geral, consideram que as características da superfície do fígado têm sido o mais importante indicador para o diagnóstico de cirrose. Nodularidade em sua superfície reflete a presença de nódulos de regeneração e septos fibrosos. Outros dados como ecotextura e contornos dos vasos intra-hepáticos também representam importantes parâmetros e podem contribuir para o diagnóstico. Dessa maneira, Gaiani et al. (1997) concluíram que o diagnóstico de cirrose pode ser subestimado se for utilizado um único parâmetro. A presença de cirrose é considerada positiva se, em vez de uma superfície hepática representada por uma linha hiperecoica regular, é observada uma linha irregular e/ou um parênquima hepático com áreas de diferentes ecogenicidades. Tanto o lobo direito como o esquerdo devem ser avaliados, já que essas alterações podem ser mais visíveis em um dos lados somente. A cirrose é dividida em micro e macronodular. A cirrose micronodular é caracterizada pela presença de nódulos inferiores a 3mm de tamanho. Não é possível diagnosticar a cirrose micronodular utilizando transdutores convencionais, diferentemente da cirrose macronodular, que é facilmente observada pela presença de uma superfície hepática nodular. A utilização de um transdutor de alta frequência parece ser superior em relação aos de baixa frequência para o diagnóstico de cirrose. Podem ser observados também pobreza de vasos hepáticos periféricos, aumento da ecogenicidade da parede da veia porta e nódulos de regeneração com tortuosidades dos vasos adjacentes.

Todos os pacientes com cirrose apresentam como consequência diminuição importante do volume do lobo direito e relativamente aumento do lobo caudado. Considerando a relação do diâmetro transverso do lobo caudado e o diâmetro transverso do lobo direito maior que 0,6, a cirrose pode ser diagnosticada com sensibilidade de 84% e especificidade de 100% e a acurácia de 94%, com resultados similares em alguns estudos.

A presença de ascite é uma complicação muito frequente nos pacientes com cirrose e é outro sinal facilmente identificado por meio da ultrassonografia mesmo nos casos de pequenos volumes.

O exame de ultrassonografia a Doppler em pediatria tem sido também utilizado para detectar as mudanças hemodinâmicas decorrentes dos estágios pré-cirróticos da fibrogênese hepática e cirrose. É um excelente complemento da angiografia esplâncnica e da ressonância magnética, sendo indicador confiável da direção do fluxo. Dessa maneira, o objetivo do exame a Doppler em pediatria é avaliar a existência e a direção do fluxo nas veias esplâncnicas, na veia porta principal e seus ramos intra-hepáticos, nas veias hepáticas e na veia cava inferior. Além disso, possibilita determinar a existência de fluxo na artéria hepática principal e seus ramos intra-hepáticos. As veias hepáticas, cujo esboço com a angiografia é de difícil determinação, são identificadas com facilidade à ultrassonografia e seu padrão de fluxo é facilmente esboçado. Os vasos esplâncnicos principais como as veias porta, esplênica e mesentérica são opacificados com facilidade com a arterioportografia, mas vasos pequenos são difíceis de explorar. Isto é particularmente verdadeiro com os ramos da veia porta esquerda que, em geral, não são opacificados. A circulação portal intra-hepática pode ser estudada com facilidade à ultrassonografia Doppler, tanto em pacientes hepatopatas ou não. Cada ramo da veia porta em geral é acessível ao feixe Doppler. Padrões locais do fluxo e resultado da compressão, obstrução do fluxo, inversão do fluxo ou fístulas arteriovenosas podem ser avaliados. O exame Doppler produz sinais claros dos movimentos do fluxo bidirecional tanto na exibição espectral (um sinal acima e então abaixo da linha de referência) quanto com a cor (alternância da cor azul e vermelha). Nos pacientes com cirrose é frequente a presença de hipertensão portal com aumento do diâmetro da veia porta acima de 13mm e diminuição da velocidade do fluxo. Esse dado da dimensão da veia porta, porém, é controverso em pediatria. Patriquim observou diminuição do diâmetro da veia porta estudando crianças com cirrose biliar. Em relação à velocidade do fluxo, Gorka et al. (1996) observaram velocidade de fluxo portal significativamente menor em pacientes pediátricos cirróticos em relação ao grupo controle (15,1 ± 4,2cm/s *vs*. 31 ± 1,4cm/s). O valor de 15cm/s é considerado o melhor limite para o diagnóstico de hipertensão portal, com sensibilidade e especificidade de 88% e 96%, respectivamente.

Nas situações em que permanecem dúvidas sobre detalhes do exame ou quando a condição do paciente se altera, o exame Doppler pode ser sempre repetido quando necessário.

Todas essas vantagens, porém, são contrabalançadas pelas mesmas limitações do exame ultrassonográfico convencional. O exame depende do operador, que exige algum treinamento não apenas em ultrassonografia, como também na física do Doppler e anatomia e na fisiologia normais da circulação esplâncnica e hepática. Se um exame não invasivo conseguir definir se o paciente tem hipertensão portal, localizar o nível de obstrução ao fluxo e se existem colaterais como varizes esofágicas, ele representa importante ferramenta clínica. Por essa razão, o exame Doppler vem contribuindo muito no rastreamento de crianças com hepatopatia e hipertensão portal e junto com o exame convencional melhora muito a acurácia e é essencial para o diagnóstico de cirrose ou fibrose.

Recentemente, um novo método denominado elastografia, uma adaptação do exame ultrassonográfico, tem surgido como uma promessa não invasiva de imagem para o diagnóstico de fibrose e cirrose. Consiste em avaliar a elasticidade do parênquima hepático por meio da propagação de ondas neste tecido. A característica da elasticidade hepática tem-se mostrado correlacionar bem com a presença de fibrose e cirrose. Os resultados dos trabalhos existentes utilizando esta nova técnica têm mostrado alta sensibilidade e especificidade em determinar cirrose e fibrose e é aceito na monitorização da progressão e regressão da fibrose em casos individuais (Fig. 4.5).

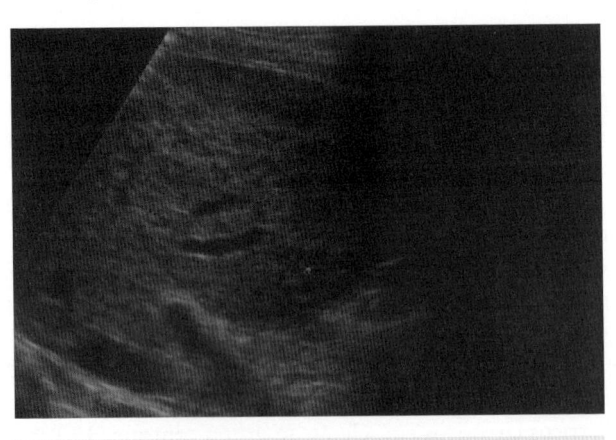

Figura 4.5 – Paciente com fibrose cística e hepatopatia com cirrose. Presença de um parênquima com heterogeneidade acentuado e trajeto dos vasos irregulares.

HIPERTENSÃO PORTAL

Independentemente da causa que leva à hipertensão portal (HP), se pré-hepática, hepática ou pós-hepática, a consequência destas desordens é a formação de colaterais portossistêmicos espontâneos que são evidência direta de HP, exceto os casos nos quais os colaterais se desenvolvem em obstruções isoladas da veia esplênica ou esplenomesentérica decorrentes de neoplasias, pancreatites ou cirurgia prévia. Dessa maneira, o exame ultrassonográfico tem o objetivo de identificar a presença desses vasos colaterais, em que são descritos mais de 20 desses vasos, utilizando tanto o exame convencional como o Doppler. Desse modo, o omento menor (da junção esplenomesentérica ao esôfago) e os hilos hepático, renal e esplênico, bem como a pelve, são examinados à procura de veias tortuosas dilatadas. Ao identificar um fluxo hepatofugal na veia esplênica, traça-se então esta veia para o vaso sistêmico receptor. A veia gástrica esquerda drena sangue na veia esofágica inferior, a veia esplênica drena nas veias renais; as veias mesentéricas superior e inferior drenam nas veias gonádicas, retroperitoneal ou hemorroidária, e as veias paraumbilicais seguem os ligamentos redondo e falciforme, drenando nas veias abdominal anterior e ilíaca, formando a clássica cabeça de medusa ou nas veias da parede anterior do tórax e na veia mamária interna. Dentre esses locais, os mais frequentemente avaliados e descritos pela ultrassonografia é a relação omento menor e aorta, em que sua espessura não deve exceder o diâmetro da aorta em um plano sagital posterior ao lobo esquerdo hepático. A explicação para esse espessamento nesse nível seria a estase linfática e o ingurgitamento da veia gástrica esquerda. Patriquim et al. (1985) concluíram em seu estudo em 10 crianças com hepatopatia que se esta relação fosse maior que 1,7 haveria HP. Entretanto, Yamada (2005), estudando 22 pacientes com OEHVP, não observou resultado significativo desse parâmetro em relação ao grupo controle para o diagnóstico de HP. Essa discrepância deve-se à causa da HP, se pré ou hepática, já que os casos de Patriquim eram na maioria de causa hepática e foram somente em 10 crianças avaliadas.

Outro parâmetro ultrassonográfico no estudo da presença de vasos colaterais é o espessamento do ligamento venoso, que é facilmente visualizado pelo exame convencional. Em pacientes normais, esta medida, quando visível, não ultrapassa 2mm. A presença de varizes de vesícula biliar também deve ser suspeitada quando a espessura da parede ultrapassa 3mm e esta representa uma complicação frequente nos pacientes com HP. Ao exame, é possível observar a presença de vasos tortuosos, de aspecto serpiginoso em sua parede, que pode ser confirmado pelo exame Doppler. A presença de *shunt* espontâneo esplenorrenal é outro parâmetro utilizado, que é possível visualizar pelo método convencional. A presença de esplenomegalia representa outro achado frequente e geralmente está bem aumentado em crianças com HP. É observada esplenomegalia em 50-75% dos pacientes cirróticos adultos e sua presença pode ser um marcador prognóstico e relacionado com a presença de varizes esofágicas. Estudando 22 pacientes com obstrução extra-hepática da veia porta (OEHVP), observamos esplenomegalia em 100% dos pacientes. Hoje existem várias curvas de normalidade para a dimensão do baço na faixa etária pediátrica que pode ser de importante auxílio no diagnóstico de esplenomegalia e HP. A ocorrência de um fluxo hepatofugal ao Doppler em qualquer desses vasos colaterais estabelece o diagnóstico de HP (Figs. 4.6, 4.7 e 4.8).

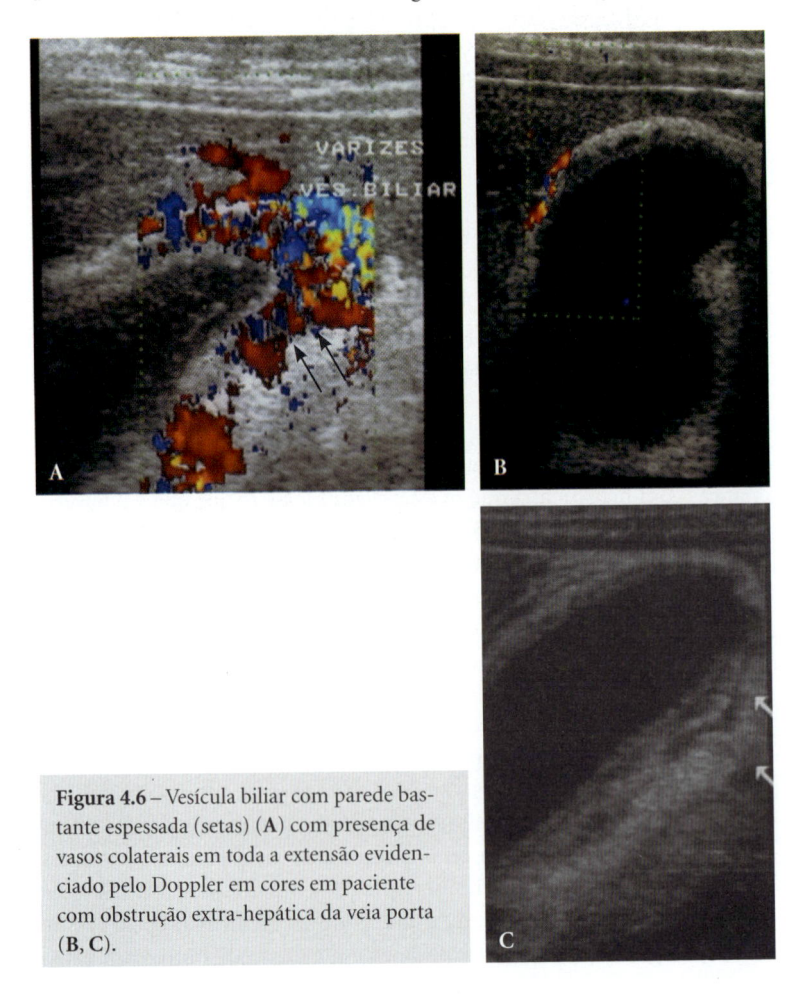

Figura 4.6 – Vesícula biliar com parede bastante espessada (setas) (**A**) com presença de vasos colaterais em toda a extensão evidenciado pelo Doppler em cores em paciente com obstrução extra-hepática da veia porta (**B, C**).

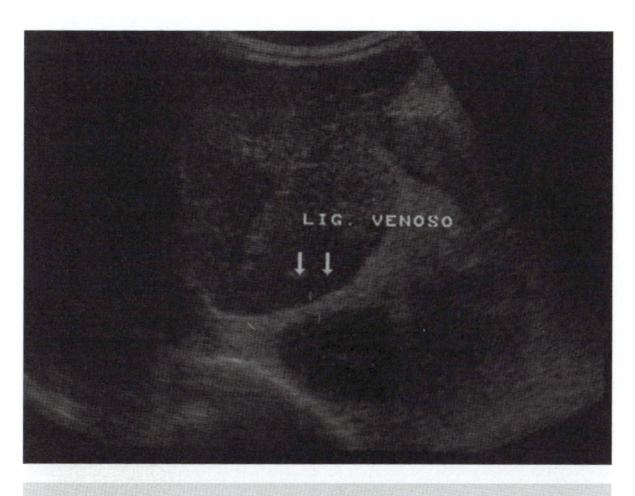

Figura 4.7 – Presença de ligamento venoso espessado em paciente com OEHVP e hipertensão portal.

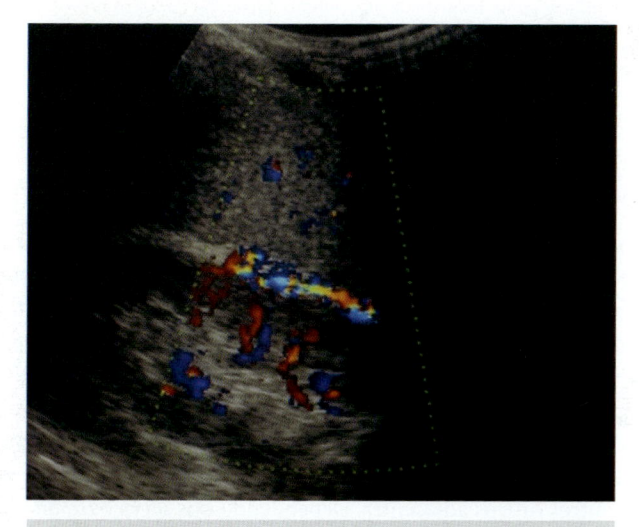

Figura 4.8 – Presença de *shunt* espontâneo esplenorrenal ao Doppler em cores.

68

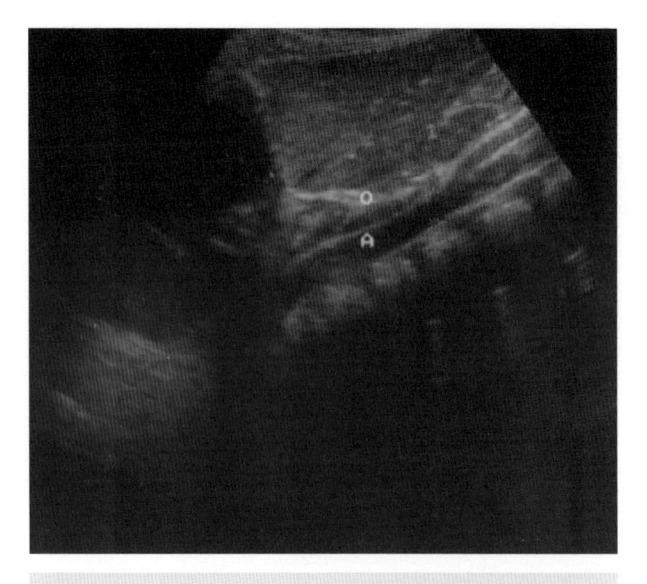

Figura 4.9 – Imagens do omento menor e da aorta, parâmetros utilizados na suspeita de hipertensão portal. Neste caso a relação é de 1, que seria um valor normal.

LITÍASE BILIAR

O exame ultrassonográfico ainda é o método de escolha para o diagnóstico de litíase biliar. O diagnóstico de litíase biliar em pediatria tem sido um achado cada vez mais frequente pelo fato de o exame ultrassonográfico também ser mais indicado e realizado em todas as faixas etárias, inclusive no período neonatal, sendo já descrita a presença de cálculos biliares mesmo no período fetal. É um exame com grandes vantagens: além de não ser invasivo, pode ser realizado em pacientes acamados, não expõe a nenhum tipo de radiação, relativamente de baixo custo e é possível avaliar outros órgãos adjacentes. Dependendo dos serviços, é um exame com alta sensibilidade (97-100%) e especificidade (93,6-100%), com acurácia de (90,8-93%). Entretanto, se o cálculo é muito pequeno, menor que 1mm ou se está impactado no infundíbulo ou ducto cístico e concomitantemente há presença de gases e gordura intraperitoneal, pode ser muito difícil sua visualização por meio da ultrassonografia. A avaliação da vesícula biliar, incluindo as vias biliares, deve ser sempre minuciosa, examinando o paciente em várias posições, bem como em vários planos, pelo transdutor, incluindo a posição em pé, decúbitos laterais e intercostais, para facilitar a visualização completa do colo da vesícula biliar. É um método superior à tomografia computadorizada, com resultados semelhantes à colecistografia na determinação do número e tamanho dos cálculos. Os cálculos são diagnosticados por meio da ultrassonografia por ser dependente da gravidade, ou seja, serem móveis, e pela ecogenicidade aumentada com sombra posterior. Alguns cálculos, ditos pigmentados, podem não exibir sombra posterior, além de serem menos ecogênicos que o de colesterol, que representa o tipo mais comum de todos e que pode, dessa maneira, simular uma massa tecidual e barro biliar. Diagnósticos falso-positivos de cálculos podem ocorrer por artefatos de imagem do lobo hepático e também pela presença de gases no intestino adjacente que podem simular imagens ecogênicas brilhantes com sombra posterior que parecem estar dentro do lúmen da vesícula biliar. Precipitados de sais biliares de cálcio podem também confundir com cálculos em pacientes em uso de ceftriaxona.

O barro biliar também é outro encontro comum, muito descrito em pacientes com anemia falciforme. Consiste de uma mistura de bile e precipitados de mono-hidrato de colesterol, bilirrubinato de cálcio e outros sais de cálcio, e é frequente em pacientes que usam ceftriaxona. Ao exame ultrassonográfico aparece como uma imagem ecogênica de baixa amplitude sem sombra acústica. O barro biliar pode preceder a formação de cálculos, da mesma forma que pode desaparecer espontaneamente. Há trabalhos demonstrando uma grande associação de barro biliar e a formação de cálculos em pacientes com anemia falciforme. Nas figuras 4.10 e 4.11 há exemplos de litíase em via biliar e em vesícula.

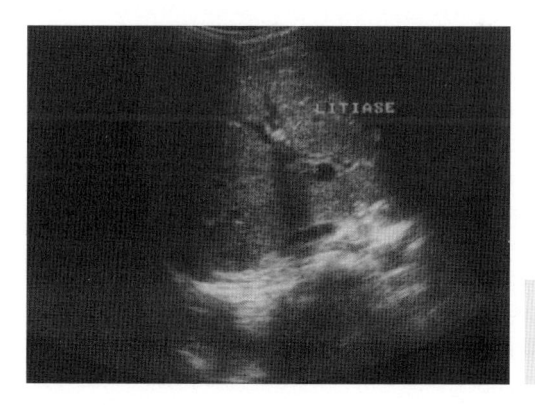

Figura 4.10 – Litíase em via biliar intra-hepática.

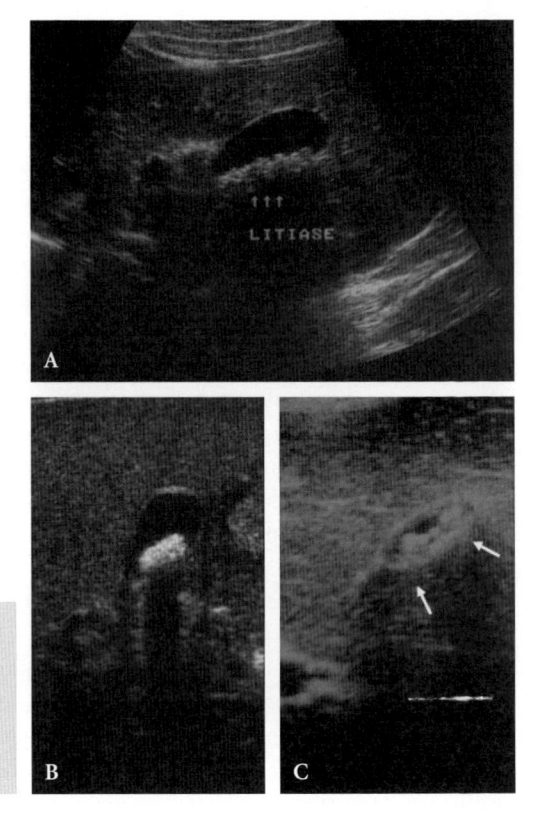

Figura 4.11 – Litíase em vesícula biliar (**A** e **B**). Microvesícula com cálculos em paciente com fibrose cística (**C**) (setas).

PÓLIPOS

Em adultos, os pólipos são achados preocupantes, já que estão relacionados à malignidade e sua conduta cirúrgica ainda ser controversa. Sua forma mais comum são os pólipos de colesterol que não possuem potencial maligno, com diâmetro geralmente inferior a 10mm e frequentemente múltiplos. A sensibilidade do exame pode alcançar 99% se não há presença de cálculos concomitantemente, já que sua presença pode confundir. Em crianças, essas lesões são extremamente raras, e não existem trabalhos bem definidos sobre sua evolução e importância. Os poucos trabalhos existentes não associam sua presença com a evolução para câncer. Ao exame ultrassonográfico o pólipo aparece como uma imagem ecogênica protundente que sai da parede da vesícula biliar para a luz, que não muda de posição.

CÁLCULO NO DUCTO BILIAR COMUM

O exame ultrassonográfico é o método de escolha no diagnóstico de cálculos no ducto biliar comum, principalmente nos casos sintomáticos. Em geral, é um exame de alta especificidade que pode alcançar 100%, segundo alguns estudos, porém é de baixa sensibilidade, que pode ser intensificada em situações nas quais os cálculos sejam muito pequenos. A presença de ducto biliar comum dilatado, maior que 7mm, juntamente com o aumento da gamaglutamiltransferase, representa o maior valor preditivo para a presença de cálculo. A ultrassonografia, nesse caso, possui várias vantagens, que podemos incluir o fato de permitir ótima visualização de outros processos hepáticos concomitantes como abscessos ou cálculos intra-hepáticos. Em pediatria, a presença de cálculos intra--hepáticos no parênquima é achado relativamente comum, porém não há estudos suficientes sobre sua verdadeira importância, bem como aspectos relacionados a sua etiopatogênese, em geral costuma ser um achado de exame. Pelo diagnóstico ultrassonográfico, tanto dos cálculos intra-hepáticos canaliculares quanto do parênquima, costuma ser fácil sua identificação, desde que consistam em cálculos de colesterol que leva à formação de uma sombra acústica posterior.

Podemos concluir que o exame ultrassonográfico pela sua simplicidade e alta especificidade ainda é o método inicial de investigação nos pacientes com suspeita de cálculos em ductos biliares.

PÂNCREAS

Diferentemente dos adultos, a avaliação pancreática por meio da ultrassonografia em crianças é um exame relativamente fácil de ser realizado, que permite uma boa visualização de todo o órgão. O sucesso do exame está diretamente relacionado à experiência do examinador e sua persistência. É desejável que todo o órgão seja estudado, a cabeça com o processo uncinado, pescoço, corpo e cauda. Ocasionalmente, para melhorar a técnica, podemos pedir para o paciente ingerir um pouco de água pura, ou misturada com simeticone, que consiste de uma suspensão aquosa que tem a propriedade de aumentar a transmissão do ultrassom. O padrão ecográfico de um pâncreas normal é isoecoico ou hiperecoico, comparado ao fígado normal. Durante o exame é importante também identificar o ducto pancreático principal (Wirsung), além do ducto biliar comum. Do ponto de vista prático, existem tabelas de normalidade em relação às dimensões pancreáticas e à faixa etária pediátrica que podem ser utilizadas durante a suspeita de alguma anormalidade deste órgão. Em geral, as doenças pancreáticas na faixa etária pediátrica são relativamente raras, como a pancreatite aguda, em que ao exame ultrassonográfico nem sempre se mostra alterado. Siegel et al. (1987) observaram que o dado ultrassonográfico mais importante relacionado à pancreatite em crianças seria o encontro de um ducto pancreático dilatado, maior que 1mm, sendo que outros parâmetros como ecogenicidade, contornos e mesmo dimensão não se mostram de valor significativo para o diagnóstico de pancreatite. A ultrassonografia tem importância pelo fato de ser superior à tomografia no diagnóstico de cálculos e assim permitir o diagnóstico da etiologia da pancreatite. Possibilita também a avaliação de uma árvore biliar dila-

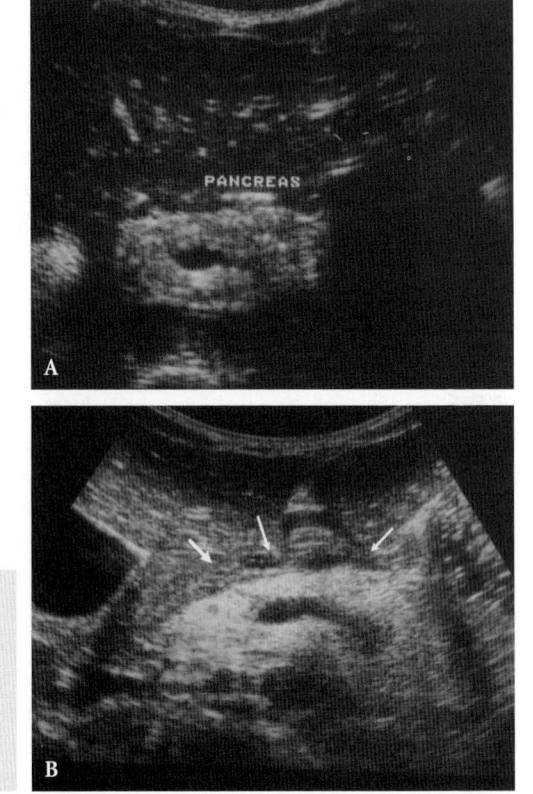

Figura 4.12 – A) Pâncreas heterogêneo. **B)** Pâncreas com aumento da ecogenicidade difusa, "pâncreas branco", em paciente com fibrose cística (setas).

tada e observar a presença de coledocolitíase e desta maneira ajudar na triagem dos pacientes que podem beneficiar-se de uma colangiopancreatografia retrógrada endoscópica. De qualquer maneira, a avaliação do pâncreas em pediatria, tomando esses cuidados citados acima, deixa um estudo mais objetivo do órgão. Na pancreatite crônica, frequente em pacientes com fibrose cística, é comum o órgão estar com suas dimensões diminuídas, além de uma ecogenicidade bastante aumentada, denominada de "pâncreas branco" devido à substituição gordurosa (lipomatose), fibrose e calcificações. Scheneider et al. (1987), em um estudo de 25 crianças com "pâncreas branco", 15 eram portadoras de fibrose cística. Na figura 4.12 observa-se pâncreas heterogêneo e hiperecogênico. Na figura 4.13 observa-se dilatação do ducto de Wirsung.

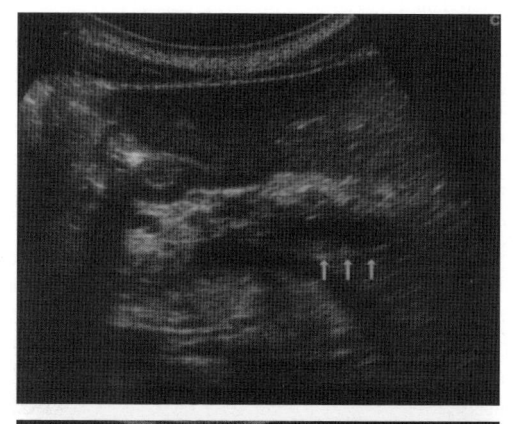

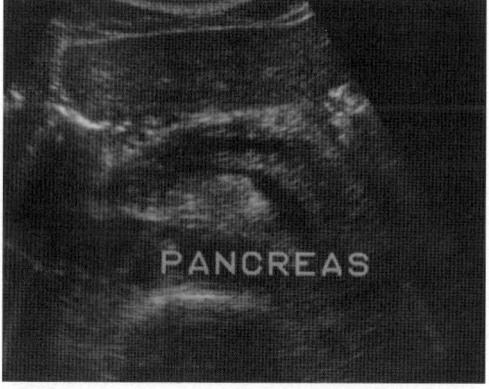

Figura 4.13 – Pâncreas com dilatação do ducto pancreático – Wirsung (setas).

BIBLIOGRAFIA

Adams LA, Angulo P. Recent concepts in non-alcoholic fatty liver disease. Diabet Med 2005;22:1129-1133.

Qayyuma A, Chena DM, Breimana RS, Westphalena AC, Yeha BM, Jonesb KD et al. Evaluation of diffuse liver steatosis by ultrasound, computed tomography, and magnetic resonance imaging: which modality is best? Clin Imaging 2009;33:110-115.

Andersen ES, Christensen PB, Weis N. Transiente elastography for liver fibrosis diagnosis. Eur J Int Med 2009;20:339-342.

Anthony PP, Ishak KG, Nayak NC et al. The morphology of cirrhosis. Recommendations on definition, nomenclature, and classification by a working group sponsored by the World Health Organization. J Clin Pathol 1978;31:395-414.

Aubé C, Winkfield B, Oberti F et al. New Doppler ultrasound signs improve the non-invasive diagnosis of cirrhosis or severe liver fibrosis. Eur J Gastroenterol Hepatol 2004;16:743-751.

Beck P, Shaffer E, Gall D, Sherman P. The natural history and significance of ultrasonographically defined polypoid lesions of the gallbladder in children. J Pediatr Surg 2007;42:1907-1912.

Bollen TL, van Santivoort HC, Besselink MGH et al. Update on acute pancreatitis: ultrasound, computed tomography, and magnetic resonance imaging features. Semin Ultrasound CT MRI 2007;28:371-383.

Bonekamp S, Kamel I, Solga S, Clark J. Can imagin modalities diagnose and stage hepatic fibrosis and cirrhosis accurately? J Hepatol 2009;50:17-35.

Bravo AA, Sheth SG, Chopra S. Liver biopsy. N Engl J Med 2001;344:495-500.

Brunt EM, Janney CG, Di Bisceglie AM et al. Nonalcoholic steatohepatitis: a proposal for grading and staging the histological lesions. Am J Gastroenterol 1999;94:2467-2474.

Castera L, Forns X, Alberti A. Non-invasive evaluation of liver fibrosis using transient elastography. J Hepatol 2008;48:835-847.

Charatcharoenwitthaya P, Lindor KD. Role of radiologic modalities in the management of non-alcoholic steatohepatitis. Clin Liver Dis 2007;11:37-45.

Chitturi S, Farrel GC. Etiopathogenesis of nonalcoholic steatohepatitis. Semin Liver Dis 2001;21: 27-41.

Choi SO, Park WH, Lee HJ et al. Triangular cord: a sonographic finding applicable in the diagnosis of biliary atresia. J Pediatr Surg 1996;31: 363-366.

Colli A, Fraquelli M, Andreoletti M et al. Severe liver fibrosis or cirrhosis: accuracy of US for detection and analysis of 300 cases. Radiology 2003;227:89-94.

Contractor QQ, Boujemia M, Contractor TG, el-Essawy OM. Abnormal common bile duct sonography. The best predictor of choledocholithiasis before laparoscopic cholecystectomy. J Clin Gastroenterol 1997; 25:429-432.

Eckel RH, Grundy SM, Zimmet PZ. The metabolic syndrome. Lancet 2005;365:1415-1428.

Feldstein AE, Charatcharoenwitthaya P, Treeprasertsuk S et al. The natural history of non-alcoholic fatty liver disease in children: a follow-up study for up to 20 years. Gut 2009;58:1538-1544.

Fontana RJ, Lok AS. Noninvasive monitoring of patients with chronic hepatitis C. Hepatology 2002;36:S57-S64.

Gandolfi L, Torresan F, Solmi L, Puccetti A. The role of ultrasound in biliary and pancreatic diseases. Eur J Ultrasound 2003;16: 141-159.

Gandolfi L, Torresan F, Solmi L, Puccetti A. The role of ultrasound in biliary and pancreatic diseases. Eur J Ultrasound 2003;16: 141-159.

Gorka W, Kagalwalla A, McParland BJ et al. Diagnostic value of Doppler ultrasound in the assessment of liver cirrhosis in children: histopathological correlation. J Clin Ultrasound 1996;24:287-295.

Goyal N, Jain N, Rachapalli V, Cochlin D, Robinson M. Non-invasive evaluation of liver cirrhosis using ultrasound. Clin Radiol 2009;64:1056-1066.

Gubernick JA, Rosenberg HK, Ilaslan H et al.US approach to jaundice in infants and children. Radiographics 2000;20:173-195.

Hamaguchi M, Kojima T, Itoh Y, Harano Y, Fujii K, Nakajima T et al. The severity of ultrasonographic findings in nonalcoholic fatty liver disease reflects the metabolic syndrome and visceral fat accumulation. Am J Gastroenterol 2007;102:2708-2715.

Hessel G, Yamada RM, Escanhoela CAF et al. Valor da ultra-sonografia abdominal e da biópsia hepática percutânea no diagnóstico diferencial da colestase neonatal. Arq Gastroenterol 1994;31:75-82.

Holder LE, Strife J, Padikal T et al. Liver size determination in pediatrics using sonographic an scintigraphic techiniques. Radiology 1975;117:349-353.

Itai Y, Araki T, Furui S, Tasaka A, Atomi Y, Kuroda A. Computed tomography and ultrasound in the diagnosis of intrahepatic calculi. Radiology 1980;136:339-405.

Iwao T, Toyonaga A, Oho K et al. Value of Doppler ultrasound parameters of portal vein and hepatic artery in the diagnosis of cirrhosis and portal hypertension. Am J Gastroenterol 1997;92:1012-1017.

Kasai M, Suzuki H, Ohashi E et al. Technique and results of operative management of biliary atresia. World J Surg 1978; 2:571-579.

Kinney TP, Freeman ML. Pancreatic imaging: Current state of the art. Gastroenterol 2009;136:776-779.

Kleiner DE, Brunt EM, Van Natta M et al. Design and validation of a histological scoring system for nonalcoholic fatty liver disease. Hepatology 2005;41:1313-1321.

Konu OL, Ozdemir A, Akkaya A, Erba G, Celik H, I ik S. Normal liver, spleen, and kidney dimensions in neonates, infants, and children: evaluation with sonography. Am J Roentgenol 1998;171:1693-1698.

Langham MR, Mekeel KL. Hepatobiliary disorders. Surg Clin North Am 2006;86: 455-467.

Stringer M, Lim P, Cave M, Martinez D,

Lilford R. Fetal gallstones. J Pediatric Surgery 1996;31:1589-1591.

Marchesini G, Bugianesi E, Forlani G et al. Nonalcoholic fatty liver, steatohepatitis, and the metabolic syndrome. Hepatology 2003;37:917-923.

Mathiesen UL, Franzen LE, Aselius H et al. Increased liver echogenicity at ultrasound examination reflects degree of steatosis but not fibrosis in asymptomatic patients with mild/moderate abnormalities of liver transaminases. Dig Liver Dis 2002;34:516-522.

Mazhar SM, Shiehmorteza M, Sirlin CB. Non invasive assessment of hepatic steatosis. Clin Gastroenterol Hepatol 2009;7:135--140.

Mottin CC, Moretto M, Padoin AV et al. The role of ultrasound in the diagnosis of hepatic steatosis in morbidly-obese patients. Obes Surg 2004;14:635-637.

Nogueir AM, D'Onofrio M. Ultrasonography of the pancreas. 1. Conventional imaging. Abdom Imaging 2007;32:136-141.

Ohi R. Biliary atresia: long-term outcomes. In Howard RJ, Stringer MD, Colombani PM (eds). Surgery of the liver, bile ducts and pancreas in children. 2nd ed. London: Arnold; 2002. pp. 133-147.

Osawa H, Mori Y. Sonographic diagnosis of fatty liver using a histogram techinique that compares liver and renal cortical echo amplitudes. J Clin Ultrasound 1996;24:25-29.

Palmentieri B, Sio I, La Mura V, Masarone M et al. The role of bright liver echo pattern on ulttrasound B-mode examination in the diagnosis of liver steatosis. Dig Liver Dis 2006;38:485-489.

Papandreou D, Rousso I, Mavromichalis I. Update on non-alcoholic fatty liver disease in children. Clin Nutrit 2007;26:409-415.

Patton HM, Sirlin C, Behling C et al. Pediatric nonalcoholic fatty liver disease: a critical appraisal of current data and implications for future research. J Pediatr Gastroenterol Nutr 2006;43:413-427.

Perlmutter DH, Shepherd RW. Extrahepatic biliary atresia: a disease or a phenotype? Hepatology 2002;35:1297-304.

Regev A, Berho M, Jeffers L et al. Sampling

errors and intraobserver variation in liver biopsy in patients with chronic HCV infection. Am J Gastroenterol 2002;97:2613-2618.

Schattenberg VT, Wang Y, Singh R et al. Hepatocyte CYP2E1 over expression and steatohepatitis lead to impaired hepatic insulin signaling. J Biol Chem 2005;280:9887-9894.

Schwimmer JB, Deutsch R, Kahen T, Lavine JE, Stanley C, Behling C. Prevalence of fatty liver in children and adolescents. Pediatrics 2006;118:1388-1393.

Siegel MJ, Martin KW, Worthington JL. Normal and abnormal pancreas in children: US studies. Radiology 1987;165:15-18.

Sokol RJ, Mack C, Narkewicz MR et al. Pathogenesis and outcome of biliary atresia: current concepts. J Pediatr Gastroenterol Nutr 2003;37:4-21.

Takamizawa S, Zaima A, Muraji T et al. Can biliary atresia be diagnosed by ultrasonography alone. J Peiatr Surg 2007;42:2093--2096.

Tominaga K, Kurata JH, Chen YK et al. Prevalence of fatty liver in Japanese children and relationship to obesity. An epidemiological ultrasonographic survey. Dig Dis Sci 1995;40:2002-2009.

Werlin SL, Scott JP. Is biliary sludge a stone-in-waiting? J Pediatr 1996;129:321-322.

Wu CC. Ultrasonographic evaluation of portal hypertension and liver cirrhosis. J Med Ultrasound 2008;16:188-193.

Yang HL, Sun YG, Wang Z. Polypoid lesions of the gallbladder: diagnosis and indications for surgery. Br J Surg 1992;79:227-229.

Yeh W, Li P, Jeng Y et al. Elastic modulus measurements of human liver and correlation with pathology. Ultrasound Med Biol 2002;28:467-474.

CAPÍTULO 5

Alterações da Sucção e Deglutição: Relato de Caso

ANDRESSA DA COSTA FRANCESCHINI

NEUZA MARIA DO NASCIMENTO REYES

A alimentação da criança é essencial para sua sobrevivência e sobrevida. Para que isso ocorra, a deglutição deve ocorrer de forma correta e coordenada, transportando o alimento da cavidade oral ao estômago sem que haja penetração na via aérea. A disfagia neurogênica ocorre por alguma alteração no processo de deglutição – seja na fase oral, seja na faríngea ou esofágica – em decorrência de uma doença ou traumatismo neurológico, gerando sintomas tais como alterações da mastigação, regurgitação nasal e tosse ou engasgo durante a alimentação. Muitas das neuropatias ocorrem com algum tipo de dificuldade respiratória, assim, visto o risco que a disfagia pode trazer ao sistema respiratório, os cuidados a esses pacientes devem ser redobrados para evitar pneumonias de repetição e maiores acometimentos. Este capítulo trata-se de um estudo descritivo de relato de caso clínico de um paciente com diagnóstico de traumatismo cranioencefálico (TCE), atendido pelas fonoaudiólogas do Serviço de Fonoaudiologia Pediátrica do Hospital de Clínicas (HC) – Unicamp, e descreve a transição alimentar de sonda nasoentérica por via oral em criança com TCE. O estudo foi realizado por meio de análise de prontuário médico do paciente selecionado após assinatura do termo de consentimento livre e esclarecido do responsável. Por meio deste estudo de caso foi possível observar a pertinência da atuação fonoaudiológica, como parte da equipe multidisciplinar, no acompanhamento da transição alimentar de crianças com traumatismo cranioencefálico.

INTRODUÇÃO

A alimentação do recém-nascido (RN), do lactente e da criança é essencial para sua sobrevivência, crescimento e maturação adequados. Para isso, a deglutição deve ocorrer de forma coordenada, transportando o alimento da cavidade oral ao estômago sem que haja penetração na via aérea.

A deglutição consiste em um processo dinâmico que apresenta uma sucessão de fenômenos que são inter-relacionados e síncronos. Esse processo é dividido em quatro fases: oral preparatória, oral, faríngea e esofágica, as quais apresentam um refinado controle motor. O processo de deglutição requer uma coordenação precisa de aproximadamente 50 músculos, 6 nervos cranianos (V, VII, IX, X, XI, XII) juntamente com vários níveis de controle do sistema nervoso central. A deglutição voluntária é regulada pelo lobo frontal em conjunto com a região insular, o hipotálamo e o cerebelo. Quando há algum comprometimento nesse processo, caracteriza-se a disfagia.

Disfagia ou dificuldade no processo de deglutição é definida como qualquer defeito na ingestão ou no transporte de secreções endógenas e/ ou de nutrientes necessários para a manutenção da vida, podendo trazer prejuízos no estado nutricional, causar riscos de aspiração traqueal do alimento, desprazer e desconforto durante a alimentação. O paciente disfágico pode apresentar quadro de desidratação, desnutrição, pneumonia, dor no peito, diminuição da sensibilidade e do reflexo de tosse e alterar o prazer pela alimentação e na interação social.

Alguns autores classificam as etiologias das disfagias em cinco categorias que se referem à natureza da complexidade dos distúrbios de deglutição em pediatria: anormalidades estruturais, problemas comportamentais, problemas cardiorrespiratórios, disfunção metabólica e alterações neurológicas.

DISFAGIA E TRAUMATISMO CRANIOENCEFÁLICO

As doenças neurológicas afetam a deglutição, uma vez que causam interrupções ou distúrbios em um ou mais estágios da complexa cadeia neuromuscular responsável pela deglutição. As alterações podem afetar o córtex cerebral, tratos subcorticais, tronco cerebral, nervos cranianos, junções neuromusculares e músculos, gerando sintomas tais como alterações da mastigação, regurgitação nasal e tosse ou engasgo durante a alimentação. Dentre as doenças que podem gerar distúrbio no processo da deglutição na infância, o TCE pode ser citado como uma das ocorrências que mais tem crescido nas últimas décadas.

A principal causa de TCE em crianças com menos de 5 anos de idade são os acidentes dentro de casa, destacando-se as quedas (50%). Os acidentes de trânsito começam a ser uma causa importante a partir dos 3 anos de idade, sendo muito frequentes nas crianças entre 6 e 7 anos, principalmente na forma de atropelamento.

Em um estudo sobre a incidência, as características e os fatores preditivos de disfagia após TCE em pediatria, foi observado que 5,3% das crianças admitidas em hospital com alguma lesão cerebral evoluíram para disfagia. Este mostrou ainda que o estudo da disfagia baseada no grau da lesão apresentou incidência de 68% nos casos graves de TCE, 15% nos casos moderados e 1% nos casos leves. Ainda nesse estudo, os autores encontraram diferenças significativas entre as crianças disfágicas e não disfágicas pós-TCE, como maior tempo de hospitalização, de necessidade de ventilação mecânica, de intervenção fonoaudiológica, além de maior duração de suplementação alimentar.

As consequências dos traumatismos cranioencefálicos a longo prazo incluem alterações físicas, cognitivas e comportamentais que são relativamente diferentes para cada pessoa, pois dependem de vários fatores, como a localização e a extensão do dano cerebral. Entre os déficits motores que podem surgir, pode-se destacar a debilidade ou paralisia em um ou ambos os lados do corpo, falta de coordenação dos movimentos musculares ou ataxia, espasticidade ou hipertonia, rigidez, dentre outros. Esses comprometimentos muitas vezes são encontrados nos músculos responsáveis pela deglutição e fala, acarretando significativas dificuldades na realização de uma atividade tão vital quanto a nutrição. Os achados fonoaudiológicos mais frequentes na literatura incluem aumento do tempo do trânsito oral e orofaríngeo, mastigação lenta e incoordenada e aspiração traqueal como as características mais recorrentes.

Na atuação hospitalar, o fonoaudiólogo participa do atendimento do paciente com disfagia de forma essencial, pois este profissional está habilitado a avaliar e tratar a sensibilidade/mobilidade dos órgãos fonoarticulatórios e a funcionalidade de todo o processo de alimentação, correlacionando, até mesmo, os aspectos de voz e de linguagem na reabilitação deste paciente. Após a avaliação clínica, este profissional é o responsável pelo manejo terapêutico deste paciente para otimizar a proteção das vias aéreas e introduzir de forma segura a dieta por via oral.

Assim, a atuação fonoaudiológica precoce pode reduzir o tempo da necessidade do suporte alimentar e modificar a conduta de indicação das vias alternativas de alimentação com provável melhora do quadro clínico, antecipação da alta hospitalar, bem como melhor qualidade de vida para o paciente e sua família.

CASO CLÍNICO

N.M.D., 10 anos de idade, vítima de acidente automobilístico, foi socorrida e encaminhada ao Hospital das Clínicas – Unicamp, com as seguintes hipóteses diagnósticas: politraumatismo, traumatismo cranioencefálico grave, fratura de órbita direita e traumatismo em ombro direito. Chegou inconsciente e comatosa (escala de coma de Glasglow 4). Foi encaminhada para a Unidade de Terapia Intensiva (UTI) Pediátrica deste hospital, onde foi realizada tomografia computadorizada de crânio, na qual foram observados hemorragia discreta em região temporal direita, edema cerebral moderado, apagamento de sulcos e sinais de lesão axonal difusa grave (LAD).

Necessitou de ventilação mecânica agressiva durante 30 dias, pois evoluiu com síndrome de angústia respiratória aguda (SARA), ocasionando lesão pulmonar grave. Após 35 dias de internação na UTI pediátrica, foi feita a primeira tentativa de extubação, sem sucesso. Após essa tentativa, evoluiu com novo sangramento cerebral intraventricular, o qual foi tratado com cirurgia, apresentando piora dos parâmetros neurológicos. Outras duas tentativas de extubação programadas foram feitas, igualmente malsucedidas e com necessidade de realização de traqueostomia, após a qual a paciente pôde ser desconectada da ventilação mecânica. Como manteve piora neurológica, foi realizada nova neurocirurgia para a colocação de derivação ventricular externa (DVE) de líquido cefalorraquidiano, após a qual a paciente passou a apresentar melhora neurológica. Permaneceu na UTI pediátrica por 54 dias, quando teve alta para a enfermaria de pediatria com os seguintes dispositivos: cateter de oxigênio, traqueostomia e sonda nasoenteral.

Após melhora do estado geral, a paciente foi avaliada pelas fonoaudiólogas da Área de Fonoaudiologia Pediátrica do HC-Unicamp e submetida à intervenção para estimulação da alimentação por via oral.

Avaliação fonoaudiológica

As avaliações foram realizadas por meio do protocolo de avaliação clínica de disfagia, baseado em diversos autores e que inclui dados sobre a história médica, social, alimentar; bem como dos seguintes aspectos: estado de alerta da criança no momento da alimentação; simetria, tônus, mobilidade e motricidade dos músculos orofaciais; presença/ausência de reflexos orais; sensibilidade tátil, gustativa e de temperatura; avaliação da funcionalidade da deglutição nas consistências líquida, pastosa e sólida, observando presença/ausência de sinais clínicos preditivos de penetração/aspiração laríngea.

Intervenção fonoaudiológica

A intervenção fonoaudiológica foi realizada em 21 abordagens, em frequência de 1 a 2 sessões diárias na Enfermaria de Pediatria do HC-Unicamp, à beira do leito, para promover a transição da alimentação da via enteral para via oral, enfatizando os aspectos:

• Melhorar a praxia orofacial por meio de atividades dirigidas.

• Facilitar manipulação, controle, propulsão e sensibilidade das estruturas do sistema estomatognático por meio de estímulos táteis, térmicos e gustativos.

• Modular o desempenho sensoriomotor oral e faríngeo da deglutição por meio da manipulação das consistências e do volume dos alimentos.

• Facilitar o trânsito orofaríngeo e a organização neuromotora por meio de manobras posturais.

• Orientar os cuidadores sobre a anatomofisiologia da deglutição e a estimulação da alimentação por via oral.

• Facilitar a captação do alimento por meio de utilização de utensílios adequados.

• Monitorizar a evolução da alimentação por via oral.

Resultados

A transição alimentar da sonda nasogástrica para a via oral ocorreu gradualmente, de acordo com a evolução e melhora nos padrões de organização neuromotora global e oral.

Nos quadros 5.1 a 5.3 estão descritos os dados observados sobre o comportamento alimentar pré e pós-intervenção fonoaudiológica, descrição da via e consistência alimentar e dados sobre o sistema sensório-motor oral, nesses dois momentos.

Quadro 5.1 – Via e consistência alimentar pré e pós-intervenção fonoaudiológica.

Pré-intervenção	Sonda nasogástrica – líquida
Pós-intervenção	Via oral – líquida, pastosa e sólida macia

Quadro 5.2 – Sistema sensoriomotor oral pré e pós-intervenção fonoaudiológica.

	Pré-intervenção	Pós-intervenção
Morfologia e postura	Lábios: normais, entreabertos, com mandíbula: centralizada, com trancamento de mandíbula Palato duro: normal Palato mole: normal Língua: protruída, com fasciculações e movimentação apenas horizontal Maxila: normal Dentes: dentição definitiva, com boa conservação	Lábios: normais, vedados Mandíbula: centralizada e estável Palato duro: normal Palato mole: normal Língua: normal, sem fasciculações Maxila: normal Dentes: dentição definitiva, boa conservação
Tonicidade	Estruturas orofaciais hipertônicas	Melhora do tônus dos músculos orofaciais
Mobilidade	Diminuída nas estruturas orofaciais em geral	Melhor mobilidade de lábios, realizando protrusão e retração Melhor mobilidade de língua, com elevação, lateralização e protrusão
Sensibilidade	Diminuição da sensibilidade intra e extraoral Presença de restos alimentares intra e extraoral	Melhora da sensibilidade intra e extraoral
Respiração	Pela traqueostomia e com necessidade de nebulização de oxigênio	Nasal, com traqueostomia ocluída e sem necessidade de suporte de oxigênio
Sucção	Ausência de sucção do alimento dos utensílios (colher e copo)	Sucção adequada, com vedamento labial
Deglutição	Disparo demorado da deglutição	Disparo adequado da deglutição

Quadro 5.3 – Comportamento alimentar pré e pós-intervenção fonoaudiológica.	
Pré-intervenção	Criança sonolenta; dificuldade em manter estado de consciência; não abre a boca à chegada do alimento; apresenta dificuldades de vedamento labial e de sucção do alimento; tremor mandibular e disparo demorado da deglutição; aceitação de pouca quantidade de alimento. Não se alimenta sozinha
Pós-intervenção	Criança em estado de alerta, mantendo estado de consciência. Mantém comunicação gestual e verbal ao visualizar o alimento. Apresenta sucção, mastigação e deglutição adequadas em todas as consistências, com vedamento labial e com aceitação de quantidade adequada às necessidades nutricionais para a idade. Alimenta-se sozinha, sem necessidade de ajuda do cuidador

DISCUSSÃO

Avaliação fonoaudiológica

A avaliação clínica da deglutição é realizada pelo fonoaudiólogo, sendo que o diagnóstico completo requer avaliação clínica e avaliação instrumental da deglutição.

Neste estudo, foram feitas avaliações clínicas da deglutição por meio da oferta de alimentação por via oral, sendo que as primeiras foram realizadas pela técnica do *Blue Test*, que consiste em uma adaptação do *Evans Blue Dye Test* para pacientes traqueostomizados. Esta técnica consiste em misturar anilina (azul de metileno) aos alimentos para avaliar se houve aspiração de alimento para as vias aéreas inferiores. Após a realização do teste, foram feitas várias aspirações da traqueostomia para verificar se a secreção pulmonar teve modificação de cor, devido a uma possível aspiração.

A avaliação fonoaudiológica clínica realizada consistiu na observação dos seguintes aspectos: dados sobre a história médica, estado de alerta da criança, simetria, tônus, mobilidade e motricidade dos músculos orofaciais, presença/ausência de reflexos orais, sensibilidade tátil, gustativa e de temperatura, avaliação da deglutição nas consistências líquida, pastosa e sólida, observando presença/ausência de sinais clínicos preditivos de penetração/aspiração laríngea.

Os dados observados por meio do protocolo citado durante o estudo estão de acordo com a literatura que considera importante na avaliação clínica da disfagia, ou seja, uma avaliação clínica típica deve incluir: dados sobre história médica, cognição, comportamento, comunicação, manejo das secreções orais, função laríngea, avaliação orofacial, sensibilidade oral, presença de reflexos anormais, condições respiratórias e avaliação da deglutição com alimentos.

Apesar de diversos estudos considerarem a avaliação instrumental da deglutição a mais adequada e completa, outros autores defendem que a análise das características clínicas da alimentação só pode ser alcançada durante uma avaliação clínica, na qual as questões do desenvolvimento da alimentação e dos comportamentos alimentares podem ser claramente observadas devido ao fato de o momento da alimentação ocorrer com mais naturalidade em leito do que nas avaliações instrumentais. Ainda, segundo os mesmos os autores, a avaliação clínica no leito hospitalar pode fornecer ao fonoaudiólogo uma indicação da natureza e gravidade da disfagia, estabelecendo as bases da função motora oral, explorar o impacto da associação da função cognitiva e permitir uma investigação não invasiva, possibilitando a escolha da dieta alimentar, da utilização de estratégias compensatórias de alimentação e de posicionamento para a criança, as quais, se realizadas precocemente, podem reduzir os riscos de aspiração.

No presente estudo foram realizadas diversas avaliações ao longo da intervenção fonoaudiológica na enfermaria pediátrica, para acompanhar a evolução das características da alimentação por via oral do paciente, o que é ratificado por outros autores, que consideram que a avaliação clínica ainda é importante para a monitorização contínua do progresso da alimentação da criança, pois consiste em um procedimento mais barato e menos invasivo do que os procedimentos instrumentais.

De acordo com a literatura supracitada e com um dos objetivos deste estudo, pode-se considerar que a avaliação clínica da alimentação por via oral é uma ferramenta extremamente útil para avaliar e monitorizar as dificuldades alimentares em crianças com TCE e para auxiliar na determinação do melhor tratamento ou nas estratégias compensatórias para maximizar a alimentação por via oral em crianças.

Disfagia e traumatismo cranioencefálico

Dentre as consequências de TCE, o distúrbio de deglutição é citado por vários autores. Segundo esses, crianças com disfagia consequente de lesões neurológicas podem apresentar dificuldades em várias áreas do desenvolvimento, incluindo cognição, habilidades de controle motor oral e motricidade em geral, os quais podem afetar direta ou indiretamente o comportamento alimentar ou de deglutição.

Há relatos de que pacientes com TCE podem apresentar déficits funcionais significativos que envolvem o trato aerodigestório e que esses pacientes, frequentemente, são afetados por modificação de tônus muscular, presença de reflexos primitivos e déficits sensorais; falta de sensibilidade que pode ser responsável pelo fraco controle motor do bolo na cavidade oral; supressão da resposta sensorial na faringe que pode prejudicar a deglutição. Um TCE grave pode causar aumento do trânsito oral, atraso no disparo do reflexo da deglutição e redução da peristalse faríngea.

As características do comportamento motor global e do sistema sensoriomotor oral observadas antes da intervenção fonoaudiológica do paciente analisado correspondem aos achados dos estudos citados acima. Em um artigo de revisão bibliográfica, foram listadas alterações no processo da deglutição e suas consequências que podem ocorrer em pacientes com TCE de acordo com a fase da deglutição, corroborando com este estudo. Dentre as alterações citadas no artigo, o paciente não apresentava vedamento labial, dificultando a captação e a manutenção do bolo na cavidade oral e a criação da pressão intraoral necessária à ejeção do bolo para a faringe. Apresentava também dificuldade em propelir o alimento através da cavidade oral e de direcionar o bolo para as laterais e para a região posterior da cavidade oral por redução do controle motor fino da língua. Além disso, apresentava redução da sensibilidade intra e extraoral, com presença de restos alimentares na cavidade oral.

Em relação à redução da mobilidade laríngea devido ou não à presença de traqueostomia, autores relatam que a presença desta está associada ao aumento das taxas de aspiração de alimento, as quais, na literatura, variam de 50 a 76%, pois a traqueostomia impede o fluxo normal de ar em direção à laringe, podendo levar a implicações no processo da deglutição, como dificuldade de elevação e anteriorização da laringe, alteração dos mecanismos de defesa, como reflexo de tosse, alteração do olfato e do paladar, modificação da resistência do fluxo aéreo e perda da pressão subglótica fisiológica positiva. Apesar dos dados encontrados na literatura, o paciente em estudo não apresentou nenhum sinal de redução da mobilidade e sensibilidade laríngea, pois não foram observados, em nenhum momento, sinais clínicos sugestivos de penetração laríngea de alimento e de saliva, apesar das dificuldades em relação à fase preparatória oral e à demora no disparo da deglutição.

Além dos distúrbios de percepção e movimento muscular que podem ocorrer em vítimas de TCE, a literatura considera as consequências dos distúrbios cognitivos na habilidade e segurança da deglutição. Uma lesão cerebral pode resultar em déficits cognitivos, como diminuição do estado de alerta, atenção e memória. Alguns estudos demonstraram que graus adequados de alerta são necessários para que a alimentação ocorra de maneira segura. Um paciente com nível de atenção comprometido é aquele com alto risco de aspirar o alimento ingerido e necessita de acompanhamento constante.

Nas avaliações fonoaudiológicas iniciais, foi observado que o paciente descrito na pesquisa apresentava dificuldade em manter o estado de alerta e atenção, alternando entre alerta e sonolência, os quais, inicialmente, dificultaram o processo de alimentação por via oral.

Outra característica observada na avaliação da alimentação do paciente estudado foi a preferência pelo sabor doce no início da estimulação, o que ratifica a citação de autores de que "o sabor, como atributo de alimentos e bebidas, é definido como a integração de múltiplos estímulos sensoriais ao paladar, ao olfato e irritativos, provocados por alguma substância nas cavidades orais e nasais".

Intervenção fonoaudiológica

É relatado na literatura que o objetivo da reabilitação em disfagia orofaríngea é estabilizar o aspecto nutricional e eliminar os riscos de complicações. A intervenção em problemas alimentares engloba decisões médicas e/ou cirúrgicas, recomendações nutricionais, orientações quanto a posicionamento e comportamento, bem como intervenção fonoaudiológica, visando à adequação do sistema sensório-motor oral, da sucção e da deglutição. A abordagem fonoaudiológica deve englobar a atuação direta com o paciente e atuação indireta por meio de orientações ao cuidador e à equipe no manejo da estimulação e alimentação da criança, além disso, estar atento a aspectos ambientais, como luminosidade, ruídos e manipulação.

A intervenção fonoaudiológica direta realizada no caso descrito neste estudo foi elaborada a partir dos dados encontrados nas avaliações, após melhora do estado geral do paciente, seguindo as recomendações da literatura que aconselha que as decisões sobre o manejo da reabilitação têm que ser baseadas nas observações clínicas da alimentação e de que existem diversos pré-requisitos para iniciar a tentativa de alimentação por via oral em crianças. Dentre elas, estabilidade cardiopulmonar, estado de alerta e cognição, o apetite ou comportamento de interesse na alimentação.

As intervenções diretas foram realizadas por meio de estímulos sensório-motores orais não nutritivos táteis, térmicos, olfativos e gustativos, bem como estímulos nutritivos com alimentos em temperaturas, volumes, consistências e texturas variadas. Também foram reintroduzidos os utensílios adequados e facilitadores da alimentação.

Para alguns autores, a estimulação térmica atinge as células intraorais e o grande número de termorreceptores para a temperatura fria, nessa área, faz com que a sensação permaneça por mais tempo. Outros mostram melhora no vedamento labial quando oferecidos alimentos gelados, redução de escape de saliva e de alimento pelas comissuras labiais. Outros referem ainda que, quando os atributos dos alimentos e dos líquidos são modificados, há melhora na habilidade motora oral e na deglutição. Os atributos referidos são: volume do bolo, consistência, temperatura e sabor.

As primeiras intervenções foram realizadas com alimentos pastosos liquidificados (com maior aceitação de sabor doce), pois o alimento engrossado facilita a deglutição em casos de dificuldade no controle oral, atraso no disparo da deglutição ou incoordenação respiração-deglutição devido à viscosidade do bolo, havendo maior tempo de contato da base da língua à parede da faringe.

Com a melhora nos padrões de alimentação do paciente do estudo, foram introduzidas outras consistências alimentares, como o líquido, o pastoso grosso e o sólido macio. No momento da alta hospitalar, o paciente estava alimentando-se destas consistências sem risco de penetração ou aspiração laríngea.

O paciente recebeu alta hospitalar com alimentação exclusivamente por via oral, tendo habilidade de se alimentar com líquidos, pastosos e sólidos macios.

CONCLUSÃO

Por meio deste estudo de caso foi possível observar a pertinência da atuação fonoaudiológica no acompanhamento da transição alimentar de crianças com traumatismo cranioencefálico, sendo que este profissional está habilitado para avaliar e tratar a sensibilidade, a mobilidade e a funcionalidade de todo o processo de alimentação de forma global.

Pode-se concluir que a eficácia da reabilitação em disfagia orofaríngea depende da elaboração de um programa terapêutico individual que eleja um grupo de procedimentos capazes de causar efeitos benéficos da dinâmica da deglutição, refletindo-se de maneira satisfatória no estado geral do indivíduo.

BIBLIOGRAFIA

Arvedson J, Rogers B. Swallowing and feeding in the pediatric patient. In Pearlman AL, Schulze-Delrieu K. Anatomy, physiology, clinical diagnosis and management. San Diego, CA: Singular Publishing Group; 1997.

Arvedson JC. Management of pediatric dysphagia. Otolaryngol Clin North Am 1998;31:453-475.

Beauchamp GK, Mennella JA. Períodos sensíveis no desenvolvimento da percepção dos sabores e na sua escolha pelo ser humano. Anais Nestlé 1999;57:21-34.

Belafsky PC, Blumenfeld L, LePage A, Nahrstedt K. The accuracy od the modified Evan's Blue Dye Test in predicting aspiration. Laryngoscope 2003;113:1969-1972.

Burklow AK, Phelps NA, Schultz JR, McConnel K, Rudolph C. Classifying complex pediatric feeding disorders. J Pediatr Gastroenterol Nutr 1998;27:143-147.

Cook IJ, Kahilas PJ. AGA Technical review on management of oropharyngeal dysphagia. Gastroenterology 1998;116:455-478.

DePippo KL et al. Dysphagia therapy following stroke: a controlled trial. Neurology 1994;44:1655-1660.

Derkay CS, Schechter GL. Anatomy and physiology of pediatric swallowing disorders. Otolaryngol Clin North Am 1998;31: 397-404.

Freitas PEP, Camozzato A, Henz DM, Nerung L, Oliveira QE. Traumatismo cranioencefálico na infância: estudo epidemiológico de 2.405 casos. Med Cir 1987;33:29-35.

Frank U, Mader M, Sticher H. Dysphagic patients with tracheotomies: a multidisciplinary approach to treatment and decannulation management. Dysphagia 2007;22: 20-29.

Furkim AM. Fonoterapia nas disfagias orofaríngeas neurogênicas. In Furkim AM, Santini CS. Disfagias orofaríngeas. Carapicuíba: Pró Fono; 1999. pp. 229-258.

Hagen C. Language disorders secondary to closed head injury: diagnosis and management. Top Lang Disord 1981;1:73-87.

Junque C, Bruna O, Mataró M. Traumatismos cranioencefálicos: uma abordagem da neuropsicologia e fonoaudiologia. São Paulo: Santos; 2001.

Kunigk MRG, Chehter E. Disfagia orofaríngea em pacientes submetidos à entubação orotraqueal. Rev Soc Bras Fonoaudiol 2007;12:287-291.

Levy DS, Rainho L. Abordagem em disfagia infantil – proposta fonoaudiológica e fisioterapêutica. In Jacobi JS, Levy DS, Silva LMC. Disfagia: avaliação e tratamento. Rio de Janeiro: Revinter; 2003. pp. 37-65.

Mackay L, Morgan AS. Early swallowing disorders with severe head injuries: relationships between the RLA and progression of oral intake. Dysphagia 1993;8:161.

Marchesan IQ. O que se considera normal na deglutição. In Jacobi JS, Levy DS, Silva LMC. Disfagia: avaliação e tratamento. Rio de Janeiro: Revinter; 2003. pp. 3-17.

Mayer V. The challenges of managing dysphagia in brain-injured patients. Br J Commun Nursing 2004;9:67-73.

Morgan AS, Mackay LE. Causes and complications associated with swallowing disorders in traumatic brain injury. J Head Trauma Rehabil 1999;14:454-461.

Morgan A, Ward E, Murdoch B, Kennedy B, Murison R. Incidence, characteristics, and predictive factors for dysphagia after pediatric traumatic brain injury. J Head Trauma Rehabil 2003;18:239-251.

Morgan A, Ward E, Murdoch B. Clinical characteristics of acute dysphagia in pediatric patients following traumatic brain injury. J Head Trauma Rehabil 2004;19:226-240.

Morrel RM. Neurologic disorders of swallowing. In Groher ME. Dysphagia: diagnosis and management. Butterworth-Heinemann; 1992. pp. 31-52.

Norman V, Louw B, Kritzinger A. Incidence and description of dysphagia in infants and toddlers with tracheostomies: a retrospective review. Int J Pediatr Otorrinolaryngol 2007;71:1087-1092.

Perlman A, Debrieu KS. Deglutition and its disorders. San Diego: Singular Publishing Group; 1997.

Quintella T, Silva AAS, Botelho MIMR. Distúrbios da deglutição (e aspiração) na infância. In Furkim AM, Santini CS. Disfagias orofaríngeas. Carapicuíba: Pró Fono; 1999. pp. 61-96.

Rogers B, Arvedson J. Assessment of infant oral sensorimotor and swallowing function. Mental Retard Develop Disabil Res Rev 2005;11:74-82.

Rosa CMR, Lopes AR, Santos FF, Mota AR. A crioterapia como recurso para diminuir a sialorréia em crianças com disfunção neuromotora: relato de caso. Rev CEFAC 2005;7:300-306.

Rosado CV, Amaral LKM, Galvão AP, Guerra SD, Fúria CLB. Avaliação da disfagia em pacientes pediátricos com traumatismo cranioencefálico. Rev CEFAC 2005;7: 34-41.

Rowe LA. Case studies in dysphagia after pediatric brain injury. J Head Trauma Rehabil 1999;14:497-504.

Santini CS. Disfagia neurogênica. In Furkim AM, Santini CS. Disfagias orofaríngeas. Carapicuíba: Pró Fono; 1999. pp. 19-34.

Schurr MJ, Ebner KA, Maser AL, Sperling KB, Helgerson RB, Harms B. Formal swallowing evaluation ant therapy after traumatic brain injury improves dysphagia outcomes. J Trauma Inj Infect Crit Care 1999;46:817-823.

Sharma OP, Oswanski MF, Singer D, Buckley B, Courtright B, Raj SS, Waite PJ, Tatchell T, Gandaio A. Swallowing disorders in trauma patients: impact of tracheostomy. Am Surg 2007;73:1117-1121.

Tasca EMT, Bianchi KRM, Sheila VA. Termoterapia e crioterapia. In Tasca EMT, Bianchi KRM, Sheila VA. Programa de aprimoramento muscular em fonoaudiologia estética facial PAMFEF. Barueri: Pró-Fono; 2002. pp. 71-74.

Vidigal MLN, Goncalves MIR. Pacientes traqueostomizados e dependentes de ventilador. In Furkim AM, Santini CS. Disfagias orofaríngeas. Carapicuíba: Pró Fono; 1999. pp. 109-126.

CAPÍTULO 6

Doença do Refluxo Gastroesofágico

MAURO S. TOPOROVSKI

INTRODUÇÃO

Refluxo gastroesofágico (RGE) deve ser entendido como retorno passivo do conteúdo gástrico para o esôfago. Em indivíduos normais, adultos ou crianças, a simples passagem de conteúdo gástrico para o esôfago ocorre espontaneamente, constituindo um evento fisiológico sem maiores consequências clínicas. Em pediatria, esta situação é conhecida como refluxo gastroesofágico fisiológico ou refluxo gastroesofágico não complicado, conforme a denominação dada por Vandenplas et al. Porém, quando o RGE ocorre de forma crônica e persistente e provoca complicações clínicas e/ou laboratoriais, caracteriza-se nessa condição a denominada doença do refluxo gastroesofágico (DRGE). Esta decorre da frequência aumentada dos episódios de refluxo e do maior tempo de exposição da mucosa esofágica ao material refluído.

ETIOPATOGENIA

Iniciada a deglutição, o esôfago entra em ação com movimentos peristálticos primários e abertura do esfíncter esofágico inferior (EEI), possibilitando rápida passagem do alimento para o estômago. Este relaxamento do EEI é denominado RID (relaxamento induzido pela deglutição). Por outro lado, durante a refeição a distensão do fundo gástrico é acompanhada por queda abrupta da pressão ao nível do EEI, ocasionando o relaxamento transitório do EEI (RTEEI). O mesmo pode ocorrer nesse e outros períodos de forma prolongada e em maior número, sendo esses fenômenos os mais implicados como determinantes da DRGE. Há outros fatores contribuintes, tais como a dismotilidade do esôfago e duodeno, esvaziamento gástrico retardado e inadequação dos mecanismos antirrefluxo.

A DRGE pode ser classificada em primária, quando existe disfunção ao nível esofagogástrico, e secundária, quando existem causas subjacentes que predispõem ao RGE, tais como infecções, distúrbios metabólicos, malformações congênitas, obstruções duodenogástricas, lesões do sistema nervoso central, alergia à proteína do leite de vaca, colagenoses, drogas etc.

MANIFESTAÇÕES CLÍNICAS

O RGE é de ocorrência frequente na população pediátrica, especialmente em lactentes nos primeiros meses de vida. Manifesta-se comumente por episódios de regurgitações e, eventualmente, por episódios esparsos de vômitos. São observados em média 30 ± 20 episódios de refluxo ao dia, especialmente relacionados com o período após as mamadas. As regurgitações são passivas, não acompanhadas de náuseas, não determinam desconforto, não interferem na aceitação alimentar e no ganho ponderal, caracterizando, dessa forma, o quadro de RGE fisiológico do lactente. Esses sintomas atingem 67% dos pacientes entre 2 e 4 meses de idade, declinando rapidamente para 21% entre 6 e 7 meses e menos de 5% aos 12 meses de vida.

Estima-se, no entanto, que aproximadamente entre 3 e 5% destes lactentes regurgitadores venham a apresentar a DRGE. Quando a sintomatologia de DRGE se estende para mais de 2 anos de vida, a condição, em geral, passa a ser de caráter crônico, podendo persistir por toda a infância e adolescência. Estudos têm demonstrado prevalência de 1,8 a 22% de DRGE entre 3 e 18 anos de idade.

A DRGE, por sua vez, apresenta grande variedade de manifestações clínicas, que são divididas em esofágicas ou típicas (quando as manifestações são diretamente relacionadas à ação do conteúdo gastroduodenal refluído para o esôfago) e extraesofágicas ou atípicas (devem-se à ação do conteúdo refluído sobre órgãos adjacentes ou ativação do reflexo vagal). Náuseas, vômitos, má aceitação alimentar, choro excessivo e ganho de peso insuficiente são os sinais e sintomas característicos da DRGE em lactentes. Apneia, estridor e/ou bradicardia são eventos que podem acompanhar a DRGE em lactentes nas primeiras semanas de vida e devem-se à imaturidade dos tratos digestório e respiratório, podendo seu estímulo ter origem na presença do conteúdo ácido no esôfago distal ou na laringe. Choro excessivo em lactentes nem sempre está relacionado à exposição ácida ao esôfago distal, porém alguns sintomas como arqueamento do tronco e/ou torção do pescoço (torcicolo de Sandifer) devem ser considerados no diagnóstico diferencial.

Crianças maiores e adolescentes apresentam frequentemente dor epigástrica, azia, queimação retroesternal (pirose), náuseas, eructação excessiva e vômitos. As manifestações extraesofágicas são comuns na DRGE, podendo ou não estar associadas aos sintomas do trato digestório. Incluem principalmente sibilância e tosse crônica, especialmente noturna. Asma brônquica de difícil controle e broncopneumonias de repetição exigem investigação para DRGE. Rouquidão, pigarro, laringites de repetição, inflamação crônica da orofaringe, erosões do esmalte dentário, aftas de repetição e sensação de globo podem igualmente estar relacionadas à DRGE (Quadro 6.1).

Quadro 6.1 – Manifestações clínicas do DRGE (adaptado de Mehta e Gold).

Lactentes	Crianças maiores e adolescentes	Manifestações extraesofágicas
Baixo ganho ponderal	Náusea matinal	Tosse crônica
Vômitos recorrentes	Desconforto abdominal	Sibilância/asma crônica
Recusa alimentar	Eructação excessiva	Rouquidão/pigarro
Irritabilidade extrema	Dor retroesternal	Laringites de repetição
Arqueamento do tronco	Vômitos recorrentes	Pneumonias recorrentes
Apneia/bradicardia		Dor de garganta crônica/erosão do esmalte dentário

DIAGNÓSTICO DIFERENCIAL

São inúmeras as causas de vômitos e/ou regurgitação que devem entrar no diagnóstico diferencial com RGE e DRGE. Cada etiologia tem características próprias, devendo-se sempre investigar idade, características dos vômitos/regurgitação, sintomas associados, histórico alimentar e realizar exame físico cuidadoso com avaliação do estado nutricional. Deve-se estar atento às seguintes entidades:

A) Malformações e processos obstrutivos do trato digestório como hérnia hiatal, processos suboclusivos no corpo esofágico (anéis vasculares), estenose de esôfago, estenose hipertrófica do piloro, má rotação/volvo do estômago, retração cicatricial de processo ulceroso, má rotação do intestino, atresia total ou parcial do intestino, invaginação intestinal, pâncreas anular, íleo meconial.

B) Doenças gastrointestinais: acalasia, gastroparesia, doença péptica ulcerosa, doença celíaca, alergia à proteína do leite de vaca, esofagite eosinofílica, doença inflamatória intestinal e pancreatite.

C) Doenças infecciosas: gastroenterite, infecção do trato urinário, infecção do trato respiratório, hepatite, sepse, meningite.

D) Doenças neurológicas: hidrocefalia, hematoma subdural, hemorragia intracraniana, tumores.

E) Doenças metabólicas/endócrinas: hiperplasia suprarrenal, fenilcetonúria, galactosemia, frutosemia, hipercalcemia, defeito no ciclo da ureia, acidemia orgânica.

F) Tóxicas: digoxina, teofilina, agentes citotóxicos, ferro, vitaminas A e D.

DIAGNÓSTICO

O pediatra deve sempre considerar os dados da avaliação nutricional e do exame físico para diferenciar o RGE da DRGE. História de curta duração, sintomas clínicos dispépticos de moderada intensidade e ausência de comprometimento do estado nutricional podem sugerir DRGE não complicada. Em casos de sintomas crônicos ou recorrentes, envolvimento de múltiplos sistemas, acometimento do estado geral e nutricional, impõe-se o diagnóstico de DRGE de maior gravidade. Existem vários métodos diagnósticos que permitem diagnosticar e quantificar a gravidade da DRGE, e a escolha depende das particularidades clínicas de cada paciente. É fundamental o conhecimento das indicações e limitações de cada método diagnóstico.

O exame radiológico contrastado do esôfago, estômago e duodeno (EED) pode detectar a presença do refluxo para o esôfago, evento este que não diferencia RGE da DRGE. A sensibilidade e a especificidade dessa prova são baixas, estando ao redor de 50%. O exame é importante para demonstrar anormalidades anatômicas do trato digestório, tais como processos suboclusivos no corpo esofágico (anéis vasculares), estenose de esôfago, hérnia de hiato, estenose hipertrófica do piloro, vício de rotação gástrico ou do duodeno e pâncreas anular. O pediatra deve solicitar o EED em casos de vômitos sucessivos, mais intensos, ganho ponderal insuficiente e em casos de disfagia nas crianças maiores.

A cintilografia gastroesofágica constitui método não invasivo, em que o paciente ingere o alimento usual marcado com o radiofármaco Tc^{99}, observando-se a ocorrência de episódios de refluxo no período pós-prandial. O exame pode ser estendido para períodos maiores para detectar aspiração do radiotraçador para os campos pulmonares. Este método possui baixa sensibilidade e especificidade para a confirmação diagnóstica de DRGE, em torno de 60 a 65%, segundo diferentes autores. São raras as detecções de microaspiração, mesmo em casos de DRGE associada a manifestações respiratórias. Em alguns casos, a cintilografia pode ser valiosa para medir o tempo de esvaziamento gástrico, por vezes alongado nos casos trabalhosos de DRGE.

A pHmetria esofágica de 24 horas consiste na monitorização contínua do pH intraesofágico quantificando a frequência e a duração dos episódios de RGE, o tempo de exposição ácida do esôfago no período analisado (índice de refluxo). A prova permite correlacionar os episódios de refluxo com os sintomas clínicos. A Sociedade Norte-Americana de Gastroenterologia Pediátrica e Nutrição recomendou como limite superior da normalidade valores de índice de refluxo até 11,7% no primeiro ano, 5,4% entre 1 e 9 anos e 6% nos adolescentes e adultos. Durante os primeiros anos de realização de pHmetria, a prova foi considerada padrão-ouro para diagnosticar a DRGE, com elevada sensibilidade (87-95%) e especificidade (92-97%). Anos mais tarde, muitos autores demonstraram limitações da pHmetria esofágica, pelo fato de ela apenas detectar refluxos ácidos (pH menor que 4,0), deixando de observar os refluxos não ácidos e fracamente ácidos, que igualmente podem estar presentes em vários casos de DRGE. As principais indicações desse método são: avaliação dos sintomas atípicos ou extraesofágicos, lactentes com apneia ou irritabilidade com recusa alimentar e/ou distúrbio do sono, avaliação da resposta ao tratamento dos não respondedores e para avaliação pré e pós-operatória.

A impedanciometria intraluminal acoplada à pHmetria é um método novo e promissor que avalia a capacidade de transporte do bolo ingerido, possibilitando a detecção de refluxos ácidos, não ácidos, análise do conteúdo refluído (líquido, gasoso ou misto) e sua altura. Há ainda limitações para seu uso rotineiro, pelo fato de não haver definição dos padrões de normalidade para as diferentes faixas etárias pediátricas.

O exame endoscópico do trato digestório alto é de eleição quando buscamos diagnosticar e quantificar o grau de esofagite, permitindo observar inflamação da mucosa, lesões erosivas, esôfago de Barrett (substituição do epitélio escamoso normal do esôfago pelo colunar metaplásico) e estenose péptica. É de vital importância a realização de biópsias da mucosa para a caracterização e quantificação dos marcadores histológicos de esofagite e para o diagnóstico diferencial de esofagite eosinofílica. Reservamos a endoscopia para os casos em que se suspeita de esofagite: anemia ferropriva sem causa aparente, hematêmese e melena, escolares e adolescentes com dor epigástrica e/ou pirose e dor torácica não cardiogênica; e na ocorrência de disfagia.

TRATAMENTO

O tratamento da DRGE visa fundamentalmente resolver ou diminuir a intensidade dos sintomas, melhorar a qualidade de vida e prevenir as complicações da DRGE. Quando o RGE é considerado não complicado em lactentes, caracterizado por regurgitações variáveis, grau de desconforto discreto e ganho ponderal adequado, pode-se iniciar o tratamento com medidas de suporte, sem solicitar exames complementares. Manter o lactente em posição vertical por 30 minutos após as mamadas. A posição supina, mesmo com elevação de 30°, mostra-se inadequada. Tobin et al., considerando o número de refluxos ácidos, apontam vantagens da posição prona e decúbito lateral esquerdo como medidas posturais antirrefluxo mais efetivas. Atualmente, nos primeiros meses de vida não se recomenda a posição prona, devido ao risco mais elevado de ocorrência de morte súbita.

As modificações dietéticas propostas para reduzir os episódios de refluxo devem respeitar as necessidades nutricionais da criança. Entre as medidas recomendadas, o espessamento da dieta é o de maior eficácia para o alívio das regurgitações. As diferentes fórmulas antirregurgitações têm como princípio básico a redução de 20% do teor de lactose, substituindo-a por um preparado à base de amido pré-gelatinizado à base de arroz, milho, alfarroba ou batata, que ao entrar em contato na cavidade gástrica com o ácido clorídrico torna-se viscoso e denso com menor possibilidade de refluir.

Um efeito benéfico das dietas espessadas utilizadas em lactentes é a diminuição do número de regurgitações e/ou vômitos, o que contribui para menor perda dos nutrientes ingeridos. Alguns autores observaram depuração mais lenta do refluxo ácido, pelo aumento da viscosidade, chamando a atenção do pediatra de que as fórmulas antirregurgitações devam ser consideradas antirregurtitação e não antirrefluxo.

Wenzel et al., utilizando a técnica de impedanciometria intraluminal associada à pHmetria esofágica, demonstraram que as fórmulas antirrefluxo não modificam substancialmente o número de refluxos ácidos pós-prandiais, porém parecem diminuir a altura do refluxo esofágico e seu volume.

Há algumas situações, particularmente detectadas em lactentes não responsivos às medidas terapêuticas, nas quais persistem vômitos, recusa alimentar e irritabilidade. Nesses casos, a manutenção do quadro sintomatológico pode decorrer de alergia à proteína do leite de vaca. Nielsen et al. detectaram, igualmente, refluxos ácidos mais persistentes quando o quadro está associado à alergia alimentar. Vandenplas et al. chamam a atenção para essa associação, e em recente publicação, o posicionamento das sociedades norte-americana NASPGHAN e europeia ESPGHAN entendem que, antes de iniciar o tratamento medicamentoso para os refluxos mais contundentes em lactentes, devam-se utilizar 14 dias de tratamento dietético utilizando fórmula extensamente hidrolisada ou à base de aminoácidos.

As recomendações dietéticas para crianças maiores e adolescentes são baseadas naquelas definidas para adultos. Devem ser evitados alimentos que potencialmente diminuem o tônus do EEI ou aumentam a acidez gástrica, como, por exemplo, alimentos gordurosos, frutas cítricas, tomate, café e bebidas alcoólicas e gasosas.

As crianças e adolescentes obesos apresentam DRGE com maior frequência e gravidade, sendo recomendada a redução do peso corporal e dietas com menores teores de gordura, como medidas terapêuticas antirrefluxo. O fumo, mesmo passivo, promove maior número de relaxamentos transitórios do EEI, tendo impacto na piora da DRGE.

Evidentemente essas medidas acima citadas, embora importantes, têm alcance limitado do ponto de vista terapêutico para serem utilizadas isoladamente. Assim sendo, um contigente expressivo de pacientes com DRGE necessitará de tratamento medicamentoso.

Ao iniciar o tratamento antiácido para os casos mais leves e moderados, destacam-se os anti-H_2 como medida inicial. Esta classe de drogas é mais eficiente em inibir secreção ácida basal, particularmente no período noturno, sendo segura, com poucos efeitos colaterais. Às vezes, podem ser observados alguns episódios de cefaleia, fadiga, dor abdominal e diarreia.

Os antagonistas de receptores H_2 disponíveis para uso são: cimetidina (20 a 30mg/kg/dia em 2 tomadas), ranitidina (6 a 8mg/kg/dia divididos em 2 tomadas), famotidina e nizatidina. Em nosso meio, utilizam-se, em especial, os dois primeiros acima citados. Salvatore et al. constataram a ocorrência de taquifilaxia em aproximadamente 30% dos lactentes que utilizam os anti-H_2, ou seja, há perda gradativa da capacidade de tamponamento ácido com o transcorrer do tratamento.

Nos últimos anos é crescente o uso de inibidores de bomba de prótons (IBP) para o tratamento antirrefluxo. O omeprazol e o lansoprazol têm sido utilizados para lactentes com idade superior a 1 ano em casos mais graves e não responsivos aos anti-H_2. Há vários ensaios terapêuticos em curso, utilizando IBP em lactentes nos primeiros meses de vida, com ótimos resultados e boa margem de segurança. A dose é variável e por vezes de difícil acerto (0,7 a 3mg/kg/dia). A droga deve ser liberada no duodeno, metabolizada no fígado para depois exercer a ação antissecretora.

O horário da dose é crítica para atingir o máximo de supressão ácida e seus benefícios terapêuticos. Como um grande número de bombas de prótons são ativadas com a alimentação, logo após um período de jejum, os IBP devem ser administrados 30 a 60 minutos antes do café da manhã ou da primeira refeição substancial do dia. Os efeitos colaterais ocorrem na proporção de 4 a 6% dos casos, registrando-se como os mais comuns: cefaleia, fadiga, dor abdominal, diarreia, *rash* cutâneo, urticária, leucopenia, agranulocitose e anemia hemolítica. Na Europa está liberado o uso de omeprazol, lanzoprazol e esomeprazol na faixa etária pediátrica. O lanzoprazol na dose de 15mg/dia para aqueles com menos de 30kg e 30mg/dia para aqueles com mais de 30kg tem-se mostrado muito eficaz na cicatrização das lesões erosivas do esôfago após duas semanas de tratamento. Alguns estudos em crianças apontam alta eficácia do esomeprazol na dose de 1,7mg/kg/dia no controle dos sintomas extraesofágicos da DRGE. De forma geral, os IBP na dose de 1mg/kg/dia em dose única ou fracionada em duas vezes podem ser prescritos como tratamento antiácido inicial dos casos de DRGE.

Os procinéticos não devem ser utilizados rotineiramente como drogas de escolha no tratamento antirrefluxo. Atualmente, considera-se que possam ser prescritos, após avaliação criteriosa, como medicação coadjuvante em casos de RGE nos quais persistem os sintomas de êmese ou plenitude pós-prandial, mesmo com a supressão ácida adequada. A domperidona é um antagonista periférico do receptor da dopamina, que estimula a motilidade do trato gastrointestinal superior. A domperidona tem menor possibilidade de atravessar a barreira hematoencefálica e geralmente não determina efeitos sobre o sistema nervoso central, mas pode causar cólicas e ginecomastia por aumento da prolactina. A dose recomendada é de 0,2 a 0,6mg/kg/dose, três a quatro vezes ao dia, 15 a 30 minutos antes das refeições. Na prática, há poucos estudos controlados que confirmem a eficácia da medicação para diminuir os episódios de refluxo gastroesofágico. Ela exerce efeito mais positivo para acelerar o esvaziamento gástrico, porém o efeito sobre o *clearance* esofágico do refluxo e sobre o número de relaxamentos do EEI não é confirmado nas publicações de literatura.

A metoclopramida e a bromoprida são agentes farmacocineticamente similares com apenas a substituição de cloro por bromo. São agentes antidopaminérgicos com efeitos colinérgicos e seratoninérgicos. Agem aumentando o tônus do EEI, melhorando o peristaltismo esofágico e o esvaziamento gástrico. O uso dessas medicações deve ser muito criterioso, pois elas apresentam efeitos adversos importantes e não raros, tais como liberação extrapiramidal, reações distônicas e sonolência. Há pequena margem de segurança entre a dose terapêutica e a tóxica. A dose recomendada é de 0,5 a 0,1mg/kg/dia, 3 a 4 vezes ao dia, 30 minutos antes das refeições. Uma meta-análise de sete estudos que utilizaram metoclopramida em lactentes entre 1 mês e 2 anos de idade demonstra algum efeito da droga reduzindo os sintomas de refluxo e os índices de refluxo ácido, porém muitos lactentes apresentaram efeitos colaterais.

O tratamento cirúrgico deve ser considerado nos casos de estenose cicatricial péptica, manifestações extraesofágicas graves comprovadamente secundárias à DRGE e que não respondem ao tratamento clínico. Nas grandes hérnias hiatais, graves crises de apneia e em pacientes neuropatas com alterações motoras graves do trato digestório está indicada a fundoplicatura cirúrgica do esôfago distal. Segundo Lee et al., recomenda-se, quando possível em casos graves, a realização de manometria esofágica para afastar distúrbios de motilidade esofágica antes de indicar cirurgia. A DRGE pode recidivar em até 30-70% dos casos, principalmente nos neuropatas, atresia esôfago e nos portadores doença pulmonar crônica.

CASOS CLÍNICOS

Caso clínico 1 – lactente de 3 meses de idade, apresenta regurgitações frequentes e vômitos esporádicos até 2 meses de idade, com ganho ponderal médio de 33 gramas nessa época. Regime de aleitamento materno exclusivo até 2 meses, passando a complementar as mamadas com fórmula à base de leite de vaca nas últimas quatro semanas. Foi solicitada na época investigação para refluxo gastroesofágico e exame radiológico constrastado (Fig. 6.1).

Interpretação – o exame apontou para um episódio de RGE. Ele não indica que o evento esteja relacionado à doença do RGE, podendo, portanto, ocorrer em situações fisiológicas ou anormais. É importante que se

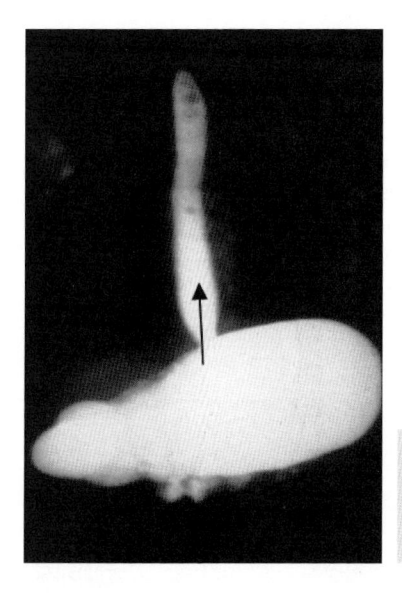

Figura 6.1 – EED após a deglutição do contraste baritado foi observado um episódio de refluxo gastroesofágico que atingiu o esôfago proximal.

realizem escopias seriadas durante a prova, observando a passagem do contraste pelo ângulo de Treitz (transição duodenojejunal), verificando a imagem de toda a cavidade gástrica, região pilórica, arco duodenal. Devem--se, portanto, afastar anormalidades anatômicas do trato digestório.

Caso clínico 2 – RN, sexo masculino, terceira semana de vida, apresentando quadro de regurgitações frequentes e vômitos após as mamadas. há 1 semana. Os vômitos são volumosos com conteúdo lácteo, às vezes fluido, às vezes talhado. Não houve progressão de peso. Foi diagnosticado RGE e iniciado tratamento medicamentoso sem sucesso. Pedido EED (exame radiológico contrastado do trato digestório alto – Fig. 6.2).

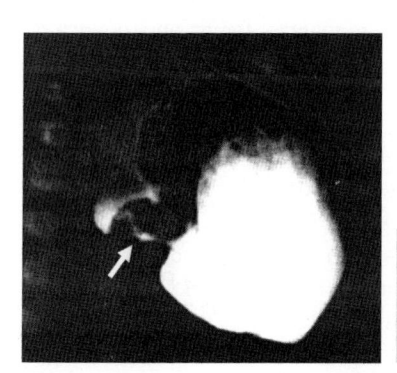

Figura 6.2 – EED demonstrando difícil passagem do contraste pela região pilórica, notando-se coluna de bário extremamente afilada.

Interpretação – estenose hipertrófica do piloro. Observar que os vômitos são de caráter alimentar, volumosos e determinam não progressão ponderal.

Caso clínico 3 – lactente com 5 meses de idade, apresentando intermitentemente vômitos alimentares e às vezes de aspecto bilioso. Vem recebendo tratamento com droga procinética e ranitidina há algumas semanas, sem sucesso. Não houve progressão ponderal (Fig. 6.3).

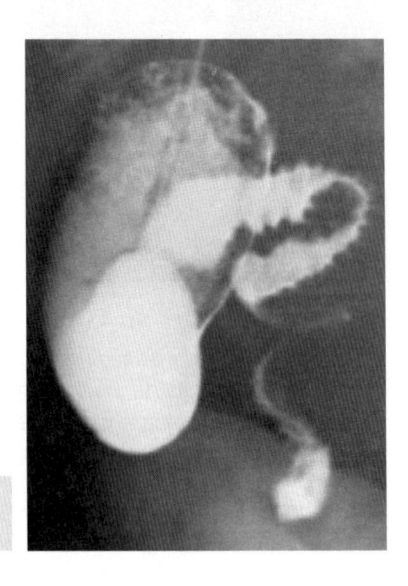

Figura 6.3 – Má rotação do intestino delgado.

Interpretação – neste caso, ocorreu uma vício de rotação do intestino delgado, determinando vômitos recorrentes. Estar atento para presença de vômitos biliosos e perda de peso corporal, o que afasta a possibilidade de RGE fisiológico. Nesse caso em questão, temos uma doença do refluxo gastroesofágico secundária à anormalidade anatômica do trato digestório.

Caso clínico 4 – adolescente queixando-se há vários meses de dor abdominal epigástrica, náuseas, pirose e por vezes vômitos. Sensação de plenitude pós-prandial, perda de apetite e fraqueza. Exames subsidiários demonstraram anemia ferropriva, com hemoglobina 6,8g/dl, hematócrito 30 e volume corpuscular médio 78. Foi constatado sangue oculto positivo nas fezes. Pedido de exame endoscópico do trato digestório alto (Fig. 6.4).

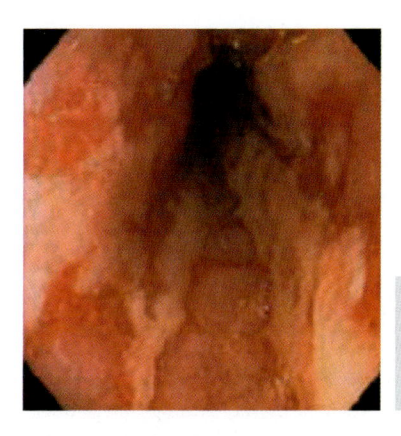

Figura 6.4 – Esofagite erosiva grau IV (classificação de Los Angeles). As erosões longitudinais ocupam toda a circunferência da luz esofágica.

Os dados clínicos apontam para sintomas de esofagite. A anemia ferropriva é explicada pela baixa ingestão e perda de sangue oculto pelo trato digestório.

Caso clínico 5 – criança de 3 anos de idade apresenta quadro repetitivo de chiado no peito e tosse há um ano. Nesse período apresentou três episódios de broncopneumonia. Fez tratamentos para bronquite asmática, porém não responde de forma consistente, mantendo continuamente os sintomas respiratórios (Fig. 6.5).

Comentários – o paciente em questão não apresenta sintomas digestivos de refluxo gastroesofágico, porém nos últimos meses apresentou

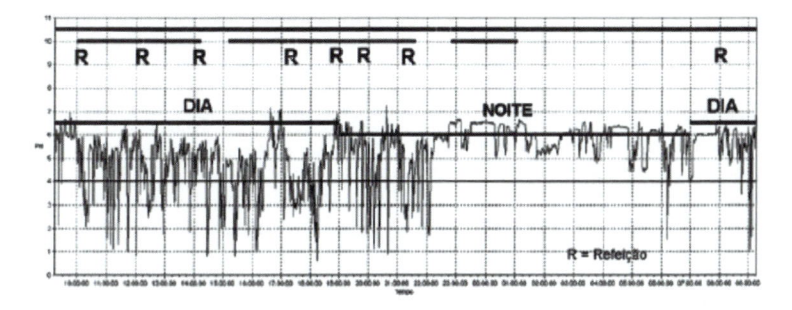

Figura 6.5 – pHmetria esofágica de 24 horas – paciente apresentou 59 episódios de refluxos ácidos, sendo 8 maiores de 5 minutos de duração. O índice de refluxo foi de 8,5% (normal até 6%). Houve registro de associação de sintomas entre os eventos de refluxo e crises de tosse em 35/59 refluxos ácidos, os quais ficaram mais concentrados no período diurno em posição supina.

102

processos repetitivos de broncopneumonia, tosse crônica e chiado no peito. Foi convenientemente tratado com broncodilatador, corticosteroide inalatório e antibioticoterapia na vigência das infecções, não apresentando resposta terapêutica consistente. Suspeitado de doença do RGE, o exame de phmetria esofágica de 24 horas permitiu estabelecer a relação sintomas respiratórios e eventos de refluxo gastroesofágico.

BIBLIOGRAFIA

Chao H, Vandenplas Y. Effect of cereal-thickened formula and upright positioning on regurgitation, gastric emptying and weight gain in infants with regurgitation. Nutrition 2007;23:23-28.

Craig WR, Hanlon-Dearman A, Sinclair C, Taback S, Moffatt M. Metoclopramide, thickened feedings, and positional for gastro-oesophageal reflux in children under two year (Cochrane Review). In The Cochrane Library, Issue 1, 2006. Oxford: Update Software; 2006.

Craig WR, Hanlon-Dearman A, Sinclair C, Taback S, Moffatt M. Metoclopramide, thickened feedings, and positioning for gastrooesophageal reflux in children under two years. Cochrane Database Syst Rev 2004:CD003502.

Faubion WA, Zein NA. Gastroesophageal reflux in infants and children. Mayo Clin Proc 1998;73:166-173.

Gold BD. Asthma and gastroesopgageal reflux disease en children: exploring the relationship. J Pediatr 2005;146:S13-S20.

Hibbs AM, Lorch SA. Metoclopramide for the treatment of gastroesophageal reflux disease in infants: a systematic review. Pediatrics 2006;118:746-752.

Iacono G, Carroccio A, Cavataio F et al. Gastroesophageal reflux and cow's milk allergy in infants: a prospective study. J Allergy Clin Immunol 1996;97:822-827.

Kaltenbach T, Crckett S, Gerson LB. Are lifestyle measures effective in patients with gastroesophageal reflux disease? An evidence-based approach. Arch Intern Med 2006; 166:965-971.

Kawahara H, Dent J, Davidson G. Mechanisms responsible for gastroesophageal reflux in children. Gastroenterology 1997; 113:399-408.

Keady S. Update on drugs for gastrooesophageal reflux disease. Arch Dis Child Educ Pract Ed 2007;92:ep114-118.

Lee SL, Sydorak RM, Chiu VY, Hsu JW, Applebaum H, Haigh PI. Long-term antireflux medication use following pediatric Nissen fundoplication. Arch Surg 2008;143: 873-876.

Lundell LR, Dent J, Bennett JR. Endoscopic assessment of oesophagitis: clinical and functional correlates and further validation of the Los Angeles classification. Gut 1999;45:172-180.

Mehta T, Gold B. Regurgitation and gastroesophageal reflux. Koletzko B (ed). Pediatric nutrition in practice. Basel: Karger; 2008;192-195.

NASPGN Guidelines for evaluation and treatment of gastroesophageal reflux in infants andchildren. J Pediatr Gastroenterol Nutr 2001;32:S1-S31.

Nelson SP, Chen EH, Syniar GM et al. Prevalence of symptoms of gastroesophageal reflux during infancy. A pediatric practice-basedsurvey. Pediatric Practice Research Group. Arch Pediatr Adolesc Med 1997; 151:569-572.

Nelson SP, Chen EH, Syniar GM, Christoffel KK. Prevalence of symptoms of gastroesophageal reflux during infancy. Pediatric Pratice. Research Group. Arch Pediatr Adolesc Med 2000;154:150-154.

Nielsen RG, Bindslev-Jensen C, Kruse-Andersen, S, Husby S. Severe gastroesophageal reflux disease and cow milk hypersensitivity in infants and children: disease association and evaluation of a new challenge procedure. JPGN 2004;39:383-391.

Omari T, Haslam R, Lundborg P, Davidson, G. Effect of omeprazole on acid gastroesophageal reflux and gastric acidity in preterm infants with pathological acid reflux. JPGN 2007;44:41-44.

Orenstein SR. Gastroesophageal reflux disease in children. Gastroenterol Clin North Am 1999;28:947-969.

Paton J, Cosgriff P, Nanayakkara C. The analytical sensitivity of Tc99m radionuclide milk scanning in the detection of gastro-esopageal reflux. Pediatr Radiol 1985;15:381-383.

Rosen R, Lord C, Nurko S. The sensitivity of multichannel intraluminal impedance and the pH probe in the evaluation of gastroesophageal reflux in children. Clin Gastroenterol Hepatol 2006;4:167-172.

Salvatore S, Hauser B, Salvatoni A, Vandenplas Y. Oral ranitidine and gastric acid buffering in infants with persisting reflux-symptoms. JPGN 2005; 41(Suppl 1):S76.

Simanovsky N, Buonomo C, Nurko S. The infant with chronic vomiting: the value of the upper GI series. Pediatr Radiol 2002;32: 549-550.

Tobin JM, McCloud P, Cameron DJ. Pos-
ture and gastro-oesophageal reflux: a case for left lateral positioning. Arch Dis Child 1997;76:254-258.

Vandenplas Y, Belli D, Benhamou P-H et al. Current concepts and issues in management regurgitation of infants: a reappraisal. Acta Paediatr 1996;85:531-534.

Vandenplas Y, Hassal E. Mechanisms of gastroesophageal reflux disease. J Pediatr Gastroenterol Nutr 2002;35:119-136.

Vandenplas Y, Rudolph CD, Di Lorenzo C, Hassall E , Liptak G, Mazur L et al. Pediatric gastroesophageal reflux clinical practice guidelines: Joint Recommendations of the North American Society for Pediatric Gastroenterology, Hepatology, and Nutrition (NASPGHAN) and the European Society for Pediatric Gastroenterology, Hepatology, and Nutrition (ESPGHAN). J Pediatr Gastroenterol Nutr 2009;49:498-547.

Vandenplas Y, Salvatore S, Devreker T, Hauser B. Gastroesophageal reflux disease: oesophageal impedance versus pH monitoring. Acta Paediatr 2007;96:956-962.

Wenzl TG, Schneider S, Scheele F, Silny J, Heimann G, Skopnik H. Effects of thickene feeding on gastroesophageal reflux in infants: a placebo-controlled crossover study using intraluminal impedance. Pediatrics 2003;111:e355-e359.

CAPÍTULO 7

Doença Péptica Gastroduodenal

SILVIA REGINA CARDOSO

MARIA DE FÁTIMA CORRÊA PIMENTA SERVIDONI

INTRODUÇÃO

A doença péptica é definida como doença ulcerosa e não ulcerosa do trato gastrointestinal decorrente da ação lesiva da secreção cloridropéptica.

As lesões em estômago e duodeno são consequentes ao desequilíbrio entre fatores agressores e protetores da mucosa, resultando em um processo inflamatório que atinge os órgãos em diferentes graus de intensidade e profundidade. Quando as lesões são superficiais e restritas à mucosa e à submucosa, são definidas como gastrite e duodenite e, quando mais profundas, atingindo a muscular da mucosa, como úlceras.

A doença ulcerosa péptica pode ser classificada em primária e secundária. A doença primária não se associa a outras doenças sistêmicas, pode estar relacionada à hipersecreção cloridropéptica e, muitas vezes, à infecção pelo *Helicobacter pylori;* acomete principalmente o duodeno e geralmente apresenta evolução crônica, sendo infrequente na infância, principalmente abaixo dos 10 anos de idade. A doença secundária ocorre principalmente no estômago, embora possa acometer o duodeno; apresenta normalmente evolução aguda e está associada a outras doenças sistêmicas que provocam estresse, como traumatismos, queimaduras e uso de medicamentos, principalmente anti-inflamatórios. Acomete na maioria das vezes crianças pequenas, com menos de 6 anos de idade, especialmente recém-nascidos e lactentes.

As principais diferenças observadas em relação à apresentação da doença no grupo etário infantil e em adultos dizem respeito às manifestações clínicas, aos índices de prevalência dos diferentes tipos de lesão e à prevalência de complicações. A apresentação clínica é atípica em crianças pequenas, o que pode retardar o diagnóstico, sendo a dor abdominal a queixa mais frequente em crianças maiores. A doença secundária é a mais frequente na criança e o índice de complicações é maior quando comparado aos adultos.

A prevalência da doença péptica na população pediátrica não é bem estabelecida, mas parece estar aumentando. Isso se deve provavelmente a mudanças de hábitos alimentares e excesso de atividades a que as crianças são submetidas no mundo moderno, associados à evolução do diagnóstico por meio da endoscopia digestiva.

FISIOLOGIA GÁSTRICA

O estômago é anatomicamente dividido em cárdia, fundo, corpo e antro.

A cárdia é uma pequena região com cerca de 1cm de extensão, localizada imediatamente abaixo da transição esofagogástrica, e possui células produtoras de muco. O antro corresponde à porção distal do estômago, estendendo-se da incisura angular até o piloro, e possui células produtoras de muco e células endócrinas.

O fundo e o corpo localizam-se na porção intermediária, a qual é também chamada de zona oxíntica, por possuir as glândulas oxínticas, com as células parietais, responsáveis pela produção de ácido clorídrico, e as células principais, produtoras de pepsina.

As células parietais possuem receptores de superfície para a produção ácida que podem ser ativados pela via neuroendócrina (acetilcolina, produzida pelo nervo vago), endócrina (gastrina, produzida pelas células G do antro, que estimula a liberação de pepsina) e parácrina (histamina, produzida pelas células enterocromafins símile). Quando a acetilcolina, gastrina ou histamina se unem aos seus receptores específicos na membrana da célula parietal ativam o AMP cíclico ou canais de cálcio (segundo mensageiro da produção ácida), que ampliam o estímulo inicial, culminando com a produção de hidrogênio-potássio-ATPase ativada no canalículo secretor das células apicais do epitélio da glândula, sendo realizada a troca de íon potássio por hidrogênio através desta bomba de prótons, com passagem passiva do cloro para o lúmen do órgão.

As prostaglandinas agem na mesma região, inibindo a secreção ácida.

A região antral possui as células G, produtoras de gastrina, e as células D, produtoras de somatostatina.

A secreção acidopéptica ocorre nas três fases da digestão (cefálica, gástrica e intestinal). Durante a fase cefálica, a exposição visual ou olfativa ao alimento estimula a ação colinérgica do nervo vago. A distensão gástrica e o conteúdo proteico alimentar estimulam a fase gástrica da secreção e, quando o alimento chega ao duodeno, é iniciada a fase intestinal.

A histamina é o principal estimulador da secreção ácida e, provavelmente, seu principal mediador fisiológico.

A gastrina é o principal regular endócrino da secreção ácida diante de um estímulo proteico. Ela tem ação direta nas células parietais, além de estimular as células enterocromafins a liberarem histamina, que por sua vez também irão estimular as células parietais na produção ácida.

A diminuição da acidez, a distensão gástrica e os aminoácidos estimulam a produção de gastrina. A distensão gástrica promove ativação colinérgica e os aminoácidos, além de ação direta nas células G, ativam neurônios liberadores de acetilcolina e de peptídios liberadores de gastrina (bombesinas). Quando o pH intragástrico atinge níveis baixos e quando a distensão gástrica é mais reduzida, a secreção de gastrina é inibida, por meio da liberação de somatostatina pelas células D do antro. A somatostatina, além da inibição da produção de gastrina, é também responsável pela inibição da secreção de histamina, sendo, portanto, o inibidor da secreção ácida.

A prostaglandina E_2 inibe a secreção de ácido; inibe a estimulação de células parietais, diminuindo a liberação de histamina secundária à liberação de gastrina, além de promover a produção de muco protetor.

Em recém-nascidos, o pH gástrico varia de 6,0 a 8,0, havendo elevação da secreção ácida com níveis semelhantes aos do adulto em 24 a 48 horas. A secreção volta então a diminuir, atingindo níveis próximos aos dos adultos ao redor de 3 a 4 anos de idade (160mmol/l).

Para que o meio gástrico permaneça em equilíbrio diante da constante acidez, fatores de proteção da mucosa são também essenciais. Enquanto o pH na luz do estômago é aproximadamente 2,0, o pH na superfície mucosa é neutro, em torno de 7,0. Isso se deve à produção de muco e bicarbonato pelas células do epitélio. O bicarbonato é secretado continuamente pelas células epiteliais, mantendo o pH neutro. O muco forma uma camada de polímeros de glicoproteína com cerca de 0,4mm de espessura (10 vezes mais espesso que a camada epitelial), que retarda a progressão retrógrada do hidrogênio.

A integridade da barreira mucosa constitui um dos fatores mais importantes. A membrana da célula apical parece ter uma resistência natural contra o ácido e a pepsina.

A hidrofobicidade da mucosa impede que agentes irritantes hidrossolúveis, como por exemplo o ácido acetilsalicílico e os sais biliares, penetrem e danifiquem a mucosa. Essa hidrofobicidade ocorre porque o epitélio gástrico possui moléculas surfactantes, como os fosfolipídios anfotéricos com duas cadeias de hidrato de carbono hidrofóbico, orientados para a superfície externa.

O fluxo sanguíneo adequado da mucosa fornece a oxigenação necessária e a rápida remoção de íons hidrogênio dos tecidos, além de promover a produção de prostaglandinas e outras substâncias citoprotetoras.

Os mecanismos de proteção de mucosa acima descritos parecem ocorrer também na mucosa duodenal, que tem ainda como fator de proteção a secreção de bicarbonato pelo pâncreas.

ETIOPATOGENIA DA DOENÇA PÉPTICA

Fatores endógenos e exógenos podem contribuir para a inflamação da mucosa e formação de ulcerações. Entre os fatores endógenos mais importantes encontram-se a hipersecreção de ácido, gastrina e pepsina e a isquemia. Fatores exógenos frequentes são a infecção pelo *Helicobacter pylori* e a ingestão de drogas. Em muitas ocasiões, a associação de características endógenas do paciente e fatores exógenos ambientais agem em conjunto, culminando com a inflamação e lesão de mucosa.

Características genéticas estão envolvidas na gênese da doença péptica. Aproximadamente 50% dos ulcerosos têm parentes de primeiro ou de segundo grau também acometidos e a concordância da doença em gêmeos monozigóticos é quase três vezes maior que em gêmeos dizigóticos.

A doença péptica é mais frequente em pessoas do grupo sanguíneo O, que equivale ao antígeno de Lewis b. O *Helicobacter pylori* possui uma adesina (adesina BabA) que se liga aos antígenos de Lewis b. Assim, a carga viral nos indivíduos desse grupo sanguíneo pode ser maior, propiciando o desenvolvimento da doença. Além disso, fatores genéticos do hospedeiro determinam resposta imunológica e inflamatória à infecção, podendo culminar em doença de maior gravidade.

Foi também demonstrado que crianças com úlcera duodenal e seus familiares apresentam padrão de hipersecreção de gastrina e pepsinogênio I. As frações 1 e 3 do pepsinogênio I (precursor da pepsina), que são as de maior atividade proteolítica, encontram-se elevadas na maioria dos pacientes ulcerosos.

A produção de ácido está, em geral, aumentada na úlcera duodenal, sendo normal ou baixa na úlcera gástrica. A secreção ácida basal é duas a três vezes maior nos pacientes com úlceras duodenais. Estes indivíduos apresentam também esvaziamento gástrico mais rápido, propiciando que maior quantidade de ácido e pepsina cheguem ao duodeno. Esse aumento na produção ácida é explicado pela elevação do número de células parietais no estômago e maior sensibilidade dessas células aos estímulos secretores, que deve ser geneticamente determinado. A sensibilidade da célula parietal à gastrina é três vezes maior na úlcera duodenal. Outro fator que explica a maior acidez é a menor sensibilidade das células G do antro gástrico aos mecanismos inibitórios da produção do ácido.

A maioria das úlceras gástricas está relacionada a uma pangastrite, com consequente diminuição da massa funcional de células parietais e da produção acidopéptica. A inflamação e o comprometimento dos fatores de defesa da mucosa são os principais responsáveis pelas lesões.

Na doença ulcerosa péptica primária da infância, o comprometimento duodenal é 20 a 30 vezes mais prevalente que o gástrico em grandes centros americanos, sendo em 80 a 85% das vezes a doença associada à infecção pelo *Helicobacter pylori*. O restante, 15 a 20%, não apresenta a bactéria em exames de rotina, sendo considerada a hipersecreção acidopéptica o principal fator desencadeante da doença.

Doenças que provocam estados hipersecretores, como a síndrome de Zollinger-Ellison e a hiperplasia de células G do antro (pseudossíndrome de Zollinger-Ellison), são extremamente raras em criança. A síndrome de Zollinger-Ellison é decorrente de tumores produtores de gastrina (gastrinomas), com localização pancreática em sua grande maioria, havendo também descrição de tumores solitários em estômago, fígado e rins. A hiperplasia de células G antrais é caracterizada por hipercloridria, ulceração péptica e resposta pós-prandial à gastrina exagerada, associada à ausência de resposta durante estimulação com secretina.

Outras doenças sistêmicas, como a mastocitose, a síndrome do intestino curto, e o hiperparatireoidismo também estão relacionados à hipersecreção de ácido.

Helicobacter pylori

O *Helicobacter pylori* é uma bactéria gram-negativa espiralada que coloniza o epitélio gástrico, sendo importante na gênese da doença péptica tanto por provocar inflamação, como pela sua capacidade de alterar os mecanismos que regulam a produção do ácido e de fatores de proteção da mucosa.

Foi primeiramente isolada em 1983 por Warren e Marshall e, desde então, sabe-se que seu papel é essencial na etiopatogenia da doença péptica.

É uma bactéria espiralada flagelada, com 4 a 7 flagelos à microscopia eletrônica, o que lhe confere extrema mobilidade (fla A e fla B) e possibilita sua penetração pela barreira mucosa, com consequente adesão aos receptores das células epiteliais. Tem como característica bioquímica a produção de urease, que transforma ureia em amônia, o que neutraliza o ácido ao seu redor, elevando o pH e permitindo sua sobrevivência por anos, mesmo no ambiente ácido hostil de estômago, para posterior penetração na mucosa.

A presença de duas citotoxinas (vac A e cag A), codificadas geneticamente, induz à resposta inflamatória de maior magnitude e geralmente se associa a doenças mais graves.

A resposta imune mediada por linfócitos T promove aumento dos níveis de interleucinas, principalmente interleucinas-1, 2, 6 e 8, e de fator de necrose tumoral (TNF-α), que afetam enormemente o muco e a concentração de bicarbonato da superfície celular, assim como da secreção ácida. Elas atuam nas células D, inibindo a produção de somatostatina com consequente aumento da gastrina e da secreção ácida.

A bactéria induz à liberação de vários compostos, entre eles a enzima ciclo-oxigenase 2 (Cox-2), que pode levar à ativação de outras substâncias pró-inflamatórias, comprometendo ainda mais a proteção da mucosa.

Quando a infecção é limitada à mucosa antral, é acompanhada por aumento significativo da gastrina plasmática e a secreção de ácido torna-se excessivamente elevada. A infecção reduz a secreção duodenal de muco e bicarbonato, tornando a mucosa permeável e facilmente agredida por íons hidrogênio e outros irritantes, acarretando o desenvolvimento de metaplasia gástrica no duodeno, a qual é colonizada pelo *Helicobacter pylori*, que estimula resposta inflamatória local, predispondo à formação de úlcera.

Predomina ativação do sistema imune T helper 1 sobre T helper 2, produzindo resposta imune da classe IgG pobre e IgA quase nula, o que deve determinar a tendência à reinfecção. A gastrite antral e a úlcera duodenal são descritas como as principais características da infecção em crianças.

A colonização crônica está ainda envolvida na patogênese do câncer gástrico (adenocarcinoma e linfomas, especialmente o linfoma tipo MALT – *associated lymphoid tissue*). O risco de carcinoma gástrico aumenta 2,3 a 8,7 vezes em adultos infectados e, por isso, foi classificado como agente carcinógeno tipo I pela World Health Organizatinon (WHO). Há indícios da associação da bactéria com outras doenças, entre elas a trombocitopenia autoimune.

A infecção pelo *Helicobacter pylori* é a infecção bacteriana mais comum em humanos de todas as faixas etárias. Estima-se que a prevalência dessa infecção seja de 0,5% no primeiro ano de vida nos países industrializados, com crescimento de 0,5% ao ano até atingir a puberdade. Nos países em desenvolvimento atinge cifras de 10% no primeiro ano de vida, com crescimento entre 3 e 10% ao ano até a puberdade.

Acredita-se que a via de transmissão seja fecal-oral ou oral-oral, uma vez que a bactéria foi isolada de fezes e vômitos de pacientes infectados e na saliva e placa dental de adultos e crianças contaminados, sendo a frequência de infecção intimamente relacionada a níveis socioeconômicos desfavoráveis.

Sua incidência parece estar diminuindo, principalmente em países desenvolvidos, sendo atribuída a melhores condições de vida, entre elas tratamento de água e esgoto e melhores condições de moradia, além de uso mais liberal de antibióticos.

O reservatório natural parece ser o homem, além de animais domésticos, especialmente o gato, e mananciais de água.

Muitas pessoas permanecem assintomáticas por anos e terminam por depurar o agente infectante. Alguns indivíduos infectados desenvolvem gastrite crônica ativa, principalmente de localização antral, o que pode relacionar-se com a doença ulcerosa, especialmente duodenal. A longo prazo, os adultos infectados podem desenvolver gastrite atrófica e metaplasia intestinal gástrica, fatores considerados de risco para a ocorrência de carcinoma *in situ*.

QUADRO CLÍNICO

Doença primária

A doença péptica primária normalmente apresenta evolução crônica, com sintomatologia de caráter insidioso e recidivante, sendo seu diagnóstico difícil de ser estabelecido, principalmente em lactentes e pré-escolares, nos quais a doença é menos prevalente e os sintomas são mais inespecíficos. Nesta faixa etária, a dor abdominal é a queixa mais frequente dos consultórios, sendo o principal sintoma referido de um grande espectro de doenças, desde doenças muito comuns da infância, como constipação intestinal e parasitoses, até distúrbios psiquiátricos e tumores, o que faz seu diagnóstico ser tardio.

O diagnóstico é precoce quando a manifestação clínica inicial é a hemorragia digestiva alta (hematêmese ou melena), complicação esta comum em crianças ou, raramente, em casos de abdome agudo perfurativo.

A dor abdominal é o sintoma predominante e presente na quase totalidade dos casos, sendo sua característica mais comum referida por alguns autores a variabilidade. Geralmente apresenta localização difusa em pacientes com até 7 a 8 anos de idade, tornando-se referida em região epigástrica nos de mais idade, principalmente nos adolescentes. Sua intensidade é variável, possivelmente pela diferença do limiar de dor entre as diversas pessoas, mas normalmente é uma dor que limita as atividades habituais, podendo intensificar-se após as refeições, no período noturno ou pela manhã. Pode ser diária e constante, até recorrente e com longos períodos de remissão.

Náuseas e vômitos são sintomas bastante comuns, referidos em 40 a 75% dos casos, principalmente nas crianças menores de 6 anos. Vômitos alimentares e biliosos persistentes ou incoercíveis podem ocorrer em casos de estenoses antrais ou bulbares secundárias ao processo de cicatrização das úlceras.

Outros sintomas como pirose, sialorreia, sensação de plenitude pós-prandial, anorexia, perda de peso, distensão abdominal, eructações e meteorismos ocorrem mais raramente.

A anemia ferropriva associada a sintomas dispépticos e refratária ao tratamento com compostos ferrosos pode ser secundária a doença péptica associada ao *Helicobacter pylori*. Quando esta bactéria coloniza a mucosa gástrica, pode interferir no metabolismo do ferro, prejudicando sua absorção, o que determina níveis significativamente baixos de ferritina.

Doença secundária

A doença péptica secundária manifesta-se com sinais e sintomas de natureza aguda, sendo a hemorragia digestiva alta sua principal apresentação clínica. Raramente pode apresentar-se como abdome agudo perfurativo. Está principalmente relacionada a fatores isquêmicos e alteração dos fatores de proteção de mucosa, que ocasionam mais frequentemente lesões em mucosa gástrica.

A doença clínica subjacente e a profundidade e extensão das lesões da mucosa gastroduodenal determinam a gravidade e o prognóstico.

DIAGNÓSTICO

O diagnóstico da doença péptica baseia-se no diagnóstico dos sinais inflamatórios da mucosa gastroduodenal e de possíveis lesões hemorrágicas e no diagnóstico da presença ou não de infecção pela bactéria *Helicobacter pylori*.

A dosagem do hematócrito e de hemoglobina são úteis na suspeita de hemorragia digestiva franca, para avaliar o grau de perda sanguínea e consequentemente da gravidade da lesão hemorrágica, assim como a existência de possível perda crônica de sangue, secundária ao processo inflamatório da mucosa; nestes casos, a pesquisa de sangue oculto nas fezes é algumas vezes utilizada.

A endoscopia digestiva alta é o exame de escolha para o diagnóstico da doença péptica gastroduodenal, a qual pode ser realizada em todas as idades, mesmo em recém-nascidos e crianças de baixo peso. Possibilita a visualização direta das lesões, com avaliação do seu grau de atividade e gravidade, a coleta de material para exame histopatológico e para pesquisa de *Helicobacter pylori*, além de permitir o tratamento de lesões hemorrágicas. Em casos raros de estenoses antropilóricas ou duodenais secundários à retração cicatricial de ulcerações, o tratamento endoscópico ocasionalmente pode ser instituído.

O estudo radiológico contrastado do estômago e duodeno, método muito utilizado em décadas passadas, foi praticamente abandonado na atualidade para o diagnóstico desta doença, sendo o exame radiológico simples útil para o diagnóstico de possíveis perfurações secundárias a rupturas de úlceras.

Achados endoscópicos

O achado endoscópico mais frequente em crianças é a gastrite antral, que se apresenta como enantema difuso ou nodularidade de mucosa, estando a última na maioria das vezes associada à infecção pelo *Helicobacter pylori*. A pangastrite, que corresponde ao ocometimento de duas ou mais regiões gástricas, também é um achado de elevada frequência.

A presença de erosões pode também ocorrer, sendo estas lesões geralmente mais proeminentes em antro. As erosões podem ser planas ou elevadas e é comum a presença de gastrite erosiva plana em casos de doença secundária, sendo, nesta circunstância, este tipo de gastrite denominado por alguns autores de lesão aguda de mucosa gástrica (LAMG).

Erosões bulbares também são achados endoscópicos comuns; são frequentemente associadas ao *Helicobacter pylori* e podem preceder à formação de úlceras.

Na doença ulcerosa primária, a localização da ulceração é com frequência bulbar e normalmente se associa à gastrite antral. Na doença ulcerosa secundária, a úlcera normalmente se localiza em estômago, estando mais frequentemente associada à pangastrite.

A lesão ulcerada apresenta um ciclo que se inicia na fase aguda, passando por um processo de cicatrização para finalmente se estabelecer a cicatriz, o que ocorre em um tempo bastante variável, desde semanas até meses ou anos. Endoscopicamente, o diagnóstico pode ser realizado em qualquer destas fases, sendo utilizada a classificação de Sakita para o diagnóstico endoscópico.

Durante os episódios hemorrágicos, além do diagnóstico das lesões sangrantes e da avaliação endoscópica da possibilidade ou não de ressangramento destas lesões, podem ser realizado diversos tratamentos endoscópicos, utilizando-se métodos como injeções de agentes esclerosantes, tamponamento mecânico com clipes ou ligaduras elásticas, plasma de argônio, entre outros.

Achados histológicos

Na gastrite aguda, as mudanças são geralmente inespecíficas, independente da causa que provocou a agressão à mucosa, e restringem-se às regiões endoscopicamente anormais. Quando secundária a processos infecciosos iniciais, ingestão de medicamentos como sulfato ferroso, substâncias corrosivas ou álcool, ocorrem alterações epiteliais degenerativas permeadas por neutrófilos, associados a edema intersticial. Em casos de uso prolongado de anti-infamatórios não hormonais e reflexo duodenal gástrico prolongado, observam-se edema, ectasia e congestão vascular, infiltrado linfocitário e alterações regenerativas do epitélio de revestimento, sendo o infiltrado inflamatório mínimo ou inexistente, caracterizando um processo reativo. Erosões de mucosa e ulcerações são caracterizadas por necrose epitelial, exsudato fibrinoso, infiltração de neutrófilos e mudanças regenerativas na mucosa adjacente intata.

A resolução de uma gastrite aguda é caracterizada pela regeneração epitelial sem o desenvolvimento de inflamação mononuclear significativa ou outros achados de gastrite crônica.

A gastrite crônica representa uma sequela inespecífica a uma agressão difusa, multifatorial, de longa duração. Pode progredir em intensidade, desde uma inflamação superficial até estágios de inflamação mais profunda, com atrofia de mucosa e graus crescentes de metaplasia intestinal. Na inflamação crônica, há aumento de células mononucleares (linfócitos e plasmócitos) na lâmina própria. O grau de atividade é representado pela presença de neutrófilos na lâmina própria, particularmente intraepiteliais.

A presença do *Helicobacter pylori* pode ser detectada pela coloração habitual com hematoxilina-eosina, com corantes como o Giemsa e prata ou por meio de imuno-histoquímica usando anticorpos anti-*Helicobacter*.

Diagnóstico da infecção pelo *Helicobacter pylori*

A infecção pelo *Helicobacter pylori* pode ser identificada por meio de métodos considerados invasivos ou diretos (necessitam de exame endoscópico para a coleta de amostras de tecido gástrico) e métodos não invasivos.

Os métodos invasivos mais utilizados na prática clínica são o teste da atividade da urease e exame histopatológico. São ainda realizados com fragmentos de mucosa gástrica a cultura da bactéria e os testes de biologia molecular.

O teste respiratório com ureia marcada com carbono-13, a pesquisa de anticorpos bacterianos no sangue, urina e fezes e a pesquisa de antígenos fecais são considerados métodos não invasivos ou indiretos.

Teste de atividade da urease

O material obtido por biópsia é colocado em um frasco contendo ureia e solução tampão (vermelho fenol). A urease produzida pela bactéria, quando presente, transforma a ureia em amônia, que modifica o pH, transformando a cor do meio de amarelo para rosa.

É um teste de elevada sensibilidade (80 a 100%) e especificidade (80 a 90%) em adultos, sendo de fácil execução. Em crianças, a sensibilidade do teste é menor (75%), especialmente naqueles com menos de 2 anos de idade. Isto ocorre porque a carga viral é mais baixa na infância, elevando-se com o decorrer da vida. Por essa razão, recomendam-se no mínimo dois fragmentos de mucosa para o teste da urease (uma do antro e uma do corpo) na tentativa de elevar sua sensibilidade, sendo ainda recomendado, de preferência, dois testes diferentes (geralmente urease e histopatológico) para a pesquisa do *Helicobacter pylori* na infância.

Exame para a identificação da erradicação da bactéria após o tratamento da infecção deve ser realizado no mínimo três meses após o término do tratamento, uma vez que os antimicrobianos e inibidores de secreção acidopéptica podem diminuir a carga viral, propiciando falsos resultados.

Exame histológico

É realizado por meio da pesquisa direta da bactéria, que pode ser identificada no lúmen gástrico ou aderida na superfície apical da célula mucosa. Realiza-se coloração habitual com hematoxilina-eosina, podendo também ser utilizada coloração com Giemsa ou prata, sendo extremamente sensível e específico. A imuno-histoquímica usando anticorpos *anti-Helicobacter pylori* pode também ser realizada.

A densidade de bactérias correlaciona-se ao grau de intensidade da gastrite, sendo praticamente inexistente em mucosa normal ou com gastrite inativa. A distribuição dos micro-organismos na mucosa é desigual, motivo pelo qual devem ser realizadas e analisadas múltiplas biópsias. A presença de atrofia de mucosa e metaplasia intestinal gástrica, ao contrário dos adultos, é rara na criança. A mucosa duodenal mostra duodenite crônica ativa, com metaplasia gástrica focal na superfície do epitélio, alterações estas presentes em mais de 45% dos pacientes com gastrite antral associada ao *Helicobacter pylori* e sua prevalência aumenta com a idade.

Cultura

É um método bastante específico para o diagnóstico da infecção, com sensibilidade variando de 77 a 94,6%. Além do isolamento da bactéria, permite o estudo de seus fatores de virulência e suscetibilidade a antimicrobianos.

O sucesso do isolamento da bactéria depende de vários fatores, entre eles a utilização de meio seletivo e indicador apropriados, transporte adequado e, assim como no teste da urease, é necessário o uso de pelo menos dois fragmentos de mucosa gástrica, um de antro e um de corpo.

Devido a sua baixa especificidade e dificuldades técnicas para sua realização, rotineiramente não é utilizado na prática clínica.

Técnicas de biologia molecular

São testes de alto custo, utilizadas em âmbito experimental para o diagnóstico da infecção, genotipagem dos marcadores de virulência e determinação da suscetibilidade da bactéria aos antimicrobianos.

A pesquisa do DNA da bactéria demonstrando infecção pode ser pesquisada pela reação em cadeia da polimerase (PCR) ou por reação de hibridação *in situ* com fluorescência (FISH), com sensibilidade de 95% e especificidade de 100%.

A identificação de fatores de virulência, como cag A e vac A, pode ser realizada por meio de PCR, PCR seguido de hibridação e PCR em tempo real. Para a identificação de outros genes de virulência, como BabA, dupA, SabA e oipA, é necessária a amplificação da cadeia, seguida de seu sequenciamento.

Teste respiratório

Assim como no teste da urease em fragmentos de mucosa gástrica, também se baseia na capacidade de a bactéria produzir a enzima urease. Pode ser realizado com carbono-13 ou carbono-14, sendo o primeiro preferível em crianças por não ser radiativo.

É oferecida para o paciente alimentação associada a ureia marcada com carbono-13. A bactéria produz urease, que transforma a ureia em amônia e bicarbonato marcado. O bicarbonato é absorvido e eliminado no ar expirado como CO_2 marcado, que é captado e analisado em espectofotômetro de massa. Apresenta sensibilidade e especificidade superior a 95% para o diagnóstico de infecção, sendo na atualidade realizado mesmo para crianças pequenas, menores de 6 anos de idade.

Apesar de seu alto custo, é considerado por alguns centros o teste de escolha para o controle de tratamento da infecção pelo *Helicobacter pylori*, tanto em adultos como em crianças. Os inibidores de bomba de prótons e antimicrobianos podem ocasionar resultados falso-negativos, devendo ser os primeiros suspensos no mínimo 15 dias antes do exame e os últimos pelo menos 30 dias antes da realização do exame. O uso de antagonistas H_2 da histamina e antiácidos parece não interferir no resultado.

Pesquisa de anticorpos anti-*Helicobacter pylori*

É realizada geralmente por meio do método imunoenzimático (ELISA) no sangue, o qual apresenta baixa sensibilidade e especificidade para o diagnóstico de infecção em crianças (sensibilidade de 44,4% para crianças entre 2 e 6 anos e 76,7% entre 7 e 11 anos), sendo utilizada somente para estudos epidemiológicos.

A infecção por esta bactéria produz no hospedeiro resposta imunológica celular e humoral, resultando na produção de anticorpos *anti-Helicobacter pylori* das classes IgM, IgA e IgG. Os primeiros são detectados logo após o início da infecção. Os dois últimos são detectados cerca de três semanas até três meses após o início da infecção aguda, podendo ser detectados até aproximadamente dois anos depois da erradicação da bactéria.

Pesquisa de antígenos de *Helicobacter pylori* nas fezes

Geralmente é realizada pelo método imunoenzimático, podendo também ser utilizados testes imunocromatográficos. Apresentam elevada sensibilidade e especificidade em nossa população (95%), embora haja relatos de menor sensibilidade em crianças menores de 6 anos de idade. Por tratar-se de método não invasivo, vem sendo utilizado em estudos epidemiológicos. Sangramentos no trato gastrointestinal, uso de antimicrobianos e de inibidores da bomba de prótons diminuem a sensibilidade do teste.

TRATAMENTO

O tratamento da doença péptica visa a melhora e remissão dos sintomas, cicatrização das lesões e controle das recidivas, evitando possíveis complicações, como sangramentos e estenoses.

A terapêutica farmacológica é utilizada na tentativa de cicatrização das lesões e erradicação do *Helicobacter pylori* quando presente, agente este implicado na manutenção e recidiva da doença.

Terapêutica dietética, como não consumo de bebidas alcoólicas e de fumo, deve ser estimulada em adolescentes, não havendo porém evidências que regimes alimentares promovam a cura das lesões.

Utilizam-se medicamentos que inibem ou neutralizam a secreção ácida (inibidores da bomba de prótons, bloqueadores H_2 e antiácidos) e drogas com ação na barreira protetora da mucosa (sucralfato, sais de bismuto).

Os inibidores da bomba de prótons (IBP) são os mais potentes bloqueadores da secreção ácida, sendo o omeprazol seu representante mais utilizado na prática clínica pediátrica. Bloqueiam especificamente a enzima hidrogênio-potássio-ATPase da membrana apical da célula parietal, com consequente supressão da produção ácida. O omeprazol pode ser administrado por via oral e intravenosa, uma a duas vezes ao dia, 30 minutos antes das refeições, com dose variando entre 0,7 e 3,3mg/kg/dia. A cicatrização completa das lesões, com seis semanas de uso, é atingida em até 100% dos casos.

Outros inibidores de bomba de prótons menos utilizados em crianças são o lanzoprazol (1,4 a 2,5mg/kg/dia), o pantoprazol (20 a 40mg/dia), o rabeprazol (10 a 20mg/dia) e o esomeprazol (1,7 a 3,7mg/kg/dia).

Os antagonistas dos receptores H_2 (bloqueadores H_2) inibem a secreção ácida, competindo com os receptores H_2 das células parietais, e reduzem a secreção acidopéptica. São drogas seguras e eficazes em promover a cicatrização das úlceras (80 a 100%), existindo no mercado a famotidina, a ranitidina e a cimetidina, que diferem em potência em ordem decrescente. A ranitidina é a droga mais utilizada em nosso meio, com dose de 5 a 10mg/kg/dia por via oral, dividida em duas tomadas. A dose da cimetidina comumente utilizada é 20 a 30mg/kg/dia em duas tomadas, e da famotidina, 0,5 a 1mg/kg/dia duas vezes ao dia.

Os antiácidos diminuem a concentração de íons hidrogênio e neutralizam a secreção ácida. A composição e a potência são muito variáveis nas diversas apresentações, sendo necessário quatro doses diárias, o que muitas vezes dificulta a aderência ao tratamento, com resposta terapêutica não uniforme. A dose utilizada é 0,5 a 1mg/kg/dia.

O sucralfato é um sal de alumínio com sacarose sulfatada que, em meio ácido, adere-se à mucosa lesada melhorando a barreira mucosa contra a secreção acidopéptica e sais biliares. Tem demonstrado eficácia na gastrite secundária ao refluxo duodenogástrico de sais biliares e em gastrites e úlceras de estresse. A dose utilizada é 40 a 80mg/kg/dia dividida em quatro doses (máximo de 1g quatro vezes ao dia).

Assim como o sucralfato, os sais de bismuto agem criando uma barreira protetora contra a ação ácida, aumentam a produção local de muco e prostaglandinas e possuem ação antimicrobiana isolada. A dose recomendada é 120mg/1,73m^2 duas vezes ao dia (máximo de 120mg quatro vezes ao dia).

Helicobacter pylori

A prevalência do Helicobacter pylori é alta em países em desenvolvimento, sendo muitas crianças infectadas pela bactéria assintomáticas. No decorrer da vida, o risco de reinfecção, principalmente em crianças que vivem em moradias com muitas pessoas, também é elevado. Por outro lado, a resistência bacteriana aos antimicrobianos é alta, com necessidade atual do uso de três medicamentos concomitantes para sua erradicação, com índice de erradicação variável. O custo do tratamento é elevado, sendo os medicamentos passíveis de efeitos colaterais.

Por esses motivos, muito se discute sobre quem deve ser submetido ao tratamento de erradicação do Helicobacter pylori.

Os consensos atuais, baseados principalmente em pacientes adultos, apontam para a necessidade de tratamento em pacientes ulcerosos (gástricos ou duodenais), em pacientes com doença péptica e com antecedente de câncer gástrico na família e em pacientes com bulboduodenite erosiva, a qual pode anteceder aos quadros ulcerosos. Para pacientes com gastrite, o tratamento deve depender da evolução clínica.

Os esquemas terapêuticos mais eficazes consistem em um inibidor de bomba de prótons (IBP) e dois antimicrobianos durante 10 a 14 dias, mantendo o IBP até completar no mínimo seis semanas de tratamento. É recomendável que pelo menos um dos antimicrobianos tenha ação sistêmica (depois de absorvido seja excretado na mucosa gástrica de forma ativa). As substâncias que possuem estas qualidades são os macrolítios e os derivados imidazólicos (metronidazol e tinidazol).

No Brasil, o esquema com furazolidona, claritomicina e inibidor de bomba de prótons mostrou taxas de erradicação elevadas. Os regimes de tratamento com claritomicina e amoxicilina, ou claritomicina e metronidazol, associados a IBP, mostraram taxas de erradicação entre 70 e 85%.

Resistência à claritromicina e ao metronidazol tem sido descrita, com taxas que variam de acordo com a região. Outros antimicrobianos utilizados são a tetraciclina e as quinolonas, lembrando que o uso pediátrico destas drogas é bastante questionável.

CASO CLÍNICO

Discussão de caso

H.H.S., sexo feminino, natural de Campinas – SP.

Data de nascimento: 03/12/1996

Paciente encaminhada da Unidade Básica de Saúde para o Ambulatório de Gastropediatria do Hospital de Clínicas da Unicamp com queixa de dor abdominal epigástrica há um ano, com piora nos últimos dois meses, quando passou a apresentar pirose e episódios isolados e esporádicos de vômitos. Desde então refere aumento da frequência da dor e da sua intensidade. A dor é diária, não tem relação clara com a ingestão de alimentos. Melhora com o uso de antiácido, que faz de forma irregular e esporádica. Nega alteração do hábito intestinal e urinário. Nega crises de dor.

Antecedentes pessoais

• Segunda filha, irmão saudável, com 10 anos. Nasceu a termo, com peso e estatura adequados.

• Mamou no seio materno até os 9 meses, teve desenvolvimento neuropsicomotor adequado na infância.

• Frequenta 7º ano na escola do bairro, com bom aproveitamento. Faz curso complementar no Sesi de computação 1 vez/semana e escolinha de basquete 2 vezes/semana.Tem bom relacionamento com os pais e irmãos. Ajuda a cuidar da casa porque pai e mãe trabalham fora. Não fuma nem bebe. Não iniciou atividade sexual.

• Mora em casa própria do bairro popular, DIC 6, com saneamento básico adequado.

• Vacinação básica: completa.

• Teve varicela com 7 anos e uma pneumonia com 2 anos.

Familiares

• Pai: úlcera com bactéria (sic) que foi tratado por duas vezes. Atualmente bem.

• Mãe: obesidade, hipertensão arterial e cálculo na vesícula operada há três anos.

• Irmão: com boa saúde.

Exame físico

- Peso = 50kg, estatura = 150, PA = 11,7 × 7,6, FR = 24 ciclos/min, FC = 76 bat/min.
- Bom estado geral, hidratada, corada, eupneica, anictérica, acianótica, ativa, afebril, normotensa.
- Abdome: plano, flácido, com sensibilidade à palpação do epigastro.
- Fígado: não palpável. Baço: não palpável. Demais dados do exame físico foram normais.

Análise

Objetivos:

- Estabelecer o diagnóstico etiológico da epigastralgia a partir do quadro clínico e com isso orientar os exames subsidiários indicados.
- Apresentar uma visão crítica dos exame subdisiários realizados.
- Discutir tratamento e seguimento da paciente.

Considerações

Paciente adolescente com queixa objetiva de dor epigástrica, com piora nos últimos meses, e antecedente familiar de doença péptica e de litíase biliar. No exame físico apresenta sensibilidade à palpação do epigastro. Como a dor é constante e não em crises, sugere doença de curso mais longo, afastando as causas agudas de dor abdominal como abdome agudo inflamatório ou obstrutivo e colecistite aguda. Com a localização em epigastro, as hipóteses diagnósticas são direcionadas para os órgãos de trato digestório alto: esôfago, estômago e duodeno. Devemos pensar em esofagite, gastrite, duodenite e doença ulcerosa, além de cálculo biliar. O antecedente materno de colecistopatia da mãe e o do pai de doença péptica devem ser considerados. Foram então solicitados os seguintes exames: hemograma completo, transaminases, amilase, gamaglutamiltransferase, ultrassonografia de abdome total, endoscopia digestiva alta, urina I e parasitológico seriado (três amostras).

A etiologia mais frequente em escolares e adolescentes é a doença péptica associada à hipersecreção cloridopéptica e à infecção pelo *Helicobacter pylori*. Cálculo biliar, moléstias pancreáticas e hepáticas, bem como parasitoses devem ser afastadas.

Abaixo relacionados estão os exames laboratoriais realizados no Hospital de Clínicas da Unicamp.

Resultados dos exames laboratoriais 10/03/2010

- Hemograma: hemoglobina = 13,5g/dl, plaquetas = 250.000/mm³, leucócitos = 7.600/mm³ sem alterações morfológicas e no diferencial para a idade.

- AST = 25U/l (até 35), ALT = 20 U/l (até 28), GGT = 12U/L (até 40), amilasemia = 62 (nl), urina I = sem alterações, parasitológico (três amostras) = negativo, ultrassonografia de abdome total = sem alterações.

Endoscopia digestiva alta

- Hipofaringe: sem alterações no cricofaríngeo.
- Esôfago: forma, calibre, distensibilidade e aspecto da mucosa preservados em todo o órgão. Transição esofagogástrica localizada junto ao pinçamento diafragmático. Ausência de erosões.
- Estômago: distensibilidade gástrica preservada. Mucosa de fundo e corpo de aspecto normal. No antro, presença de pequenas nodulações brilhantes da mesma coloração da mucosa em grande quantidade, conferindo aspecto granular à mucosa. Lago mucoso claro e em volume normal. Piloro centrado e pérvio.
- Duodeno: bulbo amplo, mucosa de aspecto normal. Região pós-bulbar sem alterações.

Conclusão

Gastrite endoscópica nodular intensa de antro gástrico e enantemática leve de fundo gástrico (Figs. 7.1, 7.2 e 7.3).

Colhido biópsia para exame anatomopatológico e urease de corpo e antro gástrico (Fig. 7.4).

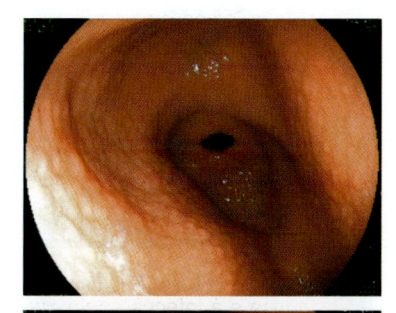

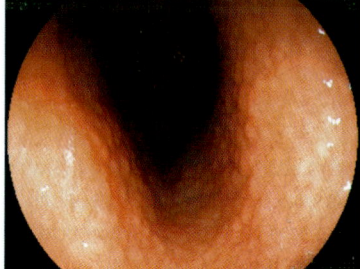

Figura 7.1 – Antro gástrico: gastrite nodular intensa.

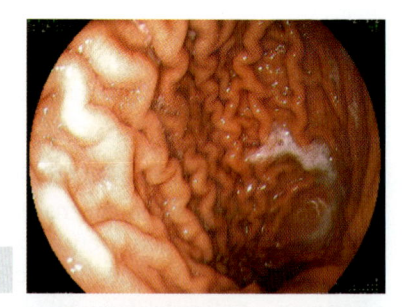

Figura 7.2 – Corpo gástrico normal.

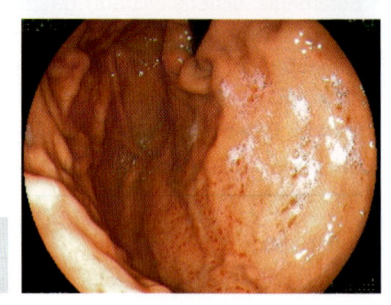

Figura 7.3 – Fundo gástrico: gastrite enantemática.

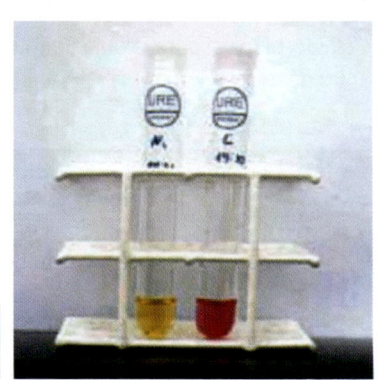

Figura 7.4 – Teste rápido de urease = positivo (frasco da direita).

Biópsia

Detectou processo inflamatório crônico e numerosos bacilos do *H. pylori*.

A paciente apresenta gastrite nodular de antro que é a forma mais comum de gastrite em adolescentes, associada a infecção pelo *H. pylori*. Foram afastadas outras enfermidades, dentre elas a úlcera péptica, menos comum porém de curso mais crônico e agressivo que nos adultos. Como nos adultos as gastrites são classificadas de acordo com a classificação de Sidney, mais recentemente a nodular tem sido descrita como associação frequente com a infecção pelo *Helicobacter pylori*.

Gastrites

Classificação endoscópica

Sistema Sidney		
Topografia	Categoria	Grau de intensidade
Pangastrite	Enantematosa	Leve
Gastrite do antro	Erosiva plana	Moderada
Gastrite do corpo	Erosiva elevada	Grave
	Atrófica	
	Hemorrágica	
	Refluxo	
	Pregas mucosas hiperplásicas	

No caso das úlceras pépticas utilizamos a classificação de Sakita:

Úlcera péptica

Classificação de Sakita

O ciclo evolutivo da úlcera péptica, segundo a classificação de Sakita, é dividido em três estágios: A (de *active*), H (de *healing*) e S (de *scar*).

O aspecto característico do estágio A é o depósito de fibrina, sendo em A1 a margem edemaciada e em A2 desaparece o edema marginal e forma-se um anel eritematoso. A fibrina é esbranquiçada e espessa.

No estágio H, a base já está diminuída, com o depósito central delgado. De H1 para H2 a base diminui e o depósito de fibrina torna-se uma fina película. Na etapa H1 a convergência de pregas é acentuada.

No estágio S já não se vê depósito de fibrina. Em S1 ainda se observa o aspecto avermelhado da cicatriz, que desaparece completamente em S2.

Evolução

A portadora de gastrite nodular intensa associada ao *H. pylori* (dois testes positivos: anatomopatológico e teste da urease) foi tratada com esquema tríplice de claritromicina + amoxicilina e omeprazol durante 10 dias, seguido de seis semanas de omeprazol 1 vez/dia.

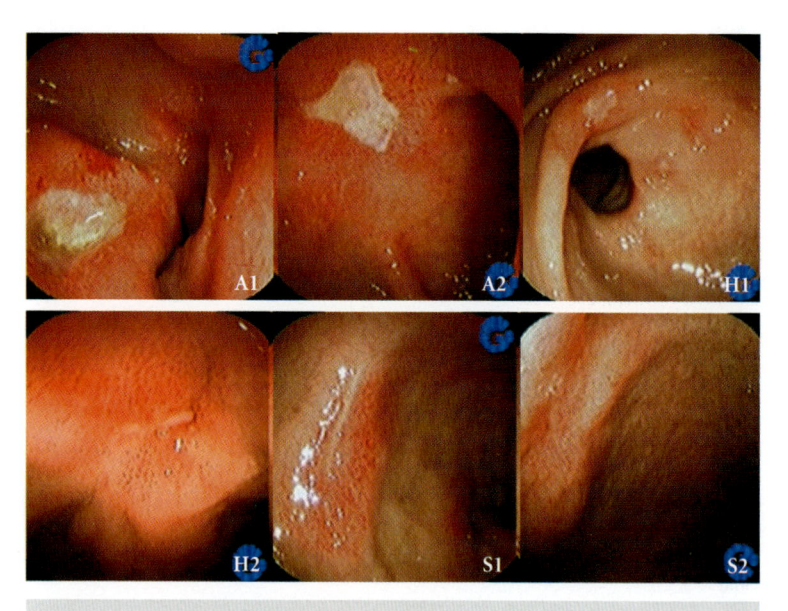

Figura 7.5 – Classificação de Sakita

Apresentou remissão dos sintomas de dor abdominal e pirose. Está bem, sem queixas referentes ao trato digestório atualmente. Deve ser submetida a controle do tratamento durante o seguimento. Pode ser realizado teste respiratório com C13 ou controle endoscópico, de acordo com a disponibilidade do serviço. Vale ressaltar que os familiares suspeitos de doença péptica associada ao *H. pylori* e sintomáticos devem ser investigados e tratados se necessário.

BIBLIOGRAFIA

American Society Gastrointestinal Endoscopy. Modifications in endoscopy practice for pediatric patients. Gastrointest Endosc 2008;67:1-9.

American Society Gastrointestinal Endoscopy. The role of endoscopy in dyspepsia. Gastrointest Endosc 2007;66:1071-1075.

Bittencourt PFS, Rocha GA, Penna FJ, Queiroz DMM. Gastroduodenal peptic ulcer and Helicobacter pylori infection in children and adolescents. J Pediatr 2006;82: 325-334.

Boyle JT. Acid Secretion from birth to adulthood. J Pediatr Gastroenterol Nutr 2003;37:(Suppl 1):S 12-16.

Bujanover Y, Reif S, Yahav J. Helicobacter pylori and peptic disease in pediatric patient. Pediatr Clin North Am 1996;43:213-234.

Cardinali LC, Rocha GA, Rocha AM, Moura SB, Soares TF, Esteves AM et al. Evaluation of C-13 urea breath test and Helicobacter pylori stool antigen test for diagnosis of H. pylori infection in children from developing country. J Clin Microbiol 2003;41: 3334-3335.

Carvalho SD, Penna SJ. Úlcera péptica gastroduodenal. In Silva RL (ed). Urgências clínicas e cirúrgicas em gastroenterologia e hepatologia pediátrica. Rio de Janeiro: Medsi 2004. pp. 219-232.

Chelimsky G, Czinn S. Peptic ulcer disease in children. Pediatr Rev 2001;22:349-355.

Chey WD, Wong BCY. American College of Gastroenterology Guideline on the management of Helicobacter pylori infection. Am J Gastroenterol 2007;102:1.

Coelho LGV, Zaterka S. II Concenso Brasileiro sobre Helicobacter pylori. Arq Gastroenterol 2005;42:2.

Drumm B, Rhoads JM, Stringer DA, Sherman PM et al. Peptic ulcer disease in children: etiology, clinical findings, and clinical course. Pediatrics 1988;83:410-414.

Glickman JN, Antonioli DA. Gastritis. Gastroint Endosc Clin North Am 2001;11:717-740.

Gold DG, Colletti RB, Abbott M, CzinnSJ, Elitsur Y, Hassal E, Macarthur C, Snyder J, Sherman PM. Helicobacter pylori infection in children: recommendations for diagnosis and treatment. J Pediatr Gastroenterol Nutr 2000;31:490-497.

Israel DM, Hassal E. Treatment and longterm follow up of Helicobarter pylori associated duodenal ulcer disease in children. J Pediatr 1993;123:53-58.

Kawakami E, Ogata SK, Portorreal ACM, Magni AM, Pardo MLE, Patrocínio FRS. Triple therapy with clarithromycin, amoxicillin and omeprazole for Helicobacter pylori eradication in children and adolescents. Arq Gastroenterol 2001;38:203-206.

Kearns GL, Winter HS. Proton pump inhibitors in pediatrics: relevant pharmacokinets and pharmacodynamics. J Pediatr Gastroenterol Nutr 2003;37(Suppl 1):S52-S59.

Konturek SJ, Konturec PC, Brzozowiski T, Konturek JW, Pewlik WW. From nerves and hormones to bactéria in the stomach; Nobel prize for achievements in gastroenterology during last century. J Physiol Pharmacol 2005;56:507-530.

Lee HS, Choe G, Kim WH et al. Expression of Lewis antigens and their precursors in gastric mucosa: relationship with Helicobacter pylori infection and gastric carsinogenesis. J Pathol 2006;209:88-94.

Litalien C, Téoret Y, Faure C. Pharmacokinets of pump inhibitors in children. Clin Pharmacokinet 2005;44:441-465.

Malaty HM, Grahan DY, Wattigney WA et al. Natural history of Helicobacter pylori infection in childhood: 12= year follow-up cohort study in a biracial community. Clin Infect Dis 1999;28:279-282.

Marshall BJ, Warren JR. Unidentified curve bacilli in the stomach of patients with gastritis and peptic ulceration. Lancet 1984; 1(8390):1311-1315.

Oliveira AM, Rocha GA, Queiroz DM, et al. Evaluation of enzyme-linked immunosorbent assay for the diagnosis of Helicobacter pylori infection in children for different age groups with and without duodenal ulcer. J Pediatr Gastroenterol Nutr 1999;28: 157-161.

Perry S, de la Luz Sanches M, Yang S, et al. Gastroenteritis and transmition of Helicobacter pylori infection on households. Emerg Infect Dis 2006;12:1701.

Rouland M, Daly L, Vaughan M, et al. Agespecific incidence of Helicobacter pylori. Gastroenterology 2006;130:65-72.

Schoubert ML, Mahlouf GM. Neural, hormonal and paracrine regulation of gastrin and acid secretion. Yale J Biol Med 1992;65: 553-560.

Snyder JD, Hardy SC, Thorne GM, et al. Primary antral gastritis in young American Children. Dig Dis Sci 1994;39:1859.

Toporovski MS, Chiara AMM. Doença péptica gastroduodenal. In Gastroenterologia e nutrição, série atualizações pediátricas. Sociedade de Pediatria de São Paulo: Atheneu Ed; 2001. pp. 27-48.

Uc A, Chong SK. Treatment of Helicobacter pylori gastritis improves dyspeptic syntoms in children. J Pediatr Gastroenterol Nutr 2002;34:281-285.

Webb PM, Knight T, Graves S, et al. Relation between infection with Helicobacter pylori and living conditions in childhood: evidence for person to person transmission in early life. Br Med J 1994;308:730.

Zimmermann A, Walters JK, Katona BG, Sourney MS, Levine D. A review of omeprazole use in the treatment of acid-related disorder in chidren. Clin Therap 2001;23: 660-679.

CAPÍTULO 8

Doenças Gastrointestinais Funcionais

ELIZETE APARECIDA LOMAZI DA COSTA PINTO

A designação doenças gastrointestinais funcionais (DGF) compreende um grupo de condições clínicas definidas pela combinação de sintomas recorrentes ou crônicos não desencadeados por anormalidades estruturais ou bioquímicas.

A alta prevalência, resultando em atendimentos recorrentes em ambulatórios e hospitais, a dinâmica familiar caracterizada por pacientes ansiosos, pais preocupados e médicos empenhados em descartar doença grave e a falta de tratamento farmacológico efetivo são condições associadas às doenças funcionais.

Embora reconhecidas desde o início do século XIX pelos gastroenterologistas, as doenças funcionais só foram classificadas em diagnósticos individualizados em 1997. Até então, as alterações funcionais resultavam de um diagnóstico de exclusão definido quando os exames físico, laboratoriais e radiológicos não apresentavam anormalidades. Naquele ano, um grupo de especialistas reuniu-se em Roma, a fim de padronizar critérios para o diagnóstico das várias DGF. O primeiro critério para doenças funcionais pediátricas foi publicado em 1999, por um grupo de gastroenterologistas pediátricos que desenvolveu um instrumento diagnóstico baseado em sintomas, denominado de Critério de Roma II, como se tornou conhecido, em razão da localização geográfica dos encontros entre os estudiosos. Este critério agrupou as alterações gastrointestinais pediátricas e permitiu a definição de diagnósticos funcionais com base na presença de sintomas específicos, evitando a noção de que cada alteração orgânica deveria ser descartada antes que um diagnóstico funcional pudesse ser firmado. Diagnósticos baseados em critérios específicos garantem às crianças e às famílias que os sintomas correspondem a um diagnóstico real, mesmo que não orgânico.

Na última década, estudos clínicos classificaram grupos de doentes com base em um protocolo denominado critério, que foi parcialmente validado e, mais recentemente, atualizado, originando o Critério de Roma III. Os diagnósticos pediátricos padronizados pelo Critério de Roma III foram classificados de acordo com a faixa etária e são apresentados no quadro 8.1.

Reportamos os leitores para a publicação que apresenta detalhadamente os sintomas diagnósticos de cada uma das entidades funcionais: Rasquin et al., 2006.

Quadro 8.1 – Diagnósticos pediátricos padronizados pelo Critério de Roma III.

Doenças funcionais no período neonatal e crianças até 2 anos
  1. Regurgitação
  2. Ruminação
  3. Síndrome do vômito cíclico
  4. Cólica infantil
  5. Diarreia funcional
  6. Disquesia do lactente
  7. Constipação funcional

Doenças funcionais na criança e no adolescente
  1. Vômito e aerofagia
      1.a Síndrome da ruminação no adolescente
      1.b Síndrome do vômito cíclico
      1.c Aerofagia
  2. Dor abdominal
      2.a Dispepsia funcional
      2.b Síndrome do intestino irritável
      2.c Migrânea abdominal
      2.d Dor abdominal funcional
          2.d.1 Síndrome da dor abdominal funcional
  3. Constipação e incontinência fecal
      3.a Constipação funcional
      3.b Incontinência fecal não retentiva

FISIOPATOLOGIA

A dor é o sintoma de apresentação mais comum das doenças funcionais. Pacientes com este diagnóstico frequentemente apresentam resposta sensitiva exacerbada a estímulos viscerais, quando testados em condições de experimentação. Essa condição, denominada hipersensibilidade dolorosa visceral, teria papel central na fisiopatologia dos distúrbios funcionais.

A hipersensibilidade pode ser causada por fatores periféricos ou centrais relacionados a receptores aferentes primários, sistema nervoso autônomo e sistema nervoso entérico.

O entendimento de como o sistema nervoso central (SNC) processa a informação sensitiva proveniente de estruturas viscerais é ainda incipiente, contudo, avanços tecnológicos recentes como a ressonância magnética funcional, a encefalografia magnética e a tomografia por emissão de pósitrons (PET) e novas técnicas de análise do EEG crescentemente revelam novas informações no âmbito experimental permitindo identificar grupos fenotípicos.

O entendimento das diferenças fenotípicas que determinam expressões clínicas individuais a estímulos nocivos pode ter papel central na identificação de quais pacientes desenvolvem dor e hiperalgesia em resposta à inflamação e outros estímulos agressores. Futuramente, uma abordagem integrada será necessária, incorporando informações individuais de caráter psicológico, autonômico, neuroendócrino, neurofisiológico e genético que definem o perfil fenotípico de maior risco para o desenvolvimento de hipersensibilidade em resposta a estímulos nocivos ou inflamação acometendo o trato gastrointestinal (TGI).

As diferentes entidades nosológicas funcionais para a faixa etária pediátrica estão descritas na publicação referida acima. Os critérios para as doenças funcionais observadas em crianças com menos de 2 anos de idade (vômitos, cólicas infantis, diarreia funcional) e nas crianças e adolescentes (ruminação, vômito cíclico e aerofagia) permitem definição primária de distúrbio funcional, desde que o pediatra atente para a obrigatoriedade da ausência dos sinais de alarme, em particular, os indicadores de obstrução intestinal em lactentes, como o comprometimento nutricional e a distensão abdominal.

Os critérios para os diferentes tipos de dor abdominal e a constipação funcional, contudo, merecem maior consideração, dada a alta frequência dessas condições e a dificuldade para o estabelecimento do diagnóstico diferencial com outras condições clínicas.

DOR ABDOMINAL CRÔNICA

Na rotina do pediatra, a queixa de dor abdominal é uma ocorrência comum e a dor abdominal funcional é a etiologia mais frequentemente associada a essa queixa. Neste capítulo, abordaremos um protocolo para investigação dos casos de dor abdominal, considerando outras possibilidades etiológicas. A questão que se impõe ao pediatra diante da queixa é decidir se a dor tem base orgânica ou funcional.

A queixa de dor abdominal nos ambulatórios de pediatria tem recebido diferentes denominações desde a publicação de Apley em 1958. Esta diversidade de denominações reflete as inúmeras tentativas que vêm ocorrendo ao longo dos últimos 50 anos para identificar um padrão clínico ou fisiopatológico para a condição. Utiliza-se o termo dor abdominal crônica para designar a queixa de dor abdominal com três ou mais meses de duração, de caráter contínuo ou intermitente.

Em razão da falta de uniformidade nas definições utilizadas, a real prevalência da dor abdominal crônica não é conhecida, estima-se que seja responsável por 2 a 4% das consultas em pediatria geral.

Dor abdominal funcional compreende mais de 50% das etiologias da dor abdominal em crianças, nas diferentes casuísticas, porém, existe um grande número de entidades orgânicas que podem causar dor abdominal isolada em crianças. Na ausência de um algoritmo de investigação baseado em evidências, podemos sugerir um roteiro de investigação.

ETAPAS DO ROTEIRO DE INVESTIGAÇÃO DA DOR ABDOMINAL

1. Avaliar a existência de sinais de alarme.
2. Verificar se o quadro preenche os critérios de Roma.
3. Descartar doenças gastroenterológicas mais comuns.
4. Investigação laboratorial – que exames podem ser úteis?

Etapa 1

A presença de sinais de alarme sugere alta probabilidade de doença orgânica e é uma indicação para a realização de testes diagnósticos como a endoscopia digestiva alta ou baixa, tomografia abdominal e estudos radiológicos contrastados. Na ausência de sinais de alarme, estudos diagnósticos não têm sido úteis na identificação de uma causa orgânica.

Sinais ou sintomas de alarme

1. Desaceleração do crescimento linear.
2. Perda de peso involuntária.
3. Sangramento gastrointestinal.
4. Vômitos significativos (biliar, protraído, cíclico).

5. Diarreia crônica.
6. Dor persistente ou sensibilidade no quadrante superior direito ou inferior direito.
7. Febre sem foco.
8. História familiar de DII.
9. Sintomas urinários.
10. Icterícia.
11. Hepato/esplenomegalia.
12. Anormalidades perianais.
13. Paciente < 4 anos.

Etapa 2

Para verificar se o paciente preenche os critérios de Roma III para dor abdominal funcional, considerar os tipos clínicos dessa condição, listados a seguir.

H2 – Doenças gastrointestinais funcionais relacionadas com dor abdominal.

H2a. Dispepsia funcional.

H2b. Síndrome do intestino irritável.

H2c. Migrânea abdominal.

H2d. Dor abdominal funcional da infância.

H2d1. Síndrome da dor abdominal funcional da infância.

Dispepsia funcional

Critério diagnóstico – histórico de pelo menos 2 meses de:

• Dor recorrente ou persistente e/ou desconforto (náuseas, saciedade precoce, empachamento, sensação de abdome distendido) localizado exclusivamente no abdome superior (acima da cicatriz umbilical).

• Não há evidência de que a dispepsia seja exclusivamente aliviada pela evacuação ou associada a início de uma mudança na frequência ou formato das fezes.

• Sem evidência de processo inflamatório, anatômico, metabólico ou neoplásico que possa ser considerado uma explicação dos sintomas.

Síndrome do intestino irritável

Critério diagnóstico – histórico de pelo menos 2 meses de:

• Desconforto ou dor abdominal associado a dois ou mais das seguintes características:

• Melhora com a evacuação.

- O início da dor associa-se com mudança na frequência da evacuação. Início associado com mudança no aspecto das fezes.
- Sem evidência de processo inflamatório, anatômico, metabólico ou neoplásico que possa ser considerado uma explicação dos sintomas.

Sintomas que cumulativamente reforçam o diagnóstico da síndrome do intestino irritável:

- Frequência evacuatória anormal (> 4 vezes por dia ou menos que 2 por semana).
- Forma das fezes é anormal, dura e ressecada ou líquida.
- Evacuação anormal (esforço, urgência, sensação de evacuação incompleta).
- Eliminação de muco.
- Empachamento ou sensação de distensão abdominal.

Migrânea abdominal

Critérico diagnóstico

- Nos 12 meses precedentes, dois ou mais episódios paroxísticos de dor periumbilical aguda, durando 1 hora ou mais, com períodos de acalmia durando semanas a meses.
- Dor forte o suficiente para interferir com as atividades normais.
- A dor está associada com quaisquer 2 dos seguintes sintomas: anorexia, náuseas, vômitos, cefaleia, fotofobia e/ou palidez.
- Sem evidência de processo inflamatório, anatômico, metabólico ou neoplásico que possa ser considerado uma explicação dos sintomas.

Dor abdominal funcional da infância

Critério diagnóstico – histórico de pelo menos 2 meses de:

- Dor abdominal episódica ou contínua, localizada em qualquer parte do abdome, não especificamente no abdome superior.
- Critério insuficiente para outras doenças gastrointestinais funcionais.
- Sem evidência de processo inflamatório, anatômico, metabólico ou neoplásico que possa ser considerado uma explicação dos sintomas.

Síndrome da dor abdominal funcional da infância

Descreve um subgrupo de pacientes que preenchem o critério acima e nos quais:

- A dor abdominal está associada com alguma perda funcional.
- Há sintomas somáticos adicionais tais como cefaleia, dor nos membros ou dificuldade para dormir.

Um desses tipos clínicos de dor abdominal funcional poderá constituir o diagnóstico definitivo do paciente, firmado na ocasião em que o clínico decide que as queixas atendem ao critério específico.

No período de um ano, de 2001 a 2002, 71 pacientes com dor abdominal crônica foram admitidos como casos novos no ambulatório de gastroenterologia pediátrica do Hospital de Clínicas da Unicamp. Esses pacientes foram acompanhados sistematicamente até que o desfecho dos diagnósticos pudesse ser identificado.

Causas orgânicas foram excluídas por bases clínicas e laboratoriais e relatos clínicos foram avaliados especificamente quanto à possibilidade de preencherem os critérios de Roma II para dor abdominal em crianças.

A alocação inicial dos 71 pacientes foi doença orgânica (n = 12), remissão dos sintomas após a primeira consulta (n = 7) e preencheram os critérios para dor funcional (n = 52). Dos 12 pacientes com doença orgânica, nove foram inicialmente diagnosticados como intolerantes à lactose, com base em testes laboratoriais, mas foram realocados para doença funcional durante o seguimento, visto que a dieta de isenção não aliviou a queixa e os requisitos do critério foram preenchidos. Dos pacientes que inicialmente preencheram o critério para dor abdominal funcional (n = 52, idade mediana = 9,3 anos, 50% meninos), nove foram realocados no diagnóstico de constipação funcional e 43 mantiveram o diagnóstico funcional: 24 com dispepsia funcional, 18 com dor abdominal funcional e apenas um com síndrome do intestino irritável. O seguimento a longo prazo permitiu estabelecer o diagnóstico definitivo da origem da dor abdominal nessas crianças.

Na maioria das casuísticas internacionais, o tipo clínico mais comum de dor abdominal funcional é a síndrome do intestino irritável, o que não tem sido a experiência em um ambulatório universitário em São Paulo.

Etapa 3

Quando o quadro clínico não for compatível com as doenças funcionais, é preciso considerar todas as causas orgânicas de dor abdominal, apresentadas a seguir.

Etiologia da dor abdominal crônica, de acordo com Rappaport e Levine, 1984:
- Trato gastrointestinal
  - Constipação.
  - Intolerância a carboidratos.

- Doença péptica.
- Doença do refluxo gastroesofágico.
- Doença celíaca.
- Doenças da vesícula biliar.
- Hepatites.
- Pancreatites.
- Colites inflamatórias.

- Trato urinário
  - Infecção urinária.
  - Litíase.
  - Uropatias obstrutivas.

- Fenômenos musculofasciais
  - Hérnia.
  - Asma.
  - Exercício.

- Entidades ginecológicas
  - Cisto/torção ovariana.
  - Endometriose.
  - Doença inflamatória pélvica.
  - Dismenorreia.

- Miscelânea
  - Intoxicação por chumbo.

- Doenças inflamatórias/infecciosas
  - Doenças do colágeno.
  - Adenite mesentérica.
  - Doença de Crohn.
  - Colite indeterminada.

- Complicações tardias de traumatismos
  - Bridas.
  - Pseudocisto pancreático.

- Efeitos tardios de malformações
  - Má rotação intestinal.
  - Duplicação.
  - Estenose congênita.
  - Volvo recidivante.
  - Síndrome da artéria mesentérica superior.
  - Pâncreas anular.

- Doenças metabólicas
  - Diabetes.
  - Porfiria.
  - Hiperlipidemia.
- Doenças hematológicas
  - Anemia falciforme.
  - Talassemia.

No âmbito da gastroenterologia pediátrica, após descartar as causas funcionais de dor abdominal, o especialista passa para a seguinte pergunta: É possível afastar as doenças gastroenterológicas mais prevalentes? Os seguintes diagnósticos devem então ser considerados:

- Intolerância a carboidratos.
- Constipação funcional.
- Doença péptica.
- Refluxo gastroesofágico.
- Esofagite eosinofílica.

A intolerância a carboidratos, como causa de dor abdominal, pode ser confirmada por meio da exclusão temporária do carboidrato suspeito da dieta com melhora do sintoma doloroso, ou excluída caso persista a queixa de dor abdominal mesmo com a dieta de exclusão.

A dor abdominal não faz parte da definição de constipação funcional, embora a queixa de dor, decorrente da constipação crônica, faz a família procurar o pediatra com mais frequência do que a dificuldade/dor no momento da evacuação ou evacuações infrequentes.

A doença péptica e a do refluxo gastroesofágico deverão ser investigadas com o auxílio de procedimentos especializados, uma vez que a sintomatologia clínica não é específica, e o diagnóstico de certeza requer a endoscopia digestiva.

Etapa 4 – Investigação laboratorial

Até recentemente, não havia nenhum relato de estudo que tivesse avaliado a utilidade de testes comuns como o hemograma, a velocidade de hemossedimentação (VHS) e o exame parasitológico das fezes no diagnóstico diferencial da dor abdominal orgânica e funcional. Um estudo caso-controle, baseado em comunidade e publicado em 2007, demonstrou que, na ausência de sinais de alarme, infecções parasitárias não são o fator causal da dor abdominal crônica e que testes laboratoriais de rotina como exame protoparasitológico, hemograma e VHS não são úteis no diagnóstico diferencial.

Protozoários como *G. lamblia*, *Cryptosporidium* sp. e *E. histolytica* podem causar dor e desconforto abdominal, mas raramente apenas dor abdominal, a associação entre *B. hominis* e *D. fragilis* com doença humana é controversa e *Entamoeba coli* e *E. hartmanni* não têm papel patogênico definido.

Em recente publicação internacional, foram revisados 83 estudos epidemiológicos, ensaios clínicos aleatórios e controlados sobre dor abdominal crônica. Essa revisão sistemática apontou as informações provenientes de estudos com níveis de evidência suficientemente seguros para apoiar decisões clínicas, verificando que a ultrassonografia é um teste barato e indolor, contudo, em crianças com dor abdominal como sintoma isolado, pode identificar alteração em menos de 1% das avaliações e, mesmo assim, as anormalidades encontradas podem não ter relação causal com a dor. Na presença de icterícia, sintomas urinários, dor em flanco ou nas costas, vômitos importantes ou achados anormais ao exame físico, a positividade para um achado alterado chega a 10% dos casos.

TERAPIA DAS DOENÇAS FUNCIONAIS

A identificação de medicamentos úteis na terapia das doenças funcionais depende de evidências científicas provenientes de ensaios clínicos controlados; esses estudos não são frequentemente conduzidos e as informações para permitir recomendações farmacológicas são limitadas. Alguns ensaios controlados aleatórios têm sido conduzidos envolvendo drogas como a famotidina, amitriptilina e inibidores seletivos da captação da serotonina, contudo não há evidências suficientes para recomendar seu uso.

Alguns estudos indicam que na presença de distúrbios depressivos ou ansiedade de base, o citalopram, inibidor da captação da serotonina, possa ter algum benefício na condução da dor abdominal funcional.

Terapias não farmacológicas têm sido testadas considerando a participação do aspecto psicossocial na etiologia das DGF. As terapias alternativas incluem a hipnoterapia e a terapia cognitiva comportamental.

A eficácia da hipnose foi comprovada recentemente em um estudo aleatório, e a técnica foi superior à terapia tradicional em reduzir a intensidade e a frequência dos sintomas dolorosos na dor abdominal funcional. Uma meta-análise de estudos pediátricos concluiu que a terapia cognitiva comportamental pode ser uma intervenção útil para crianças com dor abdominal recorrente.

A abordagem terapêutica das doenças funcionais deve ter como princípio uma explicação à família e ao paciente com clareza sobre aspectos etiológicos e perspectivas de evolução do quadro. A procura de vários médicos é gerada pela falta de informação sobre a ausência de sinais de alarme. Quanto à evolução, os pais devem ser informados que a maioria das crianças poderá melhorar com a compreensão da real existência dos sintomas e com o passar do tempo. O médico deve demonstrar interesse em responder com sinceridade às dúvidas da família.

O paciente deve ser encorajado a não se ausentar das atividades escolares e sociais e a manter uma atitude positiva que lhe permita, o tanto quanto possível, tentar controlar a intensidade e mesmo a ocorrência da dor.

CONSTIPAÇÃO FUNCIONAL

De acordo com o Critério de Roma III, o diagnóstico de constipação funcional é definido por história de pelo menos dois meses de pelo menos dois dos seguintes critérios:

- Dois ou menos movimentos evacuatórios no banheiro por semana, em criança com idade superior a 4 anos.
- Pelo menos um episódio de incontinência fecal por semana.
- Histórico de comportamento retentivo ou retenção fecal voluntária.
- Evacuações com dificuldade ou dor.
- Presença de grande volume de fezes impactadas no reto.
- História de evacuação de fezes de grande volume que podem obstruir o vaso sanitário.

A descrição detalhada desse tema está apresentada no capítulo 16.

CASO CLÍNICO

Paciente do sexo feminino, 13 anos de idade, com queixa de dor abdominal recorrente há 2 anos.

Mãe refere que há dois anos a paciente se queixa de dor abdominal difusa, que ocorre semanalmente ou com maior frequência, fazendo com que a criança falte à escola ou prefira ir para a cama se estiver em casa. Nega vômitos, mas refere náuseas, eventualmente, acompanhando a dor. Associa a dor à ingestão de alimentos gordurosos ou condimentados. Nega associação com a ingestão de leite, alimento que a criança não gosta. Nega dores no período noturno e não refere um horário preferencial. Usa dipirona ou acetaminofeno para a dor, com remissão, na maioria das vezes. Nega emagrecimento, diarreia, sangramentos, anemia, dores articulares.

Interrogatório sobre os diversos aparelhos

- Nega inapetência, apatia, refere cefaleia lateral, pulsátil, acompanhando ou precedendo os episódios de dor abdominal.
- Nega lesões orais, sangramento nasal, volumes cervicais. Nega dispneia.
- Hábito intestinal: a criança refere dificuldade para evacuar, fezes ressecadas, frequência das evacuações é irregular, muitas vezes fica mais que três dias sem evacuar. Nega perdas fecais involuntárias.
- Hábito urinário: nega poliúria, urgência miccional, alterações de cor, perdas urinárias, enurese noturna.
- Ainda não apresentou menarca.

Antecedentes dignos de nota: a mãe tem enxaqueca.

Exame físico

- Peso: 43kg.
- Estatura: 156cm.
- Pulso: 80/min. PA: 100 × 65 mmHg. Temperatura: 36,5°C.
- Mucosas coradas, anictéricas, úmidas, acianóticas.
- Crânio e pescoço: sem alterações.
- Tórax: palpação e ausculta sem alterações cardiorrespiratórias.
- Abdome plano, indolor à palpação, fígado no rebordo costal, borda fina, baço não percutível, não palpável, sem massas palpáveis.
- Desenvolvimento puberal: P_2M_2.

Discussão:

Etapas do roteiro de investigação da dor abdominal.
- Avaliar a existência de sinais de alarme.
- Verificar se o quadro preenche os Critérios de Roma.
- Descartar doenças gastroenterológicas mais comuns.
- Investigação laboratorial – que exames podem ser úteis?

1. Seguindo o roteiro para investigação da dor abdominal, procuramos no interrogatório sobre os diversos aparelhos avaliar a existência de sinais de alarme. Informações referentes a diarreia crônica, icterícia, sangramento, emagrecimento, dores articulares foram negadas, diminuindo a possibilidade de doença orgânica com necessidade de investigação urgente.

2. Os sintomas da paciente preenchem os Critérios de Roma para migrânea abdominal e para constipação funcional. Nesse caso, esses diagnósticos podem ser firmados nessa primeira consulta e o paciente conduzido com orientações explícitas sobre as entidades, instituir tratamento baseado em analgésicos e profiláticos das crises de enxa-

138

queca e orientação alimentar para constipação. Agendar retorno e reavaliar o efeito da estratégia terapêutica instituída e, se não houver nenhum tipo de melhora e confirmada a adesão à terapia, partir para as próximas etapas, excluindo intolerância à lactose e outras doenças gastroenterológicas mais comuns.

BIBLIOGRAFIA

Apley J, Naish N. Recurrent abdominal pains: a field survey of 1,000 school children. Arch Dis Child 1958;33:165-170.

Coccorullo P, Quitadamo P, Martinelli M, Staiano A. Novel and alternative therapies for childhood constipation. J Pediatr Gastroenterol Nutr 2009;48:S104-S106.

Da-Costa-Pinto EAL, Fukushima E, Bustorff JMS. Papel da mamometria anorretal no diagnóstico diferencial da constipação em criança. J Pediatr (Rio J) 2000;76:227-232.

Di Lorenzo C, Colletti RB, Lehman HP, Boyle JT, Gerson WT, Hyams JS et al. Chronic abdominal pain in children. Pediatrics 2005;115:e370-e381.

Di Lorenzo C, Colletti RB, Lehmann HP, Boyle JT, Gerson WT, Hyams JS et al. American Academy of Pediatrics Subcommittee on Chronic Abdominal Pain; NASPGHAN Committee on Abdominal Pain. Chronic abdominal pain in children: a clinical report of the American Academy of Pediatrics and the North American Society for Pediatric Gastroenterology, Hepatology and Nutrition. J Pediatr Gastroenterol Nutr 2005;40:245-248.

Dorsa TK, Hessel G, Veras Neto MC, Pinto EALC. Estudo prospectivo de pacientes pediátricos com dor abdominal crônica. Rev Paul Pediatr 2007;25:247-253.

Drossman DA, Corazziari E, Talley NJ, Thompson WG, Whitehead WE. Rome II: the functional gastrointestinal disorders: diagnosis, pathophysiology and treatment: a multinational consensus. 2nd. Vol. 20. McLean, Virginia: Degnon Associates, Inc; 2000.

Huertas-Ceballos A, Logan S, Bennett C, Maccarthur C. Psychosocial interventions for recurrent abdominal pain (RAP) and irritable bowel syndrome (IBS) in childhood. Cochrane Database Syst Rev 2008: CD003014.

Levine MD, Rappaport LA. Recurrent abdominal pain in school children: the loneliness of the long-distance physician. Pediatr Clin North Am 1984;31:969-991.

NASPGHAN Committee on Chronic Abdominal Pain. J Pediatr Gastroenterol Nutr 2005;40:249-261.

Nurko S. What's the value of diagnostic tools in defecation disorders? J Pediatr Gastroenterol Nutr 2005;41(Suppl 1):S53-S55.

Rasquin A, Di Lorenzo C, Forbes D, Guiraldes E, Hyams JS, Staiano A, Walker LS. Childhood functional gastrointestinal disorders: child/adolescent. Gastroenterology 2006;130:1527-1537.

Saps M, Di Lorenzo C. Pharmacotherapy for funcional gastrointestinal disorders in children. J Pediatr Gastroenterol Nutr 2009;48:S101-S103.

Sharma A, Lelic D, Brock C, Paine P, Aziz Q. New technologies to investigate the brain-gut axis. World J Gastroenterol 2009; 15:182-191.

Soon GS, Saunders N, Ipp M, Sherman PM, Macarthur C. Community-based case-control study of childhood chronic abdominal pain: role of selected laboratory investigations. J Pediatr Gastroenterol Nutr 2007;44:524-526.

Viegler AM, Menko-Frankenhuis C, Wolfkamp SC et al. Hypnotherapy for children with functional abdominal pain or irritable bowel syndrome randomized controlled trial. Gastroenterology 2007;133: 1430-1436.

CAPÍTULO 9

Diarreia Persistente

MARIA INEZ MACHADO FERNANDES

REGINA SAWAMURA

ASPECTOS GERAIS

A doença diarreica continua a ser um dos grandes problemas de saúde pública em crianças no mundo. Estudos nos últimos anos demonstram ainda incidência global de 3,2 episódios diarreicos/ano por criança, apesar da diminuição da mortalidade e da modificação do perfil do quadro diarreico.

A diarreia aguda, de causa predominantemente infecciosa, embora venha reduzindo sua incidência, ainda é uma causa importante de morbidade e mortalidade em países em desenvolvimento, especialmente em crianças com menos de 5 anos de idade. A taxa anual global de diarreia infecciosa é enorme, envolvendo 3 a 5 bilhões de casos e aproximadamente 2 milhões de mortes, contribuindo com 20% de todas as mortes em crianças com menos de 5 anos de idade. No Brasil, segundo dados do Ministério da Saúde, em 1997, a mortalidade proporcional por diarreia no mesmo grupo etário variou de 2,69 a 17,65, de acordo com os diferentes estados; em São Paulo, este índice foi de 3,03. Estima-se que a hidratação oral venha evitando 1 milhão de óbitos ao ano nas últimas três décadas.

Com a diminuição das mortes de crianças durante o episódio de diarreia aguda em decorrência da universalização da terapia de hidratação oral, maior atenção foi sendo dada àqueles episódios diarreicos que se prolongam além de 7 a 14 dias. Inúmeros levantamentos mostraram, na

Ásia e América Latina, que até um quarto dos casos (3 a 23%) das diarreias agudas se prolongam além de duas semanas, contra zero a 5% em países desenvolvidos.

Do total de mortes relacionadas à diarreia, a aguda não disenteriforme é responsável por 35%, a disenteriforme por 20% e a persistente e a crônica por 45%. A maioria das mortes são de crianças com menos de 3 anos de idade de regiões rurais ou de periferia de grandes cidades de países em desenvolvimento, com saneamento básico reduzido, más condições de higiene e segurança no preparo de alimentos, limitado acesso à água potável e baixas taxas de aleitamento materno.

Portanto, a mortalidade infantil por diarreia passou a ser devida principalmente à diarreia persistente, por serem crianças com alto risco de complicações, como desenvolvimento de intolerâncias alimentares, subnutrição, reinfecções e déficit de crescimento.

HISTÓRICO

A diarreia persistente é uma entidade clínica, que foi originalmente descrita por Avery et al. em 1968, sob a denominação de "diarreia intratável da infância". Esta denominação vinha da observação de alta taxa de mortalidade em um grupo de pacientes que apresentava as seguintes características: a) diarreia com duração superior a duas semanas; b) início dos sintomas antes dos 3 meses de idade; c) culturas de fezes negativas para os enteropatógenos. Apesar de estes critérios terem sido arbitrários e facilmente contestados, estes relatos foram de grande mérito porque chamaram a atenção para um grupo de pacientes de uma faixa etária na qual as complicações de um processo diarreico de evolução prolongada são frequentes e graves.

Em 1971, Hyman et al. introduziram o termo "diarreia protraída", considerando que a denominação anterior não estava muito adequada para esta situação, pois, apesar de ser um quadro clínico grave, com alto risco e grande comprometimento nutricional, em muitos casos, era possível detectar a causa do processo e intervir, principalmente, com cuidados de terapia nutricional como fórmulas modificadas, dietas semielementares ou elementares, associadas ou não à nutrição parenteral.

Em 1977, Largher et al. relatam que a diarreia protraída acontecia não só antes dos 3 meses de idade, mas principalmente no primeiro ano de vida da criança, levando a grandes comprometimentos nutricionais, e acontecia em algumas regiões, frequentemente como uma síndrome pós- -enterite, também chamada em alguns países de diarreia aguda prolongada ou diarreia persistente.

Em 1987, a Organização Mundial da Saúde, assessorada por estudiosos do assunto, recomenda o termo diarreia persistente, na tentativa de uniformização e globalização da terminologia, e a conceitua como uma entidade clínica cuja diarreia surge em consequência de um processo de diarreia aguda, geralmente de causa infecciosa, e tem duração superior a 14 dias.

EPIDEMIOLOGIA

É causa de importante agravo no estado nutricional das crianças. Além disso, é responsável por cerca de 45% (40 a 60%) dos óbitos por diarreia e surge como complicação das diarreias agudas em proporções variáveis de 3 a 25%. Esta variabilidade ocorre, principalmente, em função dos fatores de risco para o desenvolvimento da diarreia persistente (Fig. 9.1).

Estes fatores são:

Idade – sabe-se que a diarreia persistente predomina no lactente e é tão mais frequente quanto mais nova for a criança. É rara após os 2 anos de idade.

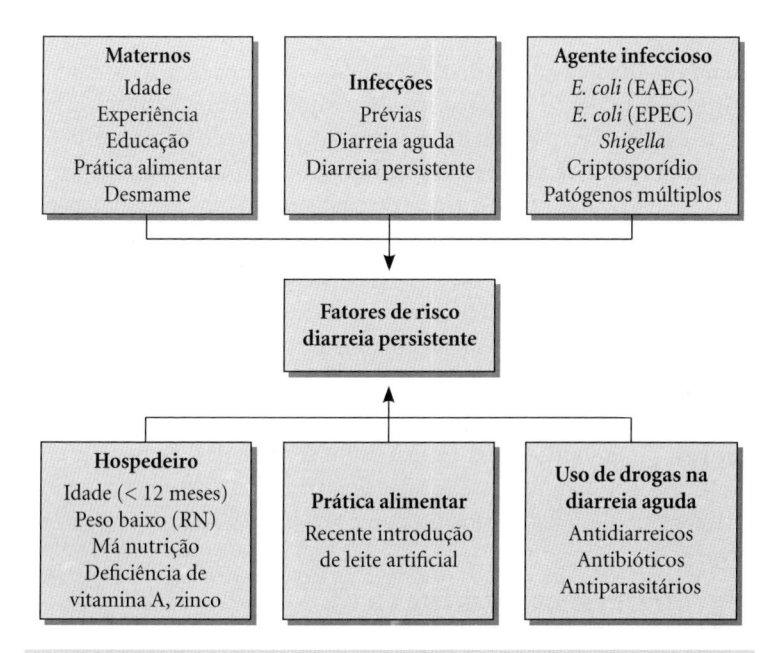

Figura 9.1 – Fatores de risco para diarreia persistente (Gracey, 1999, modificado).

Estado nutricional – esta síndrome diarreica incide muito mais frequentemente em crianças desnutridas. A imunidade celular comprometida e a deficiência de fatores de proteção no tubo intestinal, além da existência de lesões gastrointestinais prévias e dificuldade na regeneração da mucosa são os responsáveis pela não limitação de um processo diarreico agudo nas crianças desnutridas.

Alimentação prévia – a criança com aleitamento natural excepcionalmente desenvolverá diarreia persistente. Além disto, os estudos têm demonstrado que a amamentação exclusiva durante pelo menos três meses de vida protege permanentemente a criança desta diarreia.

Diarreias prévias – crianças que apresentam diarreias agudas infecciosas repetidas são mais predispostas a desenvolver a forma persistente. Este fator está muito associado ao ambiente de promiscuidade e às condições de higiene e saneamento deficientes, comuns em nossas populações de baixo nível socioeconômico. Diarreias frequentes agravam o comprometimento do estado nutricional e dificultam a regeneração do epitélio lesado.

Baixo peso de nascimento – este achado também traduz carência nutricional desde o período gestacional, presente também em populações de baixa renda.

Manuseio inadequado da diarreia aguda – o uso inadequado de antibióticos pode interferir na flora bacteriana e diminuir um dos mecanismos de defesa contra o patógeno; por outro lado, o uso de inibidores de peristaltismo pode agir sobre o mecanismo de "varredura" destes agentes, predispondo à maior permanência do patógeno no tubo gastrointestinal; o jejum prolongado agrava o estado nutricional das crianças, dificultando a cura do processo.

Etiologia do processo agudo – embora vários agentes de diarreia aguda sejam citados como causas mais comuns de prolongamento de diarreia (rotavírus, *Salmonella*, *Yersinia*), o único que comprovadamente se destaca é a *E. coli* enteroaderente.

Outros – imunodeficiência (primária ou secundária), doenças prévias (sarampo, por exemplo), escolaridade materna, deficiência de micronutrientes e de vitaminas (principalmente vitamina A e zinco).

PATOGENIA E FISIOPATOLOGIA

A patogenia da diarreia persistente está esquematizada na figura 9.2. Os dois mecanismos principais seriam a lesão de mucosa e o supercresci-

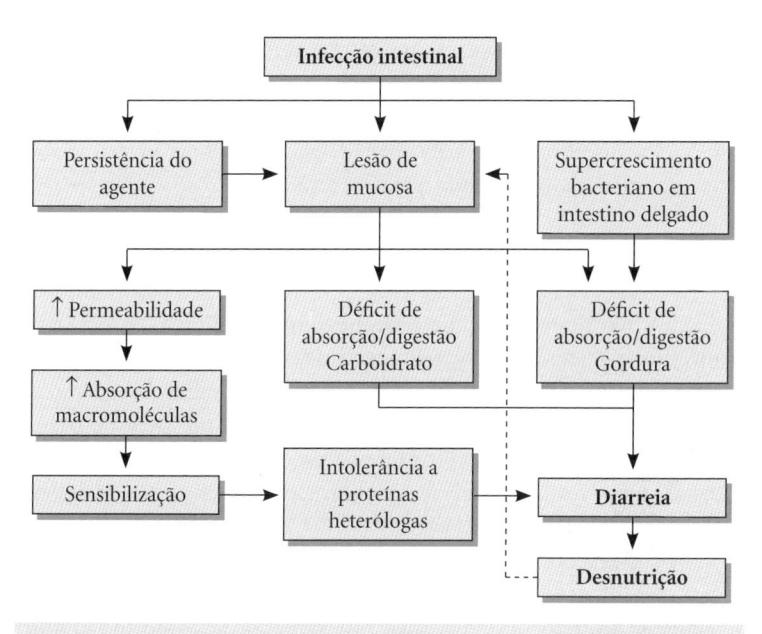

Figura 9.2 – Patogênese da diarreia persistente.

mento bacteriano em intestino delgado. O real papel deste último tem sido muito discutido e colocado em dúvida, talvez pelas dificuldades diagnósticas dessa alteração.

As consequências da lesão da mucosa variam conforme sua intensidade. A mais comum é a redução dos níveis da lactase. Esta enzima é a mais comprometida por localizar-se de forma mais superficial, no topo das vilosidades, o que origina redução significativa de sua produção mesmo em lesões menos acentuadas. Se o acometimento da mucosa é maior, as outras dissacaridases podem estar baixas, sendo a maltase a última a se alterar, por ser produzida em maior quantidade. Quando a atrofia vilositária é muito importante, pode ocorrer deficiência de absorção de todos os nutrientes, inclusive monossacárideos, o que se traduz em má absorção global de nutrientes; esta intensidade de processo está presente, geralmente, em crianças previamente desnutridas, pequenas e/ou imunodeprimidas.

Por outro lado, a lesão de mucosa leva a aumento da permeabilidade intestinal e comprometimento da barreira da mucosa à passagem de moléculas grandes; as macromoléculas proteicas apresentam alto poder alergênico e podem sensibilizar o indivíduo, levando à alergia secundária ao leite de vaca.

O supercrescimento bacteriano de intestino delgado levaria à lesão intestinal e teria ação nos sais biliares, desconjugando-os precocemente e prejudicando a miscelinização de gorduras. A presença de sais biliares livres na luz intestinal inibe a absorção de glicose e tem ação lesiva sobre a mucosa intestinal, agravando a má absorção.

DIAGNÓSTICO

O diagnóstico desta síndrome é eminentemente clínico. Baseia-se na história de diarreia aguda, geralmente infecciosa, que se prolonga por mais de 14 dias. O exame físico deve ser cuidadoso, avaliando-se o estado nutricional, sinais que sugiram alergia alimentar e presença de edema (possibilidade de enteropatia com perda proteica), bem como assadura perianal (sugestiva de diarreia fermentativa, por má absorção de carboidratos).

Os exames laboratoriais auxiliam muito pouco o diagnóstico, visto que na maioria das vezes o agente da gastroenterite não está mais presente, sendo a cultura de fezes negativa. Os exames de laboratório são utilizados principalmente para o diagnóstico de doenças associadas, como infecções extraintestinais, parasitoses, distúrbios hidroeletrolíticos e anemia. Os exames de pH e de substâncias redutoras nas fezes podem auxiliar no diagnóstico de distúrbios de absorção de carboidratos, desde que feito na vigência de dieta com o açúcar a ser testado e com os cuidados exigidos pela técnica (fezes recém-emitidas, pesquisa na porção líquida das fezes, que não deverá estar contaminada com urina).

Podem ser realizados teste de avaliação da função intestinal, como a xilosemia, esteatócrito, alfa-1-antitripsina fecal, testes de avaliação de permeabilidade intestinal, assim como biópsia de intestino delgado e reto, a depender da gravidade do quadro e da necessidade de diagnóstico diferencial.

TRATAMENTO

O tratamento é basicamente dietético e deve ter como ponto básico o conhecimento das alterações fisiopatológicas presentes na diarreia persistente. Os princípios gerais são: recuperar o estado nutricional, considerar as deficiências de digestão e absorção e evitar manuseios desnecessários. A terapêutica medicamentosa não é necessária na grande maioria dos casos, exceto polivitamínicos e micronutrientes, sempre recomendados, especialmente se a criança está desnutrida. Pode-se reconhecer algumas alterações patogênicas como etiologia da diarreia persistente, que poderá nortear a conduta em algumas situações:

- Má digestão/má absorção de carboidratos.
- Supercrescimento bacteriano em intestino delgado.
- Intolerância à proteína heteróloga da dieta.
- Persistência do agente infeccioso.
- Desequilíbrio do hospedeiro parasita.
- Má reabsorção de sais biliares.

A escolha do tipo de alimentação tem como base os aspectos clínicos de cada paciente, principalmente em relação às características da diarreia e ao comprometimento do estado nutricional da criança, além da presença de outros fatores de risco, como idade e imunodeficiência.

Em resumo, o tratamento tem como base o conhecimento dos mecanismos patogênicos desta síndrome e consta de manobras dietéticas adequadas a cada caso, tendo como princípio o de não fazer manipulações desnecessárias, evitando aumentar o comprometimento do estado nutricional ou o risco de morte da criança.

As manobras dietéticas variam desde a simples redução ou retirada da lactose, até, nos casos muito graves, a introdução de alimentação parenteral, sempre mantendo fórmula extensamente hidrolisada em quantidades mínimas toleradas pelo paciente para a promoção de trofismo adequado da mucosa intestinal.

A oferta calórica deve ser acrescida às necessidades basais da criança, em 20 a 50% devido à má absorção e à recuperação nutricional esperada.

Recomenda-se a reposição de 10 a 20mg/dia de zinco e 2.000 a 5.000U/dia de vitamina A, e outros minerais como ferro, cálcio e vitaminas (Fig. 9.3).

CASO CLÍNICO

D.P.S. 6 meses e meio de idade, sexo masculino, natural e procedente de Ribeirão Preto (SP).

História clínica – lactente com história de diarreia há dois meses, desde episódio de doença diarreica aguda que atingiu outras crianças da creche que frequentava. Mãe referia que no início o menor apresentou febre e vômitos, que duraram cinco dias, persistindo a diarreia, que foi aumentando de frequência. Atualmente, evacua seis vezes ao dia, fezes esver-

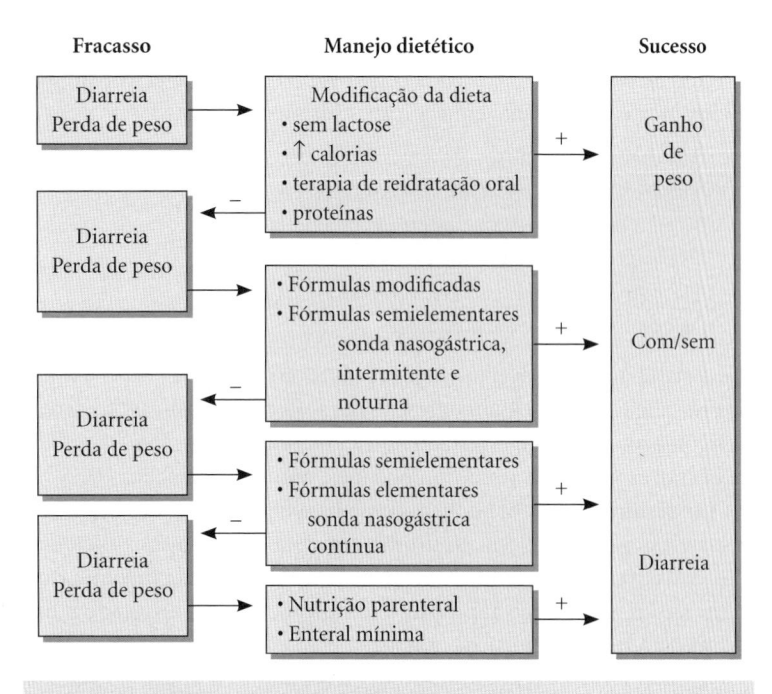

Fracasso	Manejo dietético	Sucesso

Diarreia / Perda de peso → Modificação da dieta • sem lactose • ↑ calorias • terapia de reidratação oral • proteínas (−) → + → Ganho de peso

Diarreia / Perda de peso → • Fórmulas modificadas • Fórmulas semielementares sonda nasogástrica, intermitente e noturna (−) → + → Com/sem

Diarreia / Perda de peso → • Fórmulas semielementares • Fórmulas elementares sonda nasogástrica contínua (−) → +

Diarreia / Perda de peso → • Nutrição parenteral • Enteral mínima → + → Diarreia

Figura 9.3 – Tratamento dietético na diarreia persistente.

deadas, odor azedo, grande volume, explosivas, criança com assadura perineal. Refere que vem perdendo peso, não sabe quantificar quanto. No início do quadro, a mãe foi orientada a utilizar soro de hidratação oral (SHOMS) e prescrito antibiótico durante sete dias (sulfametoxazol + trimetoprima), como não houvesse melhora do quadro, retornou diversas vezes ao posto de saúde, porém somente foi orientada a diluir o leite de vaca e continuar dando SHOMS. Fez dois exames parasitológicos e várias culturas de fezes que foram negativos. Nasceu de parto normal, a termo, peso de nascimento 3.500g. História alimentar: leite materno exclusivo até 3 meses de idade, quando iniciou mamadeira de leite de vaca puro fervido com açúcar, papa de fubá e de frutas.

Exame físico – peso: 4.340g (< percentil 3), estatura: 63cm (percentil 10). Regular estado geral, um pouco pálido, estado nutricional comprometido, desidratado de 1º grau. Abdome distendido e hipertimpânico, sem massas ou visceromegalias. Presença de assadura perineal.

Discussão e evolução – o paciente apresentava história de diarreia aguda (início súbito, febre e vômitos associados) que não se autolimitou em 14 dias, perdurando por mais de dois meses, caracterizando assim o diagnóstico sindrômico de diarreia persistente, desencadeando quadro de desnutrição. Devido a estado geral comprometido, desnutrição importante e desidratação associada, foi optado por internar o lactente. Realizado reparação a 5% com SHOMS por via oral. Com a criança hidratada, foi introduzida fórmula extensamente hidrolisada. Houve melhora parcial e a criança passou a evacuar cinco vezes por dia, ainda semilíquidas. Após três dias, como não houvesse melhora do padrão evacuatório e persistindo com a perda de peso, foi iniciada nutrição parenteral total (na época não dispúnhamos de fórmula de aminoácido no mercado), mantendo um quinto das necessidades calóricas por meio de fórmula extensamente hidrolisada. Houve melhora gradativa e em três semanas foi possível suspender nutrição parenteral total e gradativamente aumentar a oferta oral, com a criança apresentando curva ascendente de peso, com balanço calórico de 150kcal/kg/dia e proteína de 4g/kg/dia.

Investigação laboratorial – na grande maioria dos casos, pode-se dispensar a realização de exames complementares e conduzir o caso somente com base na história clínica. Pacientes com diarreia persistente que apresentem diarreia com característica de má absorção de carboidratos (fezes líquidas, explosivas, odor ácido e com assadura perineal) é provável que apresentem hipolactasia secundária, portanto a primeira manipulação dietética deverá ser a retirada da lactose da dieta, optando-se por fórmula sem lactose. Na grande maioria dos casos, quando o diagnóstico é precoce e ainda não há grandes lesões de mucosa, somente esta manipulação é suficiente para cessar o quadro diarreico. É prudente aguardar pelo menos três dias, observando o paciente antes de novas manipulações dietéticas. Caso não haja melhora neste período ou mesmo antes, se o paciente continuar com grandes perdas levando à desidratação e à acidose metabólica, deve-se pensar no diagnóstico de intolerância à proteína do leite de vaca secundária, portanto a manipulação seguinte será para uma fórmula de proteína isolada de soja ou extensamente hidrolisada. E na sequência, se não houver tolerância, indica-se a fórmula de aminoácido. O paciente aqui relatado não tolerou nenhuma fórmula que dispúnhamos na época, sendo necessária a indicação de nutrição parenteral total. O período de aproximadamente duas a quatro semanas, geralmente, é suficiente para que haja recuperação da mucosa, após o qual volta-se a tolerar a fórmula à base de leite de vaca, adequada para a idade. Enquanto se aguarda este período, é conveniente tratar anemia e parasitose, caso estejam presentes.

148

Este paciente foi selecionado para tomar parte de um estudo de avaliação da permeabilidade intestinal em diarreia persistente, por este motivo foi realizada a investigação abaixo relacionada (estudo aprovado pelo Comitê de Ética em Pesquisa do HCRP e da FMPR-USP).

- Substância redutora nas fezes = positivo 3+.
- Parasitológico de fezes = 3 amostras negativas.
- Xilosemia = 10,1mg/dl (valor de referência > 25mg/dl).
- Teste do lipiodol: urina antes e após negativa (normal = positivo na urina com diluição > 1/8).
- Excreção urinária de ^{51}Cr-EDTA = 10,29% da dose administrada por via oral (grupo controle variou de 0,20-3,31%, mediana = 1,26%). Indicativo de maior permeabilidade da mucosa.
- Biópsia de intestino delgado: atrofia tipo 3-4 de Marsh, com infiltrado linfoplasmocitário.
- Paciente recebeu fórmula extensamente hidrolisada durante três meses. Neste período, foi tratado com reposição de sulfato ferroso, zinco e polivitamínico. Foi possível, então, retornar com fórmula de proteína do leite de vaca adequada para a idade. Os exames repetidos após três meses, com o processo diarreico controlado e o paciente em recuperação nutricional mostravam:
- Xilosemia = 37mg/dl.
- Teste do lipiodol: urina antes negativa e após + até ½.
- Excreção urinária de ^{51}Cr-EDTA = 3,59%.
- Biópsia de intestino delgado: atrofia tipo 2 de Marsh, com leve infiltrado linfoplasmocitário.

BIBLIOGRAFIA

Abba K, Sinfield R, Hart CA, Garner P. Antimicrobial drugs for persistent diarrhoea of unknown or non-specific cause in children under six in low and middle income countries: systematic review of randomized controlled trials. BMC Infect Dis 2009; 9:24.

Abba K, Sinfield R, Hart CA, Garner P. Pathogens associated with persistent diarrhoea in children in low and middle income countries: systematic review. BMC Infect Dis 2009;9:88.

Bhutta ZA, Hendricks KM. Nutritional management of persistent diarrhea in childhood: a perspective from the developing world. J Pediatr Gastroenterol Nutr 1996;22: 17-37.

Bhutta ZA, Nelson EA, Lee WS, Tarr PI, Zablah R, Phua KB et al. Persistent Diarrhea Working Group. Recent advances and evidence gaps in persistent diarrhea. J Pediatr Gastroenterol Nutr 2008;47:260-265.

Black RE. Persistent diarrhea in children of developing countries. Pediatr Infect Dis J 1993;12:751-761.

Cohen MB, Laney DW. Infectious diarrhea. In Wyllie R, Hyams JS. Pediatric gastrointestinal disease. 2nd ed. Philadelphia: WB Saunders; 1999. pp. 348-370.

Fang GD, Lima AAM, Martins CV, Nataro JP, Guerrant R. Etiology and epidemiology of persistent diarrhea in northeastern Brazil: a hospital-based, prospective, case-control study. J Pediatr Gastroenterol Nutr 1995;21:137-144.

Gracey M. Nutritional effects and management of diarrhoea in infancy. Acta Paediatr Supp 1999;430:110-126.

Guarino A, De Marco G. Persistent diarrhea. In Walker WA, Goulet O, Kleinman RE et al. Pediatric gastrointestinal disease. 4th ed. Lewiston: BC Decker; 2004. pp. 180-193.

Gusmão RHP, Lima FML, Sdepanian VL. Diarreia aguda e diarreia persistente. In:

Sdepanian VL. Gastroenterologia pediátrica. São Paulo: Manole; 2010. pp. 43-53.

Lukacik M, Thomas RL, Aranda JV. A meta-analysis of the effects of oral zinc in the treatment of acute and persistent diarrhea. Pediatrics 2008;121:326-336.

Pinto EALC, Barros-Filho AA, Barros MBA. Fatores de risco para diarreia persistente em crianças hospitalizadas. Arq Gastroenterol 1998;35:126-131.

World Health Organization. Diarrhoeal disease control programe. Persistent diarrhoea in children in developing contries. Geneva: World Health Organization; 1997. (WHO/CDD/88.7).

CAPÍTULO 10

Diarreia Crônica

EDGARD FERRO COLLARES

As fezes diarreicas apresentam como característica fundamental o aumento do seu conteúdo de água, podendo ou não haver aumento do número de evacuações. Diarreia crônica é usualmente definida como o episódio que se estende por mais de 14 dias. Esta definição confunde-se com a de diarreia persistente, mais comum em lactentes, como complicação de diarreia aguda infecciosa. Do ponto de vista prático, um lactente com diarreia com mais de duas semanas de duração é recomendável, inicialmente, considerar tendo diarreia persistente e avaliar as evidências (clínicas e laboratoriais) que são a favor e contra esta possibilidade, antes de considerar que o quadro é de diarreia crônica.

Foram catalogadas, no período que vai do nascimento à adolescência, mais de 80 causas de diarreia crônica, sendo que, aproximadamente, 10 são mais frequentes. Não pretendemos neste capítulo abordar de forma sistemática cada uma delas. Classificação e descrição em detalhes de cada uma das doenças são encontradas na literatura especializada citada na bibliografia.

Vamos dividir este Capítulo em quatro partes:

1. Apresentar um roteiro de orientação para perguntas que devem ser feitas durante a consulta de um paciente com história de diarreia crônica. É óbvio que isto deve fazer parte de uma história clínica detalhada e exame físico completo (não palpar somente o abdome!). O objetivo é restringir as possibilidades diagnósticas (diagnóstico somente

com estas informações é raro), para uma avaliação laboratorial adequada. Em adição, são listadas as causas mais frequentes de diarreia crônica.

2. Apresentar casos clínicos reais comentados. Não houve preocupação em apresentar a conduta atualizada em cada caso, que poderá ser encontrada na bibliografia.

3. Tecer considerações sobre as manobras dietéticas empíricas como ferramenta para o diagnóstico e tratamento desta forma crônica de diarreia.

4. Orientar quanto à investigação laboratorial complementar mínima, visando ao diagnóstico etiológico desta disfunção.

PERGUNTAS RELEVANTES NA HISTÓRIA CLÍNICA

Qual a idade de início da diarreia?

Os erros inatos do metabolismo que têm a diarreia como manifestação dominante tendem a aparecer após o nascimento ou nos primeiros meses de vida. Diarreia em paciente recebendo leite de peito é seguramente uma situação preocupante. Contudo, o padrão de evacuações em lactente recebendo aleitamento natural é bastante variável e pode, algumas vezes, nas primeiras semanas ser de 6-7 vezes/dia, com fezes líquidas, espumosas, de cor amarelo-ouro, que expostas à luz se tornam esverdeadas. Evacuações com estas características podem, por inexperiência materna ou do profissional que o atende, ser rotuladas como diarreicas. Um elemento importante para a diferenciação é o ganho ponderal. A falta de ganho ponderal acompanhando o quadro é uma evidência poderosa de defeito inato do metabolismo que compromete a absorção de um ou mais dos componentes do leite humano ou que este contenha algum fator para o qual a criança é intolerante (exemplo, proteína heteróloga ingerida pela mãe). Destacam-se como mais frequentes neste período a fibrose cística (80% manifestando-se no primeiro mês de vida) e a sensibilização às proteínas heterólogas. Entre as menos frequentes destacamos a intolerância à lactose (alactasia congênita) com manifestação ao nascimento ao iniciar as primeiras mamadas, que é indistinguível clinicamente de outra situação rara, a má absorção congênita de glicose-galactose. Outras doenças raras também têm o início das manifestações nos primeiros dias de vida (consultar lista de doenças genéticas com diarreia crônica).

Finalmente, outras se iniciam em lactentes por ocasião da troca da alimentação natural para a artificial ou na introdução de outros alimentos, mantendo a alimentação natural.

Qual a relação da diarreia com modificação ou introdução de algum alimento em particular?

Não há dúvida de que o paciente somente apresentará intolerância digestiva a determinado alimento quando este for introduzido por via oral. Assim, paciente em alimentação natural exclusiva, com déficit congênito de sacarase-isomaltase, apresentará diarreia quando exposto à sacarose (em que o fenômeno é mais intenso) ou amido.

É muito comum nos primeiros meses de vida relacionar o início da diarreia com a mudança ou início da alimentação artificial. Analisando as diferenças na composição entre o leite humano e o leite substituto (leite de vaca ou fórmulas modificadas de leite de vaca), podemos tentar deduzir a possível etiologia da diarreia que ocorre logo após ou decorridos alguns dias da troca da alimentação. Assim, temos: 1. a possibilidade de contaminação pela manipulação do leite *in natura* ou fórmula láctea artificial, desde a origem até a boca da criança. Na alimentação natural, o alimento vai direto da fonte ao consumidor, em que esta possibilidade é quase nula; 2. a concentração mais elevada de proteína no leite de vaca (minimizada com diluição ou ajuste de proporção proteica àquela do leite humano) e seu poder antigênico. As frações proteicas do leite de vaca são a maior causa de alergia alimentar gastrointestinal em lactentes; 3. a proteção imunológica própria para a espécie no aleitamento natural que é inexistente no artificial. Isto inclui fatores inespecíficos (oligossacarídeos) que favorecem o crescimento da flora intestinal bífida e fatores específicos, como por exemplo IgA. Imunodeficiências primárias podem iniciar manifestações digestivas após troca do aleitamento natural pelo artificial; 4. como no leite de vaca a concentração de lactose corresponde a aproximadamente 4,5%, portanto, menor que no leite humano, há necessidade de se ajustar a concentração dos carboidratos, tanto na forma integral quanto na diluída. Para isto, a sacarose (mais frequente no leite na forma fluida) ou dextrina-maltose (mais frequente nas preparações comerciais) são os açúcares utilizados. Com isto, na introdução do aleitamento artificial podem surgir as primeiras manifestações da deficiência congênita de sacarase-isomaltase. A diarreia, que é osmótica, pode ser profusa ao receber sacarose e menos intensa, dependendo da quantidade ingerida, quando o carboidrato é o amido.

Qual a repercussão da diarreia sobre o estado geral?

O comprometimento nutricional do paciente, habitualmente, ocorre nos quadros de má absorção. Inicialmente, há perda de peso ou falta de ganho ponderal adequado, sendo que com a cronicidade há também comprometimento da estatura. A experiência recomenda não se fiar somente na informação verbal familiar, procurando sempre obter dados antropométricos anteriores e após o início da doença. Cuidado na avaliação deste item! O paciente pode estar recebendo alimentação inadequada e desequilibrada decorrente de manobras dietéticas empíricas (por exemplo, redução ou retirada de um macronutriente), com a finalidade de controlar a diarreia, e isto pode ser responsável pelo comprometimento nutricional. Exemplo clássico é a retirada ou a redução de gordura em crianças com diarreia funcional, na qual não é observada má absorção deste macronutriente.

A diarreia é contínua ou intermitente?

A informação de que é contínua sugere que o fator determinante do fenômeno que desencadeou o episódio continua atuando. Por outro lado, quando intermitente, pode estar havendo exposição intermitente ao fator desencadeante, tais como à proteína do leite de vaca na alergia a esta proteína, à quantidades maiores de glúten em pacientes com doença celíaca e à sacarose na intolerância à sacarose-isomaltose. Sempre tentar identificar um possível fator alimentar que pode estar ausente ou em menor quantidade na fase em que o paciente está sem diarreia e presente no momento da diarreia.

Qual a frequência e volume das evacuações?

Já vimos no Capítulo 1 que de todo volume líquido movimentado no aparelho digestório (ingerido e secretado), 90% aproximadamente, é absorvido no intestino delgado e o restante no intestino grosso, restando como componente das fezes algo em torno de 100-150ml. Pela sua localização (parte final do trato gastrointestinal) podemos dizer, em termos gerais, que o intestino grosso define a ocorrência ou não de diarreia nas situações potencialmente determinantes dessa disfunção. Dessa forma, nas doenças que afetam o intestino delgado, a diarreia ocorre quando o volume de líquido que passa através da válvula ileocecal é maior que a capacidade de absorção normal do intestino grosso ou quando, mesmo que este volume seja o habitual, a mucosa deste segmento está comprometida na sua capacidade de absorção normal por doença.

Então, podemos dizer que as doenças do delgado determinam evacuações geralmente mais volumosas (em líquido) que aquelas que afetam os cólons. Nas doenças que afetam o intestino grosso, geralmente de natureza inflamatória, há envolvimento do reto, reduzindo o limiar para defecação e, com isso, as evacuações são muito mais frequentes (até 20 vezes/dia), em pequeno volume e algumas vezes há relato de tenesmo.

Qual o período do dia em que se evacua mais?

Nas situações clínicas em que há má digestão ou má absorção, pode-se identificar um padrão de evacuações em que o conteúdo de líquido e a frequência das evacuações aumentam no decorrer do dia, sendo mais intensa no primeiro período da noite. Em algumas situações (desde que tenha ocorrido um período de jejum noturno), a primeira evacuação matinal pode ser pastosa ou formada. É interessante que na diarreia funcional pode-se observar um padrão invertido, com o paciente apresentando um maior número de evacuações no período matinal e vespertino.

Pacientes com doença inflamatória crônica inespecífica, que afeta o intestino grosso (colite ulcerativa e doença de Crohn de cólons), podem evacuar no período noturno durante o sono.

Há distensão abdominal?

A distensão abdominal acompanhando o quadro de diarreia crônica sugere um componente de má absorção. O fenômeno decorre do adelgaçamento da parede das alças intestinais e da parede abdominal, como consequência da desnutrição, aliado à ingestão de alimentos com capacidade de absorção limitada, levando ao afluxo de líquido e à produção de gases, com distensão de todo o abdome. Muitas vezes, a distensão acentua-se no decorrer do dia, acompanhando o aumento do número de evacuações, atingindo o máximo no começo da noite. A tríade de diarreia crônica, distensão abdominal e déficit nutricional é clássica nas disfunções do trato gastrointestinal com má absorção.

Aganglionose congênita (Hirschsprung) pode manifestar-se com períodos de diarreia (colite de estase) alternados com constipação, ou diarreia contínua ou, classicamente, com constipação. Na maioria das vezes, estas manifestações já ocorrem no primeiro mês de vida, sempre acompanhadas de algum grau de distensão abdominal, muitas vezes acentuada e generalizada. A distensão abdominal crônica, neste caso, reflete mais a suboclusão intestinal baixa, por ausência de gânglios no plexo nervoso mientérico. Cuidado! Quando apresenta um componente de diarreia pode ser confundida com diarreia crônica com má absorção.

Qual o odor das fezes?

O odor das fezes é uma informação que pode ser útil, contudo, muitas vezes, é difícil de ser obtida, particularmente quando se refere à de lactentes. Uma forma de avaliação é comparar com alguns odores com que o informante esteja familiarizado. Assim, odor ácido, indicativo de má digestão ou má absorção de carboidratos, comparar com odor de vômito ou leite fermentado; odor pútrido pode ser indicativo de infestação maciça por parasitas (ascaridíase, estrongiloidíase), sangramento digestivo alto ou perda proteica na parte baixa do trato digestório, a comparação é com ovo estragado ou carniça; odor alcalino pode ser sentido em fezes com grande quantidade de muco, comparar com água sanitária; odor rançoso sugere má absorção de gordura, comparar com gordura velha ou manteiga estragada. Os sinais clássicos de esteatorreia clínica descritos com maior frequência em escolares, adolescentes e adultos são fezes pálidas, volumosas (algumas vezes com a informação que evacua mais do que come), com odor pútrido-rançoso e que flutuam na água, são raramente detectados em crianças pequenas.

Sugerimos que o clínico faça a própria avaliação do material fecal, de preferência de eliminação recente, em busca dos sinais enumerados acima.

As fezes contêm restos alimentares?

É clássico relacionar má absorção com a presença de restos alimentares. Contudo, na maioria das vezes, a informação é equivocada, visto que o relato refere-se a fibras vegetais (fragmentos de verduras de folha, invólucros de leguminosas ou cereais) que não são normalmente digeridas no tubo digestório humano. Os restos alimentares que devem ser valorizados, caracterizando má absorção, são de gordura, como gotas de gordura (Cuidado! Excluir a possibilidade de o paciente, por alguma razão, receber óleo mineral por via oral) ou os sinais clássicos de esteatorreia clínica; ou presença de amido, pedaços de batata e grãos de arroz; ou de proteína, como fragmentos de carne. Pelo fato de que a maioria dos alimentos ingeridos por crianças pequenas é oferecida sob a forma pastosa, os restos alimentares contendo amido ou proteína são difíceis de ser vistos a olho nu.

As fezes contêm muco e/ou sangue?

A presença de sangue misturado com muco em fezes diarreicas é forte evidência de doença inflamatória no intestino grosso (colite).

Acompanhando a diarreia, há referência de cólicas e tenesmo?

Estes sintomas associados aos dois anteriores, acompanhados de alta frequência de evacuações e pequeno volume de fezes a cada evacuação, em paciente com diarreia crônica e com queixa de evacuações durante o sono, são fortes evidências de doença inflamatória intestinal crônica inespecífica de localização colônica. A doença de Crohn, acometendo somente o íleo, pode apresentar-se com um quadro prolongado de dor abdominal crônica em cólicas, anorexia, perda de peso e febre intermitente. Estas manifestações podem preceder a eclosão de um abdome agudo inflamatório, simulando quadro de apendicite.

Há referência de lesões perineais?

É comum a queixa de lesão eritematosa difusa de nádegas e períneo em pacientes que apresentam má digestão ou má absorção de carboidratos. Isto está relacionado com conteúdo de ácidos orgânicos e pH baixo nas fezes, decorrentes da fermentação, que leva a uma agressão química local da pele. Não é incomum, também, o desenvolvimento no local de candidíase cutânea. Alguns cuidados devem ser tomados com relação a esta interpretação: 1. este fenômeno também pode ocorrer em lactentes normais, em alimentação natural, devido ao maior conteúdo de lactose no leite humano; 2. fezes com pH alcalino podem também lesar a pele na região perianal (exemplo, nos casos de colite aguda ou crônica).

Fissuras, plicomas anais, fístulas perianais ou perineais são sinais importantes que acompanham as doenças inflamatórias crônicas do intestino. Estas lesões são referidas como "feridinhas" ou "feridas" na região perianal ou perineal. Devem ser avaliadas cuidadosamente no exame físico.

Há queixa de prolapso retal?

Qualquer paciente, em particular lactente, com desnutrição e diarreia crônica pode apresentar prolapso retal. A literatura relaciona esta manifestação com a fibrose cística. Em nosso meio, a associação da desnutrição com tricuríase tem sido relatada como causa de prolapso retal.

Como está o apetite?

Na maioria dos pacientes com má absorção há referência de voracidade do apetite em consequência da perda calórica pelas fezes. Isto é evidente na fibrose cística. Contudo, na fase avançada dessa doença, isto já não é um fato em consequência do processo infeccioso pulmonar crônico. Voracidade também pode não ser evidente na doença celíaca e síndrome da contaminação do intestino delgado.

Há queixa de alterações da mucosa oral?

Estomatites de repetição podem preceder o aparecimento de doença inflamatória crônica de intestino ou acompanhar situações de imunodeficiências.

Algumas lesões orais e labiais podem traduzir carências vitamínicas, particularmente do complexo B. Dermatite, vesículas periorais com candidíase, pode indicar carência de zinco.

Há períodos de constipação?
O intestino grosso é responsável, em condições normais, pela absorção de somente 10% de todo volume de líquido movimentado no tubo digestório. Sob estímulo (volume aumentado de líquido que chega através da válvula ileocecal, por exemplo na má absorção) pode aumentar gradualmente sua capacidade de absorção e, na má absorção, a diarreia pode ser alternada com constipação.

A aganglionose congênita já nas primeiras semanas de vida pode manifestar-se, na sua forma clínica mais frequente, com constipação e distensão abdominal. Em alguns casos, além da distensão, pode-se observar alternância de diarreia (colite de estase) com constipação ou a diarreia ser aparentemente contínua.

Há manifestações de pele, anexos ou subcutâneo concomitantes com a diarreia?
A referência de dermatite eczematosa crônica ou aparecimento de urticária associada com diarreia sugere alergia gastrointestinal. A presença de lesões vesiculares periorificiais e de extremidades frequentemente colonizadas por *C. albicans*, acompanhadas de alopecia e com diarreia crônica, em lactente recebendo alimentação artificial, sugere acrodermatite êntero-hepática (má absorção primária de zinco), uma doença autossômica recessiva (rara). Manifestações semelhantes podem aparecer por má absorção de zinco secundária em outras doenças gastrointestinais crônicas graves com má absorção.

O eritema nodoso é descrito na doença inflamatória intestinal crônica inespecífica.

Dermatite vesicular crônica (dermatite herpetiforme) pode ser a única manifestação ou acompanhar a diarreia crônica na doença celíaca.

A queixa de edema, particularmente de membros inferiores, em paciente com diarreia crônica que não possa ser explicada por outro motivo sugere que seja hipoproteinêmico por má absorção de proteína ou por perda proteica. Uma situação com má absorção associada a edema hipoproteinêmico ocorre em lactentes com fibrose cística, alimentados ao seio ou que estejam recebendo fórmula de soja. Edema hipoproteinêmico por enteropatia com perda proteica e diarreia crônica pode ocorrer em enteropatia eosinofílica, doença celíaca, linfangiectasia intestinal, doença inflamatória crônica intestinal inespecífica etc.

Há manifestações pulmonares associadas?
Quatro são as condições em que pode ocorrer associação da diarreia com manifestações pulmonares de forma contínua ou intermitente, tendo a

mesma base etiológica: fibrose cística, estrongiloidíase, imunodeficiências e alergia alimentar. Destas, na fibrose cística, a associação ocorre já nas primeiras semanas de vida.

Há manifestações neurológicas associadas?

A associação direta entre má absorção e alteração neurológica nos primeiros meses de vida ocorre na abetalipoproteinemia, doença autossômica recessiva rara.

Há queixas de alterações na coagulação (hemorragias e equimoses)?

Estas queixas podem ocorrer em pacientes que apresentam diarreia com má absorção de gordura, por déficit de absorção de vitamina K.

Há queixa de anemia?

Várias doenças que cursam com diarreia crônica podem apresentar anemia associada ao quadro. Assim, anemia por deficiência de ferro resistente à terapêutica de reposição oral acompanha a má absorção na doença celíaca. Nesta mesma condição ou na síndrome da contaminação do intestino delgado, pode, eventualmente, ocorrer anemia megaloblástica por má absorção de ácido fólico. Anemia por perda crônica de sangue pode acompanhar a doença inflamatória crônica intestinal inespecífica. Doença inflamatória de íleo ou ressecção ileal pode comprometer a absorção de vitamina B_{12}, levando à anemia megaloblástica.

Há queixas de infecções repetidas?

Queixas de infecções repetidas podem indicar estado de imunodeficiências primárias ou secundárias (desnutrição secundária à má absorção ou Aids).

Há referências de cirurgia antecedendo o quadro?

A referência de cirurgia, em particular abdominal, em algum momento anterior ao início da diarreia, alerta para a possibilidade de haver relação direta entre o procedimento e o quadro que o paciente vem apresentando, como, por exemplo, redução da superfície de absorção (intestino curto), desenvolvimento de estenoses, propiciando síndrome da contaminação do intestino delgado, desenvolvimento de fístula entérica etc.

Há casos semelhantes na família?

Muitas doenças que determinam diarreia crônica têm frequência familiar maior. Quando há consanguinidade, a informação é importante! Não esquecer que as doenças genéticas que determinam diarreia crônica são codificadas por genes autossômicos recessivos.

Há história familial de alergia?

É dado relevante em paciente com suspeita de alergia alimentar, considerando que quando um dos pais apresenta algum tipo de manifestação atópica o filho tem 40% de possibilidade de também ter. Quando ambos são afetados, esta possibilidade passa para 80%.

Qual a função intestinal e outras doenças gastrointestinais nos pais?

Este fato pode ser relevante, devido à relação da presença de cólon irritável em um dos pais e diarreia crônica funcional na criança.

Qual a terapêutica utilizada para o controle da diarreia?

Destaca-se aqui o emprego abusivo de antibiótico e o desencadeamento, pelo crescimento de *Clostridium difficile*, da colite pseudomembranosa ou agravamento de uma doença inflamatória crônica intestinal inespecífica, particularmente de cólon (colite ulcerativa ou doença de Crohn).

Quais os antecedentes alimentares e as modificações alimentares que ocorreram antes e durante o quadro?

Procurar relacionar o início ou o agravamento do quadro com a introdução ou uma modificação alimentar. Muitas vezes isto é obvio, como, por exemplo, a relação da ingestão de sacarose e a primeira manifestação da má absorção de sacarose-isomaltose. Outras vezes, as manifestações de intolerância ocorrem semanas após a introdução do alimento, fato observado na sensibilização a proteínas heterólogas, como ocorre na alergia gastrointestinal à proteína do leite de vaca e na doença celíaca.

Como é o ambiente físico?

Deficiências nas condições de moradia e localização inadequada, saneamento básico precário ou ausente e dificuldade de acesso à água potável são condições que predispõem a criança à enteropatia ambiental ou agravam outras doenças que se manifestam com diarreia crônica.

Exame físico

O exame físico deve ser como em qualquer outra situação, com avaliação do peso e estatura. Buscar sinais de desnutrição relativamente recente, como hipotrofia da musculatura da cintura escapular e pélvica; alterações da pele, anexos e mucosas. Identificar a presença de edema, distribuição e assimetria. Avaliar cuidadosamente os sistemas.

Exame minucioso do abdome, com avaliação da distensão abdominal.

Exame do períneo em busca de fissuras, plicomas anais, fístulas perianais e perineais.

Causas de diarreia crônica mais frequentes de acordo com a idade de início da diarreia e a repercussão sobre o estado nutricional

Início em crianças com menos de 6 meses de idade

- Com comprometimento do estado nutricional:
  - Alergia à proteína do leite de vaca.
  - Fibrose cística.
  - Síndrome do intestino curto.
  - Déficit de sacarase-isomaltase.
  - Enteropatia ambiental.
  - Outras.
- Sem comprometimento do estado nutricional – diarreia crônica de origem alimentar (sobrecarga de alimentos com excesso de fibras vegetais ou amido).

Início em crianças maiores 6 meses de idade

- Com comprometimento do estado nutricional:
  - Doença celíaca.
  - Linfangiectasia intestinal secundária (paracoccidioidomicose ganglionar).
  - Enteropatia ambiental.
  - Doença de Crohn.
  - Outras.
- Sem comprometimento do estado nutricional – diarreia crônica funcional.

Observação: doenças parasitárias que determinam diarreia aguda e que podem ultrapassar 14 dias de duração (giardíase, amebíase, estrongiloidíase e tricuríase) não foram incluídas aqui, por considerarmos como causa de diarreia persistente ou agravante de diarreia crônica de outra etiologia (por exemplo, doença celíaca).

CASOS CLÍNICOS

No quadro 10.1 apresentamos as abreviaturas utilizadas na anamnese e no exame físico.

Observação: na anamnese e no exame físico foram colocados em destaque, com pincel cinza, alguns aspectos importantes do caso clínico.

Quadro 10.1 – Abreviaturas usadas na anamnese e no exame físico.

AA = Antecedentes alimentares
AF = Antecedentes familiares
AO = Antecedentes obstétricos
AP = Antecedentes pessoais
FC = Frequência cardíaca
FLV = Fórmula de leite de vaca
FR = Frequência respiratória
HMA = História da moléstia atual
ID = Impressão diagnóstica
IDA = Interrogatório dos diferentes aparelhos
LP = Leite de peito
LV = Leite de vaca
MI = Membro inferior
MS = Membro superior
MV = Murmúrio vesicular
ndn = Nada digno de nota
PA = Pressão arterial
QD = Queixa e duração
RCD = Rebordo costal direito
RHA = Ruídos hidroaéreos
SCP = Som claro pulmonar
TSC = Tecido subcutâneo

Paciente: J.M., 5 meses e 10 dias, sexo feminino.

QD – diarreia há 3 meses.

HMA – refere a mãe que no segundo dia de vida a criança começou a apresentar diarreia. Evacuava 7-8 vezes/dia, fezes líquidas, com coágulos de leite, cheiro azedo, sem muco ou sangue. Procurou o médico que disse tratar-se de diarreia do leite de peito e prescreveu um medicamento cujo nome não sabe informar. Em dez dias não apresentou mais diarreia, evacuando 1 vez por dia, fezes semipastosas, amareladas, sem muco ou sangue. Houve melhora do estado geral e a criança passou a evoluir bem, ganhando bastante peso.

Comentários – nesta informação inicial, dois fatos chamam atenção: 1. a manifestação ocorreu precocemente, sugerindo disfunção digestiva primária, com o paciente recebendo alimentação natural; 2. a manifestação foi rotulada de diarreia do leite de peito, um erro grave do médico atendente. Tal diagnóstico pode levar ao abandono da alimentação natural, com todos seus riscos. Felizmente isto não ocorreu e o padrão de evacuação (7-8 vezes/dia), aparentemente decorrente da própria alimentação, "melhorou" (1 vez/dia) e a criança evoluiu bem.

Há 3 meses, ainda alimentada ao seio, começou novamente a apresentar diarreia. Evacuava 4-5 vezes/dia, grande quantidade de fezes semilíquidas, amareladas, espumosas, com cheiro forte (não caracterizou bem), com muco, sem sangue. Em todas as evacuações notava restos alimentares. Procurou o médico que tratou com antibiótico (não lembra o nome) sem resultados. Voltou ao médico que pediu nova cultura, e o resultado foi *E. coli* (desconhece a classificação), sendo iniciado tratamento com cloranfenicol durante 6 dias. Houve melhora discreta por 4 dias, voltando a seguir o quadro com as mesmas características. Nova cultura revelou novamente *E. coli*, sendo prescrito outro antibiótico, sem melhora.

Há 1 semana foi tentado substituir o leite de peito por uma fórmula láctea artificial, com aumento da quantidade de grumos nas fezes. Retornou ao leite de peito. Atualmente, evacua 4-5 vezes/dia, fezes semilíquidas, amareladas, com grumos de leite, restos alimentares de vegetais (papas), muco, sem sangue. As fezes bóiam na água. Tem períodos de melhora esporádica (2-3 dias). Durante toda a evolução do quadro, apresentou 3-4 episódios de febre baixa, cujas datas a mãe não sabe precisar bem.

Comentários – diarreia com mais de duas semanas de duração sugere diarreia persistente ou crônica. Se considerarmos a frequência, a primeira hipótese seria de diarreia persistente por uma infecção inicial devido a um agente enteropatogênico, fenômeno raro em criança alimentada ao seio. Se admitirmos esta hipótese, a infecção foi relativamente benigna e a agressão à mucosa não tão grave, determinando intolerância à lactose (causa frequente de diarreia persistente) discreta. Contudo, o fato estranho é a referência de restos de papa nas fezes de um lactente, que nesta idade deveria estar recebendo alimentação natural exclusiva. É provável que a introdução de outros alimentos tenha ocorrido sob orientação, fato comum no passado e indicado por algumas escolas de pediatria. As medidas tomadas como antibióticos e mudança de fórmula alimentar não foram suficientes para resolver o problema.

Vejamos as informações seguintes.

IDA – nega hematêmese e melena. Só vomitou algumas vezes quando tomou fórmula láctea artificial. Tem ótimo apetite. Urina está amarela e com cheiro forte. É a segunda vez que isso acontece. Na primeira vez, o médico pediu cultura de urina e deu negativo.

AP – nasceu de parto normal, hospitalar. Chorou logo ao nascer. Peso de nascimento 2.800g. Teve icterícia discreta e a mãe deu banho de sol em casa. Nega outras doenças que não a diarreia. Firmou a cabeça com 3 meses; sorriu com 2 meses; senta com apoio e esboça o engatinhar.

AF – família de bom nível socioeconômico. É o único filho do casal. Mãe com 25 anos com saúde. Há 3 meses e meio teve episódio de diarreia. Foi diagnosticado intoxicação alimentar. Melhorou com espasmolítico. Fez parasitológico e cultura de fezes, ambos negativos.

Pai com 30 anos de idade, com saúde. Fez parasitológico: com resultado positivo *Strongyloides stercoralis*. Foi tratado. Cultura de fezes negativa.

Comentários – nas informações acima destacamos que o paciente é filha única de um casal jovem de bom nível socioeconômico. Seguramente uma criança muito bem cuidada. Por ocasião do início do quadro (aproximadamente 3 meses), há referência de quadro diarreico agudo na mãe que aparentemente remitiu sem maiores cuidados. Resultados de cultura e parasitológico negativo. No pai foi identificado *Strongyloides stercoralis*. Estas informações sugerem a possibilidade de a paciente apresentar diarreia persistente (Por parasita? Por intolerância à lactose?).

Continuemos analisando as outras informações.

AA – leite de peito desde o nascimento, a cada 3 horas, com técnica. Com 1 mês e meio iniciou suco de laranja (depois tomate); com 2 meses iniciou papa de vegetais (cenoura, chuchu, beterraba, abobrinha). Antes disto, havia iniciado frutas (banana, pera, maçã, mamão e melão).

Alimentação atual, desde terceiro mês de vida:
* 6:00 horas – leite de peito (LP).
* 8:00 horas – suco de frutas (até 150g).
* 9:00 horas – LP.
* 10:00 horas – papa de vegetais (10-12 colheres das de sopa).
* 12:00 horas – LP.
* 14:00 horas – frutas (1 pera ou 2 bananas ou uma fatia grande de mamão).
* 15:00 horas – LP.
* 18:00 horas – LP.
* 21:00 horas – LP.

Comentários – a paciente continua recebendo alimentação natural e destacamos a complementação inadequada para a idade e as grandes quantidades oferecidas. Isto sugere que a paciente está submetida a uma sobrecarga alimentar!

Exame físico – peso: 6.700g; estatura: 63cm; temperatura: 36,2°C. Criança em ótimo estado geral, ativa, hidratada, eupneica. Pele quente, úmida, elástica. Algumas lesões de miliária no tronco. Mucosas úmidas e coradas. Subcutâneo normalmente desenvolvido, turgor firme. Musculatura normotrófica e normotônica. Esqueleto sem deformidades grosseiras. Segmentos e sistemas sem anormalidades. Abdome: globoso, normotenso, indolor. Fígado: há 1cm do RCD. Baço: não palpável. Sem massas anormais. RHA presentes e normoativos. Períneo com discreta hiperemia.

Comentários – o exame físico indica que, embora tenha tido uma história longa de diarreia, esta não levou à repercussão importante, com a paciente apresentando bom estado nutricional. Diante disto, e do que já foi dito acima, a conduta foi: 1. solicitar três exames parasitológicos em busca de helmintos (com pesquisa de larvas de *S. stercoralis*) e protozoários; 2. reorientar a alimentação com leite de peito oferecido em livre demanda (sem horários rígidos) e reduzir as quantidades da alimentação complementar (suco 50-75ml; papas 3-4 colheres das de sopa rasas; frutas a ¼ das quantidades oferecidas.

No retorno (uma semana após), a mãe relatava que a paciente evacuava 1-2 vezes/dia fezes pastosas e trazia o resultado da pesquisa de parasitas, que foi negativo. A paciente foi acompanhada até 1 ano de idade, não tendo mais apresentado diarreia. Com 9 meses, fez troca da alimentação natural para fórmula artificial adequada, sem nenhum problema.

Diagnóstico – diarreia crônica de sobrecarga por erro na orientação alimentar.

Comentários finais – a manifestação desta diarreia, provavelmente, está ligada a pelo menos dois fatores:

1. Conteúdo de fibras mais elevado na alimentação, aumentando o conteúdo de água nas fezes.

2. Quantidade de amido oferecido, superando a capacidade de hidrólise pelas amilases. O lactente, nos primeiros meses de vida, apresenta déficit ontogênico destas enzimas (ver Capítulo 1).

Atualmente, com a recomendação universal da alimentação exclusiva ao peito durante os primeiros 6 meses de vida, é pouco provável que um paciente apresente o quadro descrito acima. Contudo, a ocorrência de sobrecarga alimentar é possível se o paciente, nos primeiros meses de vida, estiver em alimentação artificial.

Paciente: A. 1 ano e 8 meses de idade , sexo feminino.

QD – diarreia com muco e sangue há 2 meses.

HMA – há 2 meses, a criança começou a apresentar fezes amolecidas, 4-5 vezes/dia com muco, sangue, sem pus, sempre acompanhadas de "cólicas" (choro durante as evacuações). Fez uso durante uma semana de ampicilina sem melhora. A melhora ocorreu 2 dias após o término do tratamento. Há 5 dias apresentou prolapso retal que reduziu espontaneamente. Há 2 dias, voltou a apresentar fezes semilíquidas, com odor fétido, com muito muco, sanguinolentas, 6-8 vezes/dia, acompanhada de "cólicas" (choro durante as evacuações). A mãe refere restos alimentares nas fezes como batata, feijão, carne e verduras. Nega ocorrência de vômitos, febre e eliminação de vermes durante este período.

IDA e AP – ndn.

AA – alimentação adequada para a idade.

Comentários – há 2 meses, a paciente apresentou um episódio de colite aguda sem febre, tratada com antibiótico que, aparentemente, não interferiu na evolução natural do episódio (apresentou melhora 2 dias após o término do tratamento). Há 5 dias, teve prolapso retal com redução espontânea e há dois dias reapareceu a diarreia, com características de outro episódio de colite aguda.

Vejamos o exame físico.

Exame físico – peso: 11.200g; estatura: 84cm; temperatura: 37,5°C.

Criança em bom estado, ativa, hidratada. Pele quente, elástica. Mucosas descoradas +/++++. Tecido subcutâneo um pouco reduzido, frouxo, sem edema. Segmentos e sistemas sem anormalidades. Abdome: ligeiramente distendido, sem outras alterações. Períneo e ânus sem anormalidades. Toque retal: sem anormalidades.

Comentários – o exame físico, exceto por comprometimento discreto do estado nutricional (peso um pouco abaixo do esperado e tecido subcutâneo reduzido e frouxo), que poderia ser atribuído ao episódio agudo atual, não tem outros sinais físicos anormais. Na história, há referência de restos alimentares (de carne e batata) sugerindo má absorção que, caso fosse verdade, deveria traduzir-se em comprometimento mais acentuado do estado nutricional. Então qual o motivo de este caso estar sendo apresentado neste capítulo? Vamos explicar! Casos de doença inflamatória crônica inespecífica com padrão de colite, embora não frequente nesta idade (retocolite ulcerativa e doença de Crohn), podem iniciar-se desta forma. Sendo assim, deveríamos solicitar colonoscopia com biópsia? Embora esta hipótese deva ser considerada, devemos inicialmente excluir a possibilidade de ser o quadro, mesmo que fosse crônico, de uma colite específica com origem determinada, incluindo: bactérias enteropatogênicas que potencialmente podem determinar colite (gênero *Shigella*, gênero *Salmonella, E. coli* invasora, *Yersinia enterocolitica*, gênero *Campylobacter*); parasitas como *Entamoeba hystolitica* e *Trichurius trichiura*; alergia alimentar manifestando-se como colite; e outras bem mais raras que não mencionaremos. Destacamos que a paciente há alguns dias da consulta apresentou prolapso retal, que reduziu espontaneamente. Este evento tem sido descrito em pacientes com má absorção com desnutrição (exemplo, fibrose cística), que aparentemente não é o caso. Por outro lado, em nosso meio, prolapso retal tem sido observado em pacientes com tricuríase, acompanhada ou não de colite.

Assim, é necessário inicialmente afastar a possibilidade de colite aguda por uma infecção bacteriana ou parasitária, solicitando cultura de fezes e de material coletado por *swab* retal, parasitológico de fezes (com pesquisa de protozoários e helmintos) e hemograma.

Resultados dos exames

1. Cultura de fezes e de *swab* retal – ambos negativos.

2. Parasitológico de fezes – nas três amostras colhidas foram identificados ovos de T. trichiura e cistos de G. lamblia.

3. Hemograma – GV 5 milhões/mm³; Hb 11,5g/dl; Ht 33,2%; Gb 8.800/mm³: B 2; S 36; E 16; L 38; B 0; M 4; P 0. Microcitose apreciável; Gb e plaquetas sem alterações morfológicas.

Na leitura destes resultados destacam-se a presença de parasitas, anemia discreta e eosinofilia (provavelmente em decorrência da infestação pelos parasitas).

Comentários – com isto, o diagnóstico principal mais provável foi de colite por *T. trichiura* e indicado o tratamento com mebendazol durante três dias. No retorno, após 1 semana, o paciente estava evacuando 2 vezes/dia fezes pastosas e sem queixa de cólicas. Recebeu novo ciclo de mebendazol seguido de nimorazol (tratamento da giardíase). O ciclo com estas duas drogas foi repetido mais uma vez, 15 dias após o término do último ciclo. A seguir (após o término do tratamento com as medicações anteriores), foi iniciada a administração por via oral de sulfato ferroso durante três meses. Parasitológicos (três amostra de fezes de cada vez) repetidos com 2, 4 e 6 meses foram todos negativos. Paciente recebeu alta com 3 anos de idade, apresentando bom desenvolvimento pondo--estatural, sem ter tido mais manifestações semelhantes. Não temos condições de dizer se o quadro de colite por *T. trichiura* apresentado pela paciente pode ser rotulado como crônico (primeiro episódio há 2 meses), com manutenção da infestação até o momento da consulta ou aguda por infestação recente pelo parasita. A conduta de afastar a possibilidade de uma colite específica por bactéria ou parasita deve ser sempre tomada nas situações com suspeita de doença inflamatória crônica inespecífica de cólon. Faz parte da investigação desta última condição a colonoscopia (um procedimento invasivo que é não isento de riscos!). Temos conhecimento de um caso de colonoscopia realizada em um paciente pediátrico com colite crônica, em que inúmeros parasitas (*T. trichiura)* foram visualizados penetrando a mucosa do cólon! O procedimento foi evidentemente desnecessário, já que o diagnóstico teria sido feito com exames parasitológicos.

Diagnósticos finais: 1. colite (aguda? crônica?) por *T. trichiura* (tricuríase sintomática); 2. giardíase; 3. anemia leve por carência de ferro.

Paciente: S., 2 meses de idade, sexo feminino.

QD – "canseira" para respirar há um mês. Há 15 dias "alergia" em todo o corpo quando se esforça para evacuar ou chorar.

HMA – referem os pais que a criança no segundo dia de vida não evacuava. Foi operada por apresentar, segundo o cirurgião, obstrução do íleo por mecônio, sendo ressecado um segmento de íleo. Teve alta após 24 dias em boas condições, apresentado um pouco de tosse. Posteriormente houve aumento da tosse, ronqueira e chiado no peito, passando a respirar com dificuldade. Foi levada ao médico e com o diagnóstico de pneumonia foi internada durante 7 dias. Recebeu alta há 5 dias apresentando "manchinhas" no corpo. Foi encaminhada ao nosso serviço fazendo uso de vaporização, drenagem postural e enzimas pancreáticas.

IDA – muito bom apetite. Evacua 3-4 vezes/dia, fezes amareladas, claras, pastosas, não caracteriza o cheiro.

AP – primeiro filho do casal. Nasceu a termo e o parto por cesariana, peso = 3.700g.

AF – nega casos semelhantes na família.

Alimentação – recebe leite de vaca diluído ao meio com 5% de sacarose + enzima pancreática (pancreatina em pó).

Exame físico – peso: 3.550g; estatura: 53cm; temperatura: 37,5ºC. Regular estado geral, ativa, taquipneica, com batimento discreto das asas nasais. Pele quente, seca, com manchas eritematosas difusas após o choro, elasticidade diminuída. Mucosas coradas e secas. Subcutâneo

168

escasso e frouxo. Musculatura hipotrófica e normotônica. Segmentos sem anormalidades. Aparelho respiratório: FR 70/min, rítmica, tórax cilíndrico, com retrações intercostais, roncos e sibilos disseminados com tempo expiratório prolongado. FC 135bat/min, sem sopros. Abdome: com cicatriz cirúrgica mediana, globoso, normotenso, indolor. Fígado: há 2cm do RCD. Baço: não palpável. RHA presentes. Períneo sem anormalidades.

Comentários – a maioria dos casos de fibrose cística (80%) na sua forma mais grave já apresenta alguma manifestação nas primeiras 4 semanas de vida. A primeira forma de apresentação é o quadro obstrutivo intestinal no período neonatal imediato, definido como íleo meconial (aproximadamente 10% dos casos). Nas semanas seguintes, outras manifestações sugerem esta possibilidade como dificuldade de ganho ponderal pela má absorção e/ou manifestação respiratória, diarreia que se prolonga (muitas vezes difícil de definir), desidratação hiponatrêmica (mais rara). Nesta última apresentação, o diagnóstico diferencial tem que ser feito com hiperplasia congênita das suprarrenais, na forma clínica perdedora de sal. Em 90% dos casos, a fibrose cística já apresenta manifestações clínicas que sugerem a doença no primeiro ano de vida.

Com estas informações não temos dificuldade no presente caso de formular hipótese diagnóstica abaixo.

ID – fibrose cística?

Conduta – determinação de cloro no suor.

Resultados – 1ª determinação, $Cl^- = 61,5mEq/l$; 2ª determinação, $Cl^- = 90,7mEq/l$; 3ª determinação, $Cl^- = 88,3mEq/l$.

Diagnóstico definitivo – 1. fibrose cística; 2. íleo meconial neonatal; 3. desnutrição proteico-calórica II grau secundária.

Comentários finais – este paciente foi atendido em uma época muito anterior ao uso de teste de triagem neonatal para fibrose cística e do esteatócrito de fezes que, empregados, teriam ajudado no diagnóstico ao nascimento e, talvez, não fosse necessário o procedimento cirúrgico. O paciente recebeu pancreatina (preparação em pó a partir do pâncreas bovino) para o controle da insuficiência pancreática. Hoje temos preparações farmacêuticas mais potentes que permitem ajustar, de acordo com a necessidade, a dose para cada refeição.

Paciente S., 7 anos de idade, sexo feminino.

QD – diarreia há 2 anos e 6 meses.

HMA – relata a mãe que há 2 anos e 6 meses começou a notar modificações na consistência das fezes da paciente, que se tornaram amolecidas, em número de 3-4 vezes/dia, amareladas, de odor que não consegue definir, ocasionalmente com estrias de sangue e muco. Há 2 anos e 4 meses, ocorreu aumento brusco do número das evacuações, passando a 10-14 vezes/dia, fezes líquidas, escuras, com odor pútrido, em grande quantidade, sem muco ou sangue. Por esse motivo, foi internada durante 23 dias recebendo antibióticos, soro e outros medicamentos que desconhece. Recebeu alta permanecendo 15 dias em casa com padrão de evacuações semelhante ao que apresentava antes da internação. Com o agravamento brusco do quadro diarreico, foi novamente internada, por mais 53 dias. Nesta internação recebeu vários medicamentos como antibióticos, enzimas pancreáticas, loperamida e dexametasona. Durante este período teve grande perda de peso, chegando a pesar 10kg (pesava antes do início da doença 17kg com 4 anos de idade). Recebeu alta evacuando 5-10 vezes/dia, fezes semipastosas ou semilíquidas em pequena quantidade, às vezes com muco, às vezes com sangue, com odor pútrido, outras vezes azedo, não apresentando horário preferencial para evacuar. Frequentemente tem dor abdominal em cólicas que melhora com a evacuação. Ocasionalmente apresenta tenesmo. Este quadro persiste até hoje.

Tem observado que quando a criança fica nervosa há aumento do número de evacuações. Nega distensão abdominal durante o quadro. Algumas vezes a paciente evacua durante o sono. Nega febre durante o período da doença. Não notou agravamento da diarreia com a utilização de algum alimento em particular. Faz até o momento uso diário de loperamida.

Comentários – com as informações acima não temos dificuldade de suspeitar que estamos diante de um quadro de diarreia crônica grave que, pelo menos em dois momentos, comprometeu seriamente a paciente, levando a períodos longos de internação. Podemos também suspeitar que a doença está localizada no intestino grosso. Quais as evidências? Evacuações em alguns momentos: com alta frequência, com presença de muco, raias de sangue, acompanhadas de cólicas e tenesmo. Assim, podemos suspeitar de colite crônica.

Vamos para as informações seguintes.

IDA – relata perda do apetite com a doença. Atualmente apresenta enurese noturna. É muito irritada e nervosa. Nega edema, cianose, crises convulsivas e problemas de pele.

AO – gestação de 9 meses com pré-natal sem anormalidades. Nasceu de parto por cesárea, sem anormalidades. Peso de nascimento 3.200g, comprimento 49cm.

170

AP – nega qualquer outra doença. Firmou a cabeça com 2 meses, sentou com 6 meses, engatinhou com 6-7 meses, andou com 1 ano e 2 meses. Falou com 1 ano e 2 meses, não fez cirurgias.

AF – pai com 50 anos. Apresenta constipação intestinal frequente. Mãe com 44 anos e com saúde. Ambos são profissionais da área da saúde. Não tem irmãos. Casamento tardio. Não há casos semelhantes em familiares.

Ambiente físico e psicológico – mora em casa de alvenaria com comodidades. A criança dorme no mesmo quarto com os pais. Frequentemente se transfere para a cama do casal. A paciente tem poucas amigas, permanecendo a maior parte do tempo em casa e relaciona-se mais com os adultos. Não frequenta escola, mas sabe ler, escrever e trabalhar com números. Assiste a quase todos os programas de TV, inclusive os não permitidos.

AA – recebeu leite de peito até os 2 meses de idade, com técnica e horário. Iniciou a seguir leite de vaca. Iniciou suco de frutas aos 3, papa de vegetais aos 4 e carne 6 meses de idade. Desde os 2 anos, a mesma alimentação dos adultos. Alimentação atual:

- 7 horas – café com leite 1 copo + pão + geleia.
- 11 horas – almoço: arroz, carne, batata, verduras. A seguir, doce e uma fruta.
- 14 horas – café com leite 1 copo + pão + geleia.
- 18 horas – jantar: sopa grossa ou o mesmo do almoço.
- 21 horas – café + leite 1 copo.

Nos intervalos recebe bolacha, biscoitos etc. Gosta muito de carne e come à vontade nas refeições.

Comentários – podemos concluir que estas informações adicionais são confiáveis, pelo fato de os pais trabalharem na área de saúde. A paciente é muito bem cuidada e aparentemente superprotegida. Não faltam evidências para esta possibilidade como: ser filha única de um casal na faixa de idade de 45-50 anos e apresentar uma doença crônica.

Exame físico – peso: 18kg; estatura: 108,5cm; temperatura: 36,8°C.

Criança com regular aspecto geral. Ativa, hidratada. Consciente. Colaborando com o examinador. Pele elástica, quente, úmida, pálida. Mucosas úmidas, descoradas ++/++++. Panículo adiposo escasso, turgor frouxo. Musculatura um pouco hipotrófica, normotônica. Esqueleto sem anormalidades.

Aparelho cardiorrespiratório – FR: 20/min. Pulmões livres. FC: 82/min. Pulsos periféricos palpáveis. PA (MSD) = 90 × 60mmHg, manguito largo.

Abdome: ligeiramente distendido globalmente, não doloroso à palpação superficial. Palpação dos cólons é dolorosa. O sigmoide apresenta-se espástico e doloroso à palpação. Fígado há 0,5cm do rebordo costal direito, borda fina, mole. Baço percutível não palpável. SN: ndn. Genitais e ânus: sem alterações.

Nota – logo após o início da palpação dos cólons, a paciente evacuou na mesa de exame pequena quantidade de fezes líquidas, de odor ácido, sem muco ou sangue.

Comentários – ao exame destaca-se o fato de apresentar comprometimento acentuado do peso e da estatura (ambos abaixo do 3º percentil) e, no abdome, a palpação dolorosa dos segmentos dos cólons induziu a paciente a evacuar pequena quantidade de fezes na mesa de exame. Não foi encontrada nenhuma anormalidade na inspeção na região perianal.

O conjunto de todos os dados leva-nos a levantar a hipótese de colite crônica específica ou inespecífica. Ver caso discutido anteriormente.

Solicitados:
- Cultura de fezes para agentes enteropatogênicos.
- Exame parasitológico de fezes (3 amostras).
- Hemograma com hemossedimentação.
- Colonoscopia.

Resultados:
- Cultura de fezes e parasitológicos negativos.
- Hemograma – Hb 10,5g/dl; Ht 35%; microcitose apreciável das hemácias; hemossedimentação 1 hora = 45mm.
- Colonoscopia – mucosa de reto, sigmoide e cólon descendente com hiperemia acentuada e contínua, sangrando ao toque com pequenas úlceras superficiais. Cólon transverso, ascendente e ceco estão menos comprometidos. Realizada biópsia de sigmoide e reto com sangramento acentuado nos locais, contido por compressão. ID – compatível com retocolite ulcerativa.

Resultado histopatológico das biópsias – processo inflamatório difuso misto (linfócitos, plasmócitos e leucócitos) da mucosa com presença de microabscessos de criptas.

Com estas evidências, o diagnóstico mais provável é de retocolite ulcerativa.

O tratamento foi conduzido considerando este diagnóstico com o emprego de sulfassalazina e prednisona (ambos por via oral) com remissão do quadro. Permaneceu bem recebendo somente sulfassalazina por um ano, quando houve reaparecimento da sintomatologia, necessitando de novo ciclo com prednisona. Passou a ser acompanhada na cidade de origem por um profissional gastroenterologista, sendo desconhecida a evolução posterior.

Diagnóstico final – retocolite ulcerativa.

Paciente G., 6½ anos de idade, sexo masculino.

QD – diarreia há 3 anos.

HMA – a informante, que é tia da criança, refere que até os 3 anos de idade se desenvolveu bem, sem problemas gastrointestinais, ganhando peso e com bom apetite. Há 3 anos foi internada por desidratação, com diarreia e vômitos. Na ocasião, as fezes eram sem sangue, com mau cheiro. Após 2 dias da alta, voltou a apresentar diarreia e anorexia. As fezes eram espumosas, líquidas ou semilíquidas, amarelas, sem muco, sem sangue, com mau cheiro, ocasionalmente notava nas fezes restos alimentares como verduras cruas, cenoura, carne, feijão etc. Apresentava distensão abdominal, eliminava muitos gases, ocasionalmente vomitava após a ingestão de alimentos. O número de evacuações era maior no início da noite (3 vezes). Alimentava-se pouco, com anorexia, e parecia que evacuava mais que o ingerido. Foi internado por diarreia por mais 3 vezes, sempre com as mesmas características. Permanecia 4 a 5 dias no hospital. Melhorava um pouco. Há 2 meses fez tratamento com vacina (*sic*) para germes intestinais; obteve pequena melhora. Atualmente, na maioria das vezes, evacua uma vez ao dia, fezes amolecidas, com mau cheiro, sem alimentos mal digeridos. Frutas ácidas, banana e leite de vaca agravam a diarreia. Nega febre e irritabilidade. Parou de crescer (o irmão mais novo com 5 anos está da mesma altura).

Comentários – não há dificuldade em dizer que este paciente apresenta um quadro de diarreia crônica com início agudo e em três momentos da evolução houve agravamento que levaram à internação. Na evolução surgiram manifestações como: distensão abdominal, evacuações mais frequentes na primeira parte da noite, algumas vezes parecia que evacuava mais do que comia e comprometimento do crescimento, quando comparado com o irmão mais novo. Este conjunto de informações sugere que o paciente apresenta diarreia crônica com má absorção. Deve ser destacado o fato da queixa de anorexia acompanhando o quadro. O apetite na má absorção habitualmente é acentuado, com exceção de algumas situações em que o paciente apresenta processo infeccioso associado ou não à doença de base, nas doenças inflamatórias do aparelho digestório (em particular na doença de Crohn), síndrome da contaminação do intestino delgado e doença celíaca.

Vejamos as outras informações.

AP – nasceu a termo, de parto por cesariana (não sabe qual a indicação), pesando 3.500g. Não sabe referir as condições de nascimento. Apresentou icterícia neonatal. Aos 2 anos apresentou sarampo. Juntamente com o quadro relatado no HMA, apresentou um episódio de infecção urinária (sic) e edema de face e pernas. Há mais ou menos 2 anos, recebeu transfusão de sangue devido à anemia.

AF – mãe com saúde. Pai com crises de cefaleia. Uma irmã (4 anos) com história de vômitos e distúrbio intestinal desde pequena. É alérgica. Um irmão com 5 anos com bronquite. Um irmão mais velho com saúde.

AA – leite em pó modificado inicialmente e a seguir leite em pó integral, por fim leite de vaca. Aos 5 meses, iniciou a papa de legumes e arroz com gema de ovo e carne. Não aceitou papa de fubá.

Atualmente:

• Pela manhã: pão com manteiga + café.
• Frutas e biscoitos no intervalo.
• Almoço: arroz, feijão, alface, tomate, carne.
• Tarde: banana, biscoitos.
• Jantar: igual ao almoço ou sopa com macarrão.

Comentários – destacamos: 1. que o paciente necessitou de transfusão de sangue no período da doença; 2. a alimentação oferecida aparentemente adequada, exceto que, atualmente, não ingere leite (piora a diarreia – HMA).

Exame físico – peso: 15.000g; estatura: 108cm.

Criança em regular estado geral. Afebril, desnutrida. Abdome proeminente. Nádegas pouco desenvolvidas, com musculatura hipotrófica. Pele úmida, elástica, áspera nos membros inferiores. Circulação venosa visível no tórax e abdome. Mucosas úmidas e descoradas ++/++++. TSC: pouco desenvolvido, sem edema. Musculatura muito hipotrófica e normotônica. Gânglios: micropoliadenia generalizada, sem caráter inflamatório. Membros superiores e inferiores finos em relação ao tronco.

Cabeça: cabelos com distribuição e aspecto normais. Boca: dentes bem conservados. Tórax: arcos costais bem visíveis e aumento do diâmetro anteroposterior. Respiração costoabdominal. Pulmões: FR 40/min sem retração e sem ruídos adventícios. Cardiocirculatório: 2 BRNF, FP = FC 100/min; SS + no mesocárdio. Pulsos periféricos bem palpáveis e simétricos. PA (MSD) 85/65mmHg. Abdome globoso, volumoso. Circulação venosa visível. Fígado e baço: não palpáveis. RHA: hipoativos. Ausência intra-abdominal de massas palpáveis. Genitais: testículos na bolsa. SN: reflexos profundos e superficiais normais e simétricos.

Comentários – o paciente apresenta déficit acentuado de peso e de estatura (ambos abaixo do 3º percentil), alguns sinais de deficiências específicas e com o abdome volumoso aparentemente por distensão. Com estes dados adicionais podemos ficar com:

ID – diarreia crônica por má absorção?

Para confirmarmos esta impressão, temos que avaliar se há esteatorreia franca por meio de um dos métodos de avaliação de gordura nas fezes.

Neste paciente, a quantidade de gordura fecal em fezes colhidas durante 3 dias foi avaliada pelo método de van de Kamer. Durante o período, o paciente recebeu sua alimentação habitual diária acrescida de óleo vegetal (20g).

Resultados – gordura fecal = 8,5g/24h (normal para nossa população até 3g/24h); peso das fezes = 390g/24h (esperado em torno de 150g/24h).

Conclusão – o paciente apresenta volume fecal alto e má absorção de gordura.

Constatada a perda fecal, o defeito de absorção da gordura pode ser decorrência de uma alteração em um ou mais de três pontos: 1. na digestão intraluminar; 2. na absorção e formação dos quilomícrons na mucosa do delgado; 3. no transporte linfático até a cava superior (Ver Fig. 1.8).

Uma forma de tentar identificar em que ponto pode estar o problema é estudar se há ou não comprometimento da mucosa. Para isto, uma forma clássica é avaliar a absorção da xilose. A xilose é uma pentose que para ser absorvida é necessário que a mucosa do intestino delgado esteja íntegra. Este açúcar, uma vez absorvido, não é metabolizado mas excretado, quase na sua totalidade, na urina. Em crianças até 30kg é utilizada a determinação da xilosemia de 1 hora, após administração por via oral, no paciente em jejum de 8 horas, de 5g de xilose em solução a 10%. Quando o nível de xilose for superior a 20mg/dl de sangue, sugere que a superfície de absorção da mucosa do intestino delgado está preservada. Em crianças maiores e que podem colaborar, pode-se determinar a porcentagem de xilose excretada na urina colhida durante 5 horas, após a administração por via oral da pentose, sendo considerada que há boa absorção quando, no período, o paciente excretou mais de 20% da xilose ingerida.

Neste paciente foi avaliada a xilosemia de 1 hora.

Resultado – 14,5mg/dl.

Este resultado sugere que o paciente pode apresentar comprometimento da mucosa do intestino delgado.

Diante disso, estamos autorizados a realizar biópsia da mucosa do duodeno ou jejuno proximal.

Neste paciente, foi realizada biópsia com cápsula de Watson ao nível de jejuno proximal, cerca de 10cm após o ângulo Treitz.

O aspecto da mucosa é apresentado na figura 10.1 (comparar com a fig. 1.4B). Este aspecto é clássico da doença celíaca, com as vilosidades aplanadas, criptas alongadas (proporção vilo/cripta menor que 1:1), infiltrado linfoplasmocitário do córion e o número de linfócitos intraepiteliais de 80/100 células do epitélio (limite superior da normalidade até 40 linfócitos/100 células epiteliais).

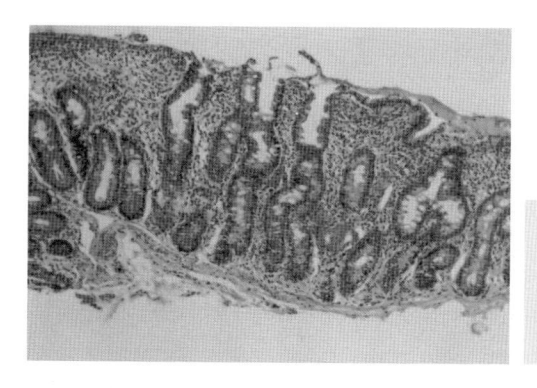

Figura 10.1 – Corte perpendicular da mucosa jejunal do paciente G com diarreia crônica.

O conjunto dos dados clínicos e laboratoriais sugere que estamos diante de um paciente com doença celíaca!

Para completar o diagnóstico, é importante avaliar a resposta clínica à exclusão do glúten da dieta. Quando isto foi proposto, surgiu uma informação nova. O pai era padeiro de profissão e tinha, há 3 anos aproximadamente, saído do emprego, e tornou-se autônomo preparando artesanalmente produtos de padaria em casa. Segundo a tia, foi a partir desta época que o paciente começou a ficar doente!

O protocolo seguido para este paciente foi o estabelecido pela *European Society of Paediatric Gastroenterology and Nutrition* (ESPGAN), anterior ao surgimento dos marcadores imunológicos (anticorpos antiendomísio e antitransglutaminase) para doença celíaca.

A sequência incluía: 1. caracterização da má absorção; 2. biópsia jejunal compatível; 3. resposta clínica e recuperação da mucosa com exclusão do glúten da dieta durante dois anos; 4. enfrentamento após este período com glúten e reaparecimento das alterações anatomopatológicas na mucosa acompanhada ou não de manifestações clínicas da doença. Para o diagnóstico final, eram necessárias três biópsias (no início constatando a lesão de mucosa, após aproximadamente dois anos de exclusão mostrando a mucosa recuperada e após enfrentamento com ressurgimento das alterações anatomopatológicas).

O paciente submetido à exclusão do glúten (foi morar com a tia para que isto fosse efetivo!), com restrição inicial da ingestão de lactose, teve melhora do quadro gastrointestinal. Após dois anos de exclusão, a biópsia de controle mostrou a mucosa de jejuno com características normais. Nesta época, o paciente estava pesando 26kg (ganhou 11kg) e a estatura era de 118cm (cresceu 10cm). Quando foi proposto fazer o enfrentamento, o paciente recusou reintroduzir o glúten, alegando que não queria ficar baixinho!

Este caso clínico foi visto há aproximadamente 30 anos. Hoje, o diagnóstico seria feito dispensando as duas últimas biópsias e utilizando os marcadores imunológicos para conclusão final.

Embora não tenhamos completado os critérios estabelecidos na época pela ESPGAN, temos fortes evidências para concluir que o diagnóstico final e definitivo é de doença celíaca.

Paciente: J., 4½ anos de idade, sexo masculino.

QD – distensão abdominal há 6 meses. Diarreia, vômitos, edema de membros inferiores há um mês.

HMA – criança sempre evacuou fezes amolecidas quando comparadas às dos outros irmãos. Eram fezes escuras, com mau cheiro, média quantidade, sendo que uma porção flutuava no vaso sanitário. Notava restos de frutas, porém não de outros alimentos, sem muco ou sangue. Evacuava 5-6 vezes/dia.

Sempre foi magrinho, com braços finos e barriga grande. Nega mudança das características das evacuações com diferentes alimentos. Há seis meses começou a apresentar aumento mais acentuado do abdome, que também era mais endurecido. Recebeu tratamento com "vermífugos" sem melhora. Há um mês apresentou episódios de vômitos alimentares após o jantar e no dia seguinte começou com diarreia intensa, fezes líquidas com restos alimentares, sem gotículas de gordura, muco, pus ou sangue. Notou, nesta época, edema de membros inferiores, que foi intensificando-se, acometendo abdome e pálpebras. Tornou-se sonolento, anorético, com vômitos alimentares e prostração intensa. Perdeu 2kg com este quadro.

IDA – garganta: refere tonsilites frequentes. Pele: teve piodermite há três semanas. Aparelho cardiorrespiratório: três episódios de bronquite neste último ano. Falta de ar e muita canseira com a doença atual. Aparelho digestório: não elimina vermes. Teve giardíase e oxiuríase. Aparelho genitourinário: diminuição do volume urinário com a doença.

AA – até 2 meses, leite de peito; 2 a 6 meses: leite em pó modificado; 6 a 18 meses, leite em pó integral; 18 meses em diante, leite de vaca puro. Com 3 meses iniciou papa de legumes + carnes batidas no liquidificador; com 6 meses iniciou alimentos da casa: arroz, feijão, verduras, carne etc.

Alimentação atual:

• 6:00 horas – café com leite + pão com manteiga.

• 11:00 horas – arroz, feijão, ovo e carne, diariamente. Não come verduras exceto, alface e tomate.

• 14:00 horas – 1 copo de leite.

• 18:00 horas – jantar igual ao almoço ou sopa.

• 21:00 horas – pão + leite.

Atualmente a diarreia piora com o leite.

Comentários – a história inicial indica que o paciente apresentava desde o nascimento alguma disfunção intestinal, com evacuações mais numerosas que as dos irmãos, com "barriga grande" (que acentuou nos últimos 6 meses) e braços finos, sugerindo um quadro de má absorção, aparentemente sem manifestação clara de diarreia. Isto é possível, pois a má absorção de gordura não é obrigatoriamente acompanhada de diarreia, já que os lipídios não têm efeito osmótico. A diarreia pode ocorrer quando na gordura insaturada não absorvida há hidroxilação da molécula dos ácidos graxos pelas bactérias no cólon, adquirindo características catárticas semelhantes ao ácido ricinoleico (óleo de rícino). Há um mês, instalou-se um quadro franco de diarreia acompanhada de vômitos e desenvolvimento de edema. Atualmente, a ingestão de leite piora a diarreia. Nesta altura, podemos considerar três possibilidades: 1. agravamento evolutivo de uma doença com má absorção de origem congênita; 2. agressão ao aparelho digestório adquirida, acentuando o déficit primário de absorção; 3. doença adquirida com má absorção, sem disfunção gastrointestinal prévia. As duas primeiras parecem mais prováveis. Vejamos o exame físico.

Exame físico – peso: 17.200g; estatura: 106cm; temperatura: 37°C. Regular estado geral, atividade boa, pele elástica, com lesões hipocrômicas, puntiformes (residuais). Mucosas normocoradas. Subcutâneo: escasso, edema ++/+++ nos MMIIS, que deprime com a pressão e frio, indolor, mais intenso no MI direito. Musculatura hipotrófica. Cabeça: ndn.

Aparelho respiratório: semiologia normal. Aparelho cardiocirculatório: semiologia normal PA no MS direito = 85/60mmHg. Abdome: globoso, com tensão um pouco aumentada, sinal de piparote negativo, presença de macicez móvel. Fígado a 1,5cm do RCD na LHCD e a 3cm do apêndice xifoide, consistência parenquimatosa, indolor. Ausência de massas anormais. RHA normoativos.

Comentários – olhado isoladamente, o peso é adequado para a idade, contudo, o paciente está edemaciado, sendo que o seu "peso seco", seguramente, é menor. A estatura está dentro do que seria esperado para a idade e sexo. Isoladamente, estes dois parâmetros sugerem que a doença foi adquirida (item 3 dos comentários anteriores), embora seja possível, mesmo em disfunção prévia com má absorção, haver compensação com a ingestão maior de alimento, em particular gordura, de tal forma que não haja comprometimento do crescimento.

O dado adicional importante foi o surgimento do edema com a diarreia no último mês. A associação de diarreia com mais de duas semanas de duração, com edema, para o qual não haja outra explicação, sugere que este seja hipoproteinêmico, consequente perda proteica intestinal (enteropatia com perda proteica) ou por má absorção de proteína.

Contudo, ao exame físico foram observadas lesões residuais na pele, aparentemente da piodermite que ocorreu há três semanas (ver IDA). Embora a PA esteja dentro dos parâmetros normais, é importante excluir a possibilidade de a doença glomerular estar associada ao quadro gastrointestinal.

Assim, antes de prosseguir, devemos solicitar avaliação bioquímica da função renal (ureia e creatinina plasmática) e exame sumário de urina.

Resultados – ureia 19,9mg/dl; creatinina 0,62mg/dl; urina: densidade 1.028, hemácias duas/campo, leucócitos três/campo.

Diante disso, podemos considerar que o edema é provavelmente hipoproteinêmico. Muitas doenças gastrointestinais incluídas na categoria de enteropatia com perda proteica (por exemplo, doença celíaca, síndrome da contaminação do intestino delgado, linfangiectasia intestinal primária ou secundária, infestação por *S. stercoralis*, doença de Crohn com localização no íleo etc.) podem apresentar também má absorção de gordura. Estas fazem parte de um ou mais dos três grupos gerais de possibilidades considerados inicialmente.

Continuando a investigação, foram solicitados: hemograma completo, dosagem da albumina plasmática, parasitológico com pesquisa de protozoários, ovos de helmintos e larvas (três amostras) e avaliação de conteúdo de gordura nas fezes.

Resultados

1. Hemograma: GV = 5,3 × 10⁶/mm³; Hb = 13,5g/dl; Ht = 40,1%: Gb = 9,1 × 10³/mm³ com B 4%, S 66%, E 2%, L 26%, M 3%; GV, Gb e plaquetas sem alterações morfológicas.

2. Proteínas totais plasmáticas = 3,4g/dl; albumina = 2,3g/dl.

3. Parasitológico de fezes: cistos de *G. lamblia*.

4. Gordura fecal (método de van de Kamer) em fezes coletadas durante três dias sem sobrecarga por via oral de gordura = 5,7g/24h (limite superior de normalidade = 3g/24h). Peso das fezes = 392,5g/24h.

Estes dados mostraram que o paciente: 1º) não tem anemia por carência de ferro, ácido fólico ou vitamina B_{12} que pode acompanhar algumas condições com má absorção (exemplo, doença celíaca, Crohn com envolvimento extenso do íleo, síndrome da contaminação do intestino delgado); 2º) que realmente o edema é decorrente da hipoalbuminemia; 3º) que apresenta má absorção de gordura com um volume fecal alto nas 24 horas; 4º) tem giardíase.

A questão que podemos colocar agora é se o protozoário (*G. lamblia*) pode ser responsável por tudo que o paciente vem apresentando ou está somente agravando outra doença?

A giardíase pode determinar má absorção e tornar-se muito sintomática em situação com imunodeficiência primária ou secundária, com graus variáveis de lesão da mucosa do intestino delgado.

Tendo isto em conta, a etapa seguinte na investigação deve incluir a dosagem das imunoglobulinas plasmáticas e um teste de absorção da xilose para avaliar as condições da mucosa.

Resultados

1. Imunoglobulinas plasmáticas IgA = 43mg/dl (N = 145-280mg/dl; IgG = 180mg/dl (N = 660-1.730mg/dl); IgM = 60mg/dl (N = 80-250mg/dl).

2. Xilosemia de 1 hora = 17,8mg/dl (valor normal > 20mg/dl).

Com isto podemos concluir que o paciente apresenta imunodeficiência humoral primária ou secundária. Aparentemente, não tem imunodeficiência celular por ter aproximadamente 2.400 linfócitos/mm³ (ver hemograma acima). É conhecido que aproximadamente 70% dos linfócitos circulantes são células T. Adicionalmente, há má absorção de xilose.

Qual seria a ID com estes dados?

Do que foi dito, o mais provável é que estaríamos diante de imunodeficiência humoral (primária ou secundária) com giardíase.

Seria necessário solicitar mais algum exame complementar?

Como dissemos no caso anterior, o teste de absorção da xilose é importante para, em caso de má absorção de gordura, localizar se esta é consequência de lesão da mucosa. Sempre que houver má absorção de xilose, está indicada biópsia da mucosa do intestino delgado. Neste caso, foi este o procedimento.

Resultado da biópsia realizada no jejuno, a 20cm do ângulo de Treitz, com cápsula de Watson: presença de linfáticos dilatados nas vilosidades e submucosa. Na mucosa, o grau de dilatação chegava a deformar algumas vilosidades. Diagnóstico histológico: linfangiectasia intestinal.

O resultado foi surpreendente, que no geral explica todo o quadro clínico que o paciente apresentou. Provavelmente, a infestação por *G. lamblia* foi um fator agravante.

Adicionalmente, neste paciente foi avaliada a perda fecal de proteína, utilizando albumina marcada com ^{51}Cr administrada por via intravenosa e medida da quantidade eliminada deste isótopo nas fezes (separada da urina) coletada durante 96 horas. O resultado mostrou: excreção fecal de ^{51}Cr em 96 horas = 32,1% (valores normais = 0,1 a 0,7%). Estes resultados confirmaram perda proteica pelas fezes! Que em termos comparativos foi acentuada em relação às outras condições que também apresentaram o mesmo fenômeno.

Resta agora uma pergunta: a linfangiectasia é primária (mal formação do sistema linfático intestinal) ou secundária (entre estas, as doenças com envolvimento ganglionar do mesentério como tuberculose, paracoccidioidomicose ganglionar, linfomas ou doenças com envolvimento do ducto torácico como a pericardite constritiva)?

Para responder esta pergunta e para a condução do caso, necessitamos de uma avaliação radiológica do tórax (busca de evidência de massa no mediastino que possa estar comprimindo o ducto torácico) e cardiológica (busca de evidências de pericardite constritiva) e avaliação laparoscópica da cavidade abdominal com biópsia de gânglios do mesentério.

Resultados

1. Estudo radiológico do tórax: parênquima pulmonar sem alterações e área cardíaca normal.

2. Avaliação cardiológica: não há evidências de pericardite constritiva.

3. Infelizmente, na época não dispúnhamos do recurso da laparoscopia e foi indicada laparotomia para a exploração da cavidade abdominal. Achado cirúrgico: estômago e duodeno com características normais e ausência de ascite quilosa. Intestino delgado com alças apresentando áreas esbranquiçadas na superfície e linfáticos dilatados mais visíveis

na borda mesentérica, comprometendo quase toda sua extensão, com exceção do íleo terminal. Múltiplos gânglios de tamanho variável no mesentério. As paredes das alças comprometidas estavam espessadas, com aspecto nodular à palpação. Conduta: em vista da grande extensão comprometida do intestino delgado, não foi feita ressecção. Foi tentada injeção de contraste iodado em linfático dilatado, sem sucesso. Foram retirados dois gânglios aumentados do mesentério, próximos ao íleo terminal.

4. Resultados das biópsias ganglionares: linfadenite crônica reacional, com diminuição acentuada do tecido linfocitário, reticulose sinusal e dilatação linfática dos seios.

ID – linfangiectasia intestinal.

Com isto, o diagnóstico mais provável é de linfangiectasia intestinal primária.

O dado adicional que sugere essa possibilidade é a constatação ao exame físico que o paciente apresentava edema assimétrico nos membros inferiores, sendo mais acentuado no MI direito. Há referência na literatura que a assimetria do edema (não só em membros inferiores) em paciente com suspeita de enteropatia com perda proteica sugere que a causa é uma linfangiectasia intestinal primária (malformação linfática).

Conduta seguida – tratamento da giardíase e dieta pobre em gordura de ácidos graxos de cadeia longa.

A dieta consistiu em ingerir os alimentos preparados com óleo de coco (rico em ácidos graxos de cadeias média e curta), leite desnatado e carne magra. A opção por "gordura" de coco se deu pelo fato de, na época, não estar disponível no mercado preparação com triglicérides de cadeia média (TCM). Com este tratamento, o paciente passou a apresentar 1-2 evacuações diárias, perdeu o edema e evoluiu bem durante os 6 meses seguintes de observação no serviço. Após este período, retornou ao hospital universitário de origem com relatório completo sobre o período em que foi atendido. Não tivemos, durante anos, notícias sobre o paciente até que, do hospital para onde havia retornado, recebemos telefonema de um médico dizendo que havia internado um paciente com 20 anos de idade, edemaciado, com diarreia e infestação por *S. stercoralis*. O paciente informava ter sido atendido em nosso serviço quando criança, por problema parecido. Informamos sobre o diagnóstico e que procurasse o relatório enviado ao serviço de pediatria. Posteriormente, fomos informados que o relatório havia sido encontrado e, após, o tratamento do parasita e instituição da dieta pobre em gordura de ácidos graxos de cadeia longa, o paciente recuperou-se. Não tivemos mais notícia do caso.

COMENTÁRIOS SOBRE MANOBRAS DIETÉTICAS EMPÍRICAS COMO FERRAMENTA PARA O DIAGNÓSTICO E TRATAMENTO NA DIARREIA CRÔNICA

Manobras dietéticas para definição da diarreia osmótica *vs*. secretora

Para definir se uma diarreia é osmótica ou secretora, podemos avaliar a resposta ao jejum e realimentação. Nos pacientes com diarreia osmótica, as evacuações cessam ou diminuem acentuadamente com a retirada da alimentação por via oral e a diarreia reaparece com o reinício da mesma alimentação. Exemplo: má absorção de carboidratos, intestino curto, trânsito acelerado. Na diarreia secretora, não há modificação substancial da frequência e conteúdo de água nas fezes, com a retirada e reintrodução da alimentação por via oral. Fatores estimulantes de secreção anormal de água e eletrólitos são determinantes desta situação, como exógenos (laxativos, diuréticos, prostaglandinas, toxinas bacterianas) e endógenos (secreção de hormônios e peptídios intestinais, enterotoxinas bacterianas, defeito de transporte de Na^+ ou Cl^-). Para melhor definição, devem-se acompanhar estas manobras com a determinação da osmolalidade em amostra de fezes líquidas recém-emitidas e da concentração de Na^+ e K^+ (ver Investigação laboratorial complementar).

Manobras dietéticas específicas

Embora as modificações dietéticas sejam frequentes na prática diária pediátrica como ferramenta para o diagnóstico e tratamento da diarreia prolongada, é importante salientar que qualquer modificação na alimentação de uma criança, em particular do lactente, deve ser baseada em dados consistentes de anamnese, exames físico e laboratorial. Deve ser ressaltada a necessidade do conhecimento detalhado da composição dos vários alimentos e inúmeras formulações disponíveis no mercado. Infelizmente, não é isto que acontece e, muitas vezes, alguns produtos com indicações precisas são utilizados sem nenhum critério, levando o médico assistente e o especialista a desorientar-se ou atrasar o diagnóstico etiológico da diarreia.

Estas manobras podem ser úteis, desde que utilizadas com critério, colocando o paciente em condições para uma investigação mais profunda da causa da diarreia; outras não devem ser utilizadas por dificultar o diagnóstico e, ainda, outras são as únicas formas de chegar ao diagnóstico.

Faremos uma análise das situações mais comuns.

Terapêutica de exclusão com ou sem substituição – quando determinado alimento é excluído da dieta, é necessário avaliar se a exclusão não levará a desequilíbrios nutricionais. Tanto quanto possível, deve-se substituir o alimento excluído por outro do mesmo grupo que tenha o mesmo valor nutricional.

Nestas condições são incluídas:

- Exclusão de lactose no déficit primário de lactase (raro) e na hipolactasia do adulto. Na hipolactasia do adulto, ou déficit ontogênico de lactase, as manifestações, de modo geral, iniciam-se a partir do quinto ano de vida.

- Exclusão de sacarose-isomaltose no déficit de sacarase-isomaltase. É a deficiência congênita de dissacaridase mais frequente no lactente.

- Exclusão de monossacarídeos na má absorção primária de glicose--galactose, frequentemente confundida com a alactasia congênita. Ambas as manifestações iniciam-se logo após o nascimento com a introdução do leite de peito.
  Em todas estas condições, a exclusão dos carboidratos específicos é definitiva, embora haja observações indicando que, com o crescimento, possa haver aumento relativo da tolerância.
  Outra condição em que é necessária a exclusão, geralmente temporária do açúcar, é no déficit secundário de lactase (ocasionalmente de outras dissacaridases) em razão da localização da doença na mucosa do intestino delgado (exemplos: doença celíaca, alergia gastrointestinal e síndrome de contaminação do intestino delgado).
  Eventualmente, quando a lesão da mucosa do intestino delgado é grave e extensa, pode ser necessária a exclusão temporária da glicose por via oral.

- Exclusão de glúten na doença celíaca. A resposta clínica à exclusão dessa proteína não deve ser utilizada como critério único para o diagnóstico da doença. Muitas vezes, isto é praticado, atrapalhando o diagnóstico, que deve ser firmado em bases sólidas e seguindo critérios definidos na literatura. Ter em conta que a exclusão dessa proteína na doença celíaca é definitiva.

- Exclusão de proteínas heterólogas. Nesta situação, temos como condição mais comum a alergia gastrointestinal à proteína do leite de vaca, nas suas diversas formas clínicas. Essa condição é de diagnóstico, na maioria das vezes, eminentemente clínico, utilizando o teste de desafio com resposta à exclusão e reintrodução da proteína suspeita.
  Aqui encontramos a maioria dos erros na conduta de exclusão, com abusos no uso de fórmulas comerciais caras e altamente especializadas

de hidrolisados (fórmulas semielementares) ou de mistura de aminoácidos (fórmulas elementares) em substituição à proteína do leite de vaca. Estas fórmulas, muitas vezes, são empregadas sem nenhum critério, atrasando o diagnóstico de outras doenças que não têm nada a ver com alergia à proteína do leite de vaca. Exemplo mais recente deste erro observamos em um lactente do sexo masculino que, ao redor da terceira semana de vida, começou a apresentar vômitos recebendo leite de peito. A suspeita do médico foi de que o quadro era decorrente de alergia às proteínas heterólogas ingeridas pela mãe, que foi orientada a retirar as proteínas de origem animal de sua alimentação. Como não houve melhora dos vômitos, foi trocada a alimentação natural do paciente por mamadeira preparada com uma fórmula comercial, em que a proteína é substituída por uma mistura equilibrada de aminoácidos (fórmula elementar). Os vômitos cessaram durante um período, a seguir tonaram-se esporádicos e depois mais intensos e volumosos. O paciente chegou ao serviço com 3 meses de idade e desnutrido. Ao exame físico foi palpada uma oliva pilórica no abdome, sendo operado por estenose hipertrófica de piloro. Na reintrodução da proteína do leite de vaca, não apresentou vômitos nem diarreia. Vamos interpretar o que ocorreu e que levou ao atraso no diagnóstico da estenose hipertrófica de piloro. O leite, apesar da aparência de uma refeição líquida, ao chegar ao estômago transforma-se em uma refeição mista de líquido + sólido. A parte sólida corresponde ao coágulo do leite formado por uma mistura das proteínas (caseína como principal componente). Esta fração sólida tem que ser triturada pela ação das contrações fásicas do estômago distal que a reduz a fragmentos menores que 2mm de diâmetro, para ultrapassar o piloro. Este fenômeno ocorre com o leite humano ou com o de qualquer mamífero (ver Capítulo 1), incluindo preparações modificadas do leite vaca, exceto aquelas em que a proteína é substituída por mistura de aminoácidos. Provavelmente, no caso em apreço, a substituição do leite de peito por tal fórmula, em que não há formação de coágulo, retirou o componente sólido do leite de peito que estava contribuindo para a obstrução pilórica. Na evolução, a redução da luz pilórica dificultando o esvaziamento da refeição, mesmo líquida, levou ao reaparecimento dos vômitos.

- Exclusão de gordura da dieta. O exemplo clássico da exclusão de ácidos gordurosos de cadeia longa é na linfangiectasia intestinal primária ou secundária. A reposição calórica é feita com o emprego de triglicérides de cadeia média (TCM) ou a gordura de coco (rica em ácidos gordurosos de cadeias média e curta). Deve ser lembrado que, nestas situações, é necessário manter a ingestão diária de pelo menos 2,5% da ingestão calórica de ácido linoleico (compõe aproximadamente 70% do óleo de girassol e canola), um ácido graxo essencial.

Está absolutamente contraindicada a exclusão de gorduras em qualquer outra situação de má absorção de gordura para melhorar a diarreia ou diminuir o volume fecal. É conhecido que o aumento da ingestão de gordura melhora a diarreia em pelo menos uma situação, que é na diarreia funcional ou diarreia crônica inespecífica ou síndrome do cólon irritável do lactente.

INVESTIGAÇÃO LABORATORIAL COMPLEMENTAR

Faremos comentários somente sobre alguns exames de triagem na investigação da diarreia crônica. Informações sobre os exames complementares mais específicos, como aqueles utilizados nos casos clínicos comentados, suas indicações e técnicas podem ser encontrados na literatura.

As fezes, como produto de excreção do trato gastrointestinal, quando analisadas sobre alguns aspectos podem trazer informações importantes e nortearem a utilização de outros métodos diagnósticos. Assim, em adição às informações obtidas por meio da anamnese e exame físico, uma abordagem com alguns exames simples das fezes recém-emitidas pode ser de grande valia. Contudo, é importante ter-se em mente que estes exames têm suas limitações e que as informações obtidas não são definitivas.

Análise das fezes semilíquidas e líquidas recém-emitidas

Homogeneizar a amostra com uma espátula antes de realizar as análises.

• Pesquisa de gordura ao microscópio

Este exame é para semiquantificar as gorduras neutras, sabões e ácidos graxos nas fezes, utilizando Sudam III. Os resultados são expressos em uma escala de negativo, +, ++, +++ e ++++. Detalhes técnicos e bibliografia podem ser obtidos por meio do e-mail: labgastroped@hc.unicamp.br, com a Biomédica Jaqueline BS Mores, do Laboratório de Gastropediatria, HC, UNICAMP, coordenado pela Profa. Dra. Elizete AL da Costa-Pinto.

• Determinação de substâncias redutoras e medida do pH fecal

Deve ser realizada em fezes recém-emitidas. Para a estimativa das substâncias redutoras, utilizar 2ml de reativo de Benedict, acrescentar 5 gotas das fezes líquidas e aquecer até ebulição, durante 1 minuto. Resultado positivo ++ (0,5g/dl), ou mais, sugere má absorção de carboidratos redutores. Quando há suspeita de má absorção de sacarose (açúcar não redutor), misturar 1 volume das fezes líquidas com 2 volumes de HCl 1N, aquecer até a ebulição durante 30 segundos. Proceder a seguir da mesma forma descrita, utilizando 15 gotas do hidrolisado. Para medida do pH fecal, utilizar fita própria para medida deste parâmetro. Valor de pH 5,5 é anormal, indicando presença de ácidos nas fezes, produzidos pela fermentação de carboidratos.

Atenção! Não utilizar estas determinações em fezes de lactentes recebendo leite de peito. Os resultados serão anormais sem, contudo, o lactente apresentar má absorção de lactose.

• Osmolalidade e concentração de Na^+ e K^+

A determinação da osmolalidade (mOsm/kg) e a concentração de eletrólitos em amostra fresca de fezes, não contaminada por urina, auxiliam na diferenciação entre diarreia osmótica e secretora. Com estes parâmetros definimos:

Diarreia osmótica – quando a diferença entre a osmolalidade (< 290mOsm/kg) – (concentração de $Na^+ + K^+$) $\times 2 \geq 100$mOsm/kg.

Diarreia secretora – quando a diferença entre a osmolalidade ($= 290$mOsm/kg) – (concentração de $Na^+ + K^+$) $\times 2 < 50$mOsm/kg.

Observações: 1. na diarreia secretora, a concentração de Na^+ nas fezes é geralmente superior a 90mMol/l; 2. quando não for possível determinar a osmolalidade na amostra de fezes recém-emitidas, utilizar para o cálculo o valor da osmolalidade de 290mOsm/kg. Não utilizar valores de osmolalidade de fezes armazenadas ou quando a determinação foi feita após mais de 1 hora da coleta. As fezes, nestas condições, têm aumento deste parâmetro, por ação das bactérias sobre os resíduos alimentares; 3. o fator de multiplicação 2 é o coeficiente de Van't Hoff, uma expressão multiplicadora da quantidade de partículas ionizadas ou dissociadas em solução. Utilizando este valor, estamos admitindo a ionização total dos sais em cátions e ânions.

• Pesquisa de sangue oculto

Existem várias formas de avaliar perda oculta de sangue nas fezes. Entre estes, o teste da benzidina é bastante sensível. Devem ser tomados alguns cuidados para evitar-se o falso-positivo como: retirar carnes e ovos da alimentação durante 2 a 3 dias antes do teste; exame cuidadoso do períneo para excluir lesão local da pele e fissura anal.

- Pesquisa de agentes bacterianos enteropatogênicos.
- Parasitológico de fezes.
- Pesquisa de cistos de protozoários, ovos de helmintos e larvas deve ser feita em, pelo menos, três amostras de fezes.

Análises das fezes semipastosa, pastosa ou formada
Homogeneizar a amostra com uma espátula, antes de realizar as análises.

- Pesquisa de gordura ao microscópio
O procedimento é o mesmo que o das fezes semilíquidas e líquidas.

- Esteatócrito
É um método semiquantitativo, simples, de baixo custo e útil para estimar a quantidade de gordura nas fezes. Mostrou ser um teste acurado para avaliar a esteatorreia em pacientes adultos com diarreia crônica. Deve ser realizado com o paciente recebendo alimentação com conteúdo adequado de gordura. Sumariamente, a técnica descrita por Guarino et al. consiste em pesar, em um béquer, aproximadamente 0,5g do homogeneizado das fezes, acrescentar 60mg de areia fina e 2ml de água destilada. Homogeneizar esta mistura utilizando um agitador magnético. Encher um tubo capilar de hematócrito heparinizado, vedando uma das extremidades. Centrifugar em microcentrífuga, durante 15 minutos, a 12.000r/min. A leitura é feita na escala de micro-hematócrito para a fase sólida (S) e a fase de lipídios (L), que fica na superfície contrária à extremidade vedada. O resultado do esteatócrito (E) é expresso em % de lipídios em relação à soma de S + L, com a seguinte equação: $E\ (\%) = L/S + L \times 100$. Os valores de referência de Guarino et al. foram obtidos em 747 crianças saudáveis e apresentados, em média + 2 desvio-padrão, em um gráfico para crianças de 0-60 meses de idade. Vieira, Kawakami e Machado consideram, entre nós, valores normais até 7% para pacientes com menos de 3 meses de idade, e de 2% nos demais.

- Pesquisa de sangue oculto.

BIBLIOGRAFIA

Burke V, Anderson CM. Investigation of gastrointestinal function, Part I and II. In Anderson CM, Burke V (eds). Pediatrics gastroenterology. Oxford, England: Blackwell Scientific Publications; 1975. pp. 633-670.

Ferguson A, Murry D. Quantification of intraepitelial lymphocytes in human jejunum. Gut 1971;12:988-994.

Fernandes MIM, Troncon LEA, Iazigi N, Collares EF. Gastroenteropatia perdedora de proteínas na infância. Observações clínicas, laboratoriais e terapêuticas em 13 pacientes. Arq Gastroenterol 1988;25:92-103.

Guarino A, Tarallo L, Greco L, Cesarano L, Guandalini S, Rubino A. Reference values of the steatocrit and its modifications in diarrheal diseases. J Pediatr Gastroenterol Nutr 1992;14:268-274.

Roy CC, Silverman A, Alagille DA. Diarrheal disorders. In Roy CC, Silverman A, Alagille DA (eds). Pediatric clinical gastroenterology. 4th ed. St. Louis: Mosby; 1995. pp. 216-286.

Roy CC, Silverman A, Alagille DA. Pediatric clinical gastroenterology. 4th ed. St. Louis: Mosby; 1995.

Sdepanian VL (coord). Gastroenterologia. In Lopez FA, Campos-Junior D (eds). Tratado de pediatria. 2ª ed. Barueri, SP: Manole Ltda.; 2010. pp. 869-1081.

Sevá-Pereira A, Ferraz JGP, Hessel G, Collares EF, Brunelli MMMC, Michelli RAD et al. Steatocrit for detection of steatorrhea in adults. Can J Gastroenterol 1999;13(Suppl B):108B-109B.

Toporovski MS, Vieira MC, Spolidoro JVN, Morais MB de, Fagundes-Neto U. Alergia ao leite de vaca. In Lopez FA, Campos-Junior D (eds). Tratado de pediatria. 2ª ed. Barueri, SP: Manole Ltda.; 2010. pp. 953-961.

Vieira MC, Kawakami E, Machado RS. Métodos diagnósticos em gastroenterologia pediátrica. In Lopez FA, Campos-Junior D (eds). Tratado de pediatria. 2ª ed. Barueri, SP: Manole Ltda.; 2010. pp. 1069-1081.

Walker WA, Goulet O, Kleinman RE, Sherman PM, Shneider BL, Sanderson IR (eds). Pediatric gastrointestinal disease. 4th ed. Hamilton, Ontario: BC Decker Inc.; 2004.

CAPÍTULO 11

Síndrome do Intestino Curto

MARIA ÂNGELA BELLOMO BRANDÃO

ROBERTO JOSÉ NEGRÃO NOGUEIRA

DEFINIÇÃO E ETIOLOGIA

Considera-se síndrome do intestino curto (SIC) quando há ressecção maior que 50% do jejuno e íleo. Considera-se ultracurto se houver menos de 25% de intestino remanescente do esperado para a idade. No entanto, pode-se estabelecer uma definição funcional da SIC. Dessa forma, seria SIC quando o paciente tem má absorção na presença de intestino delgado encurtado. As etiologias mais frequentes em crianças são: gastrosquise, enterocolite necrosante, atresias intestinais e aganglionose extensa.

INTRODUÇÃO E FISIOPATOLOGIA

O intestino delgado de uma pessoa adulta apresenta de 2,5 a 8 metros, e o cólon, em torno de 1,5 metro. Nos recém-nascidos a termo, varia entre 200 e 250cm. Não há uma definição estrutural específica que separa o jejuno do íleo, o jejuno inclui aproximadamente os 2/5 proximais e o restante compreende o íleo. O diâmetro do jejuno proximal é o dobro do íleo distal e no jejuno a área de superfície é grandemente aumentada pelas pregas circulares. As vilosidades jejunais são longas, há grande superfície de adaptação, alta concentração de enzimas digestivas e transportadoras de proteínas. No epitélio jejunal, ocorre a maior parte da absorção do intestino delgado e é também no jejuno que o fluxo de água e eletrólitos dos vasos para o espaço intraluminal é mais rápido. O íleo é caracterizado por vilos mais curtos, maior concentração de tecido linfoide e menor capacidade de absorção. A absorção de nutrientes é mais rápida no jejuno quando comparada ao íleo, porém é de grande importância saber que a absorção de vitamina B_{12} e de sais biliares ocorre especificamente no íleo.

Nos pacientes em que o jejuno é preservado, há maior tolerância a dietas com altos teores de carboidratos. O íleo é sítio de síntese de muitos hormônios intestinais, especialmente aqueles que afetam a motilidade do intestino delgado como o enteroglucagon e o peptídio YY. A ressecção de íleo pode prejudicar a regulação da motilidade intestinal, tornando tanto o trânsito jejunal quanto o esvaziamento gástrico mais rápidos quando comparados ao tempo de trânsito fisiológico.

Um outro fator que deve ser considerado limitante é a ressecção da válvula ileocecal. Quando isto ocorre, permite-se refluxo de bactérias para o intestino delgado, resultando em supercrescimento bacteriano, diminuição da superfície de absorção e pode haver aceleração do trânsito intestinal diminuindo o contato com o alimento e, portanto, a absorção. A má absorção decorrente da SIC resulta inicialmente da perda da superfície de absorção, de enzimas digestivas e de transportadores de proteínas.

As vitaminas lipossolúveis também são perdidas em grande quantidade e, nas ressecções ileais extensas, a reabsorção de sais biliares pode resultar em depleção desses elementos, redução da concentração micelar e exacerbação da má absorção.

As adaptações no intestino remanescente podem ser observadas nas primeiras 48 horas depois de uma ressecção intestinal extensa e prolongam-se por mais de um ano. A resposta predominante é a hiperplasia da vilosidade, embora todas as camadas da parede intestinal sejam envolvidas. Esta resposta de adaptação sempre é maior no íleo depois da ressecção jejunal, quando comparada à resposta do jejuno após a ressecção ileal.

Quatro mecanismos são envolvidos nesta resposta:

1. Liberação de hormônios – prostaglandinas e poliaminas.
2. Nutrientes intraluminais – a hiperplasia da mucosa não ocorre na ausência da nutrição enteral. Tem-se demonstrado que animais com ressecção intestinal, mantidos em nutrição parenteral exclusiva, apresentam atrofia da mucosa intestinal quando comparados a animais submetidos ao mesmo processo, mas alimentados de forma enteral. O

principal nutriente que exerce este efeito trófico é a gordura, sendo os ácidos graxos essenciais mais efetivos do que os saturados e sem efeito dos triglicérides de cadeia média.

3. Secreções biliar e pancreática.

4. Fatores de crescimento intestinal – de modo resumido, a absorção de nutrientes caracteriza-se da seguinte forma:

- Carboidratos – duodeno e jejuno proximal: responsáveis pela absorção da maior parte destes.
- Proteínas e gorduras – o íleo é responsável pela absorção de sais biliares, vitaminas lipossolúveis e B_{12}.
- Água e eletrólitos – cólon e íleo.
- Absorção energética – todo o trato digestório. O cólon produz ácidos graxos de cadeia curta por meio da digestão de carboidratos complexos por bactérias.

Após ressecção, o intestino passa por uma fase de adaptação, que perdura por meses ou anos. As alterações microscópicas geradas são observadas com a hiperplasia e hipertrofia de todas as camadas da mucosa intestinal, aumento da altura das vilosidades, maior profundidade das criptas, para maior absorção dos nutrientes e compensar a perda de função do intestino proximal.

QUADRO CLÍNICO

Perda de peso, diarreia e má absorção de nutrientes ocorrem quando o paciente é submetido à ressecção intestinal de grande monta. Se não houver distensão abdominal, o apetite é voraz. Quando há vômitos persistentes, deve-se descartar a possibilidade de estenose na anastomose e/ou presença de alça cega. A diarreia comumente se instala logo após a ressecção e, frequentemente, piora com a introdução rápida de nutrientes por via oral, sendo controlada a partir da adaptação do intestino delgado. Em consequência, no início há desnutrição aguda, que pode também ser acompanhada de episódios de desidratação. Na situação de ressecção do jejuno geralmente ocorre má absorção de ferro e proteína provocando anemia e hipoalbuminemia. Má absorção de gordura se evidenciará por esteatorreia, deficiência de vitaminas lipossolúveis e hipocalcemia. Na ressecção do íleo e da válvula ileocecal, além das alterações já descritas, há aparecimento de anemia por deficiência de vitamina B_{12} e diarreia colerética. Esta última é consequência da ação dos sais biliares sobre a mucosa do cólon.

COMO INVESTIGAR

- Teste do Carmin – por meio deste marcador avalia-se o tempo de trânsito da boca ao ânus. Acima de 6 horas, é considerado normal. Em situações de ressecção extensa do intestino, o tempo de trânsito pode chegar até a 12 minutos.
- Teste de substâncias redutoras nas fezes e/ou presença de pH fecal $\leq 5,5$; teste do H_2 expirado alterado e/ou curva plana do teste de tolerância à lactose: é frequente a má absorção de carboidratos, principalmente da lactose no início do quadro. Porém, sua interpretação deve estar associada à avaliação do quadro clínico, assim a presença de distensão abdominal, eliminação de fezes explosivas e acidez fecal são importantes.
- Teste de má absorção de gorduras – pode ser, preferencialmente, quantitativo (esteatócrito).
- Teste de Schilling – avalia a má absorção de vitamina $B_{12.}$
- Presença de sais biliares nas fezes – reforça a suspeita de diarreia colerética.
- Radiografia contrastada do trânsito intestinal – avalia a dimensão, o diâmetro e o tempo de esvaziamento do intestino delgado remanescente.

TRATAMENTO CLÍNICO E NUTRICIONAL

O tratamento clínico inicial de todos os pacientes com a SIC inclui o controle e a correção dos desequilíbrios hidroeletrolíticos. A nutrição parenteral total deve começar precocemente para evitar perda ponderal significativa e positivar o balanço nitrogenado. Para evitar a dependência da nutrição parenteral exclusiva em adultos é de 1m, quando o paciente não apresenta cólon funcional e intato, e 60cm, na presença de cólon e válvula ileocecal intatos. Na faixa etária neonatal, isso é possível quando restam 40cm de intestino delgado, na ausência de válvula ileocecal, e 15cm, quando essa está presente. Outro fator que interfere com a absorção de nutrientes é a presença de supercrescimento bacteriano consequente à ressecção da válvula ileocecal e desnervação intestinal pós-cirúrgica.

Pode-se dividir a síndrome do intestino curto em três fases: aguda, adaptação e manutenção. Do ponto de vista didático, cada fase será descrita com a respectiva abordagem nutricional e clínica.

Fase aguda

Ocorre no pós-operatório imediato e pode durar até quatro semanas. Há má absorção grave de nutrientes e, em grande monta, de água. Assim, a hidratação intravenosa agressiva, para evitar ou corrigir a desidratação, é fundamental. A nutrição parenteral total deve ser iniciada logo que a estabilidade hemodinâmica foi alcançada. A elaboração de nutrição parenteral deve seguir os princípios básicos da formulação desta com a monitorização rígida de eletrólitos e minerais e adição de vitaminas e oligoelementos. De fato, os eletrólitos e minerais (cálcio iônico, magnésio, fósforo, sódio, potássio, cloro e gasometria) devem ser monitorados diariamente até que atinjam um valor estável, por no mínimo três dias.

É frequente a necessidade de utilização de antidiarreicos, antiácidos e antibióticos. A cicatrização adequada das anastomoses exige jejum, suporte nutricional condizente e equilíbrio hemodinâmico e metabólico. Normalmente, este período de cicatrização é de no mínimo 10 dias. Trânsito intestinal recuperado e equilíbrio hídrico e eletrolítico são condições mínimas para o início da nutrição enteral. Embora em adultos exige-se ter um trânsito intestinal recuperado e apresentar menos de dois litros por dia de perdas fecais em crianças, essa quantia não está clara.

Fase de adaptação

De duração extremamente variável com o grau de ressecção do intestino. Assim, varia de 24 a 48 horas do evento cirúrgico até um a dois anos. Esse é o período de adaptação micro e macroscópica do intestino e cólon, associado a um processo adaptativo morfológico e funcional do estômago e pâncreas. A nutrição enteral é muito importante como fator trófico para as células intestinais, associado ao estímulo, à liberação de hormônios e às secreções gastrointestinais. Deve ser utilizada uma dieta semielementar ou elementar, por serem mais facilmente absorvidas. Embora pareça óbvio, não há consenso a respeito de sua maior eficácia em comparação com as dietas poliméricas, dependendo do grau de ressecção. Quanto maior a quantidade de intestino remanescente, melhor será a tolerância à progressão da dieta enteral, de modo que a nutrição parenteral pode ser reduzida progressivamente em volume e posteriormente em frequência (nutrição parenteral cíclica) até que, em alguns casos, essa possa ser suspensa.

São critérios para suspensão da nutrição parenteral: manutenção do estado de hidratação, ingesta mínima (enteral ou oral) de 80% do aporte calórico e proteico necessários, manutenção do peso e ausência de distúrbios eletrolíticos, com ou sem suplementação de eletrólitos e minerais. O retorno à nutrição parenteral deve ser decidido se o ganho de peso for insatisfatório nos lactentes ou, nas crianças maiores, houver diminuição de peso. Diarreia de difícil controle ou anormalidades hídricas e eletrolíticas também são indicações de retorno à nutrição parenteral.

Na evolução da fase de adaptação ainda podem ser oferecidas seis refeições sólidas ao dia (dependendo da idade), conforme especificado a seguir, porém, se as necessidades calóricas e proteicas não forem atingidas, é necessário associar nutrição enteral noturna.

Fase de manutenção

Dependendo do grau de ressecção, infelizmente, não são todos os pacientes que conseguem chegar a esta fase. Quando atingida, a capacidade absortiva intestinal é máxima. Embora alguns pacientes necessitem de nutrição parenteral, outros conseguem sua recuperação recebendo alimentação oral exclusiva, inclusive sem restrições dietéticas.

A alimentação oral deve ser evoluída progressivamente, divididas em pequenas refeições sólidas. A presença ou não de cólon intato diferencia a conduta nesta fase, como podemos ver a seguir:

Com cólon remanescente

Em crianças com mais de 1 ano de vida utilizar dieta rica em carboidratos (50-60%) e com menos lipídios (30%). Os carboidratos complexos devem ser priorizados, pois esses são fermentados pelas bactérias colônicas e transformados em ácidos graxos de cadeia curta, que servem como fonte energética e, também, exercem estímulo trófico para os colonócitos. As fibras solúveis devem ser usadas com o mesmo propósito, além de diminuírem o tempo de esvaziamento gástrico e auxiliarem na absorção de água. Em alguns casos, a fermentação láctica bacteriana causada pelo excesso de carboidratos pode ocasionar acidose metabólica nos pacientes. Naqueles com menos de 1 ano de idade, as formulações disponíveis no mercado são as mais utilizadas.

A dieta deve ser pobre em ácidos graxos de cadeia longa, pois a presença destes no cólon acarreta diminuição do tempo de trânsito e agrava a diarreia. Os mecanismos adversos dependentes da presença de ácidos graxos são: diminuição da absorção de sódio e água; toxicidade para as bactérias colônicas, redução da fermentação de carboidratos; quelação do cálcio e magnésio e aumento da perda desses minerais nas fezes. Por fim os ácidos graxos liberam o oxalato de sua ligação com o cálcio, podendo aumentar o risco de hiperoxalúria e litíase renal.

Alimentos como chocolate, chá, cola, espinafre, salsão, cenoura e amendoim são ricos em oxalato e devem ser evitados, por aumentar o risco já citado de hiperoxalúria.

Sem cólon remanescente

Deve-se oferecer dieta pobre em carboidratos (40-50%), principalmente os complexos e as fibras solúveis, pois eles não serão aproveitados e poderão causar efeito osmótico, aumentando o trânsito intestinal. Não há necessidade de restrição de lipídios (até 40%) nesses pacientes, o que melhora a palatabilidade da refeição e aumenta o aporte calórico, sem interferência no trânsito intestinal.

São recomendações aplicáveis aos pacientes em geral:

- A restrição de lactose é muitas vezes necessária e algumas vezes permanente.
- Os triglicérides de cadeia média apresentam boa absorção pelo intestino delgado e cólon, são boa opção para melhorar o aporte calórico dos pacientes, porém sua efetividade foi mais bem comprovada em pacientes com cólon remanescente.
- Pacientes que conseguem bom ganho ponderal com nutrição oral geralmente não necessitam de suplementação proteica.
- As fibras insolúveis devem ser evitadas por aumentar a excreção de nitrogênio, cálcio, zinco e ferro, assim como as perdas fecais.
- Os líquidos devem ser ingeridos entre as refeições e não junto destas, para evitar *dumping*. O esvaziamento de líquidos é mais rápido quando o estômago está repleto, acelerando ainda mais o trânsito intestinal.
- Evitar bebidas hiperosmolares e cafeína.
- Vitaminas e minerais devem ser suplementados conforme a necessidade. Em pacientes com esteatorreia, devem ser suplementadas as vitaminas lipossolúveis (A, D, E, K), além de magnésio perdido por saponificação devido à esteatorreia.
- Pacientes com ressecção do íleo terminal devem ser monitorados quanto à necessidade de reposição de vitamina B_{12}. As outras vitaminas lipossolúveis e zinco podem ser repostas por meio de polivitamínicos por via oral. A suplementação com cálcio é muitas vezes necessária e deve-se avaliar a condição óssea do paciente.

CONDUTA DIANTE DA NUTRIÇÃO ENTERAL

A alimentação enteral deve ser iniciada o mais precocemente possível, em pequenos volumes, utilizando fórmulas com baixa osmolaridade, avançando lentamente de acordo com a adaptação intestinal pós-ressecção. Uma opção inicial é de uma fórmula sem lactose. Inicia-se com pequenos volumes (10ml/kg) e com diluição (0,33kcal/ml), sendo preferida a administração enteral contínua àquela em bolo, visto que o percentual de absorção de calorias é maior. A infusão enteral contínua deve avançar gradualmente com base em vários parâmetros. Se as perdas fecais aumentam em mais que 50% e são maiores que 40 a 50ml/kg/dia, ou o débito da ostomia é fortemente positivo para substâncias redutoras, avanços na nutrição enteral devem ser limitados até que os parâmetros melhorem. Em pacientes com cólon intato, um decréscimo no pH fecal abaixo de 5,5 também é indicativo de má absorção de carboidratos e sugere que avanços posteriores na alimentação enteral resultariam em piora significativa da diarreia osmótica. Outra possibilidade é iniciar o uso de hidrolisado proteico seguindo as mesmas regras. Contudo, determinado grupo de pacientes não consegue adaptar-se sequer a esse tipo de fórmula, sendo então necessário o uso de dieta elementar com os mesmos cuidados para a administração citados anteriormente. No entanto, sabe-se que o estímulo trófico para adaptação intestinal é mais eficaz com o uso de fórmula semielementar quando comparado com fórmula elementar e nutrição parenteral exclusiva.

O uso da dieta enteral contínua é controverso. A principal vantagem inclui a tolerância, o melhor controle da administração calórica e a redução dos vômitos. A transição parenteral/enteral de acordo com a adaptação intestinal é mais demorada quanto maior a ressecção do intestino delgado e na ausência da válvula ileocecal. Em pacientes com síndrome do intestino ultracurto, há relato de tempo para a completa adaptação intestinal de 18 meses, em média, nos que possuíam válvula ileocecal e, 45 meses, nos que não possuíam válvula. Instituição da dieta por via oral assim que possível, 2 a 3 vezes por dia, é importante para estimular a sucção e a deglutição e, ainda, reduzir a possibilidade de atraso na fala secundário a desuso dos músculos da mastigação e deglutição.

Os agentes farmacológicos utilizados consistem de antagonistas H_2 (cimetidina e/ou ranitidina) ou omeprazol, já que o volume de secreção ácida e a gastrina estão elevados nestes pacientes. O aumento no tempo do trânsito intestinal por meio farmacológico é outra tentativa para melhorar a absorção de nutrientes. Os agentes opioides têm sido propostos, em especial a loperamida, mas sendo ainda o uso controvertido. A colestiramina pode ser útil no tratamento da diarreia colerética. O quadro 11.1 apresenta os principais agentes farmacológicos utilizados e suas dosagens. O uso de hormônio de crescimento, embora bastante animador, permanece controverso. Seu efeito decorre do aumento do transporte de aminoácidos pelo enterócito, aumento da massa seca intestinal, da absorção de sódio e água e estímulo da hiperplasia da mucosa do trato gastrointestinal.

Quadro 11.1 – Drogas que podem ser utilizadas no tratamento clínico da síndrome do intestino curto.

Droga	Dose	Observações
Loperamida	0,08-0,24mg/kg/dose, VO, a cada 8-12h; máximo 2mg (0,8mg/kg/dia)	O uso de formulações líquidas não é recomendado
Cisaprida	Recém-nascidos: 0,15-0,2mg/kg/dose dividido em 3 a 4 doses Lactentes e crianças: 0,15-0,3mg/kg/dose 3 a 4 vezes ao dia (máximo: 10mg/dose)	Pode causar prolongamentos da QT, tem interação com outras drogas, uso criterioso em situações em que os benefícios superem os riscos de possíveis efeitos colaterais
Eritromicina	2-3mg/kg/dose, VO ou IV, a cada 6-8h, antes das refeições	Interações com outras drogas. Altas doses retardam o esvaziamento gástrico. Preferir VO, pois há complicações cardíacas relatadas com a administração IV
Metoclopramida	Recém-nascidos, lactentes e crianças: 0,4-0,8mg/kg/dia, em 4 doses, VO, IV ou IM	Alta incidência de efeitos colaterais em sistema nervoso central
Octreotídio	Ampla variação nas doses utilizadas, IV ou subcutânea: iniciar com 1-10µg/kg a cada 12h e aumentar 0,3µg/kg/dose a cada 3 dias de intervalo	Pode causar hiper ou hipoglicemia Conforme estudos em animais, pode ocorrer supressão do hormônio do crescimento quando utilizado em período prolongado
Ácido ursodeoxicólico	15-20mg/kg/dia, dividido em 3 doses	Pode ocorrer diarreia
Colestiramina	240mg/kg/dia dividido em 3 doses, máximo de 4g (1-2 vezes ao dia)	Interação com ácido ursodeoxicólico, devendo-se administrar 1h após

Pacientes que necessitam de dieta enteral exclusiva, ou como complementação da dieta oral, devem recebê-la preferencialmente por meio de dispositivo de longa duração (gastrostomia). Assim como pacientes que necessitem de nutrição parenteral exclusiva, ou complementando dieta enteral ou oral, devem ser submetidos à instalação de um cateter venoso central de longa duração.

O uso de glutamina – aminoácido não essencial que serve como combustível para células com alta regeneração, como enterócitos e colonócitos –, além de auxiliar na absorção de água e eletrólitos, é, portanto, de grande interesse nos pacientes com síndrome do intestino curto. Nesses pacientes tem-se avaliado o uso de glutamina, associado ao hormônio de crescimento e dieta rica em carboidratos e pobre em lipídios, com resultados ainda controversos quanto a sua eficácia, não sendo geralmente recomendado.

TRATAMENTO CIRÚRGICO

É difícil prever o momento ideal de se indicar uma cirurgia na SIC. A maioria dos autores concorda que se deve aguardar um período mínimo de um ano para que a adaptação intestinal melhore a capacidade de tolerar a alimentação enteral. As indicações para intervenção cirúrgica nesses pacientes incluem a incapacidade de progredir a via enteral e complicações da nutrição parenteral.

As cirurgias para o alongamento intestinal devem ser consideradas não como último recurso, mas como parte integrante do tratamento. Foram desenvolvidos numerosos procedimentos cirúrgicos para abordar as anomalias anatômicas e fisiológicas específicas de pacientes com a SIC visando retardar o trânsito intestinal e aumentar a área de superfície da mucosa. Em 1980, foi desenvolvido um método do alongamento intestinal, conhecido como cirurgia de Bianchi. Consiste na divisão longitudinal da alça intestinal, formando duas luzes intestinais nutridas por cada um dos folhetos mesentéricos anteriormente separados. Permite a formação de dois tubos intestinais que são anastomosados isoperistalticamente, tendo por resultado alças menores no diâmetro e com maior comprimento. Há ampla variação nos resultados cirúrgicos quanto à mortalidade e ao desmane da nutrição parenteral, que provavelmente ocorreram pela diversidade dos serviços e pelo tamanho do intestino remanescente.

A técnica de enteroplastia transversal seriada, denominada STEP (*Serial Transverse Enteroplasty* – Fig. 11.1), foi descrita mais recentemente. Neste procedimento, um grampeador é aplicado através do intestino dilatado de uma forma alternada, deixando o intestino em "ziguezague", para aumentar o comprimento sem prejuízo do suprimento sanguíneo mesentérico e a superfície mucosa. Uma vantagem adicional do procedimento STEP é a facilidade de execução. Dados recentes do registro internacional do STEP, com um total de 38 pacientes, demonstrou aumento substancial do comprimento intestinal e melhoria de tolerância enteral na SIC e quase 50% dos pacientes tiveram sucesso no desmane da nutrição parenteral.

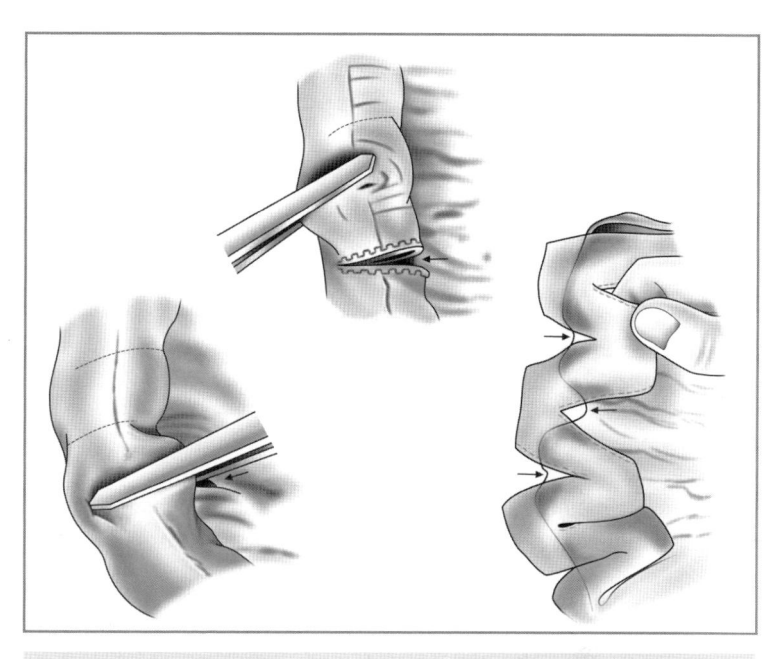

Figura 11.1 – Representação esquemática da enteroplastia transversal seriada, denominada STEP (*Serial Transverse Enteroplasty*). O grampeamento é aplicado em direções alternadas (setas). Reproduzido de Kim HB et al., 2003.

COMPLICAÇÕES CRÔNICAS DA SIC

As complicações crônicas da SIC incluem os problemas relacionados aos cateteres, sepse, doença hepática associada à nutrição parenteral prolongada, supercrescimento bacteriano e deficiência de micronutrientes. O supercrescimento bacteriano é diagnosticado pela cultura de fluido aspirado do intestino delgado ou teste do H_2 expirado (níveis anormalmente elevados de H_2 expirado em jejum ou aumento rápido após administração de glicose, 2g/kg) e pode ser tratado com antibioticoterapia de largo espectro administrada nos cinco primeiros dias de cada mês: metronidazol isoladamente ou em associação à sulfametoxazol + trimetoprima ou gentamicina por via oral. Os antibióticos devem ser intercalados periodicamente para prevenir o desenvolvimento de resistência.

Os pacientes com insuficiência intestinal, que necessitam de nutrição parenteral de longa duração, sofrem consequências relacionadas com o jejum prolongado. Entre elas, ocorre a hipomotilidade da vesícula biliar, levando à formação de barro e cálculo biliar. A disfunção hepática pode ocorrer devido a diversas causas, como o efeito tóxico da nutrição parenteral no fígado; perda da integridade da barreira imunológica intestinal, permitindo translocação bacteriana no sistema porta; atrofia da mucosa intestinal; supercrescimento bacteriano; e desbalanço da formulação da nutrição parenteral em relação aos macronutrientes. A esteatose pode estar relacionada ao excesso de calorias fornecidas ou deficiência de ácidos graxos essenciais. Pode haver posterior evolução para esteato-hepatite, colestase, fibrose, cirrose e insuficiência hepática com necessidade de transplante hepático.

Desnutrição e múltiplas deficiências nutricionais podem ocorrer, como deficiência de ácidos graxos essenciais, zinco, cobre, cromo, magnésio, selênio, molibdênio, tiamina e outras vitaminas, nos pacientes que não forem devidamente suplementados.

Doença metabólica óssea e osteoporose são frequentemente encontradas em adultos e crianças, muitas vezes ocorrendo de forma insidiosa, devendo ser devidamente investigada e tratada.

O uso prolongado de cateteres intravenosos centrais pode levar a infecções, obstrução do cateter e trombose, piorando o prognóstico do paciente e podendo determinar a necessidade de transplante intestinal, como veremos a seguir.

Por fim, pacientes em uso de nutrição parenteral também podem apresentar hiperoxalúria e litíase renal. Nas soluções nutritivas que contêm vitamina C, pode ocorrer metabolização desta em presença de luz solar, ocasionando essa complicação.

TRANSPLANTE INTESTINAL

O transplante intestinal é uma nova opção de tratamento cirúrgico e está indicado quando a falência intestinal é considerada permanente e a administração de nutrição parenteral apresenta complicações que colocam em risco a vida do paciente definido como: hepatopatia significativa com hipertensão porta e insuficência hepática, múltiplas infecções de cateter central, tromboses em pelo menos duas veias centrais e/ou episódios frequentes e graves de desidratação. Os procedimentos cirúrgicos de transplante intestinal mais comuns são: intestino isolado, ou transplante do intestino delgado com ou sem o intestino grosso; fígado-intestino, ou inclusão do duodeno, pâncreas, fígado e intestino delgado e multivisceral, ou remoção e recolocação intestinal proximal e média do intestino nativo. A escolha de qual procedimento é o mais adequado deve ser avaliada cuidadosamente e depende das condições clínicas de cada paciente, das condições do fígado e se há segmentos do trato gastrointestinal que apresentem outra alterações como, por exemplo, pseudo-obstrução.

Desde o início do uso clínico do transplante intestinal na década de 1980 até o momento houve melhora significativa na sobrevida desses pacientes, que em alguns centros chega a 80 a 90% em um ano. Cada vez mais se discute sua indicação, um vez que a sobrevida com a nutrição parenteral em cinco anos é de cerca de 60% e tem custo bastante elevado. Porém, no transplante intestinal há morbimortalidade significativa, uso de imunossupressores por toda a vida, e as taxas de sobrevida em cinco anos são em média de 50%. A experiência brasileira com esse procedimento ainda é bastante limitada.

BIBLIOGRAFIA

Abu-Elmagd KM. Intestinal transplantation for short bowel syndrome and gastrointestinal failure: current consensus, rewarding outcomes, and practical guidelines. Gastroenterology 2006;130:S132-S137.

Bartholome AL et al. Supplementation of total parenteral nutrition with butyrate acutely increases structural aspects of intestinal adaptation after an 80% jejunoileal ressection in neonatal piglets. JPEN 2004; 28:210-222.

Bianchi A. Intestinal loop lengthening: a technique for increasing small intestinal length. J Pediatr Surg 1980;15:145-151.

Bianchi A. From the cradle to enteral autonomy: the role of autologous gastrointestinal reconstruction. Gastroenterology 2006;130(2 Suppl 1):S138-S146.

Byrne TA, Cox S, Karimbakas M, Veglia LM, Bennett HM, Lautz DM et al. Bowel rehabilitation: an alternative to long-term parenteral nutrition and intestinal transplantation for some patients with short bowel syndrome. Transplant Proc 2002;34: 887-890.

Campos FG, Waitzberg DL, Teixeira MG, Mucerino DR, Habr-Gama A, Kiss DR. Inflammatory bowel diseases. principles of nutritional therapy. Rev Hosp Clín Fac Med São Paulo 2002;57:187-198.

Chaet MS, Farrell MK, Ziegler MM, War-

ner BW. Intensive nutritional support and remedial surgical intervention for extreme short bowel syndrome. J Pediatr Gastroenterol Nutr 1994;19:295-298.

Chan MF, Klein S. Short-bowel syndrome. In Rombeau JL, Rolandelli RH. Clinical nutrition enteral and tube feeding. 3rd ed. Philadelphia: WB Saunders Company; 1997. pp. 575-587.

Ching YA, Gura K, Modi B, Jaksic T. Pediatric intestinal failure: nutrition, pharmacologic, and surgical approaches. Nutr Clin Pract 2007;22:653. http://ncp.sagepub.com/cgi/content/abstract/22/6/653

da Silva RF, de Paula AC, Arroyo PC Jr, Gonzales AM, Marchini JS, Duca WJ et al. Report of initial experience in small bowel transplantation at São José do Rio Preto Medical School Hospital. Transplant Proc 2008;40:827-829.

Gambarara M, Ferretti F, Diamanti A, Papadatou B, D'orio F, Sabbi T, Castro M. Parenteral nutrition dependence in pediatric patients: an indication for small bowel transplantation. Transplant Proc 2002;34: 882-883.

Georgeson K, Halpin D, Figueroa R, Vincente Y, Hardin W Jr. Sequential intestinal lengthening procedures for refractory short bowel syndrome. J Pediatr Surg 1994; 29:316-321.

202

Gillanders L, Maher K, Schroeder D, Stokes MA, Hill GL. Dietary management of the patient with massive enterectomy. N Z Med J 1990;103:322-323.

Hughes CA, Dowling RH. Speed of onset of adaptive hypoplasia and hypofunction in the intestine of parenterally fed rats. Clin Sci (Lond) 1980;59:317-327.

Hwang ST, Shulman RJ. Update on management and treatment of short gut. Clin Perinatol 2002;29:181-194.

Ienaga T, Kimura K, Hashimoto K, Lee SC, Brakstad M, Soper RT. Isolated bowel segment (Iowa model 1): technique and histological studies. J Pediatr Surg 1990;25:902-904.

Jeejeebhoy KN. Short bowel syndrome: a nutritional and medical approach. CMAJ 2002;166:1297-1302.

Johnson LR. Digestion and absorption. In Johnson LR, Gerwin TA (eds). Gastrointestinal physiology. St. Louis Missouri, EUA: Mosby, Inc.; 2001. pp. 119-142.

Kauffman SS, Loscke CA, Lupo JV, Young RJ, Murray ND, Pinch LW, Vanderhoof JA. Influence of bacterial overgrowth and intestinal inflammation on duration of parenteral nutrition in children with short bowel syndrome. J Pediatr 1997;131:356-361.

Kaufman SS. Prevention of parenteral nutrition-associated liver disease in children. Pediatr Transplant 2002;6:37-42.

Kim HB, Fauza D, Garza J, Oh JT, Nurko S, Jaksic T. Serial transverse enteroplasty (STEP): a novel bowel lengthening procedure. J Pediatr Surg 2003;38:425-429.

Kollman KA, Lien EL, Vanderhoof JA. Dietary lipids influence intestinal adaptation after massive bowel resection. J Pediatr Gastroenterol Nutr 1999;28:41-45.

Kollman-Bauerly KA, Thomas DL, Adrian TE, Lien EL, Vanderhoof JA. The role of eicosanoids in the process of adaptation following massive bowel resection in the rat. J Parenter Enter Nutr 2001;25:275-281.

Kurkchubasche AG, Rowe MI, Smith SD. Adaptation in short-bowel syndrome: Reassessing old limits. J Pediatr Surg 1993;28:1069-1071.

Lentze MJ. Intestinal adaptation in short-bowel syndrome. Eur J Pediatr 1989;148:294-299.

Liefaard G, Heineman E, Molenaar JC, Tibboel D. Prospective evaluation of the absorptive capacity of the bowel after major and minor resections in the neonate. J Pediatr Surg 1995;30:388-391.

Meen VZ, Powell GK, Jones LA. Quantitation of fecal carbohydrate excretion in patients with short bowel syndrome. Gastroenterology 1987;92:493-500.

Modi BP, Javid PJ, Jaksic T, Piper H, Langer M, Duggan C et al. International STEP Data Registry. First report of the International Serial Transverse Enteroplasty Data Registry: indications, efficacy, and complications. J Am Coll Surg 2007;204:365-371.

Moreno JM et al. The year 2002 national register on home-based parenteral nutrition. Nutr Hosp 2005;20:249-253.

Nightingale JM, Kamm MA, Van Der SJIP, Morris GP, Walker ER, Mather SJ et al. Disturbed gastric emptying in the short-bowel syndrome. Evidence for a "colonic brake". Gut 1993;34:1171-1176.

Quiros-Tejeira RE et al. Long-term parenteral nutritional support and intestinal adaptation in children with short bowel syndrome: a 25-year experience. J Pediatr 2004;145:157-163.

Roy CC, Silverman A. Malabsorption syndrome. In Roy CC, Silverman A, Alagille D. Pediatric clinical gastroenterology. 4th ed. Mosby; 1995. pp. 299-361.

Schulz RJ, Dignass A, Pascher A, Heckhausen J, Wiedenmann B, Neuhaus P, Mueller AR. New dietary concepts in small bowel transplantation. Transplant Proc 2002;34:893-895.

Sukhotnik I, Siplovich L, Shiloni E, Mor V, Harmon CM, Coran AG. Intestinal adaptation in short-bowel syndrome in infants and children: a collective review. Pediatr Surg Int 2002;18:258-263.

Sukhotnik et al. Effects of enteral arginine supplementation on the structural intestinal adaptation in a rat model of short bowel syndrome. Dig Dis Sci 2003;48:1346-1351.

Sundarum A, Koutkia P, Apovian CM. Nutritional management of short bowel syndrome in adults. Clin Gastroenterol 2002; 34:207-220.

Tannuri U et al. Rev. Short bowel syndrome in children – treatment with home parenteral nutrition. Assoc Med Bras 2004; 50:330-337.

Thompson JS, Rikkers LF. Surgical alternatives for the short bowel syndrome. Am J Gastroenterol 1987;82:97-106.

Vanderhoof JA, Languas AN. Short-bowel syndrome in children and adults. Gastroenterology 1997;113:1767-1778.

Vanderhoof JA, Matya SM. Enteral and parenteral nutrition in patients with short-bowel syndrome. Eur J Pediatr Surg 1999;9: 214-219.

Vanderhoof JA, Young RJ. Enteral nutrition in short bowel syndrome. Semin Pediatr Surg 2001;10:65-71.

Vanderhoof JA, Young RJ, Murray N, Kaufmann SS. Treatment strategies for small bowel bacterial overgrowth in short bowel syndrome. J Pediatr Gastroenterol Nutr 1998;27:1555-1560.

Warner BW, Vanderhoof JA, Reyes JD. What's new in the management of short gut syndrome in children. J Am Coll Surg 2000;190:725-736.

Warner BW, Ziegler MM. Management of the short bowel syndrome in the pediatric population. Pediatr Clin North Am 1993; 40:1335-1350.

CAPÍTULO 12

Fibrose Cística

ANTONIO FERNANDO RIBEIRO

CONSIDERAÇÕES GERAIS

Mutações no gene da fibrose cística (FC), localizado no braço longo do cromossomo 7, associadas à ação de "genes modificadores" e possivelmente às ações do meio ambiente determinam um quadro clínico polimorfo e multissistêmico. Seu defeito básico consiste na ausência ou na diminuição da atividade da proteína de membrana *cystic fibrosis conductance transmenbrane regulator* (CFTR) nos epitélios secretores, o que compromete, em graus variáveis, o transporte de eletrólitos e água pelas membranas celulares, desidratando as secreções exócrinas que, uma vez mais espessas e viscosas, causam obstrução ductal, acompanhadas de inflamação e infecções de repetição seguidas de fibrose com progressiva destruição funcional e anatômica de tecidos e órgãos de vários sistemas. Esta doença hereditária autossômica recessiva, mais frequente nos caucasianos, tem incidência média próxima a 1/10.000 recém-nascidos (RN) vivos no Sul e Sudeste do Brasil (Figs. 12.1 e 12.2).

MANIFESTAÇÕES CLÍNICAS

As manifestações clínicas clássicas e mais frequentes são: concentrações elevadas de sais no suor (suor salgado), sinais e sintomas respiratórios de

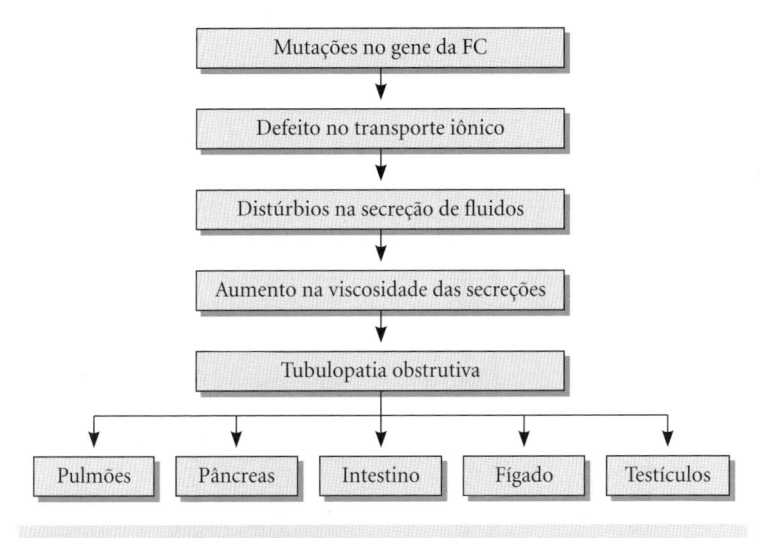

Figura 12.1 – Fisiopatogenia da fibrose cística.

doença obstrutiva e supurativa crônica e sinais e sintomas de insuficiência pancreática exócrina, com má digestão e má absorção. A intensidade e a precocidade das manifestações clínicas têm relação com a gravidade das mutações presentes, à ausência ou grau de função da proteína CFTR (Fig. 12.3).

A manifestação respiratória mais comum é a tosse persistente, às vezes coqueluchoide, que pode instalar-se nas primeiras semanas de vida, perturbando o sono e a alimentação do lactente. Muitas crianças apresentam-se com história de bronquiolite de repetição, sibilância sem pronta resposta aos broncodilatadores ou pneumonias de repetição. Com a evolução da doença, ocorre diminuição da tolerância ao exercício. Alguns pacientes são oligossintomáticos por vários anos, o que não impede a progressão silenciosa para bronquiectasias.

A doença pulmonar evolui de forma progressiva em praticamente 100% dos fibrocísticos. Nas fases avançadas, os pacientes têm tórax em barril, expectoração purulenta, principalmente matinal, frequência respiratória aumentada, dificuldade expiratória, cianose periungueal e baqueteamento digital acentuado. Nessa fase, queixam-se de falta de ar durante exercícios e fisioterapia e, posteriormente, em repouso.

As complicações incluem hemoptises recorrentes, impactações mucoides brônquicas, atelectasias, empiema, enfisema progressivo, pneumotórax, fibrose pulmonar e osteopatia hipertrófica, além do *cor pulmonale*.

206

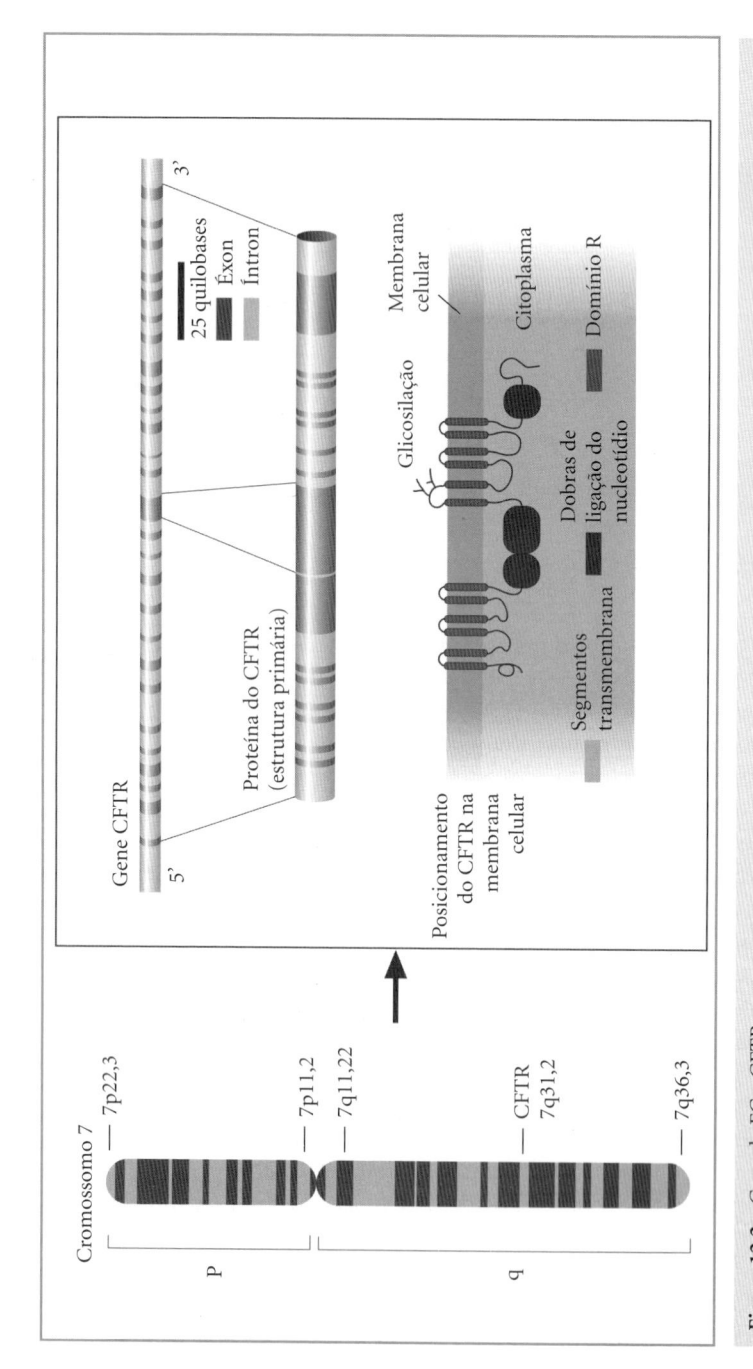

Figura 12.2 – Gene da FC e CFTR.

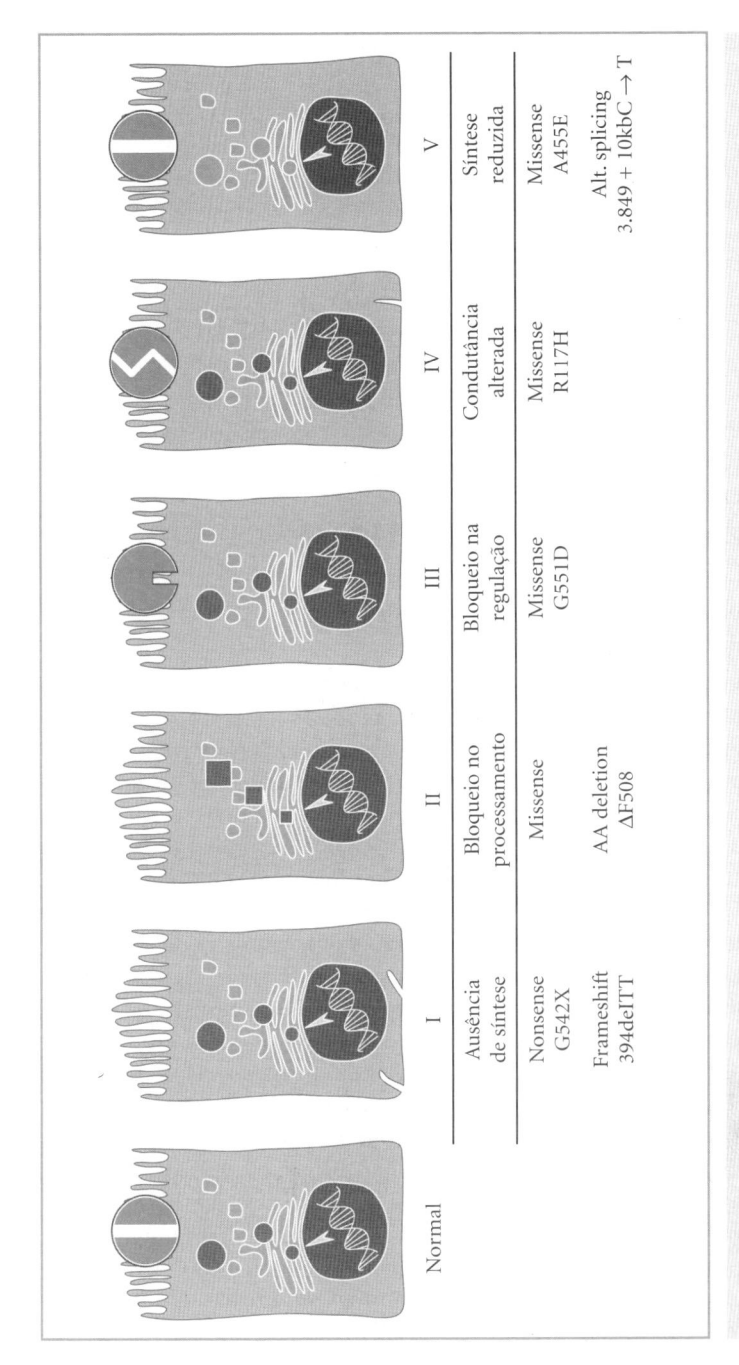

Figura 12.3 – Mutações da CFTR.

As vias aéreas superiores são comprometidas na totalidade dos pacientes, na forma de pansinusite crônica, com reagudizações, otite média crônica ou recorrente, anosmia, deficiências auditivas e rouquidão transitória. A polipose nasal ocorre em aproximadamente 20% dos pacientes e pode ser a primeira manifestação da doença. A progressão da doença respiratória e as complicações decorrentes são a principal causa de morte nos pacientes com FC.

As manifestações digestivas e a demonstração da insuficiência pancreática foram as bases para o diagnóstico da FC, desde sua primeira descrição por Dorothy Andersen em 1938, até a descoberta das anormalidades eletrolíticas no suor e o teste do suor desenvolvido depois. Ocorrem na maioria dos pacientes, 70% ao final do primeiro mês de vida, 80 a 85% ao final do primeiro ano de vida e mais de 90% na vida adulta. Geralmente são as manifestações mais precoces da doença, ocorrendo até mesmo na vida intrauterina e quando corretamente interpretadas podem favorecer o diagnóstico precoce da doença, evitando complicações precoces e melhorando o prognóstico.

PÂNCREAS NA FIBROSE CÍSTICA

A secreção pancreática é estimulada pelo nervo vago e pelos hormônios intestinais secretina e colecistocinina. As células acinares do pâncreas sob estímulo da colecistocinina e vago secretam um pequeno volume de líquido rico em enzimas pancreáticas (proteases, amilases e lipases) que se misturam a um grande volume de líquido rico em HCO_3^- secretado pelas células dos ductos proximais sob estímulo da secretina. Toda secreção pancreática deve fluir até o duodeno, para atuar na digestão das proteínas, dos hidratos de carbono e lipídios ingeridos na dieta. O pâncreas normal de um adulto saudável produz e libera no duodeno cerca de 2 litros dessa secreção por dia.

Como a maior expressão da proteína CFTR acontece na membrana apical das células dos condutos intralobulares e em menor expressão nas células dos ductos maiores, é imprescindível para a secreção de HCO_3^-. Na FC com ausência ou baixa atividade da CFTR temos uma secreção pancreática com pouca água, baixa concentração de HCO_3^- e uma concentração enzimática relativamente alta, formando um conteúdo intraluminar hialino espesso que obstrui a luz dos ductos, dificultando o *clearance* das secreções para o duodeno e favorecendo, em um ambiente alcalino, a ativação das enzimas proteolíticas, resultando em destruição do parênquima pancreático que será progressivamente substituído por fibrose e cistos (Fig. 12.4).

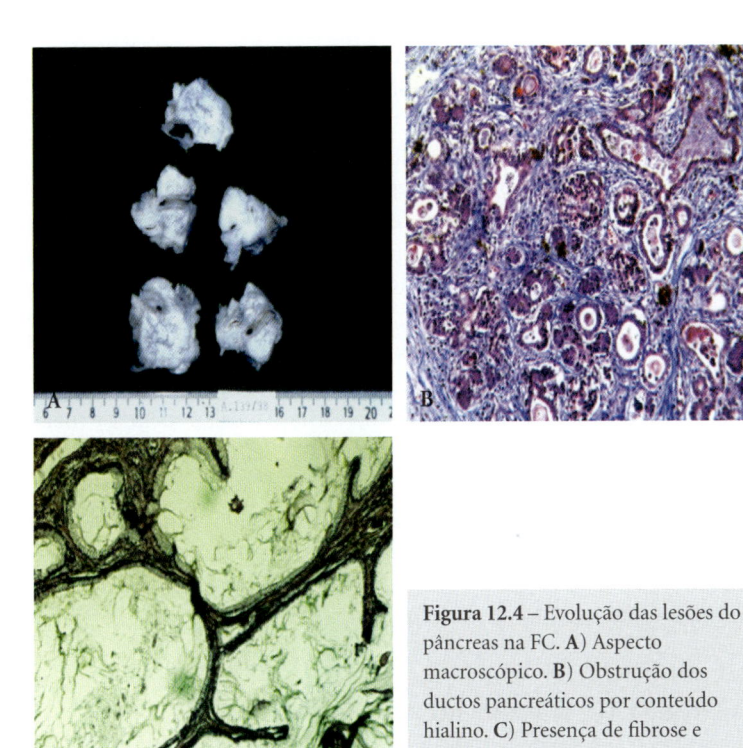

Figura 12.4 – Evolução das lesões do pâncreas na FC. **A**) Aspecto macroscópico. **B**) Obstrução dos ductos pancreáticos por conteúdo hialino. **C**) Presença de fibrose e cistos em substituição ao parênquima pancreático.

A capacidade de produzir enzimas logo ao nascimento está presente em todos os pacientes com FC, o que é evidenciado pelos altos níveis circulantes de imunotripsina reativa (IRT), que foi a base para o sucesso do programa de triagem neonatal para a FC.

AVALIAÇÃO DA FUNÇÃO PANCREÁTICA

A função pancreática está comprometida em algumas doenças além da FC, como pancreatite crônica, desnutrição proteico-calórica grave, síndrome de Schwachman-Diamond, síndrome de Johanson-Blizzard, deficiência congênita de enteroquinase ou isolada de lipase.

O diagnóstico da insuficiência ou suficiência pancreática (IP ou SP) é importante no manejo do paciente com FC, pois orientará uma terapia de reposição enzimática adequada e possibilitará melhor aproveitamento da dieta com melhor nutrição. A presunção diagnóstica deve fundamentar-se na história clínica, no baixo ganho, ou mesmo na perda de peso e em exames confirmatórios.

Mais recentemente, o exame para avaliar a insuficiência pancreática obstrutiva de maior sensibilidade e especificidade é a dosagem da elastase pancreática humana 1 (E1), nas fezes, a qual pode ser detectada pelo teste ELIZA, com anticorpos monoclonais altamente específicos. Valores > 200µg de elastase/g de fezes indicam função pancreática normal, e valores < 200µg de elastase/g de fezes, insuficiência pancreática exócrina. Provas diretas como as dosagens das enzimas no líquido duodenal após estimulação hormonal são de difícil realização e alto custo. Provas indiretas, na impossibilidade da dosagem da elastase fecal, podem ser úteis como métodos de observação de gorduras nas fezes, Sudam III (qualitativo), esteatócrito (semiquantitativo) e medida da excreção de gordura fecal após sobrecarga (método de van de Kamer), ou coeficiente de absorção de gorduras (quantitativo), ainda que sejam inespecíficas e não descriminem alterações pancreáticas de possíveis alterações hepáticas ou intestinais crônicas.

MÁ DIGESTÃO, MÁ ABSORÇÃO E MÁ NUTRIÇÃO

Além da insuficiência pancreática, o pH ácido do suco duodenal altera a ação dos sais biliares, que se precipitam favorecendo a inativação irreversível das lipases, cujo pH ótimo de ação é entre 6,5 e 7,0, o que contribui ainda mais para a má digestão. O tempo de trânsito prolongado com a má digestão e má absorção de nutrientes favorece o sobrecrescimento bacteriano, que pode levar à desconjugação de sais biliares. As alterações descritas são potencializadoras para diarreia com fezes de odor fétido, volumosas, brilhantes, que boiam na água, acompanhadas frequentemente de distensão e dor abdominal (Quadro 12.1).

Quadro 12.1 – Manifestações clínicas da má digestão e má absorção na FC.

• Distensão abdominal
• Cólicas
• Diarreia
• Fezes
  – Gordurosas
  – Volumosas
  – Malcheirosas
  – Claras

A desnutrição calórico-proteica e o atraso no crescimento são resultados das perdas secundárias causadas pela má digestão e má absorção de macro e micronutrientes, baixa ingestão secundária às complicações, progressão da doença respiratória, condições emocionais frequentemente associadas que contribuem com baixa ingestão e gasto energético aumentado em razão da doença inflamatória crônica. A avaliação nutricional continuada e uma intervenção nutricional precoce e controlada são fatores prognósticos importantes no manejo dos pacientes com FC.

TERAPIA DA REPOSIÇÃO ENZIMÁTICA

Na ausência ou diminuição da secreção das enzimas pancreáticas, é necessária a reposição exógena destas enzimas em concentrações duodenais as mais fisiológicas possíveis, evitando com isso perdas energéticas que comprometam o estado nutricional dos pacientes com FC.

Nos produtos comerciais disponíveis atualmente, as enzimas encontram-se liofilizadas, aglomeradas em microgrânulos ou microtabletes revestidos com proteção ácida para evitar a inativação pela acidez gástrica. A biodisponibilidade das enzimas pancreáticas está intimamente relacionada com o pH do ambiente. Ativadas igualmente em meio neutro ou levemente alcalino, são inativadas de modo diverso em meios ácidos, ou em meios fortemente alcalinos. As proteases são mais resistentes que as lipases quanto às variações ácidas, o que explicaria a maior dificuldade no controle da esteatorreia que das perdas proteicas (creatorreia). A reposição exógena das enzimas envolve a passagem destas pela cavidade oral (pH neutro/alcalino), pelo estômago (pH ácido) e duodeno (pH neutro/alcalino). Daí a importância de evitar longa permanência dos microgrânulos ou microtabletes com a secreção salivar, principalmente nos lactentes, quando se faz necessário abrir as cápsulas para possibilitar a deglutição e melhor distribuir as doses das enzimas, a importância de oferecer as enzimas imediatamente ao iniciar cada refeição e assegurar um pH duodenal mais adequado e compatível para a ação das enzimas repostas e com isso obter um rendimento digestivo e abortivo que preserve uma boa nutrição. Isso demanda, às vezes, o uso de inibidores H_2 ou inibidores de bombas de prótons.

ADEQUAÇÃO DA DOSE DE REPOSIÇÃO ENZIMÁTICA

Os produtos comerciais disponíveis apresentam concentrações médias variáveis de enzimas por cápsula (Quadro 12.2). A quantidade ótima de

Quadro 12.2 – Apresentações comerciais de enzimas pancreáticas disponíveis no Brasil atualmente, em unidades USP por cápsula.

Enzimas pancreáticas	Lipase	Protease	Amilase
Creon 10.000	10.000	37.500	33.200
Creon 25.000	25.000	62.500	74.700
Ultrase	4.500	25.000	20.000
Ultrase MT12	12.000	39.000	39.000

enzima varia de um paciente para outro, com o grau de IP, com a dieta ingerida, principalmente quanto ao conteúdo de lipídios. Embora não haja uma fórmula rígida para o cálculo da quantidade exata de enzima a ser oferecida para cada paciente, em cada refeição algumas orientações devem ser observadas para o melhor aproveitamento dessas enzimas exógenas.

Todos pacientes com FC, com evidência clínica ou laboratorial de insuficiência pancreática (IP), devem receber a terapia de reposição enzimática (TRE) o mais precocemente possível. As enzimas devem ser administradas imediatamente antes de cada refeição, iniciando com 500 a 1.000 unidades de lipase/g de lipídio administrada na dieta ou 1.000 a 2.500 unidades de lipase/kg/refeição, observando o limite de 10.000 unidades de lipase/kg/dia. A atividade da enzima diminui com o tempo após sua administração e sua dose deve ser fracionada em duas ou mais vezes quando uma refeição tiver duração superior a 40 minutos, ou nos casos de dietas enterais, quando podem ser administradas, no início e final da refeição, em doses proporcionais ao teor de gordura da dieta. Nos pacientes em ventilação mecânica ou em jejum por mais de 12 horas, devem ser administradas enzimas, em pó, diluídas em água, por sonda nasogástrica, ou nasoentérica, na dose de 500mg por vez a cada 3 ou 4 horas, para a profilaxia do equivalente meconial.

CONTROLE DE TRATAMENTO

A boa resposta à terapia de reposição exógena das enzimas pancreáticas pode ser constatada pelo menor número de evacuações, menor volume de fezes, cujas características de consistência e odor devem ser próprias para idade e dieta, desaparecimento da distensão e dor abdominal e fundamentalmente o ganho mais adequado de peso para a faixa etária.

FATORES DE INSUCESSO

A causa mais comum de insucesso na terapia de reposição enzimática é a não aderência ao tratamento. Apesar da administração de doses adequadas, cerca de 20% dos pacientes podem manter um grau de má absorção.

Outras causas como armazenamento inadequado, data de validade ultrapassada, não uso das enzimas nos lanches, desajustes emocionais do paciente ou do meio familiar e doenças gastrointestinais concomitantes podem contribuir para o insucesso da TER.

O uso adequado das preparações enzimáticas possibilita uma dieta livre e universal aos pacientes, que necessitam de um ritmo e uma disciplina alimentar mais rígida, que em indivíduos que não apresentam FC, para um melhor aproveitamento nutricional de sua ingestão.

OUTRAS MANIFESTAÇÕES RELACIONADAS À FIBROSE CÍSTICA (Quadro 12.3)

Íleo meconial

O íleo meconial é a manifestação clínica mais precoce da FC, ocorrendo em cerca de 10 a 20% dos pacientes. Um mecônio espesso e viscoso obstrui a luz intestinal na altura do íleo terminal, levando à obstrução intestinal que pode complicar-se com vólvulos, atresia, perfuração e peritonite meconial. Embora o muco intestinal espesso e a alteração da motilidade intestinal próprios da FC devam contribuir para sua instalação, a associação entre íleo meconial e insuficiência pancreática foi descrita por Landsteiner em 1905 e o íleo meconial raramente tem sido descrito na ausência da insuficiência pancreática (Fig. 12.5).

Quadro 12.3 – Manifestações digestivas na FC.

Intrauterinas	Tardias
Abdome obstrutivo	Refluxo gastroesofágico
Peritonite meconial	Equivalente meconial
Neonatais	Colonopatia fibrosante
Íleo meconial	Massa no quadrante inferior direito
Colestase	Dor abdominal
Distúrbios metabólicos	Pancreatites
Precoces (1º ano de vida)	Constipação
Edema	Prolapso retal
Baixo ganho de peso	Doença hepatobiliar
Distúrbios metabólicos	

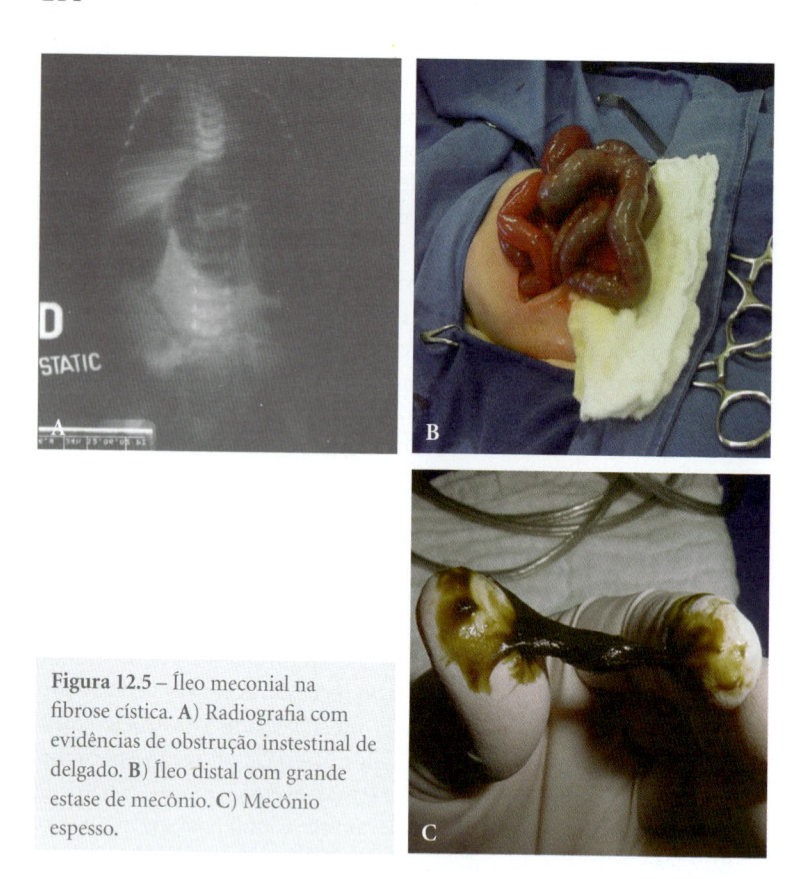

Figura 12.5 – Íleo meconial na fibrose cística. **A)** Radiografia com evidências de obstrução instestinal de delgado. **B)** Íleo distal com grande estase de mecônio. **C)** Mecônio espesso.

Pode ser detectado em ultrassonografias durante o pré-natal a partir do segundo trimestre de gestação. Mais frequentemente se apresenta como abdome agudo obstrutivo nas primeiras 48 horas de vida (distensão abdominal, vômitos e parada na eliminação de gases ou fezes). Uma radiografia simples revela distensão de alças de delgado e o enema poderá evidenciar microcolo.

O tratamento clínico do íleo meconial na ausência de sinais de perfuração intestinal, ou sofrimento de alças intestinais, pode ser efetivo com o uso de solução de polietilenoglicol, 10 a 20ml/kg/dose, por via oral ou por sonda nasogástrica. O procedimento cirúrgico deve ser realizado nos casos de insucesso com a tentativa clínica e na evidência de perfuração intestinal ou outras complicações como vólvulos. A realização de ileostomia temporária vai depender das condições de anastomose entre as porções proximal e distal do íleo acometido.

Síndrome da obstrução intestinal distal

"Equivalente meconial" foi o termo utilizado pela primeira vez por Jensen, em 1961, para descrever obstrução intestinal por conteúdo intestinal espesso em paciente com FC fora do período neonatal, posteriormente deu lugar à denominação *distal intestinal obstruction syndrome* (DIOS). Frequentemente, manifesta-se como um quadro de abdome agudo obstrutivo, ou suboclusão intestinal, clinicamente com distensão, dor abdominal aguda ou recorrente e vômitos associados à massa palpável no quadrante inferior direito do abdome, secundária à impactação fecal em íleo terminal. Incidência variável que aumenta com a idade. Alguns fatores associados ou precipitantes como subdoses de enzimas, desidratação, íleo meconial prévio têm sido descritos.

O diagnóstico pode ser estabelecido pelo quadro clínico sugestivo, radiografia, ultrassonografia de abdome e análise dos níveis séricos das enzimas hepáticas e pancreáticas. O ajuste da dose das enzimas, hidratação adequada e dieta rica em fibras podem ser a terapia suficiente. Lactulose, óleo mineral, N-acetilcisteína isolados ou associados a drogas pró-cinéticas também podem ser úteis. O uso de soluções como gastrografina ou polietilenoglicol deve ser monitorizado e assegurado que a obstrução é parcial antes de fazê-lo. O acompanhamento com a equipe cirúrgica é importante para determinar o melhor momento de uma possível intervenção.

Pancreatites

Processo inflamatório do pâncreas acompanhado de dor aguda intensa, ou quadros recorrentes de dor abdominal de localização epigástrica, em faixa, com irradiação posterior e geralmente acompanhada de vômitos.

Ao exame físico é comum a distensão abdominal, dor à palpação da região epigástrica e exames subsidiários mostram níveis séricos e urinários elevados de amilase e lipase. Evento raro em pacientes com FC tem sido descrito apenas naqueles com suficiência pancreática. O tratamento demanda jejum, bloqueadores H_2 ou inibidores de bombas de prótons, nutrição parenteral, seguida de dieta elementar. Cuidados intensivos devem ser observados com o agravo da doença pulmonar concomitante a surtos de pancreatites nos pacientes com FC.

Colonopatia fibrosante

A colonopatia fibrosante foi descrita pela primeira vez no início da década de 1990 e consiste em um processo de fibrose e estenose fundamentalmente do colo ascendente em pacientes com FC que usaram altas doses de enzimas pancreáticas (> 6.000 unidades de lipase/kg/refeição) por períodos maiores de seis meses. Suas manifestações incluem dor abdominal, diarreia, enterorragia e eventualmente manifestações de suboclusão intestinal, como distensão abdominal e vômitos. Acredita-se que altas concentrações de enzimas livres e acumuladas no cólon sejam responsáveis pela lesão fibrosante. A terapia consiste na adequação das doses de reposição enzimática, suporte e monitorização nutricional, avaliação de outras possibilidades diagnósticas e eventualmente tratamento cirúrgico.

Constipação

A constipação intestinal crônica não é incomum nos pacientes com FC, provavelmente multifatorial, como secreção de muco anormal, hipomotilidade gastrointestinal, saponificação de lipídios mal digeridos, dieta pobre em fibras e desidratação. O tratamento consiste no aumento da oferta de fibras vegetais insolúveis, maior oferta de líquidos e obediência aos reflexos de evacuação. Eventualmente, justifica-se o uso de drogas umectantes ou de ação osmótica. Em situações mais extremas e com retenção e impactação fecal, a realização de enemas com soluções fisiológicas glicerinadas ou mesmo a utilização oral ou por sonda nasogástrica do polietilenoglicol poderá ser necessária. O uso de óleo mineral deve ser evitado em razão da espoliação de vitaminas lipossolúveis e não há justificativa para a diminuição das doses adequadas de reposição das enzimas digestivas.

Refluxo gastroesofágico

A doença do refluxo gastroesofágico ocorre na FC com maior frequência que na população que não a apresenta. A etiologia é multifatorial e potencializada pela gravidade da doença pulmonar, algumas técnicas de fisioterapia respiratória, uso de medicamentos com ação no relaxamento do esfíncter esofágico inferior ou no esvaziamento gástrico. O manejo diagnóstico e terapêutico é semelhante ao utilizado para aqueles sem FC, incluindo decúbito elevado, espessamento da dieta quando possível, bloqueadores H_2 ou inibidores de bomba de prótons. O tratamento cirúrgico associa-se a maiores recidivas em razão do quadro respiratório crônico e progressivo. A esofagite crônica secundária ao refluxo gastroesofágico refratário à terapêutica clínica/cirúrgica deve ser monitorizada considerando o risco da evolução para o esôfago de Barrett.

Prolapso retal

O prolapso retal ocorre em 5 a 10% dos pacientes com FC, mais frequente nos lactentes e pré-escolares, com insuficiência pancreática, antes do início da terapia de reposição enzimática. O tratamento consiste na redução manual, introdução ou adequação da terapia de reposição enzimática. Em raros casos de recidivas frequentes ou refratários à terapia clínica, é necessária a escleroterapia ou tratamento cirúrgico.

Intussuscepção intestinal

Em pacientes com FC, o risco de intussuscepção intestinal é maior e quando ocorre se manifesta com dor abdominal aguda e sinais e sintomas de obstrução intestinal e menos frequentemente pode ser silencioso e recorrente.

Apendicite

Não há incidência aumentada de apendicite nos pacientes com FC. É comum, no entanto, que o apêndice daqueles com FC, em condições habituais, esteja preenchido por um material mucoide e seja maior.

Distúrbios metabólicos

A baixa concentração de sódio no leite materno, temperatura ambiente elevada no verão, perda excessiva de sódio e cloro no suor e eventuais perdas por diarreia e vômitos seriam estes alguns dos múltiplos fatores que contribuem para uma alcalose metabólica hiponatrêmica, hipocalêmica e hipoclorêmica, não rara em lactentes com FC nos primeiros meses de vida. Esta pode ser a primeira manifestação da doença e exige pronta correção dos distúrbios agudos, com hidratação intravenosa de reposição das perdas e prevenção com suplementação salina diária, até a introdução de uma dieta que proporcione oferta suficientemente adequada de sais.

Osteopenia – osteoporose

A má nutrição secundária à insuficiência pancreática às vezes de difícil compensação, a hipovitaminose D não compensada de forma adequada, o aumento da sobrevida, o atraso puberal e o consequente déficit hormonal de estrógenos e andrógenos, associados à baixa atividade física, eventual uso de corticoides sistêmicos e a progressão da doença, são fatores que contribuem para a diminuição da densidade mineral óssea, cada vez mais detectada em pacientes com FC e que deve ser periodicamente investigada a partir da segunda década para uma terapêutica mais adequada e precoce.

Intolerância à glicose e *diabetes mellitus*

A intolerância à glicose e *diabetes mellitus* relacionado à FC têm sido descritos mais frequentemente com o aumento da sobrevida dos pacientes. Insulinopenia progressiva secundária à destruição do parênquima pancreático, resistência periférica aumentada à insulina decorrente da evolução progressiva da FC, suas complicações, e/ou ação de drogas utilizadas no tratamento das manifestações respiratórias e genótipos relacionados ou genes modificadores estariam entre os múltiplos determinantes destas complicações que geram novas demandas terapêuticas e têm modificado o prognóstico dos pacientes com FC, especialmente aqueles do gênero feminino.

Fígado

O acometimento hepatobiliar está presente em mais de 50% das necrópsias. Em estudos prospectivos, 25% dos pacientes apresentam alterações laboratoriais, cerca de 5% são sintomáticos e 2% morrem em decorrencia de complicações da doença hepatobiliar. As manifestações clínicas variam desde colestase neonatal até hepatoesplenomegalia com hipertensão porta, ascite, varizes esofágicas, hematêmese, melena e insuficiência hepática. A secreção anormal de íons pelo epitélio das vias biliares leva a aumento da viscosidade, com diminuição do fluxo biliar, predispondo à obstrução biliar e à reação inflamatória, culminando com fibrose e posterior cirrose biliar focal.

AVALIAÇÃO E SUPORTE NUTRICIONAL

A importância da nutrição na qualidade de vida e na sobrevida dos pacientes com FC está bem estabelecida, assim como a associação entre a desnutrição e a deterioração da função pulmonar. Existem múltiplos fatores inter-relacionados que afetam a nutrição, tais como genético, insuficiência pancreática, ressecção intestinal, perda de sais e ácidos biliares, refluxo gastroesofágico, inflamação e infecções, diabetes e condições emocionais. É importante monitorizar a nutrição de todos os pacientes, em cada visita clínica, e promover intervenção nutricional adequada. Os pacientes devem ter acompanhamento em seguimento de rotina, a cada três a quatro meses.

O objetivo da intervenção nutricional é antecipar e tratar os déficits nutricionais e as complicações. O manejo nutricional do paciente com FC requer um trabalho colaborativo de equipe e pais para:
- fazer um recordatório alimentar no mínimo anual (mais frequente na condição de perda de peso ou ganho inadequado);
- fazer uma terapia dietética individualizada, de acordo com a idade, estado clínico e outros fatores;
- integrar o manejo nutricional com outros aspectos do cuidado geral;

• dar informações sobre suas necessidades nutricionais;
• dar assessoria econômica para eventual suporte nutricional.

A avaliação nutricional deve constar das medidas antropométricas (peso, altura, perímetro cefálico, pregas cutâneas e circunferência do braço), testes de laboratório, exame físico e avaliação da consistência das fezes, sinais e sintomas abdominais associados e terapia de reposição enzimática.

A intervenção nutricional deve iniciar-se no momento do diagnóstico e inclui educação nutricional, orientação dietética, suplementação de vitaminas e terapia de reposição enzimática. A orientação nutricional deve ser continuada, porque os ajustes na terapia enzimática são frequentes, em razão das alterações da dieta, dos requerimentos nutricionais com o crescimento e idade ou com o aparecimento de complicações, como diabetes. Os pacientes devem ser encorajados a uma dieta normal, com ênfase na ingestão de gorduras. Também é importante a suplementação de sais, principalmente no verão, e das vitaminas A, D, E e K em apresentação hidrossolúvel. Se os problemas nutricionais se tornam mais graves (exacerbações infecciosas, períodos de crescimento rápido), os cuidados deveriam ser tomados na seguinte ordem: aumentar a oferta de calorias na dieta, suplementação por via oral, suplementação por via enteral e, quando necessário, indicar gastrostomia e nutrição parenteral.

DIAGNÓSTICO

Além das manifestações clínicas e epidemiológicas que podem orientar a hipótese diagnóstica, a triagem neonatal atualmente ampliada em alguns estados pode orientar para o diagnóstico da FC.

TRIAGEM NEONATAL

Em 1979, Crossley et al. observaram nível aumentado de tripsinogênio (TIR) em recém-nascidos com fibrose cística. Acredita-se que o aumento da tripsina sérica seja secundário ao refluxo de secreção pancreática, provocado pela obstrução dos ductos no pâncreas. O teste pode ser realizado com amostra de sangue sobre papel-filtro na mesma amostra realizada para o teste do pezinho para fenilcetonúria, hipotireoidismo congênito e anemia falciforme.

A dosagem do TIR é indicador indireto da doença, pois avalia a integridade da função pancreática, e se esta estiver normal por ocasião do nascimento o teste poderá ser negativo. Os resultados falso-negativos e falso-positivos estão relacionados principalmente a condições clínicas no período neonatal, tais como insuficiência respiratória, hipoglicemia e doenças genéticas.

Quando o teste for positivo, com valores acima do padrão adotado, geralmente 70ng/ml, deverá ser repetido em até 30 dias e caso persista positivo o paciente deverá ser submetido ao teste do suor para se confirmar ou afastar FC.

Teste do suor

Tem elevada sensibilidade e especificidade (> 95%), baixo custo e não é invasivo. O método mais difundido é o da dosagem quantitativa de cloretos no suor, em amostra de pelo menos 75mg obtida pelo método da iontoforese por pilocarpina em um período de coleta que não ultrapasse 30 minutos. A estimulação da sudorese por meio de bolsas plásticas é destituída de valor.

O diagnóstico de FC é confirmado quando a concentração de cloretos é superior a 60mEq/l. Os níveis normais são inferiores a 40mEq/l, e as dosagens entre 40 e 60 devem ser consideradas duvidosas. Adolescentes e adultos jovens podem ter valores mais elevados e, dessa forma, resultados entre 45 e 60mEq/l são considerados duvidosos, devendo ser repetidos. Pela gravidade da doença e pelo prognóstico reservado, o diagnóstico de FC somente poderá ser confirmado com dois testes positivos, realizados em momentos diferentes. Não existe correlação entre a concentração de íons no suor e a gravidade da doença.

Em pacientes com FC, tanto o cloro como o sódio apresentam-se elevados, a diferença entre eles não deve ultrapassar 15 a 20mEq/l e a relação cloro/sódio deve ser sempre maior que 1. Uma concentração de cloro maior que 160mEq/l é fisiologicamente impossível e sugere erro na coleta ou na dosagem.

Resultados falso-positivos podem surgir doenças raras, como é o caso da insuficiência adrenal não tratada, displasia ectodérmica, hipoparatireoidismo, hipotireoidismo, *diabetes insipidus* nefrogênico, deficiência de glicose-6-fosfatase, síndrome nefrótica, doença de von Gierke, fucosidose, colestase familiar, pseudo-hipoaldosteronismo, mucopolissacaridose e pan-hipopituitarismo. Por outro lado, na presença de hipoproteinemia e/ou edema, os exames podem ser responsáveis por resultados falso-negativos.

Análise de mutações

A identificação de duas mutações conhecidas confirma o diagnóstico de FC, sendo decisivo naquele paciente que apresenta quadro clínico compatível e teste do suor não conclusivo. Trata-se de procedimento de elevada especificidade, porém baixa sensibilidade, em razão do grande número de mutações descritas (> 1.700), principalmente em populações com elevados índices de miscigenação como a nossa (Fig. 12.6).

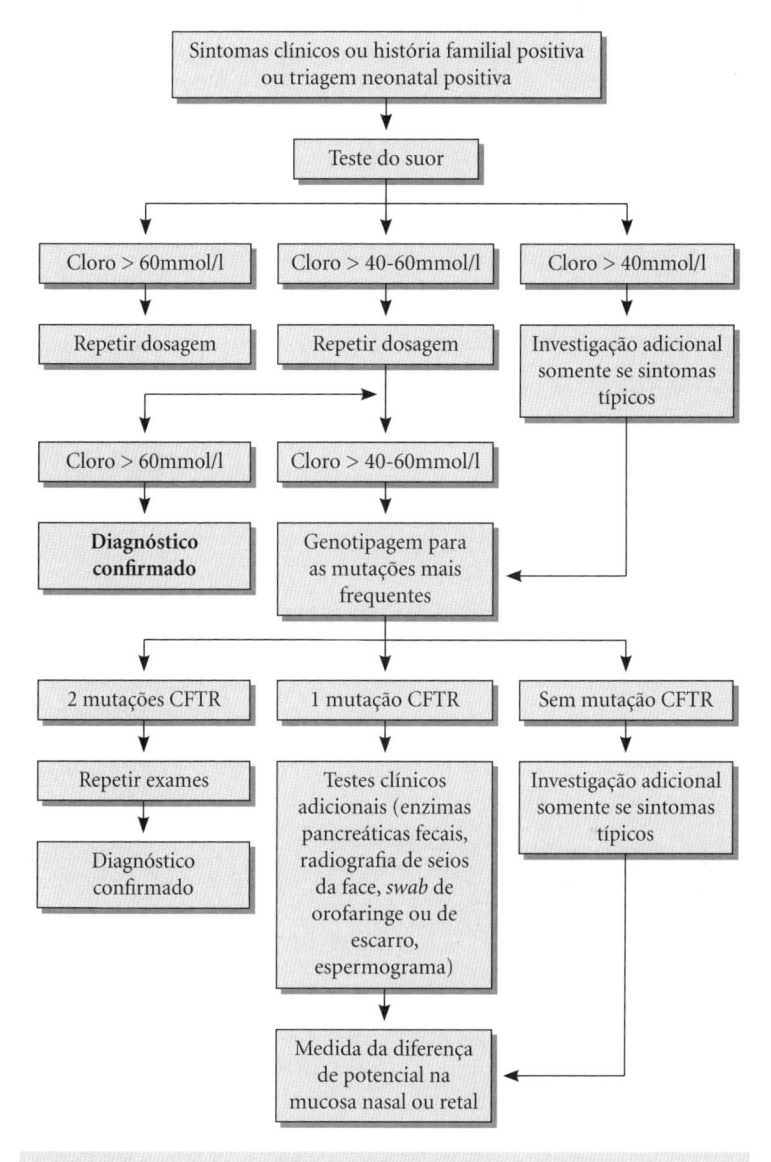

Figura 12.6 – Roteiro diagnóstico na fibrose cística (Lancet, 2003).

BIBLIOGRAFIA

Beharry S, Ellis L, Corey M, Marcon M, Durie P. How useful is fecal pancreatic elastase 1 as a marker of exocrine pancreatic disease? J Pediatr 2002;141:84-90.

Borowitz D, Baker SS, Duffy L, Baker RD, Fitzpatrick L, Gyamfi J et al. Use of fecal elastase-1 to classify pancreatic status in patients with cystic fibrosis. J Pediatr 2004; 145:322-326.

Cade A, Walters MP, McGinley M, Firth J, Brownlee KG, Conway SP et al. Evaluation of fecal elastase-1 as a measure of pancreatic exocrine function in children with cystic fibrosis. Pediatr Pulmonol 2000;29:172-176.

Durie PR, Kalnins D, Ellis L. Uses and abuses of enzyme therapy in cystic fibrosis. J R Soc Med [Suppl] 1998;91:2-13.

Durie PR. The pathophysiology of the pancreatic defect in cystic fibrosis. Acta Paediatr Scand Suppl 1989;363:41-44.

Kopelman H, Durie P, Gaskin K, Weizman Z, Forstner G. Pancreatic fluid secretion and protein hyperconcentration in cystic fibrosis. N Engl J Med 1985;312:329-334.

Littlewood JM, Wolfe SP. Conway SP. Diagnosis and treatment of intestinal malabsortion in cystic fibrosis. Pediatr Pulmonol 2006;41:35-49.

Littlewood JM. Gastrointestinal complications in cystic fibrosis. J R Soc Med [Suppl] 1992;85:13-19.

Malfroot A, Dab I. New insights into gastrointestinal reflux in cystic fibrosis by longitudinal follow-up. Arch Dis Child 1991; 66:1339-1345.

Mehta A. Further comments on fibrosing colonopathy study. Lancet 2001;358:1547-1548.

Ng SM, Jones AP. Drug therapies for reducing gastric acidity in people with cystic fibrosis. Cochrane Database Syst Rev 2003; 2:CD003424.

Park RW, Grand RJ. Gastrointestinal manifestation in cystic fibrosis: a review. Gastroenterology 1981;81:1143-1161.

Proesmans M, De Boeck K. Omeprazole, a proton pump inhibitor, improves residual steatorrhoea in cystic fibrosis patients treated with high dose pancreatic enzymes. Eur J Pediatr 2003;162:760-763.

Ribeiro JD, Ribeiro MAGO, Ribeiro AF. Controvérsias na fibrose cística – do pediatra ao especialista. J Pediatr (RJ) 2002;78 (Supl. 2):S171-S186.

Robinson PJ, Smith AL, Sly PD. Duodenal pH in cystic fibrosis and its relationship to fat malabsorption. Dig Dis Sci 1990;35: 1299-1304.

Rubinstein S, Moss R, Lewiston N. Constipation and meconium ileus equivalent in patients with cystic fibrosis. Pediatrics 1986; 78:473-479.

Schibli S, Durie PR, Tullis ED. Proper usage of pancreatic enzymes. Curr Opin Pulmon Med 2002;8:542-546.

Standards for the Clinical Care of Children and Adults with Cystic Fibrosis in the UK. UK Cystic Fibrosis Trust Clinical Standards and Accreditation Group. London: Cystic Fibrosis Trust; 2001.

Taylor CJ, Aswani N. The pancreas in cystic fibrosis. Paediatr Resp Rev 2003;3:77-81.

Van de Kamer JH, ten Bokkel Huinink H, Weyers HA. Rapid method for the determination of fat in faeces. J Biol Chem 1949; 177:347-355.

Van den Neucker A, Pestel A, Tran TM, Forget PP, Veeze HJ, Bouquet J et al. Clinical use of acid steatocrit. Acta Paediatr Scand 1997;86:466-469.

Wagner MH, Bowser VK, Sherman JM, Frachisco MP, Theriaqued D, Novak DA. Comparison of steatocrit and fat absorption in persons with cystic fibrosis. J Pediatr Gastroenterol Nutr 2002;35:202-205.

Witt H. Chronic pancreatitis and cystic fibrosis. Gut [Suppl] 2003;52:31-41.

CAPÍTULO 13

Alergia à Proteína do Leite de Vaca

MAURO BATISTA DE MORAIS
PATRÍCIA DA GRAÇA LEITE SPERIDIÃO

INTRODUÇÃO

Hipócrates há mais de 2.000 anos descreveu que o leite de vaca era capaz de provocar urticária, cefaleia e desconforto abdominal. Na década de 1960, Goldman descreveu uma série de casos de crianças com alergia ao leite de vaca enfatizando a importância de realizar três testes de desafio ou desencadeamento com sua administração e reaparecimento da mesma sintomatologia para o estabelecimento do diagnóstico definitivo de alergia ao leite de vaca. Nos anos seguintes, concluiu-se pela inviabilidade de utilizar-se na prática clínica não somente pelo desconforto produzido por três teste de desencadeamento, como também pela possibilidade de desenvolvimento de tolerância ao longo deste demorado processo de repetidos desencadeamentos. Na década de 1990, a Sociedade Europeia de Gastroenterologia, Hepatologia e Nutrição em Pediatria reafirmou, especialmente em lactentes, o valor diagnóstico do teste de desafio ou desencadeamento aberto no diagnóstico da alergia alimentar. Em lactentes, a alergia à proteína do leite de vaca é a alergia alimentar mais comum e, por ocorrer em uma fase na qual se observa rápido crescimento e desenvolvimento, exige que se disponha de alternativas alimentares apropriadas. A exclusão da(s) proteína(s) alergênica(s) da dieta representa, no presente, a principal medida terapêutica disponível para a alergia alimentar, sendo imprescindível, também, para permitir que o diagnóstico seja confirmado com o teste de desencadeamento.

Alergia alimentar é considerada um tipo de reação adversa aos alimentos. As reações adversas aos alimentos são classificadas em: 1. tóxicas; 2. intolerância; 3. hipersensibilidade (alergia).

As reações tóxicas ocorrem quando se ingere uma quantidade suficiente de toxina para provocar manifestações clínicas (todas são suscetíveis). Um exemplo é a ingestão de alimento com toxina produzida pelo *Staphylococcus aureus* ou *Bacillus cereus*.

A intolerância depende de suscetibilidade individual, como por exemplo, a intolerância à lactose na hipolactasia do tipo adulto. Assim, a suscetibilidade individual é caracteriza pela produção deficiente de lactase. Quando o indivíduo com deficiência de lactase ingere uma quantidade que excede sua capacidade de hidrolisar e absorver este dissacarídeo, podem ocorrer manifestações clínicas. Na fisiopatologia da intolerância, observa-se a participação dos carboidratos exercendo força osmótica na luz intestinal e sendo alvo de fermentação pela microbiota intestinal, ou seja, não existe a participação de elementos do sistema imunológico do intestino.

As reações de hipersensibilidade (alergia) são determinadas por proteínas que desencadeiam reação imunológica que pode determinar várias síndromes clínicas. Conforme o mecanismo imunológico presumivelmente predominante, são divididas em: reações tardias mediadas por células, reações imediatas mediadas por IgE e reações mistas nas quais ambos os mecanismos (reação por células e IgE) participam.

O teste de desafio, desencadeamento ou reexposição oral, é considerado o melhor método para diagnosticar alergia alimentar. Entretanto, muitos estudos não se baseiam neste preceito, razão pela qual dados de prevalência e incidência de alergia alimentar apresentam grande variabilidade, desde 35%, de acordo com a percepção dos pais a respeito de alergia alimentar em seus filhos com menos de 2 anos de idade até menos de 1% quando o teste de desafio duplo-cego controlado por placebo é usado como instrumento de investigação. Neste contexto, deve ser ressaltada uma das limitações do teste de desencadeamento, que é a época na qual é realizado após o início da sintomatologia: neste intervalo pode ter ocorrido tolerância imunológica ao antígeno alimentar.

Estas questões podem ser exemplificadas por um estudo clássico de coorte que acompanhou 480 recém-nascidos até os 3 anos de idade. Neste período, 28% dos pais consideraram que a alergia alimentar era a causa de sintomas que seus filhos apresentaram, principalmente no primeiro ano de vida. Quando foram realizados testes de desafio, o diagnóstico de alergia alimentar foi confirmado em apenas 8%. Este ponto reforça a importância do teste de desafio no diagnóstico da alergia alimentar, devendo-se considerar, ainda, os custos e os problemas inerentes à manutenção de dieta de exclusão desnecessária.

Pesquisa mais recente, na ilha Wight no Reino Unido, baseou-se nas informações obtidas em uma coorte com 969 lactentes nascidos em 2001 e 2002. De acordo com a percepção dos pais, em entrevistas telefônicas, reação alérgica aos alimentos ocorreu em 14,2% das lactentes aos 3 meses, 9,1% aos 6 meses e 7,2% aos 12 meses. Aos 12 meses, realizou-se teste cutâneo que foi positivo em 2,2% dos lactentes (alérgenos mais frequentes: ovo, amendoim, leite de vaca, peixe e sésamo). Teste de desencadeamento duplo-cego controlado por placebo foi positivo em 3,2%. Confirma-se, assim, que a percepção de sintomas secundários à alergia alimentar pelos pais é superior que a sensibilização caracterizada pelo teste cutâneo e ao diagnóstico definitivo estabelecido pelo teste de desencadeamento. Considerando que o teste foi realizado apenas no final dos 12 meses de vida, poderia ter ocorrido o desenvolvimento de tolerância.

No Brasil, inquérito envolvendo 30 pediatras gastroenterologistas de várias regiões do País demonstrou que, em 9.478 atendimentos, 2,2% de casos novos com suspeita de alergia à proteína do leite de vaca e 5,7% entre casos novos e em acompanhamento.

FISIOPATOLOGIA

Os mecanismos envolvidos na fisiopatologia da alergia alimentar foram revisados recentemente. Basicamente, observa-se falha na supressão da resposta imunológica a pelo menos uma proteína, ou seja, nesta situação não se desenvolve de forma fisiológica o mecanismo de tolerância. Ainda não se sabe exatamente qual o motivo pelo qual ocorre o aparecimento de alergia em vez de tolerância. Neste processo, existe a interação de inúmeros fatores: genéticos, características dos alérgenos nos alimentos, fatores ambientais como tipo de parto e alimentação nos primeiros meses de vida, ocorrência de infecções intestinais, entre outros.

APRESENTAÇÃO CLÍNICA

Neste capítulo, o foco é a alergia às proteínas do leite de vaca com aparecimento nos dois primeiros anos de vida. Vale ressaltar que nesta fase da vida observa-se elevada velocidade de crescimento e desenvolvimento. Assim, o processo inflamatório próprio da alergia alimentar, especialmente se associado com acometimento gastrointestinal com menor absorção e/ou aumento de perdas de nutrientes, pode impedir que as necessidades nutricionais elevadas sejam plenamente atendidas pela dieta.

Estima-se que 15% dos lactentes desenvolvam manifestações clínicas que podem ser atribuídas à alergia às proteínas do leite de vaca. As síndromes clínicas que podem ocorrer, na dependência dos mecanismos imunológicos predominantes, podem envolver as seguintes reações imunológicas: 1. tardias mediadas por células; 2. reações imediatas mediadas pela IgE; e 3. reações mistas envolvendo a imunidade celular e imediata do tipo I mediada por IgE. No quadro 13.1 são apresentadas as principais síndromes clínicas.

Quadro 13.1 – Síndromes clínicas secundárias à alergia alimentar com ênfase na alergia ao leite de vaca em lactentes.

	Reação tardia mediada por células	Reação parcialmente mediada por IgE e por células	Reação imediata mediada por IgE
Manifestações digestivas	Refluxo gastroesofágico secundário à alergia alimentar Cólica do primeiro trimestre secundária à alergia alimentar Enteropatia e enterocolite induzida por proteína da dieta Proctocolite por alergia alimentar Constipação secundária à alergia alimentar	Esofagite eosinofílica Gastroenteropatia eosinofílica	Hipersensibilidade gastrointestinal imediata Síndrome alérgica oral
Manifestações cutâneas		Dermatite atópica	Angioedema e urticária aguda Urticária de contato aguda Agioedema e urticária crônica
Manifestações respiratórias		Asma	Rinite alérgica Crise de sibilância

O refluxo gastroesofágico secundário à alergia à proteína apresenta similaridades clínicas com a doença do refluxo gastroesofágico. Assim, irritabilidade, dificuldade para ganhar peso, dificuldade nas mamadas, regurgitações e vômitos podem ocorrer tanto em consequência à alergia ao leite de vaca como da doença do refluxo gastroesofágico. Na diretriz da ESPGAHN (Sociedade Europeia de Gastroenterologia, Hepatologia e Nutrição em Pediatria) e NASPGHAN (Sociedade Norte-Americana de Gastroenterologia, Hepatologia e Nutrição em Pediatria) sobre doença do refluxo gastroesofágico, publicada em 2009, é ressaltada a importância da alergia à proteína do leite de vaca como causa de refluxo gastroesofágico em lactentes. Na mencionada diretriz, a dieta de exclusão do leite de vaca e derivados (substituída por fórmula com proteínas extensamente hidrolisadas ou fórmula de aminoácidos) deve ser incluída dentre as alternativas destinadas à abordagem do lactente com doença do refluxo gastroesofágico. Evidências obtidas na década passada sugeriram que, nos casos de refluxo secundário à alergia à proteína do leite de vaca, a pHmetria esofágica de 24 horas poderia apresentar um padrão específico, no entanto, este padrão não foi confirmado em estudos realizados posteriormente. Dessa forma, o diagnóstico diferencial entre doença do refluxo gastroesofágico e alergia à proteína do leite de vaca depende fundamentalmente da resposta à dieta de exclusão do leite de vaca e derivados e do resultado do teste de desencadeamento.

A cólica do lactente pode ser definida pela ocorrência de crises de irritabilidade, choro e agitação, sem uma explicação plausível, por mais de três horas diárias em mais de três dias da semana por mais de três semanas. Existe a possibilidade de a cólica do lactente ser secundária à alergia à proteína do leite de vaca, mesmo em lactentes em aleitamento natural, entretanto, não corresponde à maioria dos casos de cólica. Esta associação foi identificada em ensaios nos quais se observou melhora da cólica com o emprego de fórmulas com proteínas extensivamente hidrolisadas ou de aminoácidos. Este efeito não foi observado quando se utilizou fórmula sem lactose ou de soja. Considerando que a cólica do lactente desaparece por volta dos 3 a 4 meses, é imprescindível a realização de teste de desencadeamento para confirmar ou descartar o diagnóstico de cólica por alergia ao leite de vaca e evitar a utilização de dieta de exclusão desnecessária por tempo prolongado.

Colite ou proctocolite eosinofílica inicia-se, em geral, no primeiro trimestre de vida. Presença de sangue nas fezes normais ou diarreicas é a principal manifestação. Pode ocorrer em crianças em aleitamento natural exclusivo. Em certas séries cerca da metade dos casos ocorre na vigência do aleitamento natural exclusivo. Em metade dos casos observa-se eosinofilia. A longo prazo, dependendo da gravidade, pode ocorrer deficiência de ferro. Nos casos em que é necessário realizar colonoscopia, observa-se acometimento extenso da mucosa do reto e cólon com áreas de erosão entremeadas com mucosa normal. Observa-se, também, nodularidade indicativa de hiperplasia nodular linfoide. A biópsia evidencia sinais de inflamação e infiltrado eosinofílico, em geral, com mais de 20 eosinófilos/campo.

Constipação por alergia à proteína do leite de vaca vem sendo estudada de forma mais sistematizada nos últimos 10 anos. Fissuras anais que não cicatrizam com o tratamento habitual e constipação difícil de ser controlada sugerem esta associação. Acredita-se que a proctocolite (que pode ser caracterizada na biópsia) pode ocasionar evacuações dolorosas que levam ao comportamento de retenção. Em nossa experiência, constipação associada com alergia ao leite de vaca foi confirmada por teste de desencadeamento em metade dos casos nos quais foi feita esta hipótese diagnóstica (cerca de 3% dos pacientes atendidos em nosso ambulatório de referência para distúrbios da motilidade). Constipação iniciada no primeiro ano de vida logo após a introdução da proteína do leite de vaca na dieta e antecedente de sangramento nas fezes são características que podem associar-se com constipação por alergia ao leite. Constipação secundária à alergia ao leite de vaca pode ser encontrada também na idade escolar.

A enteropatia e a enterocolopatia pela proteína do leite de vaca manifestam-se, predominantemente, por diarreia e comprometimento do estado nutricional. Reação de hipersensibilidade à soja é observada com frequência. No passado, era frequente em lactentes com diarreia persistente em processo iniciado por infecção pela *Escherichia coli* enteropatogênica clássica (EPEC). Esta síndrome pode ocorrer na ausência de infecção intestinal desencadeante. A enteropatia tende a ser menos grave que a enterocolopatia.

Na última década, observou-se aumento no número de pacientes com esofagite eosinofílica que pode manifestar-se desde o primeiro ano de vida até a idade adulta. Nos primeiros anos de vida pode provocar vômitos, regurgitações, irritabilidade, distúrbios da alimentação e déficit de crescimento. A partir da idade escolar é mais comum dor retroesternal, dificuldade para deglutição e impactação de alimentos no esôfago. Pode ser definida como uma entidade clinicopatológica primária do esôfago que se caracteriza por sintomas esofágicos ou do trato digestório superior em associação com biópsia esofágica com mais de 15 eosinófilos/campo de grande aumento em um ou mais fragmentos, na ausência de doença do refluxo gastroesofágico, descartada por pHmetria do esôfago terminal ou por falta de resposta da terapia com dose elevada de inibidor de bomba de prótons. A endoscopia apresenta alterações características. Pode ocorrer alergia a mais de um tipo de alimento. O tratamento envolve o uso de corticoides tópicos ou sistêmicos e dieta de exclusão. É recomendável que estes pacientes sejam avaliados pelo especialista. Detalhes podem ser encontrados em uma publicação de consenso sobre o assunto por Furuta et al., 2007.

DIAGNÓSTICO

Fundamentalmente, o diagnóstico da alergia ao leite de vaca baseia-se na resposta clínica na vigência da dieta de exclusão e no teste de desencadeamento realizado após a recuperação clínica. Com certeza, a frequência de diagnósticos não confirmados de alergia alimentar é muito maior do que o número de casos para os quais se confirma o diagnóstico por desencadeamento positivo, o que pode ser explicado por:

1. hipótese diagnóstica errada;
2. caráter potencialmente autolimitado da alergia alimentar, com o paciente desenvolvendo tolerância ao alérgeno antes que seja realizado o teste de desencadeamento;
3. falta de interesse do médico e da família em realizar o desencadeamento para um paciente bem adaptado à dieta, para poupá-lo do desconforto de um teste de desafio positivo.

Na prática, o desencadeamento aberto deve ser aceito para lactentes com suspeita de alergia alimentar, especialmente ao leite de vaca, uma vez que nessa faixa etária o componente de sugestão induzido pelo desencadeamento não tem a mesma importância que em indivíduos com mais idade. Em 1992, a Sociedade Europeia de Gastroenterologia Pediátrica e Nutrição reafirmou que o desencadeamento aberto deve ser aceito para lactentes com suspeita de alergia alimentar, especialmente ao leite de vaca, uma vez que, nesta faixa etária, o componente de sugestão induzido pelo desencadeamento não tem a mesma importância que em indivíduos com mais idade.

Na literatura, afirma-se que o padrão-ouro (*gold standard*) para o diagnóstico de alergia alimentar é o teste de desencadeamento duplo-cego controlado por placebo. Entretanto, trata-se de um método difícil de ser executado, especialmente quando a alergia é do tipo tardio mediada por células. Vale lembrar que o desencadeamento não deve ser realizado quando existe o risco de reação anafilática.

Atualmente, aceita-se que o teste de desencadeamento deve ser iniciado em ambiente hospitalar, com a disponibilidade de recursos para o tratamento de eventuais reações de maior gravidade. Reações de maior gravidade podem ocorrer principalmente em indivíduos com reações alérgicas imediatas mediadas por IgE.

Os exames subsidiários devem ser indicados de acordo com a necessidade individual de cada paciente. O hemograma pode revelar a presença de eosinofilia e anemia ferropriva. Endoscopia digestiva alta e baixa com biópsias podem ser indicadas dependendo das características clínicas do paciente. A dosagem de IgE sérica total pode ser útil nos casos nos quais a reação imune é do tipo imediata. Nestas circunstâncias, a IgE específica e o teste cutâneo podem ser de valor em crianças maiores e adolescentes. No entanto, nos lactentes, o desempenho diagnóstico desses testes cutâneos e da IgE específica não são plenamente adequados.

TERAPÊUTICA NUTRICIONAL

Existe concordância de que lactentes com manifestações digestivas de alergia à proteína do leite de vaca mediada por células devem receber fórmula com proteínas extensivamente hidrolisadas em substituição às fórmulas de leite de vaca. Os pacientes que não apresentam boa resposta (estima-se que 10%) devem ser alimentados com fórmula de aminoácidos. De acordo com a Academia Americana de Pediatria, lactentes no segundo semestre de vida com alergia à proteína do leite de vaca mediada por IgE (urticária, síndrome alérgica oral e hipersensibilidade gastrointestinal imediata) podem receber fórmula de soja como alternativa às fórmulas com proteínas extensivamente hidrolisadas. Entretanto, é importante ressaltar que estas manifestações não são as mais comumente observadas no lactente com alergia à proteína do leite de vaca.

Em lactentes sob aleitamento materno exclusivo e que apresentam quadro clínico sugestivo de alergia alimentar, não é necessário interromper a amamentação. Em geral, esses lactentes tornam-se assintomáticos apenas com a exclusão de leite de vaca e derivados da dieta materna. Nesses casos, se a exclusão ocorrer por longo período, é necessário suplementar a dieta materna com cálcio.

No manejo das alergias alimentares, é importante destacar que o tratamento se baseia na exclusão do alérgeno alimentar, caracterizando-as como "dieta de exclusão": Alérgenos alimentares são glicoproteínas hidrossolúveis de elevado peso molecular, em torno de 10 a 60kD. No leite de vaca, as proteínas com maior poder alergênico são a β-lactoglobulina, α, β e κ-caseína, além da α-lactalbumina.

A eliminação completa do alimento alergênico é a única forma comprovada de manejo atualmente disponível. A dieta de exclusão tem os seguintes objetivos:

- eliminar ou proscrever da dieta aqueles alimentos relacionados à sintomatologia ou aqueles considerados muito alergênicos;
- evitar alimentos industrializados ou todos aqueles que não é possível conhecer sua composição;
- promover oferta energética e de nutrientes, suficiente para atender às necessidades da criança;
- reintroduzir gradativamente os alimentos excluídos da dieta de acordo com a resposta clínica.

No estabelecimento da conduta dietética, é importante considerar a presença de leite e seus derivados em outros alimentos que não os lácteos, o que poderia perpetuar o quadro alérgico, expondo a criança constantemente ao alérgeno alimentar. A seguir, encontram-se relacionados alguns alimentos que podem conter leite na sua composição:

- algumas margarinas contêm 50% de leite e 50% de gordura vegetal;
- alimentos processados como hambúrguer, quibe, salame, almôndegas, carnes empanadas, sardinha em lata e atum em lata podem conter leite;
- algumas sopas prontas (industrializadas) e outros pratos prontos podem conter leite, queijo ou margarina;
- produtos de confeitaria e panificação do tipo bolo, torta ou doces em geral contêm leite e derivados.

As dietas de exclusão podem ser utilizadas por curto ou longo período, contudo, devem ser adotadas com muita cautela, principalmente se um número significativo de alimentos ou grupos de alimentos são proibidos, podendo implicar a inadequação da ingestão alimentar e déficit no estado nutricional. Destaque deve ser dado à abordagem multidisciplinar que o manejo da alergia alimentar requer, incluindo, principalmente, a participação do nutricionista em conjunto com o médico, durante todo o acompanhamento. Cabe ao nutricionista avaliação criteriosa e detalhada do estado nutricional e da ingestão alimentar, além do estabelecimento da conduta dietética individualizada, devendo incluir informação necessária para os responsáveis da criança. Os alimentos a serem oferecidos devem proporcionar oferta adequada de nutrientes e segurança quanto à ausência do alérgeno alimentar.

História dietética bem detalhada permite identificar sintomas relacionados ao alimento e suspeitar de outros alimentos ou ingredientes que podem levar o paciente a fazer transgressões da dieta de exclusão, de forma voluntária ou involuntária.

FÓRMULAS SUBSTITUTAS DO LEITE DE VACA PARA LACTENTES COM ALERGIA AO LEITE DE VACA

Na vigência do aleitamento artificial, é recomendável que sejam utilizadas fórmulas de substituição que atendam às necessidades nutricionais da criança. As fórmulas substitutas do leite de vaca baseiam-se em proteínas hidrolisadas e aminoácidos. Fórmulas com proteínas íntegras de outras espécies de mamíferos, como a cabra e a ovelha, são inadequadas, pois as frações da caseína apresentam 87 a 98% de aminoácidos idênticos aos do leite de vaca.

Fórmulas com proteínas parcialmente hidrolisadas, comercialmente rotuladas como hipoalergênicas (HA), têm reduzido teor de oligopeptídios e peso molecular menor que 5.000 dáltons, contudo, contêm alerginicidade residual e não têm indicação terapêutica. Recomenda-se que sejam adotadas fórmulas hipoalergênicas à base de proteínas extensamente hidrolisadas (semielementares) ou fórmulas à base de aminoácidos livres (elementares). As fórmulas hipoalergênicas são processadas por hidrólise enzimática de diferentes fontes proteicas, como caseína bovina, soro de leite, proteínas da soja e colágeno, seguidas de mais processamento, como o tratamento térmico e/ou ultrafiltração ou ainda são baseadas em mistura de aminoácidos.

As fórmulas extensamente hidrolisadas contêm somente peptídios cujo peso molecular é menor que 3.000 dáltons e as fórmulas à base de aminoácidos são livres de peptídios e contêm apenas aminoácidos essenciais e não essenciais. A fonte de carboidratos dessas fórmulas baseia-se em maltodextrina, polímeros de glicose e amido de batata pré-gelatinizado. Quanto à fonte lipídica, destacam-se óleos vegetais, óleo de peixe e gordura láctea. A densidade energética varia de 68 a 102kcal/100ml.

A Sociedade Europeia de Alergologia e Imunologia Clínica (ESPACI) e a Sociedade Europeia de Gastroenterologia, Hepatologia e Nutrição Pediátrica (ESPGHAN) não recomendam o uso das fórmulas de soja no tratamento da alergia alimentar no lactente, independentemente do mecanismo envolvido, porém a Academia Americana de Pediatria considera que as fórmulas de soja constituem uma alternativa para a substituição do leite de vaca nos casos de alergia mediada por IgE em lactentes no segundo semestre de vida.

As fórmulas de soja devem ser à base de proteína isolada de soja, as quais são mais purificadas, suplementadas em cálcio e ferro. Essas fórmulas de soja são encontradas na forma em pó e sua densidade energética varia de 68 a 71kcal/100ml. Quanto à fonte proteica, destaca-se a proteína isolada de soja, acrescida de metionina, além de carnitina e taurina, conforme o fabricante. A fonte de carboidratos é composta de maltodextrina, polímeros de glicose e sacarose. A fonte de gorduras dessas fórmulas constitui-se de óleos vegetais como o de palma, canola, coco e girassol, entre outros. Fórmulas à base de soja, cuja proteína não é isolada (extrato de soja), não têm indicação terapêutica para a alergia à proteína do leite de vaca. São alimentos destinados para crianças maiores, adolescentes e adultos, não atendendo às necessidades nutricionais do lactente.

MONITORIZAÇÃO DA DIETA DE EXCLUSÃO DO LEITE DE VACA E DERIVADOS, EM ESPECIAL QUANTO À INGESTÃO DE CÁLCIO

Aspecto não menos importante no manejo dietético da alergia à proteína do leite de vaca é a monitorização do estado nutricional, que apontará se as necessidades de energia e nutrientes são atendidas adequadamente. Nos casos de alergia à proteína do leite de vaca, a dieta de exclusão do leite e derivados deverá proporcionar oferta adequada de todos os nutrientes, inclusive de cálcio.

Estudos realizados com crianças que receberam dieta isenta de leite e derivados mostraram que a ingestão alimentar, principalmente de cálcio, está diminuída em relação ao recomendado para idade e gênero. Os resultados apontados nesses estudos vêm endossar a necessidade de muita cautela na adoção da dieta de exclusão, considerando que o cálcio é o maior componente do osso e, durante o crescimento, o suprimento de cálcio adequado é criticamente importante para a formação da massa óssea na criança.

A suplementação ou complementação da oferta de cálcio na dieta das crianças com alergia à proteína do leite de vaca deve ser realizada sempre que for necessário, de acordo com a história dietética. A seguir, são apresentados dois exemplos de como calcular a suplementação de cálcio para crianças de 1 a 3 anos, cuja recomendação é de 500mg/dia, com base nas DRIs (*dietary reference intake*). A suplementação pode ser feita utilizando-se os diversos tipos de sais de cálcio disponíveis no mercado brasileiro, contudo, não se pode deixar de considerar o custo e o percentual de cálcio elementar de cada um deles. A dose de cálcio a ser suplementada deve basear-se na disponibilidade do cálcio elementar. O quadro 13.2 apresenta alguns exemplos de sais de cálcio, mais comumente, encontrados no mercado.

Quadro 13.2 – Tipos de sais de cálcio.

Sais de cálcio	Cálcio elementar disponível (%)
Carbonato de cálcio	40
Fosfato de cálcio tribásico	38
Cloreto de cálcio	27
Citrato de cálcio	21
Lactato de cálcio	13
Gluconato de cálcio	9

Ferro, zinco, fósforo, vitaminas A, C e D e complexo B, entre outros nutrientes, também são extremamente importantes e devem ser contemplados de forma adequada na dieta. Como se pode ver, o manejo dietético da alergia à proteína do leite de vaca é complexo e vai além da eliminação do alérgeno alimentar da dieta.

É importante ressaltar que as crianças com alergia à proteína do leite de vaca que não apresentam evolução clínica e nutricional satisfatória com o manejo dietético adequado devem ser investigadas, principalmente possíveis transgressões à dieta. Nos casos em que se tem certeza de não haver nenhum tipo de erro na dieta e que ela não tenha sensibilizado o paciente, é recomendável reavaliar-se o diagnóstico, pois, possivelmente, não se trata de alergia à proteína do leite de vaca.

No quadro 13.3 encontram-se relacionadas algumas diretrizes que devem fazer parte da orientação da dieta isenta de proteínas do leite de vaca.

CASO CLÍNICO

D.P.M., 3 meses de idade, sexo feminino, natural e procedente de São Paulo.

Nasceu por parto cesárea com peso de 3.200 gramas. Sem intercorrências neonatais. Saiu de alta do berçário no quarto dia de vida, sendo alimentada exclusivamente com leite materno.

Com 30 dias de vida realizou consulta pediátrica que revelou bom crescimento. Aos 40 dias de vida mãe decidiu complementar o aleitamento

> **Quadro 13.3** – Diretrizes da orientação para dieta isenta de leite de vaca e derivados (segundo Weber et al., 2007).
>
> **Informações básicas**
> - Todos os produtos e preparações que contêm leite de vaca não podem ser usados na alimentação da criança
> - Não compre alimentos que não tenham a relação de todos os ingredientes na embalagem ou rótulo
> - Durante a dieta isenta do leite de vaca e derivados, leite de outros animais como **cabra, búfala ou ovelha** também **não podem** ser utilizados na alimentação
> - Não compre produtos vendidos sem embalagem ou por unidade
> - É obrigatória a leitura dos rótulos das embalagens de qualquer produto usado na alimentação da criança
> - Procure identificar a presença do leite de vaca nos rótulos, encontrando a palavra leite ou termos relacionados ao leite de vaca
> - Mesmo conhecendo o produto, procure ter o hábito de ler o rótulo e embalagem, pois podem ocorrer **alterações na composição dos produtos**
>
> **Termos indicativos da presença de leite na composição do alimento**
> - Termos muito comuns (sempre apresentam a palavra leite): **leite integral, leite semidesnatado, leite desnatado, leite em pó, leite em pó desnatado**
> - Termos comuns: **soro do leite, traços do leite, formulação láctea, preparação láctea, laticínios, proteína do leite de vaca, fermento lácteo**
> - Termos pouco comuns: **caseína, caseinato, lactoalbumina, lactoglobulina**

com fórmula infantil derivada do leite de vaca. Aos 50 dias de vida começou a apresentar sangue misturado nas fezes amolecidas, consistência inalterada desde o primeiro mês de vida. Nega vômitos, febre e aumento na frequência das evacuações. Continuou ganhando peso normalmente. Realizou consulta médica aos 60 dias de vida, sendo receitado leite de cabra modificado em substituição à fórmula infantil que vinha recebendo. Como o sangramento persistia, retornou ao médico que solicitou que a mãe suspendesse de sua dieta os derivados de leite de vaca, uma vez que a criança continuava em aleitamento misto. Assim permaneceu sendo alimentada com leite materno e leite de cabra. Como o sangramento nas fezes persistia apesar do bom ganho de peso e desenvolvimento neuropsicomotor normal, os pais decidiram consultar outro médico que solicitou hemograma, ferritina no soro e coprocultura. Antes mesmo dos exames serem coletados formulou a hipótese diagnóstica de colite eosinofílica. Solicitou que fosse suspenso o leite de cabra, que foi substituído por fórmula com proteínas extensamente hidrolisadas. O leite materno foi mantido e a mãe continuou excluindo de sua dieta leite de vaca e derivados. Após três dias, o sangramento desapareceu. Os exames revelaram anemia (hemoglobina = 9,1g/dl), eosinofilia (1.200 eosinófilos/microlitro), ferritina normal e coprocultura negativa.

Permaneceu sem sangramento por três semanas, quando apareceu mais um episódio isolado de sangue nas fezes. A revisão dos alimentos consumidos pela mãe revelou que no dia anterior ao sangramento ela havia comido um pedaço (grande) de bolo que continha leite e cobertura com creme chantili.

Comentários

Nos últimos anos está ocorrendo aumento no número de lactentes com colite eosinofílica. Há dez anos, praticamente todos os casos eram submetidos à colonoscopia e biópsia. Mais recentemente, a maioria dos casos típicos, como o descrito acima, podem ser acompanhados sem a realização destes exames.

A colonoscopia pode evidenciar friabilidade da mucosa, áreas de hiperemia ou erosão circundadas por mucosa normal. Podem ser observadas, também, lesões sobre-elevadas sugestivas de hiperplasia nodular linfoide. A extensão do processo muitas vezes contrasta com o estado geral do paciente. Atualmente, a colonoscopia é indicada em situações especiais, principalmente nos casos em que persistem dúvidas quanto ao diagnóstico após insucesso com as condutas dietéticas adotadas. A biópsia revela aumento do número de eosinófilos.

Dentre os diagnósticos diferenciais, incluem-se as infecções por bactérias invasoras e malformações vasculares. O próprio quadro clínico sem diarreia, febre, vômitos e desidratação não compatíveis com infecção do trato intestinal. No caso em questão, a coprocultura foi negativa.

No caso em discussão, encontrou-se eosinofilia expressiva que aparece em metade dos casos de colite eosinofílica. Quando presente, é um subsídio a mais para a hipótese diagnóstica. A ocorrência de anemia neste paciente indica que o sangramento neste caso foi suficientemente grave para provocar anemia por perda de ferro. Entretanto, nesta faixa etária é difícil interpretar os valores de hemoglobina e ferritina em função da chamada "anemia fisiológica". Deve ser considerado, ainda, que a ferritina pode permanecer com valores mais elevados no soro em função do processo inflamatório.

No presente caso, a manifestação clínica teve início após a introdução de fórmula com proteínas do leite de vaca. A substituição por leite de cabra é totalmente inadequada em função da similaridade na composição proteica dos leites de vaca e cabra. Assim, tal substituição não determinou a exclusão dos antígenos responsáveis pelo processo.

Como se observa com frequência, a exclusão das proteínas do leite de vaca acompanha-se do desaparecimento do sangramento em poucos dias. Neste caso, no qual a criança foi mantida em aleitamento misto, a reexposição "acidental" pela passagem de antígenos do leite de vaca através do leite materno, após a ingestão pela mãe de um pedaço de bolo, constitui um verdadeiro teste de desencadeamento que permitiu comprovar o diagnóstico.

BIBLIOGRAFIA

American Academy of Pediatrics Committee of Nutrition. Soy protein-based formulas: recommendations for use in infant feeding. Pediatrics 1998;101:148-153.

American College of Allergy, Asthma, & Immunology. Food allergy: a practice parameter. Ann Allergy Asthma Immunol 2006;96(3 Suppl 2):S1-S68.

Baker HB, David TJ. The dietetic and nutritional management of food allergy. J R Soc Med 1997;90(Suppl 30):45-50.

Bellioni-Businco B, Paganelli R, Lucenti P, Giampietro PG, Perbon H, Businco L. Allerenicity of goats milk in children with cow's milk allergy. J Allergy Clin Immunol 1999;103:1191-1194.

Black RE, Willians SM, Jones IE, Goulding A. Children who avoid drinking cow milk have low dietary calcium intakes and poor bone health. Am J Nutr 2002;76:675-680.

Bock AS. Prospective appraisal of complaints of adverse reactions to foods in children during the first 3 years of life. Pediatrics 1987;79:683-688.

Boné J, Claver A, Guallar I, Plaza AM. Allergic proctocolitis, food induced enterocolitis: immune mechanisms, diagnosis and treatment. Allergo Immunopathol 2009;37:36-42.

Borrelli O, Barbara G, Di Nardo G, Cremon C, Lucarelli S, Frediani T et al. Neuroimmune interaction and anorectal motility in children with food allergy-related chronic constipation. Am J Gastroenetrol 2009;104:454-463.

Brandtzaeg P. Why we develop food allergies. Am Sci 2007;95:35.

Chehade M, Mayer L. Oral tolerance and its relation to food hipersensitivities. J Allergy Clin Immunol 2005;115:3-12.

Cortez APB, Medeiros LCS, Speridião PGL, Mattar RHG, Fagundes-Neto U, Morais MB. Conhecimento de pediatras e nutricionistas sobre o tratamento da alergia ao leite de vaca no lactente. Rev Paul Pediatr 2007;25:106-113.

Daher S, Tahan S, Solé D, Naspitz CK, Da Silva Patrício FR, Neto UF, De Morais MB. Cow's milk protein intolerance and chronic constipation in children. Pediatr Allergy Immunol 2001;12:339-342.

Diagnostic criteria for food allergy with predominantly intestinal symptoms. The European Society for Paediatric Gastroenterology and Nutrition Working Group for the Diagnostic Criteria for Food Allergy. J Pediatr Gastroenterol Nutr 1992;14:108-112.

ESPGHAN. Committee on Nutrition. Soy protein infant formulae and folow-on formulae: a commentary by ESPGHAN Committee on Nutrition. J Pediatr Gastroenterol Nutr 2006;42:352-361.

Ferreira CT, Vieira MC, Vieira SMG, Silva GS, Yamamoto DR, Silveria TR. Esofagite eosinofílica em 29 pacientes pediátricos. Arq Gastroenterol 2008;45:141-146.

Fiocchi A, Assa'ad A, Bahna S. Food allergy and introduction of solids foods to infants: a consensus document. Ann Allergy Asthma Immunol 2006;97:10-21.

Food and Nutrition Board. Institute of Medicine. Dietary reference intake for calcium, phosphorous, magnesium, vitamin D, and fluoride, 1997.

Furuta GT, Liacouras CA, Collins MH, Gupta SK, Justinich C, Putnam PE et al. Eosinophilic esophagitis in children and adults: a systematic review and consensus recommendations for diagnosis and treatment. Gastroenterology 2007;133:1342-1363.

Greer FR, Sicherer SH, Burks W. Committee on Nutrition, Section on Allergy and Immunology. Effects of early nutritional interventions on the development of atopic disease in infants and children: the role of maternal dietary restriction, breastffeding, timing of introduction of complementary foods, and hydrolysed formulas. Pediatrics 2008;121:183-191.

Heine RG. Gastroesophageal reflux disease, colic, and constipation in infants with food allergy. Curr Opin Allergy Clin Immunol 2006;6:220-225.

Henriksen C, Eggesbo M, Halvorsen R, Botten G. Nutrient intake among two-year-old children on cow's milk-restricted diets. Acta Pediatr 2000;89:272-278.

Host A, Halken S. Hypoallergenic formulas – when, to whom and how long: after more than 15 years we know the right indication. Allergy 2004;59(Suppl 78):45-52.

Host A, Koletzko B, Dreborg S et al. Dietray products used in infants for treatment and prevention of food allergy. Joint statement of the European Society for Pediatric Allergology and Clinical Immunology. Committee on hypoallergenic formulas and the European Society for Pediatric Gastroenterology, Hepatology and Nutrition. Arq Dis Child 1999;81:80-84.

Hubbard S. Nutrition and food allergies: the dietitian's role. Ann Allergy Asthma Immunol 2003;90(Suppl 3):115-116.

Iacono G, Carroccio A, Cavataio F, Montalto G, Kazmierska I, Lorello D et al. Gastroesophageal reflux and cow's milk allergy in infants: a prospective study. J Allergy Clin Immunol 1996;97:822-827.

Iacono G, Cavatio F, Montalto G, Florena MD, Tumminello M, Soresi M et al. Intolerance of cow's milk and chronic constipation in children. N Engl J Med 1998;339:1100-1104.

Keil T. Epidemiology of food allergy: what's new? A criticial appraisal of recent population-based studies. Curr Opin Allergy Clin Immunol 2007;7:259-263.

Leung AK. Food allergy: a clinical approach. Adv Pediatr 1998;45:145-177.

Liem JJ, Kozyrskyj AL, Huq SI, Becker AB. The risk of developing food allergy in premature or low-birth-weight children. J Allergy Clin Immunol 2007;119:1203-1209.

Medeiros LC, Speridião PG, Sdepanian VL, Fagundes-Neto U, Morais MB. Ingestão de nutrientes e estado nutricional de crianças em dieta isenta de leite de vaca e derivados. J Pediatr (Rio J) 2004;80:363-370.

Mofidi S. Nutritional management of pediatric food hypersensitivity. Pediatrics 2003;111:1645-1653.

Morais MB. Esofagite eosinofilica: uma nova entidade que causa inflamação do tubo digestivo. Arq Gastroenterol 2008;45: 97-98.

Nielsen RG, Bindslev-Jensen C, Kruse-Andersen S, Husby S. Severe gastroesophageal reflux disease and cow milk hypersensitivity in infants and children: disease association and evaluation of a new challenge procedure. J Pediatr Gastroenterol Nutr 2004;39:383-391.

Restani P, Ballabio C, Di Lorenzo C, Tripodi S, Fiocchi A. Molecular aspects of milk allergens and their role in clinical events. Anal Bioanal Chem 2009;395:47-56.

Sicherer SH. Food allergy. Lancet 2002;360: 701-710.

Sociedade Brasileira de Pediatria e Associação Brasileira de Alergia e Imunopatologia. Alergia alimentar. Rev Med Minas Gerais 2008;18(1 Supl):S1-S44.

Toporovsky MS, Vieira MC, Spolidoro JVN, Morais MB, Fagundes-Neto U. Alergia ao leite de vaca. In Lopez FA, Campos Jr D. Tratado de Pediatria – Sociedade Brasileira de Pediatria. Barueri: Manole; 2007. pp. 863-871.

Vandenplas Y, Brueton M, Dupont C, Hill D, Isolauri E, Koletzko S et al. Guidelines for the diagnosis and management of cow's milk protein allergy in infants. Arch Dis Child 2007;92:902-908.

Vandenplas Y, Colin D, Rudolph, Di Lorenzo C, Hassall E, Liptak G et al. Pediatric gastroesophageal reflux clinical practice guidelines: joint recommendations of the North American Society of Pediatric Gastroenterology, Hepatology, and Nutrition and the European Society of Pediatric Gastroenterology, Hepatology, and Nutrition. J Pediatr Gastroenetol Nutr 2009;49:498-557.

Venter C, Pereira B, Grundy J, Clayton CB, Roberts G, Higgins B, Dean T. Incidence of parentally reported and clinically diagnosed food hypersensitivity in the first year of life. J Allergy Clin Immunol 2006;117: 118-124.

Vieira MC, Toporovsky MS, Morais MB, Spolidoro JVN, Fonseca MC, Araújo GT et al. Cow's milk allergy in children: a survey of its main features in Brazil. JPEN 2005; 29:527.

Weber TK, Speridião PGL, Sdepanian VL, Fagundes Neto U, Morais MB. The performance of parents of children receiving cow's milk free diets at identification of commercial food products with and without cow's milk. J Pediatr (Rio J) 2007;83: 459-464.

CAPÍTULO 14

Doença Inflamatória Intestinal

ELIZETE APARECIDA LOMAZI DA COSTA PINTO
MARIA DE LOURDES SETSUKO AYRIZONO
RAQUEL FRANCO LEAL
CLÁUDIO SADDY RODRIGUES COY

INTRODUÇÃO

A incidência crescente das doenças inflamatórias intestinais (DII), em particular a doença de Crohn (DC) e a retocolite ulcerativa (RCU), tem suscitado pesquisas com relação à etiopatogenia e aos fatores potencialmente envolvidos no aparecimento destas afecções, uma vez que continuam, em parte, desconhecidos. A DC e a RCU são doenças crônicas intestinais, multifatoriais, que ocorrem principalmente entre a segunda e a terceira décadas de vida, além da faixa etária pediátrica, e com mais frequência em países desenvolvidos. Atualmente, os sintomas iniciam cada vez mais precocemente em crianças e adolescentes. Em 10% dos casos dos portadores de DII não há diferenciação clínica e histológica que permita a classificação em DC ou RCU, denominando-se colite indeterminada.

Estudos epidemiológicos demonstram o aumento da incidência da DC nas últimas três décadas na maioria dos países ocidentais, refletindo o efeito de mudanças nos fatores ambientais, certamente importantes na patogênese da doença. A prevalência da DC nos Estados Unidos é de 43,6/100.000 habitantes da raça branca, 29,8/100.000 habitantes afro-americanos, 4,1/100.000 habitantes hispânicos e 5,6/100.000 habitantes de origem asiática. Entre os caucasianos, foi descrito nos Estados Unidos em 1989 prevalência das DII maior entre os judeus do que entre os não judeus, no entanto, atualmente, esta diferença não parece ser mais acentuada, evidenciando aumento em outras populações. Descreve-se na Europa a ocorrência de cerca de 10 casos a cada 100.000 habitantes. No Brasil, de forma semelhante, observa-se aumento da frequência da DC e aparecimento de casos novos da doença nas regiões mais desenvolvidas do País.

Por ser doença cuja etiologia não é totalmente elucidada, a DC tem sido pesquisada do ponto de vista molecular e genético, para aprimorar o conhecimento das principais vias inflamatórias e de apoptose celular envolvidas, além do mecanismo de reconhecimento de antígenos no lúmen intestinal. As principais pespectivas futuras da pesquisa de proteínas e genes são identificar variantes genéticas específicas que poderiam estar envolvidas com a suscetibilidade à doença, além de caracterizar as vias de sinalização celular que poderiam diferenciar as DII, como também constituir potenciais alvos de agentes farmacológicos, individualizando terapêuticas.

ASPECTOS GENÉTICOS

Cinco a 10% dos pacientes com DII possuem história familial da doença, mostrando que fatores genéticos podem contribuir com a etiologia do processo. Setenta e cinco por cento destes apresentam doenças concordantes, ou seja, uma família apenas com DC e outra apenas com casos de RCU, enquanto 25% desenvolvem os dois tipos de DII acima descritos em uma mesma família. Demonstra-se risco aumentado de 10 vezes de os familiares de pacientes de RCU desenvolverem a afecção, e de 14 vezes nos casos de DC. O estudo de gêmeos, principalmente monozigóticos, demonstra concordância em 42 a 58% das vezes para DC e 6 a 17% para RCU, mostrando que a DC possui componente genético mais expressivo que a RCU.

Cerca de 16 *locis* gênicos envolvidos na DC foram descritos até o momento, no entanto, este mapeamento perfaz apenas 30% dos pacientes, ficando evidente que outros genes ainda não descobertos devem participar da etiopatogenia da doença. O primeiro gene envolvido na DC descrito foi o NOD2/CARD15, sendo responsável pela produção de várias proteínas, dentre elas as caspases, relacionadas com a apoptose e também receptores citoplasmáticos que, uma vez ativados, levam à ativação do NF-κB e indução de genes que codificam proteínas pró-inflamatórias. Mutações nestes genes poderiam diminuir a apoptose de linfócitos, por meio do fator de transcrição nuclear, NF-κB, perpetuando o processo inflamatório intestinal. Outros genes, em seguida, foram associados à DC, como o IBD5, localizado no cromossomo 5q31 e o DLG5, no cromossomo 10q23, que codificam citocinas pró-inflamatórias.

242

Destacam-se, por estarem fortemente associados à DC, os seguintes genes: TNFSF15, que codifica proteína da família do fator de necrose tumoral; IL23R, responsável pela transdução do receptor da interleucina (IL)-23; ATG16L1, primariamente envolvido com a capacidade de autofagia das células e a formação do fagossomo. Demonstrou-se alteração no gene da IL-10 localizado no cromossomo 1q32, em portadores de RCU, sugerindo que uma possível deficiência na função da IL-10, anti-inflamatória, poderia estar relacionada à etiologia dessa doença, diferenciando-a da DC.

A associação da DC com os *locis* gênicos NOD2, IBD5, ATG16L1 e IL23R evidencia que os pacientes que apresentam mais alelos mutantes desenvolvem curso mais grave da doença (estenoses e fístulas), com antecedente de múltiplas cirurgias e idade inferior a 40 anos, quando comparados aos portadores de DC com fenótipo apenas inflamatório.

Assim, os estudos têm mostrado que a DC é multigênica e com vias complexas, envolvendo defeitos nas vias inflamatórias, principalmente imunidade inata e em vias de apoptose celular e ao que parece os mecanismos imunológicos e genéticos alterados na criança são similares a estes descritos e ocorrem de forma mais precoce.

ASPECTOS INFLAMATÓRIOS, DE SINALIZAÇÃO CELULAR E MICROBIOLÓGICO

A citocina pró-inflamatória TNF-α (fator de necrose tumoral alfa) é considerada um dos principais mediadores envolvidos nas doenças inflamatórias intestinais. Esta citocina desempenha várias funções e geralmente está em equilíbrio com as vias anti-inflamatórias, como a IL-10, promovendo o balanço imunológico do organismo. Tratando-se das doenças inflamatórias intestinais, ocorre exacerbação da expressão de TNF-α e de diversos mediadores inflamatórios na lâmina própria intestinal, a partir de estímulos intraluminais, e por mecanismos ainda não totalmente esclarecidos levam à liberação de interleucinas (IL-1β, IL-6, IL-8, IL-23) que estimulam a proliferação e ativação de linfócitos.

Alterações na via de diferenciação do linfócito Th17, recentemente descrita, têm sido relacionadas à patogênese da DC, principalmente com relação à IL-23 e seu receptor transmembrana presente nas células Th17. A IL-23 é capaz de induzir não somente a produção de interferon-gama (IFN-γ), como também de IL-17 por estes linfócitos.

Os macrófagos são as principais células envolvidas no processo inflamatório intestinal, uma vez que fazem parte do sistema imune inato na interface com o meio externo e são responsáveis pela liberação de várias citocinas, como o TNF-α e IFN-γ. Uma vez liberadas, tais citocinas pró-inflamatórias desencadeiam, por meio de seus receptores, a ativação de proteínas intracelulares responsáveis pela transdução do sinal inflamatório e finalmente levam à ativação de fatores de transcrição nucleares NF-κB e STAT-1, que controlam a transcrição do TNF-α e de outros fatores inflamatórios. Níveis elevados de NF-κB nuclear ativado foram encontrados em portadores de doenças inflamatórias intestinais em atividade, principalmente em doença de Crohn.

Os receptores de membrana TLRs (*Toll-like receptors*) que intermedeiam o reconhecimento dos antígenos do lúmen intestinal como os lipopolissacarídeos, peptideoglicanos ou flagelinas também foram associados à DC devido à ativação do NF-κB, aumentando, dessa forma, a produção de citocinas pró-inflamatórias como o TNF-α e a suscetibilidade à invasão de patógenos na lâmina própria, pelo aumento da permeabilidade intestinal, perpetuando o processo inflamatório. Além disso, o epitélio intestinal é capaz de expressar vários TLRs, principalmente o TLR4, nas situações das DII. O TLR4 reconhece especificamente os lipopolissacarídeos bacterianos, sendo ativado por eles, conduzindo à via de sinalização do NF-κB.

MECANISMOS DE APOPTOSE NA DOENÇA DE CROHN

A apoptose, também referida como morte programada e silenciosa da célula, é conhecida em mamíferos pela complexidade de suas vias e por estar relacionada às vias inflamatórias do organismo. Tanto o TNF-α quanto o NF-κB estão envolvidos com os mecanismos de apoptose celular, uma vez que a ativação de um dos receptores de TNF-α leva à ativação de proteases denominadas caspases intracelulares, que estimulam alguns membros da família Bcl-2 (Bad e Bax), induzindo à morte celular. Por outro lado, o fator de transcrição NF-κB apresenta função antiapoptótica, ativando a expressão de outros membros da família Bcl-2, como a proteína Bcl-2, que impede a morte celular.

Em doença inflamatória intestinal, Bennett et al. verificaram a expressão aumentada da proteína pró-apoptótica FasL, da família TNF, em áreas de mucosa intestinal comprometidas por RCU ou doença de Crohn. Demonstrou-se, por outro lado, diminuição da expressão das proteínas Bax e Fas pelas células T da mucosa intestinal em DC, explicando uma possível resistência destas células à apoptose, amplificando, dessa maneira, a resposta inflamatória devido à sobrevivência dos linfócitos além do esperado, com produção aumentada de citocinas pró-inflamatórias.

MECANISMOS HORMONAIS DO TECIDO ADIPOSO MESENTÉRICO NA DOENÇA DE CROHN

Apesar de haver variação fenotípica nos espécimes cirúrgicos de pacientes de Crohn, são notórios alguns aspectos macroscópicos, principalmente no que se refere ao espessamento da gordura mesentérica próxima à área afetada. A análise histológica revela anormalidades neste tecido adiposo, incluindo infiltrado de macrófagos e de células T, fibrose e inflamação perivascular, além do aumento do número de adipócitos, quatro vezes maior em DC do que em controles, sendo estas células de pequeno tamanho.

Como os macrófagos e as células epiteliais, os adipócitos de indivíduos normais são capazes de sintetizar várias citocinas pró-inflamatórias e anti-inflamatórias, adipormônios, além de poderem expressar TLR4 para o reconhecimento de antígenos bacterianos locais ou mesmo sistêmicos, e a proteína CD14 que auxilia na ligação do LPS ao TLR4.

Expressões de TNF-α foram detectadas em tecido adiposo do mesentério do intestino delgado em DC, sendo que os adipócitos foram as principais células produtoras dessa citocina pró-inflamatória. Mais recentemente, demonstrou-se secreção aumentada de adiponectina pelos adipócitos da gordura mesentérica hipertrofiada por DC, quando comparada com RCU e controles. O verdadeiro papel desse hormônio no processo inflamatório da DC não é conhecido. A adiponectina é conhecida por sua ação anti-inflamatória, anti-hiperglicêmica e antiaterosclerótica, e seu aumento nas situações acima citadas poderia ser devido a um mecanismo contrarregulador mediado pelo TNF-α. Sua produção em indivíduos normais é inversamente proporcional a sua massa adiposa. Por outro lado, demonstrou-se que a adiponectina é capaz de promover inflamação por meio da expressão de IL-8, GM-CSF (fator estimulador de crescimento de colônias de macrófagos) e IL-1β. Talvez a produção local deste mediador no tecido adiposo poderia levar ao acometimento intestinal, principalmente na sua face mesentérica, formando as úlceras longitudinais, características da DC descritas por Crohn et al., em 1932, e que difere de outras doenças como a tuberculose intestinal, a qual se apresenta com úlceras transversais.

No que se refere à proteína C-reativa, observou-se correlação significativa entre este marcador inflamatório sérico e o aumento da densidade da gordura mesentérica observada por meio de enterografia por tomografia computadorizada em DC. Isto pode reforçar, pelo menos em parte, a hipótese de que o tecido adiposo peri-intestinal seja o responsável pelo aumento do nível da proteína C-reativa, como em estudos que evidenciaram sua concentração 1.450 vezes maior na gordura mesentérica em DC quando comparada àquela de portadores de RCU e controles.

Adicionalmente, a leptina pode estar envolvida na origem do processo inflamatório de forma conjunta com outros fatores, estimulando a produção de proteína C-reativa. A leptina é uma proteína que mostra similaridade em sua estrutura com a citocina pró-inflamatória IL-6 e *in vitro* observou-se que ela induz à resposta inflamatória tipo Th1, sendo sua produção diretamente proporcional à quantidade de massa gordurosa corporal.

FATORES AMBIENTAIS

O tabagismo constitui importante fator de risco independente para a recorrência clínica, cirúrgica e endoscópica nos portadores de DC. Por outro lado, em RCU, é considerado fator protetor, sendo sua interrupção relacionada com a recorrência da doença.

As populações nas quais há grande consumo de ácidos graxos insaturados, como aqueles presentes no óleo de oliva (ômega-9) ou mesmo óleos marinhos (ômega-3), apresentam menor incidência de DII. De outra forma, dietas ricas em gorduras saturadas, características de países ocidentais, podem estar relacionadas com a maior ocorrência da doença. O uso de dietas elementares em DC pode induzir à remissão clínica, sugerindo que a dieta tem papel no processo inflamatório da mucosa intestinal.

Não se demonstrou relação direta dos fatores psicológicos na patogênese da DII, induzindo à exacerbação ou reativação da doença, no entanto, certamente, os aspectos psicossociais são relevantes no processo imunológico e constituem enfoque maior na criança com DII, afetando a resposta ao tratamento e a qualidade de vida.

MANIFESTAÇÕES CLÍNICAS DA DOENÇA INFLAMATÓRIA INTESTINAL EM PACIENTES PEDIÁTRICOS

Sob a designação de RCU e DC encontra-se um grupo de condições clínicas, heterogêneo em relação às manifestações clínicas e bases genéticas e considerado, coletivamente, doença inflamatória intestinal (DII). A maioria dos casos de DII acomete indivíduos adultos, 10-15% dos casos manifestam-se em crianças e adolescentes. As primeiras manifestações clínicas ocorrem entre 12,5 e 13,5 anos de idade para a DC e entre 11 e 12 para a RCU. Evidências epidemiológicas indicam que na última década houve aumento no número de casos de DII em crianças e adolescentes, mas não há indicações consistentes de que a idade de aparecimento da DII esteja diminuindo. Como já foi apresentado, a DII resulta da resposta imune da mucosa alterada contra a flora intestinal. Desencadeantes ambientais e constituição genética determinam a patogênese da doença. A porcentagem de casos da DII que se manifesta na faixa etária pediátrica parece representar um grupo específico de defeitos genéticos, provavelmente associados a mutações, e com expressão clínica, resposta terapêutica e doença imune peculiares em relação aos adultos. Quando o diagnóstico é feito antes dos 5 anos de idade, a doença de Crohn localizada no íleo terminal é menos frequente que o acometimento global do intestino grosso. O acometimento na RCU é mais extenso que nos adultos: a pancolite ocorre em 90% dos casos, e a proctite, apenas em uma minoria e, em até 30% dos casos, a inflamação não acomete o reto, aumentando a dificuldade do diagnóstico diferencial com a DC. Estudos de coorte em pacientes com DII mostram também que o acometimento da doença pode modificar-se com o tempo.

DOENÇA DE CROHN

A apresentação clínica clássica da DC inclui dor abdominal, diarreia e emagrecimento. Manifestações não clássicas como letargia ou anorexia podem estar presentes e a dor abdominal, presente em 72% dos casos, pode ser leve. Algumas vezes, o quadro inicial é sutil, caracterizado por um processo consumptivo lento que acomete o crescimento e o desenvolvimento. Baixa estatura, atraso no crescimento linear e na maturação sexual, anormalidades perianais podem preceder os sintomas intestinais.

As manifestações clínicas intestinais são decorrentes do processo inflamatório que envolve universalmente as camadas da parede do tubo digestório. O acometimento dos diferentes segmentos intestinais assume uma distribuição anatômica macroscópica variável, possivelmente determinada pelas variantes genéticas da doença. As áreas mais frequentemente envolvidas são o íleo terminal e o cólon direito, seguidas pelo segmento ileocecal e o envolvimento generalizado dos cólons. Doença gastroduodenal isolada é ocorrência comum em crianças, em razão, também, de os *guidelines* disponíveis recomendarem a endoscopia digestiva alta na rotina diagnóstica.

O processo inflamatório ileocolônico traduz-se clinicamente por dor abdominal pós-prandial localizada na área periumbilical ou difusa. Ao exame físico, podem-se notar sensibilidade e massa inflamatória palpável no quadrante inferior direito do abdome. Acometimento difuso do intestino delgado causa dor abdominal difusa, anorexia, diarreia e perda de peso, em alguns casos, a diarreia pode não estar presente. Baqueteamento das falanges distais é raro, mas pode ser observado em crianças com acometimento extenso do intestino delgado. A colite inflamatória apresenta-se com diarreia, fezes com muco e sangue, associada a cólicas quase sempre aliviadas pela evacuação. A presença de sangue vivo nas fezes denuncia acometimento do cólon esquerdo ou é decorrente de fissura perianal. Queixa de secreção nas vestes íntimas raramente são referidas de maneira espontânea e a doença perianal, manifestando-se por fissuras e fístulas, deve ser investigada ativamente ao exame físico. Lesões perianais podem ser uma manifestação isolada ou acompanhada de outros sintomas gastrointestinais. Fístula perianal, fissuras crônicas ou abscessos perianais de repetição indicam a necessidade de investigação para DC, mesmo na ausência de sintomas intestinais.

A manifestação inicial da DC pode ser representada por um quadro clínico sugestivo de abdome agudo de natureza cirúrgica. Dor abdominal no quadrante inferior direito do abdome, simulando apendicite aguda, pode indicar o acometimento inflamatório obstrutivo do apêndice cecal, enquanto a estenose de íleo terminal, com obstrução intestinal, manifesta-se por cólicas, distensão abdominal, vômitos e borborigmo.

RETOCOLITE ULCERATIVA

Na RCU, a expressão clínica depende da extensão e gravidade da inflamação da mucosa. Nos pacientes pediátricos, o envolvimento pancolônico ocorre com mais frequência e há maior probabilidade de extensão da doença proximalmente a partir do reto, quando comparados aos adultos.

A queixa clínica mais prevalente na retocolite ulcerativa é a diarreia com muco e sangue. As evacuações são acompanhadas de cólicas abdominais. Dor abdominal localizada no quadrante inferior esquerdo do abdome é queixa frequente; na pancolite, a dor abdominal é difusa.

Sintomas sistêmicos como febre, emagrecimento, ou parada do crescimento, em geral, estão ausentes, acometendo aproximadamente 30% dos pacientes. Colite grave ocorre em 10% dos pacientes e pode cursar com hipoalbuminemia, febre, perda de peso e taquicardia. Quadro clínico específico de megacólon tóxico pode ocorrer, sendo caracterizado por evacuações sanguinolentas, febre, distensão e sensibilidade abdominal, taquicardia, anemia, hipoalbuminemia e elevação na velocidade de hemossedimentação. Fatores de risco para megacólon tóxico incluem o uso de drogas que inibem a motilidade como os anticolinérgicos, os antidiarreicos e os antidepressivos com efeitos anticolinérgicos. Procedimentos diagnósticos envolvendo distensão do cólon, como a colonoscopia e o enema baritado, podem prejudicar o fluxo sanguíneo e facilitar a translocação bacteriana. Distúrbios eletrolíticos como hipocalemia, hipomagnesemia e hipoproteinemia podem comprometer a integridade do epitélio colônico e a função motora.

COLITE INDETERMINADA

Em alguns pacientes com DII, algumas características endoscópicas e histológicas são comuns à DC e à RCU, tornando o diagnóstico diferencial impossível. Essa forma de apresentação clínica é denominada de colite indeterminada. O termo colite indeterminada, contudo, tem sofrido várias definições; a princípio, deve ser empregado apenas nos casos em que, mesmo após colectomia, o estudo anatomopatológico não é definitivo no diagnóstico diferencial da colite. Atualmente, o termo é utilizado em pacientes em que os dados clínicos e dos exames auxiliares não foram conclusivos ente RCU e DC. É também utilizado em pacientes pediátricos com manifestações gastroduodenais, sem a presença de granulomas, que ocorrem concomitantes a quadro de retocolite ulcerativa.

O diagnóstico de colite indeterminada tem sido mais prevalente no grupo de 3 a 5 anos de idade, diminuindo em crianças maiores. A porcentagem de casos varia de 4 a 23% dos diagnósticos de DII. Aproximadamente 60% dos casos serão posteriormente reclassificados como RCU ou DC.

Estudos conduzidos em população pediátrica na última década têm demonstrado alta incidência de pacientes cuja DII se inicia com colite grave, com características endoscópicas, histológicas e sorológicas indistintas da DC ou da RCU. Alguns autores têm sugerido que a DII nesses pacientes parece representar uma entidade nosológica distinta, caracterizada por início precoce, nos primeiros anos de vida (crianças < 2 anos de idade) e com acometimento que progride rapidamente, estendendo-se por todo o cólon de maneira agressiva, e corresponderia ao diagnóstico de colite indeterminada em crianças.

MANIFESTAÇÕES EXTRAINTESTINAIS DA DII

Em uma coorte de 1.649 pacientes pediátricos, 6% dos pacientes apresentaram manifestações extraintestinais antes do diagnóstico e pelo menos uma dessas manifestações se desenvolveu em 29% dos pacientes nos 15 anos após o diagnóstico. As manifestações extraintestinais mais comuns são as relacionadas ao sistema musculoesquelético, incluindo artrite axial e periférica, a estomatite aftosa acometeu 13,7% dos pacientes, seguida da pancreatite (9,6%), doença hepatobiliar (7,8%), envolvimento dermatológico (7,5%) e inflamação oftalmológica (7%).

Aproximadamente 25 a 35% dos pacientes podem desenvolver manifestações extraintestinais antes, durante ou após o aparecimento dos sintomas gastrointestinais. Artropatia é um sintoma extraintestinal frequente. Duas formas de apresentação têm sido identificadas: a periférica e a axial. A artrite periférica usualmente se apresenta como uma poliartrite migratória, não deformante, acometendo uma ou mais das grandes articulações (joelho, tornozelo, quadril, punho, ombro). A artropatia axial espondilite anquilosante ou sacroileíte ocorre em 1 a 4% dos pacientes e está associada à positividade ao HLA-B27. As duas principais manifestações cutâneas na RCU são o pioderma gangrenoso e o eritema nodoso. Pioderma gangrenoso ocorre em menos de 1 a 5% dos pacientes com RCU, embora seja mais frequente na RCU que na DC, e é frequentemente associado à atividade da doença e ao acometimento pancolônico.

As manifestações extraintestinais são mais prevalentes em pacientes com DC, com exceção de colangite esclerosante primária e das manifestações oftalmológicas que predominam nos pacientes com RCU. Artrite e estomatite aftosa são as mais comuns antes do diagnóstico, enquanto a osteopenia e a osteoporose são as mais comuns após o diagnóstico.

Além dos sintomas gastrointestinais, crianças com DII podem apresentar distúrbios nutricionais, incluindo atraso do crescimento, atraso puberal, osteoporose, anemia e deficiência de micronutrientes: ferro, folato, vitaminas B_{12}, E e A, betacaroteno, magnésio, selênio e zinco.

Em termos gerais, a fisiopatologia dessas complicações nutricionais está relacionada com o tipo de doença: RCU ou DC, localização anatômica e gravidade da inflamação e idade do paciente.

Os mecanismos de atraso do crescimento incluem ingestão inadequada de calorias, má absorção, aumento do consumo de energia em consequência da inflamação crônica, ação das citocinas pró-inflamatórias, desequilíbrios hormonais, redução do IGF-1 e terapia com esteroides.

Prejuízo no crescimento pode preceder as manifestações intestinais e, dependendo da população e metodologia diagnóstica, acometer 32 a 88% dos pacientes. Perda ponderal ou baixo ganho precedem decréscimos na velocidade de crescimento. Atraso puberal acomete mais frequentemente pacientes com DC do que aqueles com RCU.

Osteopenia e osteoporose são identificadas como complicações da DII pediátrica, da mesma forma que o atraso de crescimento, decréscimo na densidade mineral óssea é também mais comum em crianças com DC que na RCU. A osteopenia pode estar presente já ao diagnóstico. As etiologias da osteopenia e osteoporose são multifatoriais e incluem hipovitaminose D, diminuição da ingestão e má absorção de cálcio e reabsorção óssea mediada por citocinas.

Anemia na DII pode ocorrer em razão de perda crônica, inflamação crônica, deficiência de ferro e folato, depressão medular e hemólise. Achados laboratoriais incluem microcitose e baixos níveis de ferro sérico e ferritina.

A monitorização do estado nutricional na criança com DII deve incluir a avaliação antropométrica longitudinal do peso, estatura e índice de massa corporal, controle da anemia com avaliação da hemoglobina, reticulócitos, dosagem de ferro sérico, ferritina, capacidade de ligação do ferro total, TIBC, dosagem de folato e vitamina B_{12}, avaliação de má absorção intestinal por meio da dosagem de albumina sérica e zinco e densitometria óssea.

O estado nutricional de crianças com doença inflamatória intestinal deve ser monitorizado pela avaliação longitudinal dos índices antropométricos peso para idade, altura para idade e índice de massa corporal. O acompanhamento laboratorial inclui dosagem de hemoglobina e hematócrito, se diminuídos ampliar a investigação com a contagem de reticulócitos, dosagem de ferro sérico, ferritina sérica e capacidade de ligação do ferro, dosagens de folato e vitamina B_{12}. Má absorção intestinal deve ser investigada, assim como albuminemia e zinco sérico. O metabolismo do cálcio deve ser monitorizado em pacientes com doença mais grave pela densitometria óssea e dosagem de vitamina D.

TERAPIA DAS DOENÇAS INFLAMATÓRIAS INTESTINAIS

Além do controle da atividade inflamatória e dos sintomas decorrentes da inflamação, o tratamento da DII na faixa etária pediátrica tem como objetivos a preservação das funções intestinais e qualidade de vida, a manutenção da velocidade de crescimento e do estado nutricional, propiciar o desenvolvimento puberal, manter a adequação do metabolismo ósseo e evitar as complicações crônicas da doença.

Os recursos disponíveis para alcançar esses objetivos incluem terapia nutricional, anti-inflamatórios, imunomoduladores, antibióticos e procedimentos cirúrgicos. O emprego desses recursos depende da apresentação clínica da doença.

Terapia nutricional

Terapia nutricional pode prover os elementos necessários para proporcionar o crescimento e manter a homeostasia, além de apresentar efeito anti-inflamatório primário. Este efeito depende da localização e gravidade da doença, é eficaz nos pacientes com doença de Crohn localizada no intestino delgado, não havendo evidência de sua utilidade no tratamento de pacientes portadores de retocolite ulcerativa.

A nutrição parenteral total (NPT) foi recomendada, no passado, por resultar em ação anti-inflamatória relacionada a melhora do estado nutricional, correção de deficiências de macro e micronutrientes, diminuição da atividade das citocinas pró-inflamatórias, repouso intestinal, modificação da flora bacteriana e redução da exposição a antígenos alimentares. Estudos mais recentes têm demonstrado pequeno benefício da NPT na indução ou manutenção da remissão em pacientes com doença de Crohn e RCU, seu uso, atualmente, restringe-se às situações da DC associada a fístulas enterocutâneas ou intestinais internas e no tratamento do intestino encurtado. A maior incidência de complicações associadas à NPT e a eficácia da dieta enteral, comprovada em estudos experimentais, são razões suficientes para preferir a via enteral sempre que o estado geral do paciente permita.

Esquemas terapêuticos incluindo NPT, dieta enteral elementar exclusiva ou nutrição parenteral associada à dieta geral apresentam resultados terapêuticos similares, já o efeito de dieta enteral exclusiva é superior ao da dieta enteral associada à alimentação geral por via oral.

A administração exclusiva de dieta enteral associa-se à remissão da atividade inflamatória e é considerada a terapia de primeira linha na doença de Crohn ativa. Como tratamento único ou associado a fármacos como a mesalazina, pode induzir à remissão, restituindo a velocidade de crescimento, a composição corporal e a qualidade de vida, além de diminuir a necessidade do uso prolongado dos corticoides.

O mecanismo de ação da nutrição enteral na doença de Crohn é ainda indefinido, os efeitos parecem atuar na modulação do sistema imune inato das mucosas, regulação dos desequilíbrios da flora bacteriana pró--inflamatória e na redução da exposição da mucosa a antígenos alimentares. Não são relatados efeitos colaterais da terapia nutricional em pacientes pediátricos com DII.

Do ponto de vista operacional, a dieta enteral deve ser administrada durante seis a oito semanas, por via oral ou por sonda nasogástrica, iniciando com 30 a 50% e aumentando progressivamente, até alcançar as necessidades calóricas requeridas para chegar ao peso ideal de acordo com a idade do paciente. Dieta enteral utilizando sonda nasogástrica deve ser considerada em pacientes com doença de Crohn com desnutrição e baixa aceitação por via oral dos suplementos orais. A nutrição enteral noturna por sonda nasogástrica é uma opção útil quando o paciente deseja aderir a uma dieta habitual no período diurno.

Estudos com metodologia de meta-análise concluíram que não há vantagem no uso de fórmulas elementares comparadas com poliméricas; as primeiras são indicadas apenas para pacientes que sofreram ressecções intestinais amplas.

Na fase de manutenção clínica, a adequação da velocidade de crescimento é um indicador de que a inflamação está sob controle. Nesse período, a dieta enteral justifica-se apenas na existência de deficiências nutricionais específicas.

Dieta adequada no percentual calórico proveniente de cada macronutriente, contendo variedade de alimentos como frutas, vegetais, carne, azeite de oliva e peixes, deve ser orientada. Fibras insolúveis não devem ser restritas, a menos que o paciente seja portador de estenose intestinal. Produtos derivados do leite são especialmente recomendados para pacientes com doença de Crohn em razão de seu conteúdo de cálcio e, se o paciente apresenta intolerância à lactose, o leite pode ser substituído por outros produtos fermentados ou enriquecidos com cálcio.

Suplementação de cálcio e vitamina D é necessária durante terapia com corticoides. Níveis séricos de ferro e ácido fólico devem ser regularmente monitorizados, visto que pacientes com DII podem apresentar anemia em razão de deficiências desses micronutrientes. A ferritina é uma proteína reativa de fase inflamatória aguda cujos níveis aumentam durante a doença ativa, podendo não ser útil como um marcador dos estoques de ferro na doença de Crohn.

O tratamento da anemia ferropriva no paciente com doença de Crohn deve considerar as condições intestinais de absorção e, se necessário, a administração parenteral de ferro deve ser utilizada.

Diversos estudos têm sido conduzidos para avaliar benefícios de fórmulas contendo nutrientes específicos. Os nutrientes imunomoduladores ou alimentos funcionais apresentam perspectivas promissoras nas suas propriedades farmacológicas de modular a inflamação, mantendo a integridade da mucosa intestinal, melhorando o estado clínico e nutricional dos pacientes.

Pré-bióticos, alimentos capazes de modificar a composição bacteriana intestinal, têm sido testados em pacientes com DII. O butirato, ácido graxo proveniente da fermentação bacteriana de fibras dietéticas, apresentou efeito anti-inflamatório útil em pacientes com RCU.

Fórmulas enriquecidas com TGF-β2, citocina imunomoduladora presente no leite de vaca e associada à recuperação da mucosa, resultam em redução dos indicadores inflamatórios.

Antioxidantes e micronutrientes têm sido avaliados pelos efeitos inibidores do estresse oxidativo em pacientes com doença de Crohn. Vitaminas C e E e ácidos graxos ômega-3 diminuem de forma significativa a proporção de ácido araquidônico e eicosanoides, resultando em atividade anti-inflamatória em pacientes com DC.

Sulfassalazina e ácido 5-aminossalicílico

Os aminossalicilatos, incluindo a sulfassalazina e os compostos do ácido 5-aminossalicílico ou 5-ASA, apresentam amplas propriedades anti-inflamatória e imunomoduladora.

A sulfassalazina consiste na ligação do ácido 5-aminossalicílico com a sulfapiridina. A sulfa funciona como um carreador, facilitando a liberação do componente terapeuticamente ativo, o ácido 5-aminossalicílico no intestino. A liberação ocorre por clivagem bacteriana no cólon, tornando o composto ineficaz para o tratamento da inflamação no intestino delgado. O ácido 5-aminossalicílico inibe a síntese de leucotrieno e modifica o dano celular mediado por neutrófilos. O componente sulfapiridina é 95% absorvido e sofre acetilação, hidroxilação e glicuronidação no fígado. A potencial toxicidade da sulfassalazina é considerável; 20 a 25% dos pacientes apresentam reações adversas relacionadas à dose ou idiossincráticas. Os efeitos dependentes da dose são náuseas, vômitos, cefaleia e hemólise. A dose de sulfassalazina associada a essas reações é variável entre os indivíduos, de acordo com a capacidade de acetilação. Os efeitos idiossincráticos incluem febre, exantema, incluindo síndrome de Stevens-Johnson, fibrose pulmonar, hepatotoxicidade e agranulocitose.

O ácido 5-aminossalicílico ingerido por via oral em formas não protegidas é rapidamente absorvido no intestino delgado proximal. Sistemas alternativos de liberação têm sido desenvolvidos para facilitar o transporte e a liberação do ácido 5-aminossalicílico distalmente, sem o carreador sulfa. Um grupo de drogas utiliza cápsulas ou microgrânulos de liberação controlada e contém apenas a mesalazina. A mesalazina é uma preparação do ácido 5-aminossalicílico de liberação lenta disponível para uso clínico. As cápsulas são constituídas de uma resina acrílica chamada Eudragit®, que se dissolve em determinado pH, liberando a droga contida no seu interior. Dois tipos de Eudragit® são utilizados para o controle da liberação da mesalazina: o Eudragit®-S, presente no Mesacol®, dissolve-se em pH maior ou igual a 7,0, correspondendo ao pH do íleo terminal e ceco. O

254

Pentasa® contém microgrânulos de etilcelulose que liberam a mesalazina após hidratação, em decorrência do tempo e independente do pH. Existem também as formulações de mesalazina para uso tópico em supositórios ou enemas que agem diretamente sobre a área inflamada do cólon. Os supositórios têm seu espectro de ação restrito ao reto; já os enemas, quando aplicados de forma adequada, podem atingir até o ângulo esplênico.

O exato mecanismo de ação da mesalazina permanece desconhecido, e aceita-se que seu efeito ocorra localmente, na mucosa intestinal.

A sulfassalazina e os derivados orais do ácido 5-aminossalicílico podem ser usados como drogas primárias para o tratamento da retocolite ulcerativa ativa, de leve a moderada intensidade. Nos processos moderados a graves de colite ulcerativa, essas drogas são utilizadas em associação aos corticoides, embora não existam evidências de que a combinação seja melhor que o corticoide isoladamente. Essas drogas também são indicadas para a fase de manutenção da retocolite ulcerativa, sendo recomendado seu uso contínuo, a menos que seja proposta a colectomia. Para os casos em que a remissão clínica é prolongada, acima de um ano de tempo de remissão contínua após o tratamento inicial, uma suspensão, com retirada gradual da medicação, pode ser testada. Quando as recidivas são frequentes, a azatioprina deve ser considerada. Na presença de proctite ou proctossigmoidite leve a moderada, aminossalicilatos tópicos na forma de supositórios ou enemas representam a primeira linha de terapia.

A sulfassalazina e os 5-aminossalicílicos orais são eficazes no tratamento da doença de Crohn envolvendo apenas o cólon.

A dose preconizada, com base em um número limitado de ensaios clínicos em crianças, está entre 50 e 75mg/kg/dia. Indisponibilidade de formulações líquidas para essa classe de drogas limita o uso em pacientes mais jovens com dificuldade para engolir cápsulas ou pílulas.

Corticosteroides sistêmicos

Os corticoides são considerados drogas essenciais para a indução de remissão clínica da doença inflamatória intestinal. No entanto, outras classes de drogas devem ser utilizadas para a manutenção desta remissão, devido aos efeitos colaterais dos corticoides e também pelo seu efeito reduzido na cicatrização da mucosa intestinal.

A prednisona é um glicocorticoide sintético de potência intermediária, convertida no fígado na forma ativa, prednisolona. É rapidamente absorvida na maioria dos indivíduos, a menos que haja intensa inflamação do delgado. O mecanismo de ação dos corticosteroides relaciona-se com sua capacidade de inibir a imunidade mediada por células e ao seu efeito anti-inflamatório. Os corticoides inibem a ativação do NF-kβ, diminuindo a liberação de citocinas inflamatórias TNF-α, IL-1 e IL-2. Os efeitos anti-inflamatórios incluem diminuição da permeabilidade capilar e da quimiotaxia celular e estabilização de membranas lisossomais.

A toxicidade dos corticoides sistêmicos inclui efeitos transitórios que ocorrem nos períodos de ingestão da droga, acne, *moon face*, hirsutismo e estrias cutâneas. Pseudotumor cerebral, pancreatite e psicose pelo corticoide são raros, mas podem ser sequelas definitivas da corticoterapia. Os corticoides podem também contribuir para a formação de cálculos renais em consequência da hipercalciúria. Necrose asséptica da cabeça do fêmur é uma séria complicação da terapia com corticoide. O uso crônico do corticoide associa-se à supressão do fator de crescimento ligado à insulina e pode, consequentemente, inibir o crescimento linear. Os efeitos do corticoide sobre o metabolismo ósseo incluem o incremento da reabsorção óssea e a diminuição da formação óssea. Os corticoides diminuem a absorção intestinal e aumentam a excreção urinária de cálcio de maneira que a suplementação de cálcio e vitamina D são necessários ao longo do tratamento com essas drogas. Os corticoides também aumentam a pressão intraocular, requerendo avaliação regular durante a terapia.

Os corticoides estão indicados para os períodos de exacerbação clínica moderada e grave da doença de Crohn, embora não revertam as alterações endoscópicas. As recomendações de dose variam de 0,25 a 1mg/kg/dia, máximo de 40mg, com a opção de aumentar a dose para 2mg/kg/dia, máximo de 60mg, por um período de sete dias iniciais se houver refratariedade à terapia. Essa dose deverá ser mantida durante quatro semanas e, então, diminuída gradativamente. Em alguns pacientes, a retirada da droga não é possível por recidiva dos sintomas, tornando-se corticodependentes e com maior probabilidade de desenvolver os efeitos adversos dessas drogas.

Antibióticos

O tratamento da DC com antibióticos tem sido utilizado há muitas décadas, inicialmente de forma intuitiva, hoje mostrando ser efetiva. A estreita relação existente entre a patogênese da DC, no que concerne à genética da afecção, e os fatores ambientais, como a superpopulação bacteriana existente no lúmen intestinal, faz explicar o benefício do uso de antibióticos no curso da doença, principalmente nas exacerbações agudas e na DC crônica na sua forma penetrante, principalmente no acometimento perineal. As duas classes de antibióticos utilizadas são o ciprofloxacino e o metronidazol (10-30mg/kg), e seu uso muitas vezes pode estender-se por mais de quatro semanas. O uso de metronidazol durante três meses no pós-operatório de pacientes com DC está associado à redução da recorrência de doença endoscópica grave no seguimento de um ano após o procedimento cirúrgico, porém não há diferença estatística com relação ao placebo no segundo e terceiro anos seguintes.

Nos pacientes que respondem à fase inicial de remissão, o curso clínico da doença de Crohn caracteriza-se por exacerbações e remissões. A remissão dos sintomas nem sempre se acompanha da remissão da inflamação da mucosa e normalização das provas de atividade inflamatória. Nesses casos, há necessidade de terapias alternativas e novos agentes têm sido testados com esse objetivo, entre esses a azatioprina e o infliximabe.

Azatioprina e 6-mercaptopurina são imunomoduladores de eficácia terapêutica na doença de Crohn e drogas de início de ação lento, sendo, portanto, úteis para a manutenção da remissão da doença. A azatioprina é uma pró-droga desenvolvida para liberar a 6-mercaptopurina nos tecidos e tem efeito imunossupressivo superior a 6-MP. A 6-mercaptopurina interfere no metabolismo do ácido ribonucleico e desoxirribonucleico. Os efeitos adversos estão relacionados a mecanismos alérgicos e não alérgicos, entre os primeiros são relatados febre, pancreatite, *rash* cutâneo, artralgia, náuseas, vômitos e diarreia. Os efeitos dependentes da dose incluem mielotoxicidade, infecção e hepatite.

A dose usualmente utilizada da azatioprina varia de 1 a 2mg/kg/dia e o início da ação ocorre entre a 12ª e 16ª semanas de administração.

Infliximabe

Representante da terapia biológica, envolve agentes desenvolvidos para atingir alvos moleculares específicos como citocinas, anticorpos e moléculas de adesão. O infliximabe consiste em uma imunoglobulina G monoclonal quimérica (murino-humano) que se liga às formas do fator de necrose tumoral-alfa solúveis no plasma e àquelas ligadas ao receptor transmembrana, inibindo suas funções pró-inflamatórias, particularmente importantes na fisiopatologia da doença de Crohn. O uso clínico do infliximabe compreende pacientes resistentes ou intolerantes à corticoterapia e/ou que apresentaram falha ao tratamento com 5-aminossalicilatos e depois com imunossupressor em doses adequadas.

Esquema que compreende 3 doses por via intravenosa de 5mg/kg/dia, nas semanas 0, 2 e 6, tem sido útil na indução da remissão para cerca da metade dos pacientes e aplicações a intervalos de 8 semanas sustentam a resposta clínica. Cura da mucosa foi observada em 30% dos pacientes adultos, resistentes a alternativas terapêuticas. Na ausência de resposta, são recomendados o aumento da dose para 10mg/kg/dia e/ou a diminuição do intervalo entre as aplicações.

Pacientes com doença de curta duração apresentam melhor resposta à terapia com infliximabe.

A principal limitação na eficácia do infliximabe é o desenvolvimento de anticorpos anti-infliximabe dirigidos contra a fração de ligação da molécula ao TNF. A produção desses anticorpos está associada à menor duração do efeito ou perda da resposta à droga. Esse efeito pode ser limitado pela terapia associada ao metotrexato, azatioprina ou infusão simultânea de corticoide.

Os efeitos adversos associados à terapia com infliximabe incluem reações de hipersensibilidade retardada, particularmente após longos intervalos sem a terapia, e são caracterizados por mal-estar, febre e dor muscular, ocorrendo 1 a 12 dias após a infusão. TNF é um componente da resposta imune adaptativa, absolutamente necessário para a defesa do hospedeiro contra determinadas bactérias intracelulares, como o *Mycobacterium tuberculosis,* motivo pelo qual a terapia deve ser precedida pela triagem prévia para tuberculose, pois pode resultar em reativação de doença latente e em forma disseminada da doença.

Em algumas situações como doença de Crohn perianal grave, a terapia biológica com infliximabe pode constituir a primeira opção dentre as classes de drogas disponíveis para a indução de remissão, principalmente quando há risco de perda de esfíncter anal.

Tratamento cirúrgico

A doença de Crohn (DC) é uma inflamação crônica, de natureza insidiosa, com tendência à recorrência e que pode afetar qualquer segmento do trato gastrointestinal, em especial o intestino delgado e o cólon. A etiologia é multifatorial, incluindo fatores ambientais, genéticos e imunológicos.

Pacientes com DC frequentemente se queixam de dor abdominal, diarreia e perda de peso. Na criança, os sintomas costumam ser inespecíficos, como anorexia, anemia, emagrecimento, ou apresentar manifestações extraintestinais (artropatias, eritema nodoso, atraso de desenvolvimento etc.) e dificultar o diagnóstico. Além disso, o déficit de crescimento, às vezes, pode preceder o diagnóstico da doença de Crohn por vários anos.

A cirurgia não cura a doença e deve ser indicada na presença de complicações como obstrução intestinal, abscessos e fístulas, manifestações que não respondem ao tratamento clínico, atraso de desenvolvimento, e mais raramente perfuração, sangramento e megacólon tóxico. Em crianças com déficit de crescimento, a intervenção cirúrgica deve ocorrer antes do fechamento das placas epifisárias para se obter crescimento normal e desenvolvimento da puberdade.

A necessidade de cirurgia é diretamente proporcional ao tempo de evolução da doença, atingindo 70-90% em 20 anos, sendo mais frequente no acometimento ileocecal e mais rara na doença cólica. Na população pediátrica, Gupta et al. verificaram incidência cumulativa de cirurgia de 5,7% em um ano, 17% em 5 anos e 28,4% em 10 anos.

O momento de se indicar a cirurgia na DC é difícil de estabelecer com precisão. Na sua decisão envolvem: a falência no tratamento clínico; o comprometimento da qualidade de vida do paciente; as complicações da doença que levam a uma cirurgia de urgência (megacólon tóxico, sangramento maciço, perfuração em cavidade livre, abscessos) ou eletiva (estenoses, fístulas); as complicações decorrentes dos medicamentos (necrose asséptica de cabeça de fêmur com o uso de corticoides, aplasia medular com azatioprina ou 6-mercaptopurina); a dependência dos corticoides; o desenvolvimento de displasia ou câncer e atraso de crescimento em crianças. Da mesma forma, na decisão da indicação cirúrgica, são importantes as opiniões do gastroenterologista, do cirurgião e do próprio paciente.

Nos últimos 25 anos, o tratamento da DC tem-se voltado para cirurgias mais conservadoras (plastias intestinais e ressecções econômicas) e menos invasivas (videolaparoscopias), além da realização de procedimentos não cirúrgicos (drenagem percutânea de abscessos, dilatação endoluminal de estenoses, utilização de antibióticos nas microperfurações).

Considerações prévias ao tratamento cirúrgico

Em cirurgias eletivas ou semieletivas, para o planejamento cirúrgico adequado, as condições clínicas do paciente e a avaliação de todo o trato gastrointestinal devem ser previamente realizadas. É essencial que o cirurgião conheça de antemão a localização, a gravidade e a extensão da doença, além de estar ciente da presença de possíveis complicações.

Avaliação pré-operatória do trato gastrointestinal

No pré-operatório, o intestino delgado e todo o cólon devem ser avaliados com trânsito intestinal ou enterografia por tomografia computadorizada e colonoscopia. Embora o acometimento esofágico e gastroduodenal seja raro, se houver queixas, a endoscopia digestiva alta também é indicada. Na presença de estenoses no cólon ou reto, a realização de enema opaco ou colonoscopia virtual é útil para a avaliação do cólon proximal. Em caso de dúvida diagnóstica nas lesões do intestino delgado, na ausência de estenoses, podemos recorrer à enteroscopia ou à cápsula endoscópica.

A realização de ultrassonografia e/ou tomografia computadorizada abdominal também são úteis na avaliação do comprometimento extra-luminal da doença e na demonstração de abscessos e fístulas, assim como a ressonância magnética e a ultrassonografia endoanal, nos abscessos e fístulas perianais.

Otimização do estado nutricional

Em pacientes com perda ponderal importante, há necessidade de se me-lhorar o estado nutricional antes da cirurgia para reduzir as complicações pós-operatórias. Além disso, anemia, distúrbios metabólicos e hidroele-trolíticos também devem ser corrigidos. Na presença da integridade do trato digestório, a preferência é para a nutrição enteral, por via oral ou por sonda. A nutrição parenteral prolongada no pré-operatório somente está indicada nos desnutridos que apresentem fístulas muito proximais ou síndrome do intestino curto.

Manejo de abscessos intra-abdominais

A melhor conduta no abscesso intra-abdominal é a drenagem percutânea da coleção, guiada por ultrassonografia ou tomografia computadorizada, associada à antibioticoterapia de largo espectro. Este procedimento tem reduzido a morbidade operatória e obviamente a necessidade de realiza-ção de estoma temporário.

Marcação do local do estoma

Ileostomia, temporária ou permanente, muitas vezes é necessária no portador de DC que será submetido à cirurgia; na possibilidade da realiza-ção de um estoma, qualquer dúvida deverá ser esclarecida antes da operação. A marcação do local do estoma no pré-operatório é essencial para o funcionamento adequado e aceitação por parte do paciente. O estoma deverá estar localizado longe de cicatrizes, incisões cirúrgicas e saliências ósseas, e adequando à constituição física do paciente.

Efeito do tratamento medicamentoso prolongado

Antibióticos e salicilatos não têm impacto nas cirurgias e podem ser mantidos. Imunossupressores e terapia biológica parecem não aumentar o risco de complicações pós-operatórias, ao contrário do uso crônico de corticoides. A dose do corticoide deverá ser reduzida antes da cirurgia e retirada gradativamente no pós-operatório. Além disso, pacientes usuários crônicos de corticoides apresentam supressão do eixo hipotálamo--hipófise-adrenal e podem apresentar insuficiência adrenocortical no perioperatório. Para tal, devem receber na indução anestésica e no pós--operatório imediato hidrocortisona, substituindo-se depois por predni-sona e com a retirada gradual da medicação.

Cirurgias na doença de Crohn

As indicações absolutas de cirurgia na DC são: perfuração em cavidade livre, hemorragia maciça e obstrução intestinal que não responde a tratamento clínico. Além disso, presença de displasia de alto grau ou câncer são outras indicações do tratamento cirúrgico.

Hemorragia maciça e perfuração em cavidade livre são complicações raras, podendo ocorrer no intestino delgado ou no cólon, sendo a perfuração frequentemente associada com megacólon tóxico.

A obstrução raramente requer uma operação emergencial ou até mesmo de urgência; é a causa mais frequente de indicação cirúrgica na doença ileocecal ou jejunoileal.

A complicação fistulosa é mais comum na região ileocecal e pode ser interna ou em comunicação com a parede abdominal. As fístulas entero-entéricas são as mais comuns e por si só não são indicativas de cirurgia, exceto quando apresentam longo segmento de intestino excluso e são causas importantes de diarreia e perda de peso. As fístulas enterocutâne-as não apresentam boa resposta à terapia biológica e a maioria necessita de tratamento cirúrgico. Outros locais de fístulas, menos frequentes, são: vagina, bexiga, uretra e ureter, a maioria necessitando de abordagem ci-rúrgica.

A ileíte ou ileocolite aguda é encontrada habitualmente por ocasião da laparotomia por suspeita de apendicite aguda. A ressecção ileocecal somente deve ser realizada na doença grave, com estenose ou perfuração. Em relação ao apêndice, se houver dúvida diagnóstica, deve-se realizar apendicectomia, mas, se este apresentar-se sem alterações macroscópicas, nada deve ser ressecado.

Na doença de Crohn gastroduodenal

O envolvimento gastroduodenal na DC no adulto ocorre em apenas 2-4% dos pacientes e, destes, um terço requer tratamento cirúrgico. Doença isolada gastroduodenal é ainda mais rara e a obstrução é a indicação mais comum de cirurgia. A realização de plastia é a técnica mais indicada nesta situação, mas quando não é possível sua realização o procedimento de escolha é a gastrojejunostomia. O duodeno também pode ser local de fístulas ileoduodenal ou coloduodenal e, nestes casos, o tratamento consiste na ressecção da doença primária e fechamento do defeito duodenal.

Em crianças, o acometimento gastroduodenal é mais frequente, com alta incidência de achados endoscópicos.

Na doença de Crohn do intestino delgado

Inflamação do íleo distal com variados graus de comprometimento do cólon é a localização mais comum da DC, ocorrendo em 40% dos pacientes. Envolvimento somente do intestino delgado ocorre em 30%, ao passo que doença limitada ao cólon, em 20-25%, e doença isolada perianal e perirretal, em 5-10%. A maior frequência de doença ileocecal também é observada na população pediátrica.

O tipo de procedimento cirúrgico vai depender da localização da doença e do tipo de acometimento, isto é, se a doença é predominantemente da forma inflamatória, fibroestenosante ou fistulizante, além das condições locais e clínicas do paciente.

Ressecção intestinal – a ressecção intestinal segmentar, com pequena margem macroscópica livre de doença, é o procedimento cirúrgico mais comumente realizado na DC do intestino delgado, principalmente quando a doença é localizada. No íleo terminal quando há o envolvimento do ceco ou válvula ileocecal, a ressecção do ceco juntamente com o íleo terminal deve ser realizada.

Nos últimos anos tem-se dado preferência para a realização de anastomoses amplas e laterolaterais, principalmente nas anastomoses ileocólicas, visando diminuir a necessidade de reabordagem cirúrgica devido à recidiva anastomótica.

Plastias intestinais – inicialmente realizadas para o tratamento de estenoses de tuberculose intestinal, as plastias foram introduzidas no tratamento da DC, no início dos anos 1980, por Lee e Papaioannou. Atualmente têm sido utilizadas especialmente em pacientes com múltiplos segmentos com estenose ou naqueles com ressecções intestinais prévias. Também podem ser empregadas nas estenoses envolvendo anastomose ileocólica prévia e na estenose duodenal.

O princípio da plastia intestinal é análogo à piloroplastia, das quais a técnica e a nomenclatura têm sido adaptadas. Duas das mais utilizadas são a de Heineke-Mikulicz, para estenoses curtas (de até 8cm), e a de Finney, para estenoses mais longas (de 8-15cm). Entretanto, outras plastias têm sido descritas na literatura, como a técnica de Michelassi, que consiste numa anastomose enteroentérica, laterolateral, isoperistáltica, utilizada para estenoses longas ou múltiplas de jejuno ou íleo, e a técnica de Poggioli, que é uma plastia ileocólica laterolateral, para estenoses ileocecais ou de anastomoses ileocólicas.

Recomenda-se a biópsia nos locais da plastia para afastar malignidade e o local deverá ser marcado com clipes metálicos ou fio inabsorvível para controle em futuras laparotomias. Complicações decorrentes das cirurgias de plastias intestinais são baixas, assim como as taxas de recorrência, ocorrendo entre 1,5 e 3,7%.

Há poucos relatos de enteroplastias em crianças sendo a maior experiência proveniente de cirurgias realizadas em adultos.

Na doença de Crohn do intestino grosso

A doença pode estar limitada a um segmento ou todo o cólon e reto, associado com doença perianal ou do intestino delgado.

Ao contrário do intestino delgado, a principal indicação cirúrgica no cólon é a intratabilidade clínica. O tipo de cirurgia vai depender da localização e extensão da doença no cólon, do envolvimento do reto e da associação com doença perianal.

O megacólon tóxico é uma grave complicação das doenças inflamatórias intestinais e, muitas vezes, necessita de tratamento cirúrgico. É mais raro na DC, ocorrendo em 4-6% dos pacientes com colite, sendo mais comum na pancolite ativa. A cirurgia preconizada nesta situação é a colectomia total com fechamento do coto retal e ileostomia terminal.

Em relação à displasia e câncer, recente meta-análise demonstra que o risco de carcinoma na colite de Crohn é 4,5 vezes maior que na população geral. Na displasia, a indicação de cirurgia é semelhante à da retocolite ulcerativa; e também quando há presença de displasia de baixo grau multifocal ou uma área de displasia de alto grau confirmada por dois diferentes patologistas. Na presença de câncer, os princípios oncológicos devem ser respeitados.

CASO CLÍNICO

Paciente de sexo feminino, comparece à consulta aos 13 anos e 1 mês de idade.

Queixa principal de manchas dolorosas na pele e diarreia há 3 meses.

Há 3 meses apresenta diarreia aquosa, sem sangue ou muco nas fezes,

5 a 6 evacuações por dia. Refere ainda que há 30 dias apresenta manchas avermelhadas em membros inferiores, são dolorosas ao toque e não evanescentes. Utiliza analgésicos esporadicamente, com melhora parcial e fugaz. Nega febre, no período. Há duas semanas apresenta dor e edema das articulações do joelho esquerdo e dos tornozelos. Tem sido medicada com soro de reidratação oral e dipirona.

Interrogatório complementar: inapetência, fraqueza e emagrecimento de 6kg nesse período. Refere também dor abdominal diária, acompanhando o quadro, principalmente no período noturno. Refere amenorreia secundária há 2 meses. Imunização em dia. Sem antecedentes mórbidos pessoais. Antecedentes mórbidos familiares negativos.

Exame físico

- Peso 33,2kg, altura 161,1cm, FC 110/min, FR 18/min, temperatura 35,6°C, PA 100/70mmHg.
- Emagrecida, palidez cutânea. Tecido celular subcutâneo escasso.
- Exame físico especial dos diferentes aparelhos sem anormalidades, exceto presença de duas fissuras anais, às 6 e às 12 horas.
- Presença de máculas avermelhadas, esparsas nos membros inferiores, com diâmetro de 0,5 a 1cm, à palpação notam-se nódulos, sob as manchas, dolorosos à palpação.
- Aumento do volume, hiperemia e dor à mobilização do joelho esquerdo e dos tornozelos.

O caso apresentado pode ser discutido a partir da queixa de diarreia. Na faixa etária pediátrica, tal sintoma pode associar-se a três condições nosológicas: diarreia aguda, diarreia persistente e diarreia crônica.

A diarreia aguda é caracterizada por ser um quadro de início abrupto em que se apresentam comemorativos infecciosos como febre, vômitos, apatia e anorexia, seguidos, nas próximas horas, pela queixa de evacuações de fezes de consistência diminuída, na maioria das vezes líquidas. O quadro tem evolução espontânea para cura e associa-se à infecção por agentes enteropatogênicos infecciosos virais ou bacterianos. No caso em questão, as premissas básicas de curta duração, associação a comemorativos infecciosos e cura espontânea não foram preenchidas, de maneira que diarreia aguda não pode ser identificada como possível hipótese diagnóstica.

Diarreia persistente é definida como sendo um episódio de diarreia que, iniciando-se com todas as características de um episódio agudo, apresenta evolução prolongada, superior a 14 dias. Esta entidade incide significativamente em pacientes previamente desnutridos, ocorre predominantemente em lactentes e crianças até os 5 anos de idade, associa-se a função imunitária deficiente, más condições socioeconômicas, com baixos níveis de saneamento básico e desmame precoce. Essas premissas, com exceção da duração prolongada, não são satisfeitas pelo caso clínico, tornando o diagnóstico de diarreia persistente pouco provável para o caso.

A diarreia crônica caracteriza-se por associar-se a um defeito primário, inerente ao indivíduo, e ao contrário da diarreia aguda e da persistente independe de um agente infeccioso, portanto, o início não se relaciona a comemorativos infecciosos. A diarreia crônica mantém-se até que o tratamento específico seja instituído.

Três grupos de condições associam-se à produção da diarreia crônica: 1. síndrome de má absorção (SMA); 2. doença inflamatória intestinal; e 3. diarreia motora. A síndrome de má absorção caracteriza-se pelo comprometimento de um ou mais macronutrientes: carboidratos, proteínas e gorduras. A característica clínica dessa condição é a presença da esteatorreia, determinando desnutrição. A investigação da SMA inicia-se pela pesquisa de gordura nas fezes e pelo exame coprológico funcional (pH fecal, pesquisa de substâncias redutoras nas fezes e dosagem de Na^+ e K^+ nas fezes). Essa investigação básica inicial, quando positiva, indica a necessidade de testes mais específicos para avaliar as fases luminal, intraluminal e pós-luminal envolvidas na digestão e absorção dos macronutrientes. Na diarreia crônica associada a distúrbios da motilidade gastrointestinal, as entidades nosológicas envolvidas são a diarreia funcional, característica de lactentes, e a síndrome do intestino irritável, condições que não se associam à desnutrição, sintoma marcante no quadro clínico descrito acima. Quando os exames iniciais de triagem não indicam síndrome de má absorção, a possibilidade de diarreia inflamatória deve ser pesquisada, em particular se a faixa etária do paciente suporta essa possibilidade, como no caso em questão. A presença de comemorativos associados às doenças inflamatórias crônicas reforça essa possibilidade: presença de eritema nodoso e artrite, no caso clínico apresentado tornam a investigação dessa hipótese imperativa. Essa investigação será realizada pelos exames de endoscopia digestiva alta e pela colonoscopia. Os laudos da investigação dessa paciente são descritos abaixo e confirmam o diagnóstico de doença inflamatória intestinal.

EDA – sem anormalidades.

Trânsito intestinal – ausência de anormalidades.

Colonoscopia – presença de fissuras anais. Reto e sigmoide sem alterações. Cólon descendente de aspecto preservado. No cólon transverso, observam-se ulcerações com tamanhos e formas variados, confluentes, profundas, com fundo de fibrina, ocupando toda a circunferência do órgão, estendendo-se por 25cm. Cólon ascendente e ceco com aspecto preservado. Válvula ileocecal entreaberta com ulcerações recobertas por fibrina. Íleo terminal percorrido por cerca de 30cm, observando-se por toda a circunferência do órgão múltiplas ulcerações com as mesmas características descritas no transverso, recobertas por fibrina.

Conclusão – colite e ileíte ulcerativa grave sugestivas de doença de Crohn.

Histologia da mucosa ileal – ileíte crônica ulcerativa intensa com granuloma epitelioide não caseificante focal. Pesquisas de BAAR e fungos negativas.

- Tiflite crônica ativa moderada.
- Colite crônica moderada em cólon ascendente.
- Colite crônica ulcerativa moderada em transverso.
- Colite crônica moderada em cólon descendente e sigmoide.
- Retite crônica moderada.

BIBLIOGRAFIA

Alós R, Hinojosa J. Timing of surgery in Crohn's disease: a key issue in the management. Word J Gastroenterol 2008;14:5532-5539.

Anderson CA, Massey DCO, Barrett JC, Prescott NJ, Tremelling M, Fisher SA et al. Investigation of Crohn's disease risk loci in ulcerative colitis further defines their molecular relationship. Gastroenterology 2009; 136:532-529.

Ayrizono MLS, Meirelles LR, Leal RF, Coy CSR, Fagundes JJ, Góes JRN. Resultados da cirurgia de reservatórios ileais em pacientes com doença de Crohn. Arq Gastroenterol 2008;45:204-207.

Cannioto Z, Berti I, Martelossi S, Bruno I, Giurici N, Crovella S, Ventura A. IBD and IBD mimicking enterocolitis in children younger than 2 years of age. Eur J Pediatr 2009;168:149-155.

Consenso sobre Tratamento da Doença Inflamatória Intestinal, GEDIIB, 2009.

Crohn BB, Ginzburg L, Openheimer GD. Regional ileitis: a clinical and pathological entity. JAMA 1932;99:1323-1329.

Gardiner KR, Dasari BVM. Operative management of small bowel Crohn's disease. Surg Clin North Am 2007;87:587-510.

Griffiths AM, Hugot JP. Inflammatory bowel disease. In Walker WA, Sherman PM, Goulet O, Shneider BL, Sanderson IR, Kleinman RE. Pediatric gastrointestinal disease. 4th ed. Ontario: BC Decker; 2004. pp. 789-872.

Hartman C, Eliakim R, Shamir R. Nutritional status and nutritional therapy in inflammatory bowel diseases. World J Gastroenterol 2009;15:2570-2578.

Heuschkel R, Salvestrini C, Beattie M, Hildebrand H, Walters T, Griffiths A. Guidelines for the management of growth failure in childhood inflammatory bowel disease. Inflamm Bowel Dis 2008;14:839-849.

266

Jose FA, Garnett EA, Vittinghoff E, Ferry GD, Winter HS, Baldassano RN et al. Development of extraintestinal manifestations in pediatric patients with inflammatory bowel disease. Inflamm Bowel Dis 2009;15:63-68.

Lucendo AJ, De Rezende LC. Importance of nutrition in inflammatory bowel disease. World J Gastroenterol 2009;15:2081-2088.

Nieuwenhuis EES, Escher JC. Early onset IBD: What's the difference? Dig Dis Sci 2008;40:12-15.

Salvarani C, Fries W. Clinical features and epidemiology of spondyloarthritides associated with inflammatory bowel disease. World Gastroenterol 2009;15:2449-2455.

Tárrago CP, Maestu AP, Miján de La Torre A. Tratamiento nutricional en la enfermedad inflamatoria intestinal. Nutr Hosp 2008;23:417-427.

Tárrago CP, Maestu AP, Miján de La Torre A. Tratamiento nutricional en la enfermedad inflamatoria intestinal. Nutr Hosp 2008;23:417-427.

Weersma RK, Stokkers PCF, van Bodegraven AA, van Hogezand RA, Verspaget HW, de Jong DJ et al. Molecular prediction of disease risk and severity in a large dutch Crohn's disease cohort. Gut 2009;58:388-395.

Working group of the North American Society for pediatric gastroenterology, hepatology, and nutrition and the Crohn's and colitis foundation of America. Differentiating ulcerative colitis from Crohn disease in children and young adults. J Pediatr Gastroenterol Nutr 2007;44:653-674.

CAPÍTULO 15

Doença Celíaca

VERA LUCIA SDEPANIAN

INTRODUÇÃO

A doença celíaca é uma intolerância permanente induzida pelo glúten – principal fração proteica presente no trigo, centeio e cevada – que se expressa por enteropatia mediada por linfócitos T em indivíduos geneticamente predispostos.

Esta intolerância não deve mais ser considerada doença rara no Brasil. Isto porque os quatro estudos de prevalência de doença celíaca em doadores de sangue, portanto, na população geral brasileira, demonstraram prevalência igual a 1:214 (um indivíduo com doença celíaca para cada 214 doadores de sangue), 1:273, 1:417 e 1:681, nas cidades de São Paulo, Ribeirão Preto, Curitiba e Brasília, respectivamente. Sabe-se que esta doença é muito prevalente na Europa e EUA, acometendo cerca de 1 em cada 100 a 200 indivíduos da população geral.

Em 18 de setembro de 2009, foi publicado no Diário Oficial da União o Protocolo Clínico e Diretrizes Terapêuticas da Doença Celíaca que contribuirá com a capacitação dos profissionais nos Serviços de Atenção à Saúde em relação às formas de apresentação da doença, como realizar e como interpretar os exames subsidiários, e incluir na tabela do SUS marcador sorológico mais sensível e específico para doença celíaca, como o anticorpo antitransglutaminase recombinante humana da classe IgA, que até então não fazia parte desta tabela (Quadro 15.1).

Quadro 15.1 – Portaria da Secretaria da Saúde relacionada à doença celíaca.

SECRETARIA DE ATENÇÃO À SAÚDE

PORTARIA Nº 307, DE 17 DE SETEMBRO DE 2009

O Secretário de Atenção à Saúde, no uso de suas atribuições,

Considerando que a Doença Celíaca apresenta um caráter crônico, identifica-se pela intolerância permanente ao glúten e provoca lesões na mucosa do intestino delgado, gerando uma redução na absorção dos nutrientes ingeridos;

Considerando a necessidade de se estabelecer parâmetros sobre a Doença Celíaca no Brasil e de diretrizes nacionais para a identificação, diagnóstico e acompanhamento dos doentes celíacos;

Considerando as sugestões apresentadas à Consulta Pública SAS/MS nº 8, de 29 de julho de 2008;

Considerando a necessidade de se atualizar o diagnóstico da Doença Celíaca e reorientar a codificação desses procedimentos no Sistema de Informações Ambulatoriais do SUS (SIA-SUS);

Considerando as propostas do Grupo de Trabalho da Doença Celíaca do Conselho Nacional de Saúde;

Considerando o parecer do Departamento de Ciência e Tecnologia, da Secretaria de Ciência, Tecnologia e Insumos Estratégicos-SCTIE/MS; e

Considerando a avaliação da Secretaria de Atenção à Saúde - Departamento de Atenção Especializada – Coordenação-Geral da Média e Alta Complexidade, resolve:

Art. 1º Aprovar, na forma do Anexo desta Portaria, o Protocolo Clínico e Diretrizes Terapêuticas da Doença Celíaca.

Parágrafo único. O Protocolo, objeto deste Artigo, que contem o conceito geral da Doença Celíaca, critérios de inclusão, critérios de diagnóstico, tratamento e prognóstico e mecanismos de regulação, controle e avaliação, é de caráter nacional e deve ser utilizado pelas Secretarias de Saúde dos Estados e dos Municípios na regulação do acesso assistencial, autorização, registro e ressarcimento dos procedimentos correspondentes.

Art. 2º Excluir, da Tabela de Procedimentos, Medicamentos e Órteses, Próteses e Materiais Especiais do Sistema Único de Saúde SUS, o procedimento 02.02.03.049-0 - Pesquisa de Anticorpos Antigliadina (Glúten) IGG IGM e IGA.

Art. 3º Incluir, na Tabela de Procedimentos, Medicamentos e Órteses, Próteses e Materiais Especiais do SUS, procedimento descrito a seguir:

Procedimento:	02.02.03.118-7 DOSAGEM DE ANTICORPOS ANTITRANSGLUTAMINASE RECOMBINANTE HUMANA IGA
Descrição:	Detecção quantitativa do anticorpo antitransglutaminase da classe IgA por ensaio imunoenzimático, para o diagnóstico e acompanhamento da Doença Celíaca.
Complexidade:	MC - Média Complexidade
Modalidade:	01 - Ambulatorial
Instrumento de Registro:	01 - BPA (Consolidado)
Tipo de Financiamento:	06 - Média e Alta Complexidade (MAC)
Valor Ambulatorial SA:	18,55
Valor Ambulatorial Total:	18,55
Sexo:	Ambos
Idade Mínima:	0 Mês
Idade Máxima:	110 Anos
CBO:	221105, 221205, 223148, 223410.
Serviço/Classificação:	145 - Serviço de diagnóstico por laboratório clínico, 003 - Exames sorológicos e imunológicos

Art. 4º Definir que, identificado o anticorpo de que trata o Art. 3º desta Portaria, o examinado deverá ser eencaminhado para confirmação diagnóstica, orientação e acompanhamento.

Parágrafo único. Os gestores estaduais e municipais do SUS, conforme a sua competência e pactuações, deverão estruturar a rede, estabelecer os fluxos e definir os serviços de Clínica Médica, Gastroenterologia ou Pediatria para o atendimento dos doentes celíacos em todas as etapas descritas no Anexo desta Portaria.

Art. 5º Esta Portaria entra em vigor na data de sua publicação, com efeitos financeiros a partir da competência setembro/2009.

ALBERTO BELTRAME

ETIOLOGIA

Com base nos conhecimentos atuais, para apresentar a doença celíaca é fundamental a presença de pelo menos dois fatores: predisposição genética para a doença e consumo de glúten. Com respeito ao fator genético, há presença de genes do complexo HLA, em que 90% dos pacientes apresentam uma variante do heterodímero DQ2, e 5 a 10%, DQ8. DQ2 é a designação para os alelos DQA1*0501 e DQB1*0201, enquanto DQ8 refere-se aos alelos DQA1*0301 e DQB1*0302. É importante mencionar que cerca de 40% da população geral apresenta este haplótipo. A gliadina, porção solúvel em etanol do glúten, corresponde à fração tóxica para o indivíduo com predisposição genética para desenvolver a doença celíaca.

FISIOPATOLOGIA

Assim, peptídios específicos da gliadina são responsáveis por resposta Th1 e Th2: em consequência à reação Th1, há secreção de citocinas que exercem papel fundamental no processo de atrofia vilositária e hiperplasia das células das criptas da mucosa intestinal, enquanto a resposta do tipo Th2 é responsável pela maturação e expansão de plasmócitos que produzem os anticorpos da classe IgA contra gliadina, transglutaminase e complexos gliadina-transglutaminase. Além disso, a resposta imune iniciada no intestino delgado, envolvendo células T, pode acarretar lesão de outros órgãos associados a doenças autoimunes.

QUADRO CLÍNICO

Três formas de apresentação clínica da doença celíaca são reconhecidas: clássica ou típica, não clássica ou atípica e assintomática ou silenciosa.

Forma clássica – caracterizada pela presença de diarreia crônica, em geral acompanhada de distensão abdominal e perda de peso. O paciente também pode apresentar diminuição do tecido celular subcutâneo, atrofia da musculatura glútea, falta de apetite, alteração de humor (irritabilidade ou apatia), vômitos e anemia.

Forma atípica – os pacientes deste grupo podem apresentar as seguintes manifestações, isoladas ou em conjunto, em que os sinais e/ou sintomas gastrointestinais estão ausentes ou quando presentes ocupam um segundo plano: baixa estatura, anemia por deficiência de ferro refratária à ferroterapia oral, anemia por deficiência de folato e vitamina B_{12}, osteoporose, hipoplasia do esmalte dentário, artralgias ou artrites, constipação intestinal refratária ao tratamento, atraso puberal, irregularidade do ciclo menstrual, esterilidade, abortos de repetição, ataxia, epilepsia (isolada ou associada à calcificação cerebral), neuropatia periférica, miopatia, manifestações psiquiátricas – depressão, autismo, esquizofrenia –, úlcera aftosa recorrente, elevação das enzimas hepáticas sem causa aparente, fraqueza, perda de peso sem causa aparente, edema de aparição abrupta após infecção ou cirurgia e dispepsia não ulcerosa.

Deve-se mencionar a dermatite herpetiforme, considerada doença celíaca da pele, que se apresenta com lesões de pele papulovesiculares intensamente pruriginosas, geralmente distribuídas simetricamente nas regiões extensoras, que acomete pelo menos uma dessas áreas: cotovelos, joelhos, nádegas e região escapular, e casos mais raros envolvendo palmas das mãos e outros locais.

Forma assintomática ou silenciosa – caracteriza-se por alterações sorológicas e histológicas da mucosa do intestino delgado compatíveis com doença celíaca associada à ausência de manifestações clínicas. Esta situação pode ser comprovada especialmente entre grupos de risco, como, por exemplo, familiares de primeiro grau de pacientes com doença celíaca, e vem sendo reconhecida com maior frequência nas últimas duas décadas após o desenvolvimento dos marcadores sorológicos para a doença celíaca.

Devem-se destacar os grupos de risco para a doença celíaca, isto é, aqueles que têm mais risco de apresentar esta doença do que a população geral: familiares de primeiro grau de pacientes com doença celíaca; pacientes com doenças autoimunes como *diabetes mellitus* insulinodependente, tireoidite autoimune, deficiência seletiva de imunoglobulina A, síndrome de Sjögren, colestase autoimune, miocardite autoimune; síndrome de Down; síndrome de Turner; síndrome de Williams; pacientes com dermatite herpetiforme.

DIAGNÓSTICO

Os indivíduos que apresentam a forma clássica de apresentação da doença ou a forma não clássica ou aqueles pertencentes aos grupos de risco devem, em um primeiro momento, realizar sorologia específica para a doença celíaca. Os testes sorológicos são anticorpo antigliadina, anticorpo antiendomísio, anticorpo antitransglutaminase e o mais recente denominado anticorpo antigliadina desamidada. Com relação ao anticorpo antigliadina, determinado pela técnica de ELISA, deve-se mencionar que a especificidade do anticorpo da classe IgA (71 a 97% nos adultos e 92 a 97% nas crianças) é maior do que da classe IgG (50%), e que a sensibilidade é extremamente variável em ambas as classes. O anticorpo antiendomísio da classe IgA, baseado na técnica de imunofluorescência indireta, apresenta alta sensibilidade (entre 88 e 100% nas crianças e entre 87 e 89% nos adultos), sendo baixa em crianças com menos de 2 anos de idade. A especificidade também é alta (91 a 100% nas crianças e 99% nos adultos). No entanto, é um teste que depende da experiência do examinador, com custo relativamente alto e técnica mais trabalhosa do que a de ELISA. Com relação ao anticorpo antitransglutaminase da classe IgA, obtido pelo método de ELISA, observa-se elevada sensibilidade (92 a 100% em crianças e adultos) e especificidade (91 a 100%). Assim, os anticorpos antiendomísio da classe IgA e antitransglutaminase da classe IgA são superiores ao anticorpo antigliadina. Quanto à utilidade do anticorpo antigliadina desamidada, um estudo de meta-análise concluiu que o anticorpo antitransglutaminase é mais sensível (93% antitransglutaminase *versus* 88% antigliadina desamidada) e que a especificidade destes dois anticorpos é semelhante (96% antitransglutaminase *versus* 94% antigliadina desamidada). Portanto, há superioridade do anticorpo antitransglutaminase em relação ao antigliadina desamidada no rastreamento sorológico. Até o momento, os marcadores sorológicos para doença celíaca não substituem a biópsia de intestino delgado, que continua sendo o padrão-ouro para o diagnóstico dessa doença.

Deve-se destacar que a deficiência de imunoglobulina A é responsável por resultados falso-negativos dos testes sorológicos da classe IgA. Portanto, quando os testes iniciais, anticorpo antiendomísio ou antitransglutaminase ou antigliadina desamidada, todos da classe IgA, são negativos e há suspeita de doença celíaca, deve-se descartar deficiência de IgA, principal responsável por resultados falso-negativos.

Para o diagnóstico da doença celíaca é imprescindível a realização da biópsia de intestino delgado, que pode ser obtida por meio da pinça de biópsia de endoscopia gastrointestinal, devendo-se obter pelo menos quatro fragmentos da porção mais distal do duodeno, pelo menos segunda ou terceira porção. É necessário comentar que a alteração da mucosa intestinal, na qual há presença de atrofia vilositária (Marsh III), seja atrofia vilositária leve, seja moderada ou total, demonstra evidência de doença celíaca, embora não seja lesão patognomônica desta doença.

Na figura 15.1 está demonstrado o fluxograma para o diagnóstico para doença celíaca.

Forma clássica: Diarreia crônica

Forma atípica:

• Baixa estatura • Anemia por deficiência de ferro refratária à ferroterapia oral, anemia por deficiência de folato e vitamina B_{12} • Osteoporose • Hipoplasia do esmalte dentário • Artralgias ou artrites • Constipação intestinal refratária ao tratamento • Atraso puberal, irregularidade do ciclo menstrual • Esterilidade • Abortos de repetição

• Ataxia, epilepsia (isolada ou associada à calcificação cerebral), neuropatia periférica, miopatia • Manifestações psiquiátricas (depressão, autismo, esquizofrenia) • Úlcera aftosa recorrente • Elevação das enzimas hepáticas sem causa aparente • Fraqueza ou perda de peso sem causa aparente • Edema de aparição abrupta após infecção ou cirurgia

Grupos de risco:

• Familiares de primeiro grau de pacientes com doença celíaca • Anemia por deficiência de ferro refratária à ferroterapia oral • Redução da densidade mineral óssea • Atraso puberal ou baixa estatura sem causa aparente • Portadores de doenças autoimunes como *diabetes*

mellitus insulinodependente, tireoidite autoimune, deficiência seletiva de IgA, síndrome de Sjögren, colestase autoimune, miocardite autoimune • Síndrome de Down • Síndrome de Turner • Síndrome de Williams • Infertilidade • História de aborto espontâneo • Dermatite herpetiforme

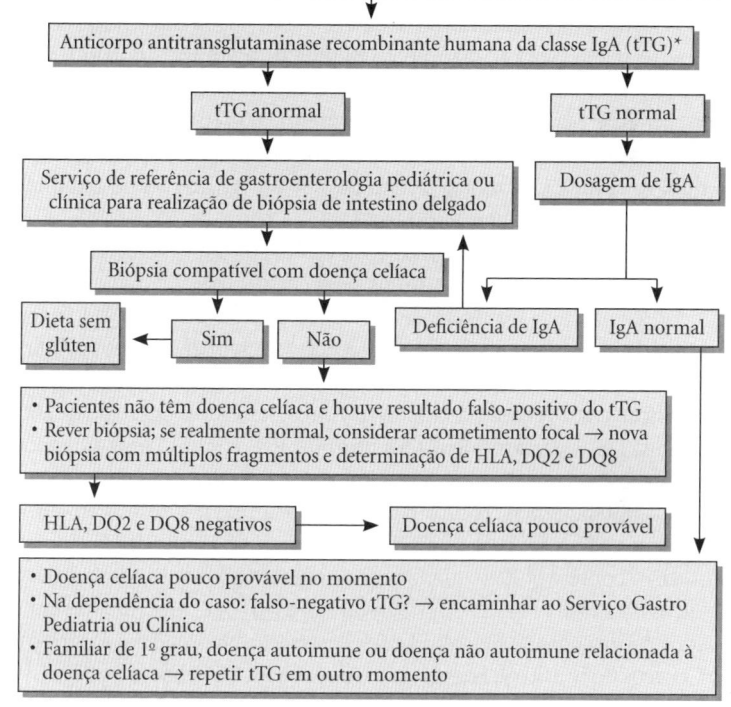

Anticorpo antitransglutaminase recombinante humana da classe IgA (tTG)*

tTG anormal → Serviço de referência de gastroenterologia pediátrica ou clínica para realização de biópsia de intestino delgado → Biópsia compatível com doença celíaca

Sim → Dieta sem glúten

Não → • Pacientes não têm doença celíaca e houve resultado falso-positivo do tTG • Rever biópsia; se realmente normal, considerar acometimento focal → nova biópsia com múltiplos fragmentos e determinação de HLA, DQ2 e DQ8

HLA, DQ2 e DQ8 negativos → Doença celíaca pouco provável

tTG normal → Dosagem de IgA → Deficiência de IgA / IgA normal

• Doença celíaca pouco provável no momento • Na dependência do caso: falso-negativo tTG? → encaminhar ao Serviço Gastro Pediatria ou Clínica • Familiar de 1º grau, doença autoimune ou doença não autoimune relacionada à doença celíaca → repetir tTG em outro momento

* Se deficiência de IgA: realizar tTG IgG. Obs.: se possível, solicitar dosagem de IgA simultaneamente à do tTG para descartar deficiência de IgA

Figura 15.1 – Fluxograma de diagnóstico de doença celíaca.

TRATAMENTO

O tratamento da doença celíaca consiste basicamente na eliminação do glúten da dieta, durante toda a vida. A retirada do glúten da dieta parece ser tarefa simples, entretanto esta prática requer mudança importante dos hábitos alimentares dos pacientes com doença celíaca que devem excluir de sua alimentação trigo, centeio, cevada e malte (subproduto da cevada), assim como seus derivados. Também, deve ser excluída a aveia da dieta, uma vez que este cereal em geral está contaminado com o trigo.

Nunca se deve instituir a dieta sem glúten sem que o diagnóstico desta doença seja estabelecido.

A alimentação permitida ao paciente com doença celíaca consiste em: arroz, grãos (feijão, lentilha, soja, ervilha, grão-de-bico), óleo, azeite, vegetais, hortaliças, frutas, tubérculos (batata, mandioca, cará, inhame), ovos, carnes (bovina, suína, peixes e aves), leite e derivados.

O glúten pode ser substituído pelas farinhas dos seguintes alimentos: milho (farinha de milho, amido de milho, fubá), arroz (farinha de arroz), batata (fécula de batata), mandioca (farinha de mandioca, polvilho doce, polvilho azedo, tapioca). Milete, quinoa e amaranto também são permitidos. Embora o trigo sarraceno não contenha glúten, este produto pode estar contaminado com glúten, e esta contaminação pode ocorrer no campo, na colheita, na moagem, isto porque o trigo sarraceno geralmente está próximo da plantação do trigo.

Em relação aos produtos industrializados, os pacientes com doença celíaca devem sempre ler os rótulos para certificar-se de que o produto não contém glúten. No Brasil, em 1992, foi promulgada uma Lei Federal que determinava a impressão de advertência "contém glúten" nos rótulos e nas embalagens de alimentos industrializados que apresentassem em sua composição trigo, centeio, cevada, aveia e seus derivados. Em maio de 2003, uma nova Lei Federal nº 10.674 foi promulgada determinando que todos os alimentos industrializados deveriam conter a expressão "contém glúten" ou "não contém glúten", conforme o caso. Há também a Resolução – RDC 137, de maio de 2003, para os produtos farmacêuticos, que devem conter a expressão "contém glúten" quando contêm esta proteína. As Associações de Celíacos do Brasil – ACELBRA (www.acelbra.org.br) – distribuídas em 15 estados, assim como da FENACELBRA (Federação Nacional das Associações de Celíacos do Brasil) que congrega as Associações de Celíacos do Brasil, são fundamentais para oferecer suporte aos pacientes, assim como promover divulgação desta doença e atividades políticas em prol dos pacientes.

Com a instituição de dieta totalmente sem glúten há completa normalização da mucosa intestinal, assim como das manifestações clínicas.

Há uma série de complicações não malignas da doença celíaca, como, por exemplo, osteoporose, doenças autoimunes, esterilidade, distúrbios neurológicos e psiquiátricos. Dentre as complicações malignas estão linfoma, carcinoma de esôfago e faringe e adenocarcinoma de intestino delgado. O risco de complicações está associado com a não obediência à dieta restrita isenta de glúten. Estes dados justificam a prescrição de dieta totalmente isenta de glúten, durante toda a vida, a todos os pacientes com doença celíaca.

Temos que efetivamente buscar os pacientes com doença celíaca conhecendo todas as formas de apresentação clínica. Não se deve iniciar a dieta isenta de glúten com base no quadro clínico sem o estabelecimento preciso do diagnóstico. Só a partir deste momento é que se deve iniciar uma dieta totalmente sem glúten, por toda a vida. Aqueles que seguem esta dieta têm a doença controlada, sem risco de apresentarem complicações.

BIBLIOGRAFIA

Fasano A, Catassi C. Current approaches to diagnosis and treatment of celiac disease: an evolving spectrum. Gastroenterology 2001;120:636-651.

Gandolfi L, Pratesi R, Cordoba JCM et al. Prevalence of celiac disease among blood donors in Brazil. Am J Gastroenterol 2000; 95:689-692.

Hill ID, Dirks MH, Liptak GS, Colletti RB, Fasano A, Guandalini S et al. North American Society for Pediatric Gastroenterology, Hepatology and Nutrition. Guideline for the diagnosis and treatment of celiac disease in children: recommendations of the North American Society for Pediatric Gastroenterology, Hepatology and Nutrition. J Pediatr Gastroenterol Nutr 2005;40:1-19.

Melo SBC, Fernandes MI, Peres LC et al. Prevalence and demographic characteristics of celiac disease among blood donnors in Ribeirão Preto, state of São Paulo, Brazil. Dig Dis Sci 2006;51:1020-1025.

Oliveira RP, Sdepanian VL, Barreto JA et al. High prevalence of celiac disease in Brazil-ian blood donor volunteers based on screening by IgA anti-tissue transglutaminase antibody. Eur J Gastroenterol Hepatol 2007;19:43-49.

Pereira MA, Ortiz-Agostinho CL, Nishi-tokukado I et al. Prevalence of celiac disease in an urban area of Brazil with predominantly European ancestry. World J Gastroenterol 2006;12:6546-6550.

Sdepanian VL, Morais MB, Fagundes-Neto U. Celiac disease: clinical characteristics and methods used in the diagnosis of patients registered at the Brazilian Celiac Association. J Pediatr (Rio J) 2001;77:131-138.

Sdepanian VL, Scaletsky IC, Fagundes-Neto U, Batista de Morais M. Assessment of gliadin in supposedly gluten-free foods prepared and purchased by celiac patients. J Pediatr Gastroenterol Nutr 2001;32:65-70.

Sollid LM, Lie BA. Celiac disease genetics: current concepts and practical applications. Clin Gastroenterol Hepatol 2005;3: 843-851.

CAPÍTULO 16

Constipação Intestinal Crônica

HELGA VERENA L. MAFFEI
MAURO BATISTA DE MORAIS
JOAQUIM MURRAY BUSTORFF SILVA

INTRODUÇÃO: EPIDEMIOLOGIA, DEFINIÇÕES

É alta a prevalência de constipação crônica em crianças, tanto no Brasil (17,5 a 36,5%) quanto ao redor do mundo, caracterizando verdadeiro problema de saúde pública, embora a real abrangência do problema seja desconhecida, por se empregarem diferentes critérios para classificar a constipação nos diversos estudos. Em geral, não existe diferença entre os gêneros quanto à prevalência de constipação; no entanto, estudos na comunidade têm apontado para maior frequência em meninas, principalmente em adolescentes, enquanto alguns levantamentos em serviços de referência apontam para maior frequência em meninos, talvez por ocorrer, nestes, mais frequentemente também escape fecal, o que determina maior procura destes serviços. Grande parcela das crianças inicia a constipação precocemente, já no primeiro ano de vida e antes do treinamento esfincteriano.

Para a imensa maioria das crianças, a constipação crônica é funcional, isto é, não existe causa estrutural subjacente nem doença endócrina ou metabólica que a justifique. Portanto, o diagnóstico é essencialmente clínico e regido pela definição, derivando disto sua grande importância. Para uso na prática diária e em epidemiologia, a definição de constipação crônica funcional (CCf) mais abrangente é a do grupo de trabalho de

Boston {*em itálico: acréscimos conforme definições já anteriormente preconizadas no Brasil}*: "Constipação é um sintoma definido pela ocorrência de ao menos uma das seguintes manifestações habitualmente e por mais de 2 semanas, independentemente da frequência das evacuações: eliminação de fezes duras, na forma de cíbalos, seixos ou cilíndricas com rachaduras *profundas*, dificuldade ou dor para evacuar, eliminação esporádica de fezes muito calibrosas que entopem o vaso sanitário, ou menos que 3 evacuações por semana, exceto em crianças em aleitamento natural. Por vezes, a constipação crônica caracteriza-se pela presença de uma ou mais de suas possíveis complicações: dor abdominal recorrente, escape fecal, enurese, infecções do trato urinário de causa não estrutural *(constipação dita oculta)*. *Outras possíveis complicações são sangue na superfície fecal, crises de retenção urinária, vômitos, semioclusão intestinal e/ou de pseudodiarreia (eliminação de fezes "diarreicas" por crianças que mantêm controle esfincteriano)*. Crianças maiores e adolescentes podem referir sensação de esvaziamento retal incompleto após evacuar *e algumas crianças apresentam desistências frequentes (querem evacuar mas não conseguem)"*.

Em trabalhos de pesquisa, no entanto, pode ser necessário empregar os denominados critérios diagnósticos de Roma III pediátricos, a fim de seguir a padronização internacional que permita comparações. Entretanto, estes critérios são mais restritivos e utilizam termos para perdas fecais, em parte, diferentes dos da "definição de Boston" (Quadro 16.1).

As diversas nomenclaturas e definições relacionadas às perdas fecais são:

a) **Preconizadas no Brasil** e *conforme* **grupo de trabalho de Boston** *(em itálico)*

Escape fecal (*soiling fecal*) – "perda fecal involuntária por indivíduos com constipação crônica, consequente a fezes impactadas na ampola retal"*(semelhante pelos critérios de Boston)*. A rigor, escape fecal é considerado somente após o 4º ano de vida (idade limite para adquirir controle esfincteriano anal), mas pode ser reconhecido em crianças menores que já tenham adquirido controle ou, mesmo sem isto, pelas características. É denominado escape secundário quando já havia ocorrido o controle antes de seu aparecimento, e primário quando nunca adquiriu controle.

Encoprese (em analogia com enurese) – "ato completo da defecação em sua sequência fisiológica, porém em local e/ou momento inadequado, sendo, em geral, secundária a distúrbios psicológicos" (*soiling fecal não retentivo: "repetida eliminação fecal fora do vaso sanitário, em crianças > 4 anos"*).

Quadro 16.1 – Definição de constipação crônica funcional pelo critério de Roma III.		
Grupos etários: até 4 anos e 4-18 anos	**Especificidades conforme o grupo etário**	
	Até 4 anos	4-18 anos (com desenvolvimento $\geq$ ao esperado para 4 anos e sem SII*)
$\geq$ 2 das características	Há $\geq$ 1 mês	Há $\geq$ 2 meses, $\geq$ 1/semana
$\leq$ 2 evacuações/semana		No vaso sanitário
$\geq$ 1 episódio incontinência fecal/semana	Após controle	
Retenção fecal	Impressão de	Comportamento de
Fezes duras ou evacuações dolorosas		
Fecaloma retal ao exame físico		
Eliminação de fezes volumosas que podem obstruir o sanitário		

* SII = síndrome do intestino irritável. Para o diagnóstico o paciente deve apresentar todas as características a seguir ($\geq$ 1/semana por $\geq$ 2 meses): 1. Desconforto no abdome ou dor associada com $\geq$ 2 dos seguintes durante pelo menos 25% do tempo: a) o sintoma melhora com a evacuação; b) início associado com mudança na frequência das evacuações; c) início associado com mudança na forma (aspecto) das fezes. 2. Ausência de evidência de processo anatômico, inflamatório, metabólico ou neoplásico que explique os sintomas.

Incontinência fecal – "falta de controle esfincteriano decorrente de causas orgânicas como anomalias anorretais e disfunções neurológicas", por exemplo meningomielocele (*não consta das definições de Boston*).

Antes de Roma III, com frequência, *soiling* e encoprese (e até mesmo incontinência fecal) eram utilizados como sinônimos, na literatura. Espera-se maior uniformização nestes termos após Roma III, já que os conceitos nos diversos critérios são semelhantes, muda principalmente a nomenclatura, como se verifica em seguida:

b) **Critérios de Roma III** (*em itálico: termos correspondentes utilizados no Brasil*)

• Incontinência fecal de origem funcional:
  – incontinência fecal associada à constipação: "eliminação involuntária de material fecal nas roupas íntimas" (*escape fecal*);

– incontinência fecal não retentiva: "repetida eliminação fecal em local inadequado ao contexto social (fora do vaso), em crianças > 4 anos e sem evidências de retenção fecal ou de doença orgânica que justifique o sintoma; ao menos 1/mês, por > 2 meses" (*encoprese*).
• Incontinência fecal de origem orgânica (*incontinência fecal*).

Cumpre salientar que para pesquisas com "grupo controle" o reverso da definição de Boston caracteriza melhor crianças sem constipação do que o reverso dos critérios de Roma III, que pode captar crianças constipadas.

Nota: no restante do capítulo serão usados os termos utilizados no Brasil.

ETIOPATOGENIA DA CONSTIPAÇÃO E DE SUAS COMPLICAÇÕES

A etiopatogenia da CCf provavelmente é multifatorial, podendo estar em jogo fatores constitucionais/genéticos (trânsito intestinal, hormonais, neuromusculares, outros) que seriam os predisponentes, sobre os quais atuariam fatores desencadeantes ambientais, principalmente os dietéticos, e fatores perpetuadores secundários à constipação, entre os quais alterações psíquicas, da motilidade e da dinâmica evacuatória.

Fibra alimentar – uma das teorias para o desencadeamento da CCf implica o papel preponderante da falta de fibra alimentar (FA) em dietas ocidentalizadas, e é baseada em evidências epidemiológicas e em estudos que relacionam peso fecal e ingestão de FA. A FA é derivada da parede celular dos vegetais, podendo ser conceituada como os polissacarídeos (distintos do amido) e a lignina resistentes à ação das enzimas digestivas do homem. As fibras são solúveis ou insolúveis e aumentam o volume fecal pela capacidade de adsorver água, entre outros mecanismos. Os componentes insolúveis da fibra resistem à digestão pela microflora colônica e são eliminados intatos, portanto mantêm-se "inchados" pela água retida. Este grande volume no cólon é importante estímulo para contrações propulsivas de grande amplitude, o que encurta o tempo de trânsito ao longo do cólon e diminui a reabsorção de água, mantendo as fezes mais volumosas e macias e facilitando sua eliminação. Por outro lado, entre 90 e 100% das fibras solúveis (mas apenas 30-80% das insolúveis) são fermentadas pela flora intestinal, liberando a água adsorvida e produzindo ácidos graxos de cadeia curta. Estes são absorvidos, gerando coabsorção de água e eletrólitos, o que diminui a água fecal. Mesmo assim, a fermentação contribui para o volume fecal, embora em menor escala, pois é um grande estímulo para o aumento da população bacteriana, que constitui em torno de 50% das fezes secas. No entanto, excesso de fermentação leva a efeitos clínicos indesejáveis, como flatulência, isto sendo fator limitante para a ingestão de grande quantidade de fibra solúvel.

Embora a influência benéfica da FA sobre o peso fecal de adultos já esteja razoavelmente bem estabelecida, raros são os estudos que mostram seu efeito no tratamento da constipação, tanto de crianças quanto de adultos. Alguns estudos em adultos não levaram em consideração se os pacientes em tratamento de constipação tinham aumentado a ingestão de FA sem implementar outras medidas terapêuticas, tais como esvaziamento colônico, o que impediria a melhora da constipação, falseando os resultados quanto ao eventual efeito benéfico da FA. É o assim denominado paradoxo da FA, isto é, o efeito benéfico sobre o peso fecal de adultos não constipados, mas não sobre o hábito intestinal de constipados.

Também estudos controlados sobre a relação entre teor de FA ingerido e presença de CCf ainda são escassos e, ademais, controversos. Recentemente foi documentada, no Brasil e na Grécia, ingestão significativamente menor de FA em crianças com constipação funcional, do que nas sem, havendo, no entanto, discrepâncias quanto a diferenças em menores de 2 anos de idade. Há também estudos que não mostram tal relação, em um deles talvez, em parte, por utilização de tabela brasileira que superdimensiona o teor de FA solúvel nos alimentos. Por outro lado, deficiência ontogênica de lactase pode ajudar a manter o hábito intestinal em crianças a partir de 2 anos de idade, apesar de baixa ingestão de FA, dando a falsa impressão de que a FA não é importante.

Aleitamento natural – é o fator de proteção contra o desenvolvimento de constipação, e esta frequentemente surge na passagem do leite materno (LM) para o leite de vaca. Mas a proteção não é completa, devendo-se estar alerta, caso ocorra constipação em lactentes com LM, para sinais e sintomas que indiquem causas orgânicas de constipação, embora na maioria das vezes, mesmo nestes lactentes, ela seja apenas funcional. As fórmulas adaptadas, por terem características mais próximas às do LM, parecem ter menor potencial de desencadear a constipação do que o leite de vaca fluido ou as fórmulas "não adaptadas", mas, devido ao baixo poder aquisitivo de grande parte da nossa população, são pouco utilizadas.

Distúrbios psicológicos – quando presentes, são em geral secundários às complicações da constipação ou às abordagens terapêuticas conduzidas de modo inadequado. Podem, no entanto, contribuir para a perpetuação do quadro. Constipação psicogênica primária é extremamente rara. Ocorre quando há inibição voluntária da evacuação, que pode ser desencadeada por treinamento obsessivo do controle esfincteriano, por condições inadequadas para evacuação ou por agravo sexual. A postura retentiva é muito enfatizada na literatura; no entanto, levando em conta o início da constipação frequentemente precoce e o rápido desaparecimento da postura retentiva (se presente), após o início do tratamento da constipação, esta postura, mais do que causa da constipação, parece ser consequência da tentativa de evitar evacuação dolorosa por fezes duras, volumosas, fissura anal e/ou proctite, podendo manter um círculo vicioso que agrava o quadro clínico. Agravos psicológicos de outras origens podem cursar com CCf, mas eventuais alterações qualitativas e/ou quantitativas na ingestão alimentar decorrentes dos agravos psíquicos, mais do que retenção fecal voluntária, talvez sejam determinantes da alteração no hábito intestinal.

Fatores constitucionais/genéticos – a influência de possíveis fatores constitucionais/genéticos na gênese da constipação funcional é evidenciada pela maior prevalência em gêmeos mono que em dizigóticos, e por estudos com dermatóglifos (estes últimos com resultados controversos), mas a motilidade colônica alterada observada em pacientes já constipados pode ser secundária à impactação fecal. De qualquer maneira, nem todas as crianças constipadas apresentam alteração na motilidade, e isto deve ser considerado quando se usa este parâmetro para identificar crianças constipadas, como tem sido feito erroneamente, pois a ausência de alteração não exclui a constipação. História familial de constipação por si só não é suficiente para indicar influência de fatores constitucionais/genéticos, pois, além destes, a alimentação (fator ambiental) costuma ser a mesma para a família e a criança. Estudos sobre fatores neuro-hormonais encontram-se em fase inicial e não serão abordados.

O *escape fecal* (incontinência fecal associada à constipação, conforme Roma III) é decorrente das fezes impactadas na ampola retal dilatada determinando diminuição transitória da sensibilidade retal (observada à manometria anorretal), com consequente abertura reflexa do esfíncter anal interno antes do fechamento voluntário do esfíncter externo. Resulta que a criança só terá consciência da perda quando ocorrer o contato das fezes com a pele anal. A enurese parece ser decorrente da compressão das vias urinárias pelo fecaloma e/ou devido a estímulos por vias nervosas urinárias e gastrointestinais compartilhadas. Também a dor abdominal recorrente, as infecções do trato urinário e os surtos de retenção urinária seriam decorrentes do componente obstrutivo. O sangramento retal é ocasionado por fissuras retais/anais. Os vômitos, raramente descritos em crianças, seriam secundários ao assim chamado "estômago constipado" descrito em adultos, cuja existência foi recentemente confirmada em crianças constipadas com dispepsia. Segundo a experiência clínica dos autores, a pseudodiarreia ocorre em crianças que estão evoluindo para escape fecal, mas que ainda detêm o controle anal.

MANIFESTAÇÕES CLÍNICAS E EXAME FÍSICO

Manifestações clínicas – são essencialmente as apontados na definição de CCf. É imperativo que, na anamnese, questione-se especificamente a respeito das características evacuatórias, pois frequentemente as mães não as relatam espontaneamente, uma vez que costumam considerar anormal apenas se a criança fica dias sem evacuar. No entanto, raramente a frequência evacuatória, isoladamente, aponta para o diagnóstico. A criança pode evacuar $\geq$ 3/semana ou até mesmo $\geq$ 1/dia e apresentar características nítidas de constipação. Por outro lado, crianças em aleitamento natural podem evacuar < 3/semana, com intervalos de até 10 dias, e desde que as características fecais sejam normais e em bom volume, isto é, pseudoconstipação, e não necessita de tratamento. Entretanto, na criança já desmamada, < 3 evacuações semanais é sinal fortemente suspeito de constipação, mesmo sem as demais características. Em estudos brasileiros, menos que 3 evacuações semanais ocorreu em 43,1-65,8% das crianças constipadas atendidas em serviços terciários, mas em apenas 17,4-27% das em serviços primários ou na comunidade, e em 4-5,8% das mais jovens que 2-3,5 anos de idade.

Podem ser relatados também sintomas gerais, como diminuição do apetite, cefaleia, flatulência, dispepsia, que seriam secundários ao aspecto obstrutivo/doloroso, pois geralmente regridem com o tratamento. Distensão abdominal só costuma surgir após a criança ficar dias sem evacuar, ao contrário do que acontece na moléstia de Hirschsprung, na qual a distensão é precoce, intensa, quase constante e predominantemente gasosa, uma vez que nem os gases conseguem ser eliminados nesta entidade. Mas, frequentemente são as diversas complicações que, isolada ou associadamente, dominam o quadro clínico, determinando a procura dos serviços de saúde ou o encaminhamento para os serviços especializados. As complicações mais frequentes são *escape fecal* e dor abdominal recorrente, presentes em até 77% e 74% das crianças em casuísticas de serviços terciários no Brasil, um pouco menos nos não terciários. As demais complicações giram em torno de 1/3 das crianças com sangue fecal, 1/4 com enurese, 1/5 com infecções do trato urinário e 1/5 com vômitos, em serviços terciários ou não. Na experiência de Maffei et al., *escape fecal* e enurese foram primários em 35% e 50% das crianças, respectivamente, com a complicação *escape* e também enurese ocorreu em 12,3% das crianças, e alguma alteração urinária em 47,3%. *Escape fecal* e/ou enurese geram distúrbios psicológicos compreensíveis, inclusive efeitos maléficos quanto a rendimento e absenteísmo escolar e, se surgirem crises de semioclusão, podem ocorrer intervenções cirúrgicas desnecessárias. Estudos recentes confirmam os trabalhos pioneiros e demonstram a ocorrência de dor abdominal recorrente e da denominada "diurese disfuncional" como consequências da constipação. Constipação oculta ocorreu em 8% das crianças de uma das casuísticas.

Exame físico – o completo abrange a observação de distensão e massas abdominais (fecalomas), inspeção das regiões da espinha lombossacral e períneo (pregas anais, fissuras, dermatites, fístulas), o exame neurológico, em particular do segmento corporal inferior, e o toque retal ao menos uma vez, exceto se a resistência ao exame for intransponível, na presença de fissura anal e em pré-adolescentes e adolescentes. Nestas situações, privilegia-se a radiografia sem contraste do abdome, mas apenas se as demais evidências clínicas não forem suficientes para o diagnóstico de constipação. Durante o toque retal, avaliam-se tamanho e conteúdo da ampola retal (em geral dilatada e com fezes duras, raramente pastosas), estenose, contratilidade anal e tônus esfincteriano (diminuídos ou ausentes nas disrafias medulares, espástico e com eliminação de fezes explosivas na forma clássica da moléstia de Hirschsprung). Em situação normal, a ampola retal encontra-se vazia, a não ser imediatamente antes da evacuação, mas mesmo na constipação pode encontrar-se vazia ao toque, embora raramente, talvez porque o dedo do examinador não atinja o fecaloma (visível na radiografia). A localização anal pode indicar ânus anteriorizado, do qual se suspeita quando ele aparenta estar muito próximo da fúrcula vulvar/base do escroto (menos que 1/3 ou 1/2 da distância ao cóccix, respectivamente); mede-se então o índice anogenital:

$\dfrac{\text{Ânus até fúrcula/escroto}}{\text{Cóccix até fúrcula/escroto}}$	Não há valor exato que indique o ânus anterior. Índices < 0,25-0,22 em ♀ e < 0,35 em ♂ são suspeitos.

DIAGNÓSTICO

A história clínica e o exame físico bem realizados costumam afastar a maioria dos distúrbios causadores de constipação secundária (Quadro

284

Quadro 16.2 – Principais distúrbios causadores de constipação secundária.

- Parasitoses: oxiuríase, amebíase
- Alterações neurológicas: encefalopatias*, anomalias da medula espinhal*, síndrome da medula presa (*tethered cord*), meningomielocele* (pode cursar com incontinência e retenção fecal simultaneamente), agenesia sacral, doença de Chagas
- Hipotireoidismo*
- Megacólon congênito aganglionar* forma clássica ou segmento ultracurto
- Fissura anal (pensar também em doença inflamatória intestinal), ânus anterior*, estenose anal*, imperfuração anal com fístula de pequeno débito*, outras causas proctológicas*
- Correções cirúrgicas de malformações anorretais* e de moléstia de Hirschsprung*
- Síndrome da pseudo-obstrução intestinal crônica idiopática (POICI)*, forma miopática ou neuropática, esta última também chamada displasia neuronal
- Hipotonia muscular, distúrbios do tecido conjuntivo: síndrome de Down*, escleroderma etc.
- Intolerância à proteína do leite de vaca**; *diabetes mellitus*
- Doença celíaca**; fibrose cística** com síndrome da obstrução intestinal distal incompleta
- Uso continuado de laxantes, clísteres, supositórios, medicamentos/ intoxicações*:
  – antiácidos (contendo cálcio, alumínio), anticolinérgicos, anticonvulsivantes, chumbo, antidepressivos tricíclicos, bismuto, codeína e outros opiáceos, colestiramina, diuréticos (por hipocalemia), ferro por via oral, imipramina, quimioterapia antineoplásica

* Em geral a anamnese e/ou o exame físico levantam a suspeita diagnóstica.
** Entidades que podem apresentar quadro clínico atípico com predomínio de constipação.

16.2) e prevalecerá então o diagnóstico de CCf (conforme "definição de Boston"), sem necessidade de nenhum exame subsidiário. Só serão investigadas, *a priori*, as causas que podem determinar constipação secundária caso haja suspeita clínica, procurando-se então estabelecer o diagnóstico mediante o emprego de exames complementares pertinentes a cada suspeita. Sinais de alarme para constipação secundária são: evidências de desnutrição, de má absorção intestinal, distensão abdominal precoce, constante e intensa; alterações na região perianal e ao toque retal (tônus, contratilidade anal, estenose); anomalias na região espinhal lombossacral (curvatura ausente, cova pilonidal com pelos, pigmentação); alterações neurológicas do segmento corporal inferior; outros sintomas/sinais específicos de cada entidade nosológica, como massa glútea escassa na doença celíaca, dermatite perianal e sinais de atopia na intolerância à proteína do leite de vaca, alterações respiratórias crônicas na fibrose cística, história de eliminação de mecônio após 48 horas de vida.

Suspeita-se de constipação oculta quando ocorrem complicações da constipação, sem que a criança apresente as características típicas. Por vezes, pode-se ter uma pista inquirindo sobre prévias desistências frequentes. Chega-se ao diagnóstico pelo exame físico e mediante observação de retenção fecal na radiografia simples do abdome (sem preparo nem contraste, anteroposterior deitado, penetração para partes moles) ou do diâmetro retal pela ultrassonografia. Convém sempre obter um exame subsidiário na constipação oculta, pois o tratamento será mais bem aceito se houver evidência documentada da constipação. A regressão dos sintomas após tratamento da constipação confirmará o diagnóstico. Exceto esta situação, a radiografia abdominal excepcionalmente é necessária para confirmar CCf.

Se, após tratamento, não houver resolução da constipação inicialmente considerada funcional, investigam-se outras causas não suspeitadas previamente. Isto só deve ocorrer quando há certeza de que o tratamento clínico foi realizado corretamente, para evitar medicalização desnecessária. Verifica-se a necessidade de encaminhar a criança à avaliação psicológica, caso ela tenha resistido ao tratamento clínico, e/ou a serviços de referência da especialidade em que a investigação diagnóstica se aprofundará, mediante emprego dos seguintes exames subsidiários (e/ou investigação de outras causas de constipação secundária):

Tempo de trânsito colorretal (TTC) com marcadores rádio-opacos – diferencia crianças constipadas com TTC normal das com "obstrução" da via de saída (com atraso de trânsito predominantemente no cólon descendente e reto), e das com atraso de trânsito em todo o cólon, a denominada inércia colônica. Estudo realizado no Brasil mostrou que houve tendência a ser mais longo o TTC em crianças com constipação e *escape fecal* do que nas sem *escape*, sugerindo que com o agravamento do quadro clínico também se alonga o TTC, embora não se tenha certeza quanto ao que é causa e o que é efeito. Dúvida semelhante se coloca para a inércia colônica.

Manometria anorretal – investiga o relaxamento do esfíncter anal interno ao se dilatar o reto, ou seja, o reflexo inibidor retoanal (RIR), ausente na moléstia de Hirschsprung (Fig. 16.1). Na forma clássica da moléstia, a radiografia simples de abdome e o enema opaco sem preparo são diagnósticos (exceto, eventualmente, nas primeiras semanas de vida), mas, na

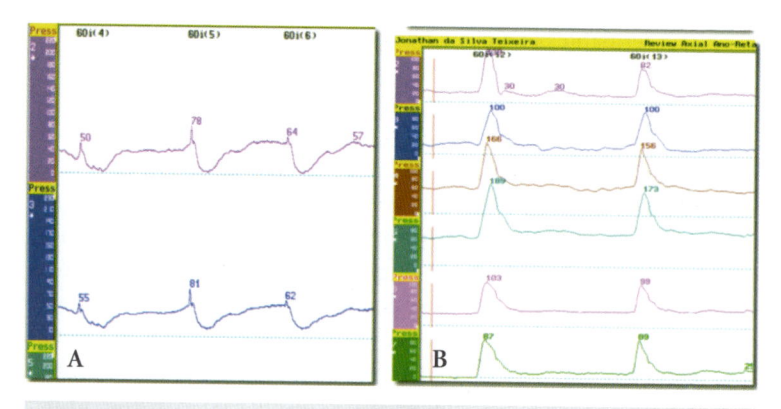

Figura 16.1 – A) Manometria anorretal normal mostrando presença do reflexo inibitório retoanal. **B**) Manometria de portador de doença de Hirschsprung mostrando presença do estímulo e ausência de relaxamento do EIA.

suspeita de aganglionose total e de formas com segmento curto ou ultra-curto, impõe-se a manometria anorretal. A presença do RIR afasta o diagnóstico, mas na sua ausência realiza-se biópsia por sucção (eventualmente, biópsia profunda em casos duvidosos) e coloração com hematoxilina-eosina (HE) e acetilcolinesterase (Quadros 16.3 e 16.4). O exame também avalia a dinâmica evacuatória; quando, na tentativa de evacuar sob comando após dilatação do reto (ou ao mandar expulsar balão nele inserido), ocorrer fechamento paradoxal do esfíncter anal externo em vez de relaxamento, diagnostica-se "anismo" (síndrome do assoalho pélvico). Pode ser uma forma de perpetuação da CCf. É discutível se nesta situação estaria indicada terapêutica de *biofeedback*, pois estudos controlados não mostraram benefício, mas, na opinião dos autores, merece ser tentada. O exame também pode apontar alterações neurológicas.

Defecografia – investiga a dinâmica evacuatória e as alterações anatômicas locais.

Ressonância magnética da medula dorsal – emprega-se quando (na ausência de meningomielocele evidente) o esfíncter anal é hipotônico, há alteração neurológica do segmento corporal inferior e/ou suspeita de alterações neurológicas à manometria anorretal e para afastar, por exemplo, a síndrome do cone terminal (medula presa).

Manometria antroduodenal – na suspeita de pseudo-obstrução intestinal crônica idiopática (POICI).

Quadro 16.3 – Dados clínicos e exames subsidiários na constipação funcional e no megacólon aganglionar congênito.

	Constipação funcional	Megacólon aganglionar congênito*	
		Ultracurto	Clássico
Início dos sintomas	Frequentemente precoce	Em geral precoce	Precoce
Distensão abdominal	Ausente ou pouco importante Início tardio, após dias sem evacuar	Em geral presente Intensidade média	Início precoce, intensa e constante ou recorrente
Estado nutricional	Bom	Pouco alterado	Alterado
Escape fecal	Presente em parte dos casos		Ausente
Enterocolite	Ausente	Raramente	Frequente e grave
Toque retal	Geralmente com fezes endurecidas, eventualmente pastosas		Reto espástico sem fezes, eliminação fecal explosiva
Radiografia simples de abdome	Fezes retidas desde a ampola retal		Ampola retal e restante do segmento aganglionar sem ar ou fezes
	Pode ser dispensada em pacientes sem outras suspeitas. Se feita → pouco gás	Em geral distensão gasosa moderada, desde o reto	Grande distensão gasosa a montante
Enema opaco apenas para suspeita de Hirschsprung clássico	Dilatação desde a ampola retal		Dilatação proximal ao segmento aganglionar

* Há atraso na eliminação do mecônio, mas este dado raramente é obtido na anamnese.

Manometria colônica – para diferenciar alterações neuropáticas da POI-CI das miopáticas, e em casos com inércia colônica muito resistentes ao tratamento antes de indicar alguma intervenção como cecostomias ou stomias em cólon descendente para a realização de enemas anterógrados.

Quadro 16.4 – Investigação na suspeita de megacólon aganglionar congênito, forma ultracurta.	
Screening	Ausência do reflexo inibidor retoanal à manometria anorretal
Diagnóstico	Biópsia retal por sucção a 0,5cm, 2cm e ± 6cm da junção mucocutânea
Coloração da biópsia	Hematoxilina-eosina e acetilcolinesterase

Serão destacadas, a seguir, entidades nosológicas para as quais se deve estar sempre alerta a fim de não postergar desnecessariamente o tratamento específico, gerando consequências por vezes dramáticas:

Hipotireoidismo – se não tratado precocemente, pode levar ao cretinismo. Ocorrem atraso no desenvolvimento pondoestatural e neuropsicomotor, pele seca, choro rouco, hipertrofia do músculo deltoide (no lactente jovem os sinais clínicos em geral ainda são discretos).

Megacólon aganglionar congênito (moléstia de Hirschsprung) – na sua forma clássica, pode levar a surtos de enterocolite, potencialmente muito graves. Quando o segmento aganglionar é ultracurto, a apresentação clínica pode confundir-se com a da constipação funcional (Quadros 16.3 e 16.4).

O diagnóstico de megacólon aganglionar na forma ultracurta é realizado quando do achado na presença de células ganglionares a mais de 2cm da borda anal, na ausência confirmada de RIR.

• Ausência de células ganglionares a < 2cm acima da junção mucocutânea, pela HE, não confirma o diagnóstico, pois neste local pode-se não encontrar gânglios mesmo em indivíduos normais. Segundo Bruder et al., a demonstração de aumento da atividade de acetilcolinesterase nas fibras nervosas das camadas muscular mucosa e submucosa do intestino, em biópsias desta área fisiologicamente aganglionar, menos de 2cm da borda anal, confirma o diagnóstico.

• O achado de acetilcolinesterase fortemente positivo indica moléstia de Hirschsprung e pode ocorrer também em algumas formas de POICI (Fig. 16.2).

Alergia ao leite de vaca (LV) – na década de 1950 foi relatada constipação em 6% de uma série de 206 casos de alergia ao LV. O diagnóstico foi estabelecido, na época, com base no desaparecimento dos sintomas durante dieta de exclusão das proteínas do LV e reaparecimento do mesmo

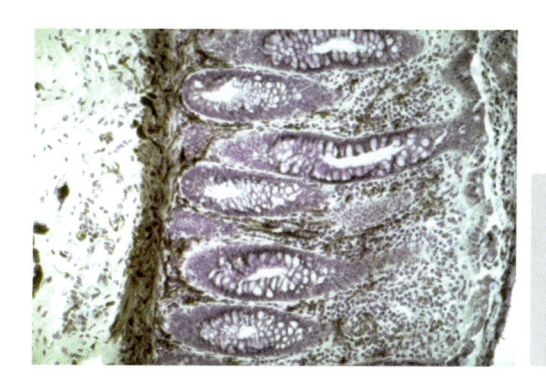

Figura 16.2 – Aspecto histológico de biópsia retal com pesquisa de acetilcolinesterase de portador de doença de Hirschsprung.

sintoma quando o LV era reintroduzido na dieta. Vale ressaltar que até hoje, a despeito dos avanços no conhecimento da imunologia intestinal e aprimoramento dos testes laboratoriais, este procedimento clínico continua sendo o melhor método diagnóstico. Em 1998, pediatras gastroenterologistas italianos estudaram 65 crianças constipadas, das quais 44 (68%) apresentavam constipação secundária à alergia ao LV. Em 90% destes foram evidenciados fissura e eritema perianal e vários não apresentaram teste cutâneo positivo ou presença de anticorpo da classe IgE contra o LV, sugerindo que este tipo de manifestação de alergia alimentar não é mediado por IgE. À biópsia retal encontraram com frequência inflamação, além de maior número de eosinófilos na lâmina própria e intraepitelial. No Brasil, estudo em grupo de crianças com constipação secundária à alergia ao LV confirmou a ausência de mecanismo do tipo IgE em sua fisiopatogenia. Na Finlândia, identificou-se associação entre constipação secundária à alergia ao LV e hiperplasia nodular linfoide à colonoscopia, mais frequente na região do íleo terminal, e também maior número de linfócitos intraepiteliais $\gamma\delta^+$. É interessante mencionar que no grupo controle 20% dos indivíduos apresentavam hiperplasia nodular linfoide. Análise da literatura não permite estimar a prevalência de constipação secundária ao LV dentre aqueles atendidos por constipação em ambulatórios da especialidade. Acreditamos, com base em 25 casos diagnosticados no ambulatório de um dos autores, que corresponda a cerca de 4% dos casos, ocorrendo principalmente em crianças até 3 anos de idade, com constipação iniciada na época de introdução do LV e com antecedente de perda de sangue nas fezes. Em função da proctite e fissuras anais, pode ocorrer dor às evacuações. Neste contexto, maior pressão anal e hipersensibilidade retal demonstradas na manometria anorretal podem refletir o quadro de inflamação retal. Hipoteticamente, a inflamação demonstrada na mucosa e submucosa pode estender-se mais profundamente na parede intestinal, interferindo na atividade das camadas de músculo liso do intestino e no sistema nervoso entérico. Na esofagite eosinofílica, a dor e a impactação de alimentos são consequências da dismotilidade associada com a infiltração eosinofílica. No entanto, são necessários mais estudos para elucidar com maior precisão a interação entre a inflamação ocasionada pela reação à proteína e a dismotilidade digestiva.

TRATAMENTO DA CONSTIPAÇÃO CRÔNICA FUNCIONAL

O tratamento da CCf em crianças é baseado sobretudo em estudos que relatam experiência clínica de "expertos", pois raros são baseados em evidências. Por outro lado, definições diferentes também dificultam comparações entre as experiências relatadas. Ao se considerar estes fatores, o tratamento preconizado, em geral, consta dos seguintes itens:

Orientação geral, educação e apoio psicológico

É fundamental que o tratamento (mudanças nos hábitos alimentares, eventuais clisteres) não se constitua em nova fonte de ansiedade e tensão, principalmente em crianças com *escape fecal* e/ou enurese, que em geral apresentam baixa autoestima, em decorrência das perdas. O apoio psicológico será dado inicialmente pelo próprio pediatra. Para tal e para facilitar a adesão ao tratamento, explica-se: o porquê da retenção fecal; que as perdas são consequência da retenção na ampola retal e, portanto, a criança não tem culpa de apresentá-las; que as dificuldades de relacionamento são decorrentes das perdas; que para o tratamento ser bem-sucedido é necessário eliminar o material retido em excesso (clister e laxantes) e evitar seu reaparecimento (dieta). Só se preconiza encaminhar a criança para avaliação psicológica se houver: resistência ao tratamento clínico; persistência dos efeitos psíquicos secundários à constipação/complicações; outros problemas psicológicos associados, não relacionados com a CCf; evidências da rara *encoprese* (após afastar constipação oculta).

Recondicionamento esfincteriano e condições anais

O recondicionamento esfincteriano é feito em crianças > 4-5 anos de idade, dependendo de sua maturidade. Orienta-se a não postergar as evacuações quando sentirem vontade de defecar, a sentarem no "penico" ou vaso sanitário pelo menos por 5 minutos após as principais refeições, com os pés apoiados em tablado se necessário, e a fazer prensa com a musculatura abdominal, a fim de aproveitar o reflexo gastrocólico. Algumas crianças têm medo do sanitário (usar tampo auxiliar), outras não gostam do "penico".

Para crianças em idade de treinamento esfincteriano, orienta-se postergá-lo ou suspendê-lo temporariamente, até melhora da constipação, principalmente se os sintomas surgirem durante este e se estão acompanhados de comportamento retentivo e explica-se que a retenção, embora voluntária, em geral é secundária à dor ao evacuar.

No ânus anteriorizado em geral há resolução da constipação com o tratamento clínico, sem necessidade de correção cirúrgica. Estudos iniciais atribuíam a constipação nestes casos à anormalidade de localização do ânus. Estudos mais recentes têm demonstrado que a grande maioria das crianças que se submeteu à cirurgia para reposicionamento do ânus apresentou melhora apenas transitória do quadro de constipação.

Desimpactação de fecaloma e transição para a fase de manutenção

Para crianças com complicações da constipação e/ou fecaloma à palpação abdominal ou ao toque retal, é fundamental a desobstrução da via retal, com esquema regressivo de clisteres e de laxantes (tratar eventuais fissuras anais, com pomada anestésica alternando com pomada cicatrizante, antes de ministrar os clisteres):

- Clisteres: 3-5 dias consecutivos e 1-2 semanas em dias alternados, para reacomodar o cólon dilatado.
- Dar laxantes nos dias sem clisteres e mantê-los por mais 1-2 meses (Quadro 16.5). Individualizar as doses, a fim de manter bom volume de fezes macias durante 1-2 dias. A seguir regredi-los devagar, conforme aceitação da dieta com FA.
- Se a criança mantém sintomas e não aceita dieta suficientemente rica em FA, manter os laxantes por mais tempo e/ou associar substâncias formadoras de massa (*bulking agents* = Psyllium, Ispaghula husk, outros). Pode-se preparar clister caseiro, de baixo custo, com a seguinte composição:
- Óleo de cozinha: água fervida morna com pitada de sal, ou soro fisiológico (SF).
- Proporção 1 óleo:2 SF, volume total 20ml/kg até 250ml.

Introduzir o óleo lentamente e após 20-30 minutos completar com a solução salina morna também infundida lentamente. Inicia-se no local de atendimento, para ensinar como realizá-lo.

Quadro 16.5 – Principais laxantes utilizados no tratamento da constipação crónica.			
Agente	**Dose**	**Efeitos colaterais**	**Atenção**
Óleo mineral Não usar antes dos 2 anos de idade e em crianças com encefalopatia	1-3ml/kg/dia, divididos em duas doses	Aspiração Pneumonia lipóidica	Para melhorar paladar: refrigeração, misturar aveia Excesso = perda anal de óleo Interfere na absorção de vitaminas lipossolúveis? Sem comprovação na literatura
Laxantes osmóticos Hidróxido de magnésia (leite de magnésia®)	1-2ml/kg/dia, solução de 400mg/5ml divididos em duas doses	Lactentes: pode haver intoxicação = hipermagnesemia, hipofosfatemia, hipocalcemia secundária	Libera colecistocinina que estimula a secreção e a motilidade intestinal Não usar na insuficiência renal
Lactulose (10g/15ml)	1-3ml/kg/dia, divididos em duas doses	Dar em doses crescentes evita flatulência e cólicas	Na encefalopatia hepática, uso em dose elevada pode provocar hipernatremia

Entre os clisteres comerciais, dar preferência ao sorbitol (Minilax®), especialmente em lactentes, e óleo mineral (solução de glicerina) em crianças maiores, pois soluções fosfatadas podem desidratar a criança e ocasionar intoxicação se retidas. Havendo retenção do fosfato por > 1 hora, executar lavagem como descrito acima, para eliminá-lo. Não usar antes dos 2 anos de idade, nem em crianças com insuficiência renal ou moléstia de Hirschsprung.

Com as explicações de apoio dadas à criança e aos familiares, os clisteres em geral são bem aceitos e as complicações desaparecem rapidamente. Havendo grande reação contra eles, evitar atitudes drásticas e tentar inicialmente laxantes por via oral (esquema alternativo), alertando que isto pode não ser tão eficaz quanto a desimpactação por via retal. A resposta clínica costuma ser mais demorada e pode haver inicialmente até piora do *escape fecal* e da dor abdominal, pois os laxantes e a FA determinam maior volume fecal, estimulando contrações colônicas diante da obstrução terminal. O ideal seria ao menos um clister, para aliviar a obstrução e obter melhor efeito dos laxantes e dieta.

Evitar laxantes estimulantes do AMPc: sene, bisacodil, óleo de rícino, fenolftaleína, picossulfato, pois existem evidências experimentais de que possam alterar a mucosa colônica. Ademais, o sene pode levar a hepatite, osteoartropatia hipertrófica, nefropatia, e o bisacodil, à litíase urinária.

Esquema alternativo para crianças que não aceitam clisteres, as com retenção voluntária em fase de treinamento esfincteriano e para pré--adolescentes/adolescentes: dar altas doses de laxantes osmóticos ou de óleo mineral, em dose suficiente para propiciar nas semanas iniciais 2-3 evacuações diárias, abundantes e amolecidas. A seguir, regredir um pouco e manter durante 3 meses. Se a criança ficar dependente destes produtos, tentar, a qualquer momento, o esvaziamento com clisteres, pois ela poderá estar mais sensibilizada para sua aceitação após sentir a dificuldade de resolução com o esquema empregado. Recentemente, tem-se preconizado o polietilenoglicol com eletrólitos (PEG 3.350 = macrogol) para a desimpactação por via oral. Este produto, sem eletrólitos, é utilizado também para o tratamento de manutenção, em doses menores que no esvaziamento do fecaloma, mas no Brasil só existe a formulação comercial para pessoas com > 20kg. Em Belo Horizonte (UFMG), tem sido utilizada com sucesso formulação artesanal de PEG sem eletrólitos.

Em crianças com constipação de difícil resolução, já submetidas a vários esquemas de desimpactação, pode ser usada sobrecarga oral com manitol, monitorizando-as em hospital, inicialmente. Usar por algumas semanas, com regressão lenta. Durante a internação observar a aceitação alimentar longe do ambiente familial.

Alimentação rica em fibra alimentar e fase de manutenção

Quando não existe impactação fecal, a dieta se iniciará de imediato. Caso haja fecaloma (ou complicações que o indiquem), se iniciará após o primeiro clister efetivo ou após os dias iniciais de laxantes.

A orientação alimentar exige paciência. A dieta deve ter variedade e ser equilibrada, evitando-se excesso proteico (diminuir lácteos, carne e/ou ovos se necessário). Toda família deve segui-la, a fim de não discriminar a criança e de criar hábito alimentar familial saudável, pois alimentação rica em FA tem importante papel na prevenção e tratamento de moléstias cardiovasculares, obesidade, *diabetes mellitus*, talvez câncer colônico.

Deve-se oferecer o suficiente de FA para obter hábito intestinal normal, desde que não ultrapasse muito, na fase de manutenção, o limite superior proposto na literatura: idade (anos) + 10g FA/dia para crianças acima dos 2 anos de idade. Para a fase de tratamento não há limites preconizados (nem etários) e observa-se que não há efeito negativo nas curvas de crescimento quando a criança aceita quantias mais altas de FA. Recentemente, foi revisto para mais o teor de FA recomendado (inclusive pela autora da recomendação anterior), incluindo a chamada fibra funcional e a faixa etária 1-2,9 anos. Na prática, ao se seguir as recomendações da Pirâmide Alimentar da American Health Foundation (2-4 porções de frutas, 3-5 de hortaliças, 6-11 de cereais/dia, variando o tamanho das porções, conforme a idade), o teor de FA aproxima-se do desta última recomendação, desde que metade dos cereais seja integral, como recomendado por Willett. Como a CCf provavelmente surge da interação de fatores constitucionais com os dietéticos, é possível que pessoas com maior predisposição necessitem mais de FA que as demais.

É conveniente elaborar cronograma com horários e uma lista com opções de alimentos ricos em FA (Quadro 16.6). Lembrar que são atribuídas à fração insolúvel da fibra as principais características para uma boa laxação, cabendo à fração solúvel neste aspecto um papel contributivo, embora cumpra outras importantes funções metabólicas. A FA presente nos alimentos, geralmente, não é exclusivamente do tipo solúvel ou insolúvel. De modo geral, a parte externa dos cereais (trigo/centeio/arroz integrais, milho), das leguminosas (feijão, outros grãos), as cascas/

Quadro 16.6 – Alimentos ricos em fibra alimentar (FA)*.

Cereais – pão de trigo integral/centeio, milho/pipoca, trigo para quibe, arroz/massas integrais**

Farelo de trigo (ver texto)

Frutas *in natura* com casca/bagaço quando pertinente

Frutas secas – ameixa-preta, uva-passa, damasco, figo, coco etc.

Nota: melão/melancia quase não têm FA

Sementes – maracujá, girassol, gergelim, linhaça etc.

Oleaginosas – nozes, amêndoas, amendoim, noz de caju, castanhas etc.

Leguminosas – feijão (caldo e grão), ervilhas (secas, em lata ou frescas), lentilhas, grão-de-bico etc. Não se recomenda mais de 1 porção/dia

Hortaliças (também os talos)

Tubérculos – mandioca, cará, inhame (tem mais FA que arroz refinado)

---

* Garantir boa oferta hídrica quando a dieta é rica em FA.
** Farinha branca tem menos FA que a com cor, por exemplo amido de milho x farinha de milho/fubá.

bagaços de frutas, o tecido de sustentação das hortaliças apresentam maior quantidade de fibra insolúvel, enquanto sua polpa apresenta predominantemente fibra solúvel. A aveia e a cevada apresentam teor semelhante de ambas. Os farelos correspondem à parte externa dos cereais, portanto os cereais refinados perdem a maioria da fibra insolúvel.

Milho/pipoca, amendoim, azeitonas são opções relativamente baratas e bem aceitas. Não despresar as cascas/bagaços das frutas, sementes do maracujá, bagaço do milho etc. Não há alimentos proibidos, desde que a criança receba bastante FA, mas desequilíbrios e excessos, principalmente de refrigerantes e do chamado *junk food*, devem ser corrigidos. Oferecer as guloseimas nas refeições como sobremesa, não nos intervalos, dando preferência a alimentos como doce de abóbora, goiabada cascão, arroz-doce com uvas-passas, chocolate com coco etc. Maçã, banana-maçã e cenoura são considerados "constipantes", mas não há evidências científicas quanto a isto, sendo melhor comer a maçã com casca, banana-nanica, e não exagerar na cenoura (crua seria melhor?).

É difícil conseguir bom volume fecal ingerindo pouca fibra insolúvel (cereais integrais, cascas/bagaços). Ademais, às vezes as mães oferecem principalmente fibra solúvel (frutas coadas/descascadas, aveia, quantidade exagerada de feijão), o que leva a excesso de fermentação. Surgem ou recrudescem, então, distensão e dor abdominal, o que dá a falsa impressão de não melhora ou de efeito indesejado da alimentação rica em FA. Mas, de fato, a dieta foi oferecida de maneira incorreta.

O farelo de trigo é uma ótima e concentrada fonte de FA insolúvel (± 40% de FA, ou ± 33% de FA se prensado com açúcar – All Bran®, Fibre 1®), e trabalhos em adultos constipados demonstraram seu efeito benéfico. A experiência com crianças atendidas no ambulatório da especialidade na Faculdade de Medicina de Botucatu confirmou tal efeito, tanto em avaliação retrospectiva de 100 crianças, como em avaliação prospectiva de 28 crianças por até 24 meses (108 consultas no total). Resumindo este último estudo, apenas 14,3% das crianças nunca aceitaram farelo de trigo e a maioria das demais o aceitou na maioria das consultas. O farelo contribuiu significativamente para a ingestão de alto teor de FA. A resposta clínica benéfica ocorreu rapidamente e se manteve, com pequenas oscilações, ao longo do período de observação. Ao final da observação, 21 crianças (75%) estavam com hábito intestinal recuperado e, exceto uma, totalmente assintomáticas. Apenas 3 destas 21 crianças ainda tomaram laxantes antes da última avaliação. A recuperação do hábito intestinal associou-se significativamente à ingestão de farelo de trigo, assim como à de alto teor de FA, maior que idade (anos) + 10g/dia frequentemente. O farelo é empregado na feitura de pães, tortas, bolos, bolinhos, farofas, na proporção de um terço das farinhas, ou adicionado a alimentos sólidos (sempre umedecido, por exemplo, no caldo do feijão), para empanar frituras, como paçoca (2 porções de leite em pó, 1 de farelo, 1 de açúcar, umedecido em água), em doces (com um pouco de amendoim ou achocolatado para disfarçar a cor). É mais difícil a aceitação do farelo em líquidos (sucos, sopas, leite). Se for acrescido a mamadeiras, misturá-lo com algum espessante, para que não decante no fundo. Para facilitar a aceitação, pode-se usar o farelo de trigo fino (o farelo grosso tem apenas um pouco mais de efeito), e para melhor preservação torrá-lo em panela seca, até ficar com cheiro semelhante a amendoim torrado. Granola e Musli têm menos FA que o farelo de trigo "puro" ou prensado, mas pode-se adicionar um pouco de farelo a eles, para incrementar o teor de FA, sem interferir muito no sabor dos produtos.

É importante evitar recaídas, mantendo o esquema alimentar e adequando-o durante alterações da rotina: viagens, episódios febris etc. Recomenda-se intervir rapidamente, caso os sintomas reapareçam, dando substâncias formadoras de massa e/ou laxantes, ao final de dois dias sem evacuar. Se os episódios de agravamento se repetirem, é necessário reiniciar o esquema terapêutico. A criança em geral aceita bem o tratamento nesta fase, principalmente a dieta, ao perceber que sem ela os sintomas retornam.

Embora exista certo temor quanto à biodisponibilidade de sais minerais, vitaminas e oligoelementos em dietas com alto teor de FA, existem evidências e exemplos de outros países que indicam a segurança desse tipo de orientação, desde que haja equilíbrio na composição da dieta. Alguns dados da literatura auxiliam quanto à ingestão de FA em menores de 1 ano: pão de centeio, um cereal integral, é ingerido a partir dos 6 meses de idade por lactentes dinamarqueses e possivelmente de outros países, e os indicadores de saúde da criança na Dinamarca são dos melhores do mundo. Também, autores italianos recomendam que lactentes devem aumentar progressivamente a ingestão de FA no segundo semestre de vida, inclusive de cereais matinais integrais, de modo a atingir 6g de FA/dia aos 9-10 meses e 9g aos 24 meses. Isto equivale a estender, para lactentes, o que é recomendado para crianças com mais de 2 anos de idade (idade em anos mais 5-10g de FA/dia).

Merece ressaltar que a eventual constipação por alergia ao LV pode melhorar ao retirá-lo e seus derivados da dieta pelo simples fato de os alimentos retirados serem substituídos por outros ricos em FA (caso isto ocorra). Por isto, a reintrodução do possível alérgeno deve ser feita em pequena quantidade, evitando mudar o restante da dieta, para não causar dúvida diagnóstica.

Pró-bióticos e pré-bióticos

Na última década, houve grande aumento no interesse científico pelos pró-bióticos e pré-bióticos. Pró-bióticos são micro-organismos vivos que afetam beneficamente o organismo por melhorar o equilíbrio da microbiota intestinal. Por sua vez, pré-bióticos são definidos como substâncias que, quando ingeridas, não são digeridas e absorvidas no intestino delgado e, ao atingirem o cólon, estimulam seletivamente uma bactéria ou grupo de bactérias da microbiota com características de pró-biótico (por exemplo, bifidobactérias), proporcionando efeito benéfico à saúde do hospedeiro. Finalmente, simbióticos são definidos como produtos que contêm simultaneamente pré-bióticos e pró-bióticos.

Os pró-bióticos colonizam o intestino e acredita-se que podem, potencialmente, proporcionar efeitos benéficos, contribuindo no controle de doenças intestinais, tanto infecciosas, como diarreia aguda, quanto funcionais, como síndrome do intestino irritável e constipação funcional. Curiosamente, são poucos os ensaios clínicos que avaliaram o efeito de pró-bióticos no tratamento da constipação, especialmente na faixa etária pediátrica, e em recente revisão sobre o assunto concluiu-se que no estágio atual de conhecimentos o emprego de pró-bióticos na constipação ainda se encontra em fase de investigação. Chama a atenção que em alguns dos estudos revisados o efeito placebo é muito grande.

Os pré-bióticos têm efeito similar às fibras alimentares solúveis, além da capacidade de estimular o crescimento e, assim, aumentar a participação de bactérias pró-bióticas na composição da microbiota intestinal. É de extrema relevância o fato de o leite materno conter pré-bióticos. Trata-se dos oligossacarídeos do leite materno, dentre os quais figura o fator bifidogênico, responsável por aumentar a participação de bifidobactérias na microbiota do recém-nascido e do lactente. Estes carboidratos não absorvidos no intestino delgado, ao atingirem o cólon, são fermentados gerando ácidos graxos de cadeia curta que diminuem o pH intraluminal. É provável que estes elementos expliquem por que lactentes amamentados exclusivamente ao seio apresentam maior frequência e menor consistência das evacuações, portanto menor risco de constipação, do que os alimentados com LV. Dentre os pré-bióticos, incluem-se lactulose, inulina, fosfo, fruto e isomaltose e xilo-oligossacarídeos. A adição de pré-bióticos às fórmulas para lactentes representa mais um passo na tentativa de assemelhar a composição das fórmulas ao leite humano. Considerando que o período no qual se interrompe o leite materno e se introduz uma fórmula infantil associa-se com o aparecimento da constipação funcional, é possível que fórmulas com pré-bióticos apresentem capacidade similar ao leite materno na prevenção da constipação no lactente, mas isto ainda não foi comprovado.

O campo de pré-bióticos e pró-bióticos na regulação da motilidade intestinal é interessante e promissor, razão pela qual deverão realizar-se muitas pesquisas no futuro, para ampliar o conhecimento sobre suas possíveis aplicações, como alimentos ou medicamentos, lembrando sempre que o aleitamento materno exclusivo até os 6 meses de idade e parcial até os 2 anos ainda é o mais desejável.

Outros medicamentos – em adultos com constipação têm sido estudados medicamentos que se ligam a receptores de serotonina ou são ativadores dos canais de cloro, e que, portanto, estimulariam a motilidade e/ou a secreção intestinal, mas ainda não há estudos em crianças.

Considerações finais e prevenção da constipação e de suas complicações

Ingestão de frutas e hortaliças, em populações de crianças e adolescentes aparentemente sadios, tem sido muito abaixo do recomendado, quer se considere estudos com grupos alimentares da Pirâmide Alimentar, quer do programa "Pessoas Saudáveis, 2000: objetivos de promoção nacional da saúde e de prevenção de doenças" (conhecido como "5-a-day"), que pretende incentivar o aumento do consumo para "ao menos 3 porções de hortaliças e 2 de frutas ao dia". Também ingerem poucos cereais integrais. Tais dados podem justificar as altas prevalências de constipação, mas, embora a observação clínica diária e dados epidemiológicos assim o sugiram, ainda falta estabelecer claramente o elo entre quantidade/qualidade de FA e prevenção de constipação.

Também o papel da falta de FA durante o desmame ainda não está esclarecido: como a CCf se inicia precocemente e a FA ajuda no tratamento, surge a questão se maior teor de FA na dieta do desmame, e em qual quantidade, preveniria a constipação. Caso o desmame ocorra antes dos 6 meses de idade, estaria indicada a introdução de alimentos vegetais, empiricamente, neste momento, lembrando que a puericultura anterior à década de 1980 previa introdução de suco de frutas já com 3 semanas de idade, papa de frutas com 2 meses, a primeira refeição salgada com 3,5-4 meses e a segunda um mês após. Isto é o que a autora tem recomendado para lactentes que já não recebem mais o leite materno (e tão somente para estes). Se surgirem indícios de constipação, deve ser aumentada a FA (ou substâncias formadoras de massa), independentemente da idade do lactente, podendo-se, nesta situação, engrossar a mamadeira com algum tipo de cereal integral e/ou com frutas bem batidas.

O impacto da constipação é considerável, pois a associação progressiva de complicações piora muito a qualidade de vida da criança e da família, além de gerar importantes despesas médicas (Quadro 16.7).

As principais medidas de prevenção são:

- Dieta adequada para toda a família e por toda a vida, a se iniciar no desmame.
- Evitar e/ou tratar condições que propiciem comportamento retentivo (fezes duras, fissuras, dermatites, treinamento esfincteriano obsessivo, sanitários escolares inadequados etc.).
- Detectar a constipação precocemente e tratá-la adequadamente, antes de surgirem complicações.

Quadro 16.7 – Algoritmo para constipação crônica funcional (CCf).		
História clínica e exame físico típicos de CCf **sem** ou **com** complicações	→	Afastar causas facilmente identificáveis pela história e exame físico **Só investigar causas de constipação secundária se houver suspeita clínica**
Constipação **oculta** (só complicações)	→	Confirmar constipação com exame físico e radiografia simples de abdome
Instituir **tratamento**	↓	
CCf **sem complicações**	→	Orientação geral, recondicionar esfíncter anal, dieta rica em fibra alimentar
CCf **com complicações**	↓	Idem + desimpactação retal inicial e esquema regressivo de laxantes Tratar fissura anal **antes**. Se não aceitar clister, tentar esquema por via oral **Iniciar dieta após o primeiro clister efetivo** ou após dias iniciais de laxantes
		Encaminhar à avaliação psicológica se resistir ao tratamento
Se resistente a tratamento bem realizado	→	Investigar possíveis causas de constipação não previamente suspeitadas e/ou encaminhar para serviço de referência especializado

TRATAMENTO DO MEGACÓLON AGANGLIONAR CONGÊNITO

Novas terapias

Nos últimos anos, vem aumentando muito o interesse dos pesquisadores nos detalhes dos aspectos genéticos e de desenvolvimento do sistema nervoso entérico. O aumento da compreensão dos mecanismos envolvidos na origem do megacólon aganglionar congênito (MAC) e de suas variantes tem levado os diversos grupos a buscar alternativas para esta doença que pudessem impedir ou reverter o desenvolvimento da aganglionose intestinal responsável pelo desenvolvimento do megacólon. Assim, embora ainda não existam descrições de utilização clínica, vários estudos experimentais têm apontado para a possibilidade real de utilização de células-tronco percussoras de tecido neuronal no tratamento das disganglionoses intestinais, entre elas a doença de Hirschsprung.

Tratamento cirúrgico

O tratamento cirúrgico do MAC vem sofrendo intensas modificações estratégicas e técnicas ao longo dos últimos anos, com a introdução de técnicas cirúrgicas menos invasivas. Antes do desenvolvimento destas novas técnicas, o tratamento desta doença era realizado em dois ou três tempos e implicava sempre a realização de colostomia descompressiva logo após a confirmação do diagnóstico, para permitir que a criança atingisse um estado nutricional que permitisse a realização da cirurgia. A introdução das técnicas videoendoscópicas inicialmente e a descrição do abaixamento por via endoanal exclusiva vieram reduzir a agressão cirúrgica e assim permitir que a doença de Hirschsprung seja tratada de forma definitiva já no período neonatal sem a necessidade de colostomia. Assim, hoje em dia, a maioria dos autores concorda que, salvo em situações de emergência associadas a quadro de enterocolite grave, não deve ser realizada colostomia inicial em criança portadora de megacólon aganglionar. Os seguintes princípios de tratamento são atualmente aceitos e observados na maioria dos serviços.

- Uma vez suspeitado clinicamente que a criança é portadora de MAC, deverá ser iniciado um programa de limpeza intestinal com clister de solução fisiológica (5 a 10ml/kg) uma ou duas vezes por dia, para evitar quadros de suboclusão e/ou enterocolite enquanto se aguarda a realização dos testes diagnósticos.
- Na criança constipada com suspeita de megacólon, o diagnóstico deve ser confirmado por um dos métodos tradicionalmente aceitos (Figs. 16.1

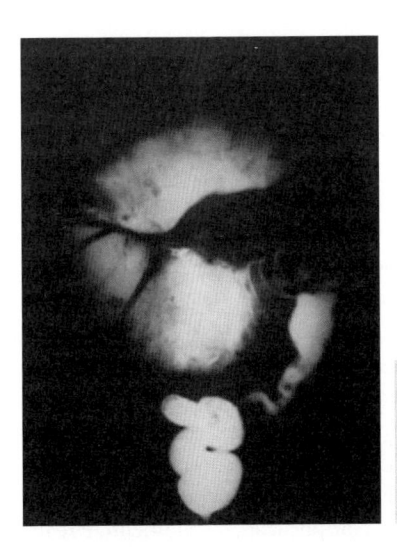

Figura 16.3 – Enema opaco de portador de doença de Hirschsprung evidenciando-se a área aganglionar no sigmoide e logo acima, a área de transição, seguida da área dilatada.

a 16.3) (enema opaco, manometria anorretal ou biópsia), sendo a biópsia com ou sem a pesquisa de aceticolinesterase considerada o padrão-ouro para o estabelecimento do diagnóstico definitivo. Estudos recentes vêm sugerindo o uso de imuno-histoquímica para calretinina como método altamente confiável no diagnóstico histoquímico do MAC.

• O tratamento cirúrgico deverá ser programado o mais rapidamente possível, em um centro com experiência nas novas técnicas de tratamento cirúrgico desta doença.

• Se houver dúvidas na confirmação diagnóstica de MAC pelos métodos convencionais, e na persistência de sintomas clínicos, o tratamento cirúrgico poderá ser iniciado com videolaparoscopia, que estabelecerá a extensão da área supostamente aganglionar e poderá servir para a realização de biópsia de congelação tanto nas áreas aganglionares como nas áreas supostamente normais.

• Uma vez confirmado o diagnóstico, o tratamento deverá ser realizado por via transanal com ou sem a assistência de videolaparoscopia, de acordo com a experiência da equipe cirúrgica.

Evolução pós-operatória
Normalmente, a evolução clínica após o abaixamento de colo transanal exclusivo (ACTAE) é bastante tranquila com a criança apresentando evacuações livres e indolores já nas primeiras horas após a cirurgia. Em vista de não haver abertura da cavidade abdominal, não se espera um íleo paralítico prolongado e assim o uso de sonda nasogástrica é dispensável.

Em nosso serviço liberamos a alimentação por via oral (em recém-nascidos e lactentes de preferência com leite materno) logo que a criança apresente evacuações.

Acompanhamento a longo prazo

O padrão de evacuação das crianças submetidas à ACTAE nem sempre é normal no período pós-operatório imediato, sendo que cerca de 50% delas apresentam um padrão de fezes soltas com algum grau de incontinência que pode perdurar até oito semanas após a cirurgia. A incidência desses problemas é maior nos lactentes menores e recém-nascidos e diminui nos pacientes maiores. Após este período de estabilização, cerca de 90% dos pacientes apresentam padrão de evacuação dentro da normalidade. É importante que seja realizado um toque retal cerca de dois meses após o procedimento cirúrgico para se detectar precocemente a possibilidade de estenose da anastomose colorretal que pode ocorrer em até 10% dos pacientes. Quando detectada esta complicação, o tratamento é realizado apenas por meio de dilatações com velas de Heggar.

CASO CLÍNICO

Paciente de 11 anos e 5 meses de idade, sexo masculino, procedente de Avaré, SP.

Primeira consulta no Serviço de Pronto Atendimento do Hospital das Clínicas da Faculdade de Medicina de Botucatu.

Notas – são apresentados apenas os dados essenciais; nas consultas iniciais veio com ambos os pais, que estavam muito ansiosos.

História da moléstia atual – diarreia e depressão há alguns meses, o que motivou o abandono da escola. Realizou dois tratamentos sucessivos com drogas antidepressivas sem melhora. Por causa da diarreia recebeu alimentação sem resíduos e em seguida iniciou dor abdominal muito forte que levantou suspeita de equivalente epiléptico. Procurou neurologista em São Paulo que suspeitou de porfiria e suspendeu proteínas da dieta, solicitou enema opaco e o encaminhou para gastroenterologista pediátrico. Alimentava-se mal, perdeu 10kg nos últimos meses e a depressão se agravou. Antes do início do quadro clínico as evacuações eram normais (*sic*), de fezes pastosas. Mas, ao ser inquirido com mais detalhes, relatou que, apesar da diarreia, apresentava alguma dificuldade ao evacuar e desistências frequentes nos últimos meses e então, espontaneamente, os pais relataram fezes em cíbalos desde lactente com o uso frequente de supositórios. Só alguns meses antes da diarreia as fezes ficaram pastosas.

Alimentação prévia e aleitamento materno – não há dados (consulta no pronto atendimento).

Exame físico (EF) – peso (P) 29kg (antes pesava 40kg, *sic*). Estatura 139cm. Desenvolvimento cognitivo adequado para a idade, porém arisco. Sem distensão abdominal, sem massas palpáveis. Toque retal não realizado. No restante nada digno de nota (ndn).

Exames subsidiários – radiografia simples de abdome (realizada no fim da consulta) revelou megacólon e retenção de bário em todo o trajeto colônico (enema opaco realizado há 48 horas), sem retenção gasosa, sem segmento espástico e sem massas tumorais visíveis (Fig. 16.4).

Exames prévios – inúmeros protoparasitológicos de fezes (pesquisa de *Giardia* sp. inclusive) e cultura de fezes negativos; urina tipo I e hemogramas sem alterações; teste para porfiria, realizado nos EUA, negativo.

Hipóteses diagnósticas – constipação funcional com escape fecal, dor abdominal e depressão secundária; emagrecimento secundário à dieta restritiva (neoplasia?); megacólon aganglionar congênito ultracurto?

Comentários – a associação "diarreia", depressão e abandono escolar levou à suspeita de escape fecal, o que motivou as perguntas quanto à dificuldade ao evacuar e desistências e indicou o diagnóstico. Ausência

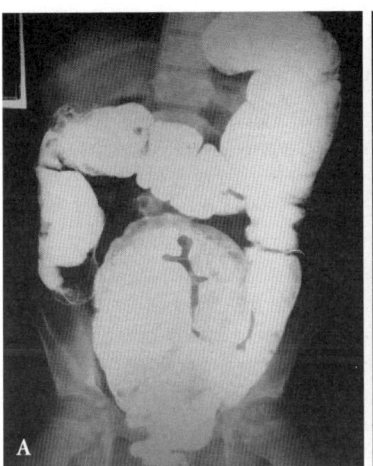
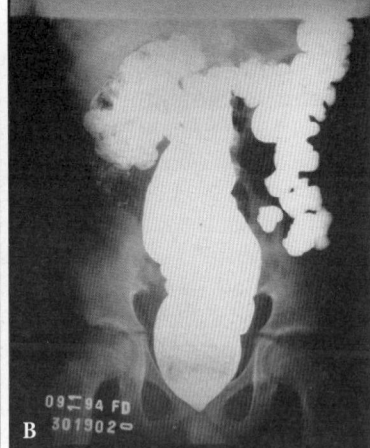

Figura 16.4 – Caso clínico. A) Enema opaco realizado 48 horas antes do primeiro atendimento na Faculdade de Medicina de Botucatu. B) Radiografia simples de abdome no fim do primeiro atendimento na Faculdade de Medicina de Botucatu.

de distensão abdominal à história, ao exame físico e de retenção gasosa à radiografia apontam mais para o diagnóstico de constipação funcional do que para megacólon aganglionar congênito que, tendo em vista a ausência de segmento espástico ao enema opaco, seria a forma megacólon ultracurto.

Explicações – conforme aumentou a retenção de fezes no reto pela constipação, apenas fezes pastosas vindas do cólon direito conseguiam ser eliminadas quando havia fortes contrações propulsivas tentando ultrapassar o fecaloma, e a seguir apenas as líquidas = pseudodiarreia/escape fecal. Como a dieta sem resíduos e sem proteínas era muito monótona e insossa, e ademais estava deprimido, passou a se alimentar mal e perdeu peso. Dificilmente se justifica pensar *a priori* em constipação secundária à síndrome de má absorção, tendo em vista o prévio desenvolvimento pondo-estatural normal, mas caso não recupere peso com a instituição de dieta não restritiva e com o tratamento da constipação isto merece ser investigado.

Conduta – indicou-se inicialmente esquema de desimpactação, para em seguida avaliar a necessidade de exame(s) subsidiário(s), tais como a manometria anorretal (para cuja realização o reto tem que estar vazio). O raciocínio fisiopatológico foi explicado em detalhes para o adolescente e os pais, tentando diminuir a angústia e conseguir aderência ao tratamento: lavagens intestinais durante 7 dias consecutivos, mais 2 semanas alternando com Leite de Magnésia® (LMg®) e manutenção com LMg® a seguir; dieta rica em fibra alimentar (FA).

Primeiro retorno – após 5 semanas (no ambulatório de gastroenterologia pediátrica). Evacuou nos dias das lavagens e a seguir a cada 2-3 dias em cíbalos com esforço, sem sangue. Há mais ou menos 15 dias evacua 1-2 vezes/dia, 2-3 pedaços de ± 4-5cm de comprimento, com esforço. Diminuiu a intensidade da dor abdominal e aumentaram os períodos de acalmia. Mantém o escape fecal. Tomou 2 colheres de sopa com LMg®, 2 vezes/dia, até há 4 dias. Mãe tentou implementar as condutas alimentares (fez pão e farofa com farelo), aceitou poucos dias e ficou rebelde em relação à dieta. Componente psicológico importante: "não vou comer a comida que tem fibra" (não aceita nenhuma hortaliça), "vou colocar fogo no leite de magnésia", não quer sair de casa. Mas aceitou pipoca quase diariamente nos 15 dias iniciais, come o grão/caldo do feijão e fruta(s?) diariamente: laranja com bagaço, maçã com casca, banana. Aceita milho e bolo de chocolate (mãe coloca coco e farelo de trigo). Come pão e arroz não integrais, refrigerante às vezes. Voltou a comer proteínas: carne (1-2 pedaços/dia), leite, queijo. Sem outras queixas. EF: peso 30.300g, estatura 139,5cm, fecalitos palpáveis no abdome.

Conduta – reforço alimentar, manter o LMg® durante 15 dias, a seguir Metamucil® até o retorno. Foi mostrado ao adolescente o quanto já melhorou, mas que ele deve assumir o tratamento se quiser melhorar ainda mais.

Comentários – conforme eliminou o fecaloma (ao menos parcialmente, porque persistem as complicações, embora com menor intensidade), voltou o hábito intestinal típico de constipação. Tendo em vista a manutenção das complicações foram solicitados tempo de trânsito colorretal com marcador rádio-opaco e manometria anorretal.

Segundo retorno – após mais 7 semanas. Bem, sem queixas, não tomou mais a droga antidepressiva. Só apresentou 1 episódio de escape fecal discreto e não teve dor abdominal. Tomou os medicamentos prescritos durante 2 semanas e há 5 semanas está sem. Hábito intestinal 1-2 vezes/dia, fezes cilíndricas sem rachaduras, sem esforço. Está animado e aceita a dieta com FA (2-3 frutas com casca/bagaço, feijão com o grão, legumes e pipoca diariamente, milho, coco), exceto o farelo de trigo que a mãe coloca escondido na farofa e em bolos. O restante da alimentação é equilibrado. EF: peso 36kg, estatura 141cm.

Conduta – manter sem medicação, reforço alimentar, encaminhado à reunião bimensal com nutricionista.

Comentários – a importante recuperação ponderal reforçou a hipótese diagnóstica de constipação funcional com complicações.

Exames subsidiários realizados na semana subsequente:
- Escore de Barr à radiografia simples de abdome = 15 (normal até 10), retenção fecal principalmente em colo descendente e reto.
- Tempo de trânsito colorretal (TTC) com marcador rádio-opaco.
- TTC total 72,0h (normal até 50,2h).
- TTC direito 4,8h (normal até 17,8h).
- TTC esquerdo 16,8h (normal até 17,6h).
- TTRS (reto sigmoide) 50,4h (normal até 18,9h).

Comentários – apesar da importante melhora clínica tem sinais de retenção fecal terminal por ambos os exames. O TTC afastou inércia colônica. Solicitada manometria anorretal novamente.

Terceiro retorno – após mais 6,5 meses, só com a mãe. Tem ido à escola, com bom desempenho, pratica esportes. Hábito intestinal variável: evacua 2-3 vezes/dia, às vezes a cada 2-3 dias, ± 5-6 pedaços de ± 5cm de comprimento, lisos, sem rachaduras, quase pastoso, sem esforço, sangue, escape ou dor abdominal. Come muito (5 refeições/dia, contendo alimentos como na consulta anterior, acrescido de brócolis às vezes, doce de abóbora, uva-passa, amendoim), mas não come mais farelo de trigo. EF: peso 43kg, estatura 147cm, aumentou panículo adiposo abdominal. Apesar da melhora, o neurologista queria repetir a pesquisa para porfiria, mas a mãe recusou. Também não realizou manometria anorretal, devido à melhora clínica.

Conduta – manter sem medicação, reforço alimentar. Verificar necessidade de manometria anorretal futura.

Quarto-sexto retornos – nas 3 consultas subsequentes, ao longo de 23 meses, apresentou certa piora: evacuava apenas em dias alternados, fezes cilíndricas sem rachaduras, 5-15cm, às vezes com esforço, às vezes com desistências, sem sangue, escape ou dor abdominal. Alimentação semelhante à das consultas anteriores, mas com oscilações: apenas 1 fruta/dia, pipoca mais raramente, às vezes farelo de trigo, às vezes "paçoquinha". Briga muito com a mãe e voltou a piorar na escola. Em conversa a sós com o adolescente, para verificar se não voltara a apresentar escape fecal justificando os problemas, verificou-se que uma tia estava na casa dele em fase terminal de câncer, que isto o deprimia e reavivara nele a lembrança que estivera "à beira da morte" e que "estava muito agradecido a quem o salvou". Esclareceu-se que muito da recuperação obtida dependeu da colaboração dele e da família com o tratamento e que teria que continuar colaborando ativamente para evitar nova piora. Peso 55.650g, estatura 159,5cm (aos 14 anos e 1 mês). Acne, ptose palpebral (quer corrigir), estrabismo convergente.

Conduta – reforço alimentar, encaminhado à psicologia no quarto retorno, da qual teve alta após o sexto, com "síndrome da adolescência normal".

Sétimo retorno – após mais 9 meses. Alimentação muito irregular: Leite/achocolatado, pão não integral ou bolacha 2 vezes/dia; arroz, feijão e carne 2 vezes/dia, bombom e bolo de coco cada n (?) dias. Só evacua após comer laranja e/ou pipoca, o que ocorre a cada 15 dias. Toma Metamucil® e Gutalax® esporadicamente. Pais não forçam a dieta, porque senão ele reage "como qualquer adolescente". Sem outras queixas. Vai bem na escola (7ª série) e tem amigos. Peso 56.850g, estatura 161,5cm. Abdome plano, fezes palpadas no sigmoide, restante ndn.

Conduta – novo esquema de esvaziamento colorretal, com 1 Fleet enema® e esquema decrescente de laxantes. Foi feito um "trato" com ele, disse que vai assumir a dieta.

Oitavo retorno – após mais 4 meses. Hábito intestinal em dias alternados, fezes pastosas, às vezes com esforço, mas com menos dificuldade que na consulta prévia. Sem sangue, escape, dor abdominal, desistências ou sensação de esvaziamento incompleto. Metamucil® diário. A alimentação, embora melhorada, deixa muito a desejar (porções/semana: no máximo 2 entre pipoca/milho/trigo para quibe, 1 fruta, 2 feijão, 2 legumes, brócolis às vezes). Segundo o pai: "quando o filho sente que o intestino piora, ele mesmo procura alimentação rica em FA e quando melhora relaxa". Peso 58.050g, estatura 161cm, puberdade normal. Feito novo "trato" com ele, pois é o maior interessado (nós também, mas principalmente ele), confiamos nele etc.

Nono e décimo retornos – ao longo de mais 20 meses: estava sem laxantes e mantinha evacuações formadas e macias, 2-3 vezes/semana, progressivamente com menos esforço, 1-2 desistências/mês. Alimentação melhorando aos poucos, 1 vez/semana come farelo de trigo, "tem consciência que quando a coisa fica preta come aquilo que faz soltar o intestino". Voltou a tomar droga antidepressiva antes do décimo retorno; nega escape, e alega que é porque briga com os pais por bobagens e não tem coragem de pedir desculpas (é normal, segundo a psicóloga). Reforçadas as condutas psicológica e dietética. Mostrados os benefícios que a dieta rica em FA oferece, a longo prazo, pois além de tratar a constipação é rica em vitaminas, sais minerais e substâncias antioxidantes.

Décimo primeiro retorno – após mais 15 meses, aos 18 anos e 1 mês. Está passando bem, comendo FA, evacuando diariamente fezes formadas sem rachaduras, sem esforço, desistências ou sangue. Último episódio de escape há 2-3 anos. Sem remédios para depressão desde a última consulta. Come 3 frutas/dia com casca/bagaço, feijão, legumes, alface e folhas verdes no almoço e jantar diariamente, pipoca 2 vezes/dia, amendoim às vezes. Está no 2º colegial (perdeu dois anos de escola por causa do escape). Peso 66.500g, estatura 163cm (pai 175cm, mãe 168cm). Tem primos e avó, por parte de mãe, "baixinhos". Retorno em 1 ano, observar altura. Não voltou mais.

Comentários finais – a rápida recuperação ponderal reforçou a hipótese diagnóstica de constipação funcional e suas complicações. Apesar de ainda apresentar retenção fecal terminal à radiografia e ao TTC, 3 meses após o início do tratamento (dos quais as últimas 5 semanas apenas com dieta), e a manometria anorretal ter sido solicitada diversas vezes (nunca aceitou fazer), a hipótese de megacólon aganglionar congênito ultracurto nunca foi forte, devido à ausência de retenção gasosa. O componente psíquico foi inicialmente secundário ao escape fecal, mas as recorrências apontam para fragilidade emocional subjacente. Estabeleceu-se ótima relação médico-paciente que permitiu a realização dos esquemas de desimpactação, razoável aceitação da dieta e razoável hábito intestinal

308

na maior parte do tempo, apesar da resistência própria da adolescência. Ficou livre das complicações desde o segundo retorno, exceto um curto período de depressão. Quando finalmente aceitou plenamente a dieta rica em FA, aos quase 17 anos, o hábito intestinal normalizou-se totalmente, pois, além de manter as características fecais normais, tornou-se diário.

Diagnóstico final – constipação funcional com escape fecal, dor abdominal e depressão secundária; emagrecimento secundário à dieta restritiva iatrogênica.

BIBLIOGRAFIA

Almond S, Lindley RM, Kenny SE, Connell MG, Edgar DH. Characterisation and transplantation of enteric nervous system progenitor cells. Gut 2007;56:489-496. Epub 2006 Sep 14.

5-A-DAY for better heath. Bethesda: National Cancer Institute; 1992. (RFA No. CA-92-17).

Agostoni C, Riva E, Giovannini M. Dietary fiber in weaning foods of young children. Pediatrics 1995;96(5 Suppl):1002-1004.

Aguirre NA, Vítolo MR, Puccini RF, Morais MB. Constipação em lactentes: influência do tipo de aleitamento e da ingestão de fibra alimentar. J Pediatr (Rio J) 2002;78:202-208.

Aspirot A, Fernandez S, Di Lorenzo C, Skaggs B, Mousa H. Antegrade enemas for defecation disorders: do they improve the colonic motility? J Pediatr Surg 2009;44:1575-1580.

Badiali D, Corazziari E, Habib FI, Tomei E, Bausano G, Magrini P et al. Effect of wheat bran in treatment of chronic non organic constipation: a double-blind controlled trial. Dig Dis Sci 1995;40:349-356.

Baker SS, Liptak GS, Colletti RB, Croffie JM, Di Lorenzo C, Ector W, Nurko S. Evaluation and treatment of constipation in infants and children: Recommendations of the North American Society for Pediatric Gastroenterology. Hepatol Nutr J Pediatr Gastroenterol Nutr 2006;43:e1-e13.

Barr RG, Levine MD, Wilkinson RH, Mulvihill D. Chronic and occult stool retention: a clinical tool for its evaluation in school-aged children. Clin Pediatr (Phila) 1979;18:674-679.

Blum NJ, Taubman B, Nemeth N. During toilet training, constipation occurs before stool toileting refusal. Pediatrics 2004;113: e520-e522.

Boccia G, Buonavolonta R, Coccorullo P, Manguso F, Fuiano L, Staiano A. Dyspeptic symptoms in children: the result of a constipation-induced cologastric brake? Clin Gastroenterol Hepatol 2008;6:556-560.

Borgo HC, Maffei HVL. Recalled and recorded bowel habits confirm early onset and high frequency of constipation in day-care nursery children. Arq Gastroenterol (SP) 2009;46:144-150.

Bruder E, Terracciano LM, Passarge E, Meier-Ruge WA. [Enzyme histochemistry of classical and ultrashort Hirschsprung's disease]. Pathologe 2007;28:105-112.

Carvalho MA, Maffei HVL. Tratamento de constipação crônica funcional. Avaliação de 100 crianças consecutivas. J Pediatr (Rio J) 2000;76(Supl 1):S60.

Carvalho MA. Retenção fecal e motilidade colônica em crianças com síndrome do cólon irritável ou constipação intestinal crônica funcional com ou sem escape: avaliação pelo escore de Barr e tempo de trânsito colônico total e segmentar com marcadores radiopacos. Dissertação de mestrado. Faculdade de Medicina de Botucatu-UNESP, 1999.

Chiuve SE, Willett WC. The 2005 Food Guide Pyramid: an opportunity lost? Nat Clin Pract Cardiovasc Med 2007;4:610-620.

Chmielewska A, Szajewska H. Systematic review of randomised controlled trials: probiotics for functional constipation. World J Gastroenterol 2010;16:69-75.

Chrzan R, Klijn AJ, Vijverberg MAW, Sikkel F, de Jong TPVM. Colonic washout enemas for persistent constipation in children with recurrent urinary tract infections based on dysfunctional voiding. Urology 2008;71: 607-610.

Cummings JH. The effect of dietary fiber on fecal weight and composition. In Spiller GA (ed). CRC handbook of dietary fiber in human nutrition. Boca Raton, FL: CRC Press; 2001. pp. 183-252.

Daher S, Tahan S, Solé D, Naspitz CK, Da Silva Patrício FR, Neto UF, De Morais MB. Cow's milk protein intolerance and chronic constipation in children. Pediatr Allergy Immunol 2001;12:339-342.

De la Torre-Mondragón L, Ortega-Salgado JA. Transanal endorectal pull-through for Hirschsprung's disease. J Pediatr Surg 1998; 33:1283-1286.

Del Ciampo IRL, Galvão LC, Del Ciampo LA, Fernandes MIM. Prevalência de constipação intestinal crônica em crianças atendidas em unidade básica de saúde. J Pediatr (Rio J) 2002;78:497-502.

Eidlitz-Markus T, Mimouni M, Zeharia A, Nussinovitch M, Amir I. Occult constipation: a common cause of recurrent abdominal pain in childhood. Isr Med Assoc J 2004;60:677-680.

Georgeson KE, Fuenfer MM, Hardin WD. Primary laparoscopic pull-through for Hirschsprung's disease in infants and children. J Pediatr Surg 1995;30:1017-1021; discussion 1021-2.

Guinard-Samuel V, Bonnard A, De Lagausie P, Philippe-Chomette P, Alberti C, El Ghoneimi A et al. Calretinin immunohistochemistry: a simple and efficient tool to diagnose Hirschsprung disease. Mod Pathol 2009;22:1379-1384.

Haricharan RN, Georgeson KE. Hirschsprung disease. Semin Pediatr Surg 2008;17: 266-275.

Haricharan RN, Seo JM, Kelly DR, Mroczek-Musulman EC, Aprahamian CJ, Mor-

gan TL et al. Older age at diagnosis of Hirschsprung disease decreases risk of postoperative enterocolitis, but resection of additional ganglionated bowel does not. J Pediatr Surg 2008;43:1115-1123.

Heanue TA, Pachnis V. Enteric nervous system development and Hirschsprung's disease: advances in genetic and stem cell studies. Nat Rev Neurosci 2007;8:466-479.

Heaton WH. Food, fibre and bowel function. In Barbara L, Corinaldesi R, Gizzi G, Stanghellini V (eds). Chronic constipation. London: Saunders; 1996. pp. 79-92.

Herek O, Polat A. Incidence of anterior displacement of the anus and its relationship to constipation in children. Surg Today 2004;34:90-192.

Hyams J, Colletti R, Faure C, Gabriel-Martinez E, Maffei HVL, Morais MB et al. Functional gastrointestinal disorders: working group report of the first world congress of pediatric gastroenterology, hepatology and nutrition. J Pediatr Gastroenterol Nutr 2002;35(Suppl 2):S110-S117.

Hyman PE, Milla PJ, Benninga MA, Davidson GP, Fleischer DF, Taminiau J. Childhood functional gastrointestinal disorders: neonate/toddler. Gastroenterology 2006; 130:1519-1526.

Iacono G, Merolla R, D'Amico D, Bonci E, Cavataio F, Di Prima L et al. Gastrointestinal symptoms in infancy: a population-based prospective study. Dig Liver Dis 2005; 37:432-438.

Iacono G, Bonventre S, Scalici C, Maresi E, Di Prima L, Soresi M et al. Food intolerance and chronic constipation: manometry and histology study. Eur J Gastroenterol Hepatol 2006;18:143-150.

Institute of Medicine – IOM. Dietary reference intakes for energy, carbohydrate, fiber, fat, fatty acids, cholesterol, protein and amino acids. Food and nutrition board. Washington. DC: National Academy Press; 2002. [cited 2003/08/30]. Available from: http://www.nap.edu

Joensson IM, Siggaard C, Rittig S et al. Transabdominal ultrasound of rectum as a diagnostic tool in childhood constipation. J Urol 2008;179:1997-2002.

Keckler SJ, Yang JC, Fraser JD, Aguayo P, Ostlie DJ, Holcomb 3rd GW, St Peter SD. Contemporary practice patterns in the surgical management of Hirschsprung's disease. J Pediatr Surg 2009;44:1257-1260; discussion 1260.

Leape LL, Ramenofsky ML. Anterior ectopic anus: a common cause of constipation in children. J Pediatr Surg 1978;13:627-630.

Lisboa VC, Felizola MC, Martins LA, Tahan S, Neto UF, de Morais MB. Aggressiveness and hostility in the family environment and chronic constipation in children. Dig Dis Sci 2008;53:2458-2463.

Liu W, Wu RD, Dong YL, Gao YM. Neuroepithelial stem cells differentiate into neuronal phenotypes and improve intestinal motility recovery after transplantation in the aganglionic colon of the rat. Neurogastroenterol Motil 2007;19:1001-1009.

Locke III GR, Pemberton JH, Phillips SF. AGA technical review on constipation. Gastroenterology 2000;119:1766-1778

Loening-Baucke V, Swidsinski A. Constipation as cause of acute abdominal pain in children. J Pediatr 2007;151:666-669.

McCance RA. The composition of foods. Cambridge: Royal Society of Chemistry-Information Services Ministry of Agriculture, Fisheries and Food (MAFF); 5th ed. 1991.

Maffei HVL, Morais MB. Defining constipation in childhood and adolescence: from Rome, via Boston, to Paris and ...? Letter to the editor. J Pediatr Gastroenterol Nutr 2005;41:485-486.

Maffei HVL, Moreira FL, Kissimoto M, Chaves SM, El Faro S, Aleixo AM. História clínica e alimentar de crianças atendidas em ambulatório de gastroenterologia pediátrica com constipação intestinal crônica funcional e suas possíveis complicações. J Pediatr (Rio J) 1994;70:280-286.

Maffei HVL, Moreira FL, Oliveira WM, Sanini V. Prevalência de constipação intestinal em escolares do ciclo básico. J Pediatr (Rio J) 1997;73:340-344.

Maffei HVL, Vicentini AP. Prospective evaluation of dietary treatment in childhood constipation: high dietary fiber and wheat bran intake are associated to constipation amelioration. J Pediatr Gastroenterol Nutr, in press, 2010.

Maffei HVL. Constipação crônica funcional. Com que fibra suplementar? J Pediatr (Rio J) 2004;80:167-168 e 527-530.

Martucciello G, Pini Prato A, Puri P, Holschneider AM, Meier-Ruge W, Jasonni V et al. Controversies concerning diagnostic guidelines for anomalies of the enteric nervous system: a report from the fourth International Symposium on Hirschsprung's disease and related neurocristopathies. J Pediatr Surg 2005;40:1527-1531.

Mattioli G, Pini Prato A, Giunta C, Avanzini S, Della Rocca M, Montobbio G et al. Outcome of primary endorectal pullthrough for the treatment of classic Hirschsprung disease. J Laparoendosc Adv Surg Tech A 2008;18:869-874.

Melo MCB, Torres MRF, Penna FJ, Osorio PH, Matos TCC, Steiner AS, Leal AT. Perfil das crianças com constipação intestinal atendidas em um hospital-escola. Rev Méd MG 2007;17:202-207.

Metzger M, Caldwell C, Barlow AJ, Burns AJ, Thapar N. Enteric nervous system stem cells derived from human gut mucosa for the treatment of aganglionic gut disorders. Gastroenterology 2009;136:2214-2225.

Morais MB, Jacob CMA. O papel dos probióticos e prebióticos na prática pediátrica. J Pediatr (Rio J) 2006;82(5 Supl):S189-S189.

Morais MB, Maffei HVL. Constipação intestinal. J Pediatr (Rio J) 2000;76(Supl 2):S147-S156.

Müller-Lissner AS. Effect of wheat bran on weight of stool and gastrointestinal transit time: a meta analysis. Br Med J 1988;296:615-617.

Munõz KA, Krebs-Smith SM, Ballard-Barbash R, Cleveland LE. Food intakes of US children and adolescents compared with recommendations. Pediatrics 1997;100:323-329.

Ohi RJ, Tseng SW, Kamiyama T, Chiba T. Two-point rectal mucosal biopsy for selection of surgical treatment of Hirschsprung's disease. Pediatr Surg 1990;25:527-530.

Oliveira JN, Tahan S, Goshima S, Fagundes-Neto U, Morais MB. Prevalência de constipação em adolescentes matriculados em escolas de São José dos Campos, SP, e em seus pais. Arq Gastroenterol (SP) 2006; 43:50-54.

Rasquin A, Di Lorenzo C, Forbes D, Guiraldes E, Hyams JS, Staiano A, Walker LS. Childhood functional gastrointestinal disorders: child/adolescent. Gastroenterology 2006;130:1527-1537.

Roma E, Adamidis D, Nikolara R, Constantopoulos A, Messaritakis J. Diet and chronic constipation in children: the role of fiber. J Pediatr Gastroenterol Nutr 1999;28:169-174.

Scaillon M, Cadranel S. Food allergy and constipation in childhood: how functional is it? Eur J Gastroenterol Hepatol 2006;18: 125-128.

Souza MFT de, Silva GAP. Constipação crônica: prevalência no ambulatório do Hospital Geral de Pediatria do Instituto Materno Infantil de Pernambuco. Rev Bras Saúde Materno Infantil (Recife) 2001;1:59-63.

Tahan S, Motta MEFA, Goshima S, Daher S, Naspitz CK, Solé D, Fagundes-Neto U, Morais MB. Chronic constipation secondary to cow's milk allergy affects nutritional status in children. J Pediatr Gastroenterol Nutr 2004;39:S235.

Tannuri AC, Tannuri U, Romão RL. Transanal endorectal pull-through in children with Hirschsprung's disease – technical refinements and comparison of results with the Duhamel procedure. J Pediatr Surg 2009;44:767-772.

Thapar N. New frontiers in the treatment of Hirschsprung disease. J Pediatr Gastroenterol Nutr 2009;48(Suppl 2):S92-S94.

Van den Berg MM, Benninga MA, Di Lorenzo C. Epidemiology of childhood constipation: a systematic review. Am J Gastroenterol 2006;101:2401-2409.

Zaslavsky, C. Cólon redundante. Como valorizá-lo na infância? Rev Maternidade Infância Ginecol 1994;14:14-20.

CAPÍTULO 17

Diagnóstico Diferencial de Colestase Neonatal

GABRIEL HESSEL

CECÍLIA AMÉLIA FAZZIO ESCANHOELA

Colestase é o termo empregado para descrever redução ou ausência do fluxo biliar canalicular, com elevação dos níveis séricos de todos os componentes da bile, sendo mais comumente avaliada por meio da elevação da bilirrubina direta. Em um primeiro momento, a apresentação é de um recém-nascido ou lactente ictérico. Algumas alterações podem indicar que essa icterícia é colestática, como a presença de colúria, hipocolia ou acolia fecal e hepatomegalia. Contudo, essas alterações podem não ser adequadamente pesquisadas e por isso a recomendação oficial da Sociedade Norte-Americana de Gastroenterologia Pediátrica, Hepatologia e Nutrição publicada em 2004 é de que qualquer recém-nascido que apresente icterícia com 2 semanas de vida seja avaliado quanto à presença de colestase por meio da mensuração do nível sérico das bilirrubinas total e direta. Se a alimentação do recém-nascido é exclusivamente de leite materno e não apresenta colúria ou fezes claras e o exame físico é normal, esse paciente pode ser reavaliado com 3 semanas de vida (possibilidade de ser icterícia pelo leite materno). Se a icterícia persiste, há necessidade de mensuração das bilirrubinas. O diagnóstico laboratorial de colestase pode ser efetuado da seguinte maneira: quando a bilirrubina total é menor que 5mg/dl, denomina-se colestase se a bilirrubina direta for maior que 1mg/dl. Quando a bilirrubina total é maior que 5mg/dl, denomina-se colestase se a bilirrubina direta for maior que 20% da bilirrubina total.

A incidência da colestase neonatal é de 1 caso em cada 2.500 nascidos vivos e é classificada, do ponto de vista anatômico, em colestase intra-hepática (CIH) e colestase extra-hepática (CEH). A CIH representa aproximadamente 70% de todas as causas de colestase neonatal e os principais grupos de doenças envolvidas são: infecção congênita, doenças metabólicas, hipoplasia das vias biliares intra-hepática, toxicomedicamentosa, transinfecciosa, geneticocromossômica e idiopática. A CEH representa aproximadamente 30% de todas as causas de colestase neonatal e a principal doença envolvida é a atresia biliar. As diferentes etiologias de colestase neonatal estão relacionadas no quadro 17.1.

A atresia biliar é o resultado final de um processo inflamatório destrutivo que afeta os ductos biliares intra-hepático e extra-hepático, conduzindo a fibrose e a obliteração do trato biliar em qualquer ponto do *porta hepatis* até o duodeno. É a causa mais comum de colestase crônica na infância e a mais frequente indicação de transplante hepático nesse grupo etário. A doença ocorre em duas formas clínicas: 1. o tipo embriônico ou fetal, em que o início da colestase neonatal é precoce, com icterícia desde o nascimento, podendo estar associado a outras anomalias congênitas; e 2. a forma perinatal ou "adquirida", que representa a maioria dos casos, em que a colestase neonatal tem início mais tardio, com intervalo livre entre a icterícia fisiológica e a icterícia patológica e sem anomalias congênitas associadas.

Até 1959, a doença era fatal, pois não havia opção de tratamento cirúrgico. Nesse ano, Kasai propôs a portoenterostomia para restaurar o fluxo biliar. Após a cirurgia, há restauração do fluxo biliar em proporção inversa à idade na qual a criança é submetida ao procedimento cirúrgico. Como a maioria dos pacientes é operada após os 60 dias de vida, limite de idade recomendado para a cirurgia, os resultados não são satisfatórios, evoluindo habitualmente para hipertensão portal e fibrose intra-hepática progressiva com necessidade futura de transplante hepático na maioria dos pacientes.

Em relação à etiopatogenia, poucos trabalhos têm sido publicados nas últimas décadas. Em 1974, Landing sugeriu que as doenças da atresia biliar, hepatite neonatal e cisto de colédoco são o resultado de um processo mórbido único, provavelmente viral, com evolução dependente da cronologia e da localização do dano original. Esses autores denominaram a situação descrita como colangiopatia obstrutiva infantil. Atualmente, a maioria das informações sugere que a atresia biliar é uma doença de natureza heterogênea, podendo ser considerada um fenótipo comum de várias alterações diferentes, sendo proposta a existência de cinco mecanismos:

Quadro 17.1 – Diferentes etiologias de colestase neonatal.

Colestase intra-hepática

- Infecciosa:
  - Bacteriana: sepse, listeriose, sífilis, tuberculose
  - Viral: rubéola, citomegalovírus, herpes, Coxsackie, ECHO, hepatites B e C, vírus da imunodeficiência humana e parvovírus B19
  - Protozoário: toxoplasmose
- Metabólicas:
  - Distúrbios do metabolismo dos carboidratos: galactosemia, intolerância hereditária à frutose, glicogenose tipo IV
  - Deficiência de alfa-1-antitripsina
  - Mucoviscidose
  - Tirosinemia
  - Distúrbios do metabolismo dos lípides: doença de Wolman, doença de Niemann-Pick, doença de Gaucher
  - Distúrbios da excreção das bilirrubinas: Dubin-Johnson e Rotor
- Doenças endocrinológicas:
  - Hipopituitarismo
  - Hipotireoidismo
- Causas genéticas: síndrome de Down, síndrome de Donahue
- Pobreza de ductos biliares intra-hepáticos:
  - Sindrômica: síndrome de Alagille
  - Não sindrômica: doença de Byler, síndromes de deficiência do metabolismo dos sais biliares, doença de Zellweger
- Miscelânea:
  - Nutrição parenteral
  - Drogas
  - Choque
  - Histiocitose das células de Langerhans
  - Obstrução intestinal
  - Lúpus neonatal
- Idiopática

Colestase extra-hepática

- Atresia biliar
- Estreitamento do ducto biliar
- Cisto de colédoco
- Anomalia da junção coledocopancreática
- Perfuração espontânea do ducto biliar
- Neoplasia
- Litíase

1. A exposição da gestante a determinadas substâncias tóxicas. Embora não haja evidência na literatura de toxinas específicas que possam causar atresia biliar em crianças, há interessante relato de uma alteração, presumivelmente tóxica, em cordeiros e bezerros que lembra a atresia biliar.

2. Defeito na morfogênese do trato biliar extra-hepático. Tan e Mosco-so têm comparado o desenvolvimento do sistema biliar de fetos e embriões humanos com o remanescente da árvore biliar extra--hepática ressecada em 105 pacientes com atresia biliar. Houve similaridade entre os dúctulos anormais dentro do *porta hepatis* de pacientes com atresia biliar e desenvolvimento normal dos ductos biliares durante o primeiro trimestre. Dessa forma, os autores propõem que a atresia biliar possa ser causada por um processo de remodelagem insuficiente no hilo hepático, com persistência dos ductos biliares fetais pobremente sustentados por mesênquima. Eles postularam que, como o fluxo biliar aumenta no período perinatal, um vazamento de bile dos ductos biliares anormais pode desencadear intensa reação inflamatória com subsequente obliteração da árvore biliar. Outros autores consideram mais provável que infecção subjacente ou lesão de natureza imune interfira no processo de remodelagem normal do hilo hepático e com a placa ductal dentro do fígado. Essa hipótese de defeito na morfogênese é atraente quando ocorrem outras anomalias congênitas que estão presentes em 10 a 30% de crianças com atresia biliar.

3. Anormalidade na resposta imunológica e inflamatória. Vários estudos têm examinado a possibilidade de que as células do epitélio ductular biliar sejam suscetíveis a um ataque de natureza imunológica devido a uma expressão anormal de antígenos de superfície do sistema HLA--B12. Outras alterações encontradas foram: expressão aumentada de moléculas de adesão intercelular e expressão do interferon gama em mais de 60% dos pacientes.

4. Dano vascular durante o desenvolvimento hepatobiliar fetal. Ho et al. identificaram hiperplasia e hipertrofia da artéria hepática em pacientes com atresia biliar. Essa arteriopatia poderia levar à diminuição de fluxo sanguíneo para os vasos que irrigam a árvore biliar e assim determinar a evolução para atresia.

5. Infecção viral oculta. Vários trabalhos têm demonstrado a presença de alguns vírus em pacientes com atresia biliar (citomegalovírus, reovírus e rotavírus tipo C).

DIAGNÓSTICO

Como é um grupo heterogêneo de doenças, com a mesma forma de apresentação inicial, o diagnóstico diferencial é difícil, devendo ser conduzido em conjunto por um gastroenterologista pediátrico. É importante saber que as principais causas de colestase são a hepatite neonatal e a atresia biliar, representando quase 70% de todas as etiologias. A abordagem inicial deve ser relacionada com a identificação do diagnóstico anatômico. Alagille tem valorizado quatro itens sugestivos de atresia biliar: 1. peso de nascimento normal; 2. início da acolia precoce (média de 16 dias); 3. persistência da acolia; e 4. aumento da consistência do fígado. É importante esclarecer que esses itens são empregados para orientação no diagnóstico diferencial a partir de diferenças estatísticas entre os grupos de colestase intra e extra-hepática, obtendo acurácia de 83%. Outra informação importante é que muitas mães e pais dessas crianças não referem acolia fecal na consulta. Dessa forma, a coloração das fezes deve ser verificada pelo médico, valorizando também a hipocolia fecal como uma possibilidade de obstrução biliar e merecendo investigação urgente. Adicionalmente, a informação da consistência hepática deve ser interpretada de acordo com a evolução natural da doença. Dessa forma, uma criança com 1 mês de idade e icterícia há uma semana pode ter consistência normal ou pouco alterada do fígado e ser portadora de atresia biliar. Por outro lado, essa mesma informação de consistência do fígado em uma criança de 3 meses de idade e icterícia desde a terceira semana de vida praticamente afasta o diagnóstico de atresia biliar.

Além disso, outros dados de história e exame físico podem orientar na identificação da etiologia: 1. problemas semelhantes com pais ou entre irmãos – indicação de doença genética (deficiência de alfa-1-antitripsina, colestase intra-hepática familial progressiva, síndrome de Alagille e fibrose cística); 2. consanguinidade – risco de doença genética que apresenta herança autossômica recessiva; 3. doença infecciosa durante a gravidez – sugestão de infecção congênita (sífilis, toxoplasmose, rubéola, citomegalovírus, herpes); 4. antecedente de sepse no período neonatal e/ou emprego de nutrição parenteral prolongada e/ou uso de antibióticos hepatotóxicos e/ou ressecção intestinal – sugestão de colestase multifatorial; 5. vômitos persistentes – sugestão de doença metabólica; 6. disposição – a irritabilidade pode estar associada a algumas doenças metabólicas (*great baby* – dorme muito, letárgico – pode ser hipotireoidismo ou pan-hipopituitarismo); 7. dextrocardia ou *situs inversus totalis* – indicação de atresia biliar embriônica; 8. sopro cardíaco – se sopro sistólico no foco pulmonar, sugestão de estenose pulmonar que pode estar associada com a síndrome de Alagille.

BIOQUÍMICA

Além das bilirrubinas, habitualmente são solicitadas as enzimas hepáticas, a eletroforese de proteínas séricas e o coagulograma. As enzimas que indicam lesão hepatocelular (aspartato aminotransferase e alanina aminotransferase) estão elevadas em intensidade variável e não discriminam entre colestase intra e extra-hepática. A gamaglutamiltransferase (GGT) pode ser útil se os níveis obtidos situarem acima de 10 vezes o limite superior da normalidade. O nível sérico da albumina pode traduzir um comprometimento da função sintética e aparece no período neonatal nas seguintes situações mórbidas: hemocromatose, tirosinemia, galactosemia, frutosemia e citopatias mitocondriais. Na atresia biliar, inicialmente esse exame é normal, e começa a cair a partir do terceiro mês de vida. A atividade de protrombina também apresenta o mesmo comportamento da albumina. Eventualmente, observamos alguns exames de coagulação com RNI alargado, mas, após uso de vitamina K injetável, a atividade de protrombina retorna aos valores de normalidade, expressando a falta de vitamina K e não comprometimento da função hepatocelular.

ESTUDOS ESPECIAIS PARA DIFERENCIAR COLESTASE EXTRA-HEPÁTICA DA INTRA-HEPÁTICA

Os exames subsidiários específicos são: tubagem duodenal, cintilografia hepatobiliar, colangiopancreatografia endoscópica retrógrada, colangiorressonância, ultrassonografia abdominal e biópsia hepática. É recomendável a execução de um ou dois desses exames que estará na dependência da disponibilidade e da agilidade dos serviços referenciados.

A tubagem duodenal é um exame que consiste na aspiração do líquido duodenal e visualização de sua cor para inferir sobre a patência do sistema ductular. É um exame de fácil execução, com sensibilidade variando de 91 a 100% e especificidade de 43 a 100%. É um exame útil nas situações nas quais outros testes não estão disponíveis. A cintilografia hepatobiliar é realizada empregando os derivados iminodiacéticos marcados com tecnécio. O radiotraçador é captado pelo hepatócito e excretado pela via biliar quando não há colestase obstrutiva. A sensibilidade é alta, mas a especificidade é baixa, ou seja, muitos pacientes sem obstrução anatômica não excretam o radiotraçador e informam um resultado falso-positivo para atresia biliar. A colangiopancreatografia endoscópica retrógrada é um procedimento invasivo, de alto custo e requer grande habilidade do endoscopista. A sensibilidade e a especificidade são altas quando há cateterização adequada. Os trabalhos não têm recomendado esse exame na avaliação inicial de um lactente com colestase neonatal pelas dificuldades e invasividade. Poderia ser empregado em casos selecionados, nos quais os outros exames subsidiários foram inconclusivos no diagnóstico diferencial entre atresia biliar e colestase intra-hepática ou nos casos em que os exames apresentam resultados divergentes, como, por exemplo, a ultrassonografia, que sugere atresia biliar, e a biópsia hepática, que sugere colestase intra-hepática em lactente com acolia fecal. A colangiorressonância é um exame mais recente e, embora haja resultados promissores, o pequeno número de trabalhos em casuísticas reduzidas não autorizam sua indicação em uma abordagem de rotina. A ultrassonografia abdominal é um exame de fácil realização, não invasivo e que tem sido muito útil na avaliação inicial do paciente com colestase neonatal. Os detalhes dessa técnica e sua interpretação estão descritos no Capítulo 4. A biópsia hepática é o exame mais empregado na avaliação inical de um recém-nascido ou lactente com colestase neonatal. É importante salientar que para uma segurança no resultado há necessidade de que o fragmento hepático tenha boa dimensão (pelo menos cinco espaços porta) e que o patologista tenha experiência nesse tipo de situação. As variáveis histológicas mais comumente associadas à colestase extra-hepática são: proliferação ductal periportal e portal, expansão do espaço porta por fibrose portal, edema e proliferação ductal e colestase intracanalicular. A acurácia desse exame é em média de 94 a 95%. Nas figuras 17.1 e 17.2 há exemplos de casos com obstrução de grandes ductos e de hepatite neonatal, respectivamente. Em conclusão, é importante e necessário o diagnóstico rápido e correto da etiologia da colestase neonatal. A abordagem inicial reside em obtenção de uma anamnese e exame físico completos

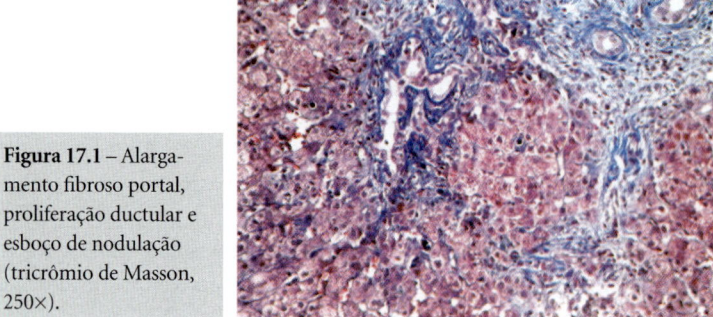

Figura 17.1 – Alargamento fibroso portal, proliferação ductular e esboço de nodulação (tricrômio de Masson, 250×).

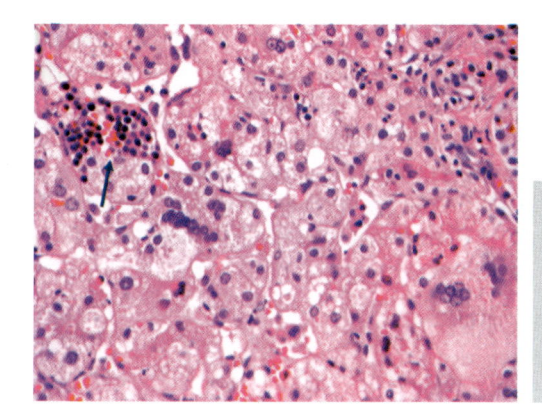

Figura 17.2 – Hepatite neonatal: transformação gigantocelular de hepatócitos acompanhada por eritropoiese extramedular (seta) (HE 400×).

valorizando os critérios de Alagille e dosando a bilirrubina total e direta. Se há colestase neonatal, inicia-se a investigação em serviço especializado com a realização de exames específicos para avaliar a patência das vias biliares. Em um período curto, idealmente de três dias, deve-se ter estabelecido o diagnóstico. A precocidade do diagnóstico é fundamental para estabelecer a terapêutica específica, visando ao melhor prognóstico.

CASO CLÍNICO

R.V.A., sexo feminino, 4 meses de idade, admitida com história de icterícia. A mãe adotiva informa que começou a cuidar da criança com 8 dias e notou, desde essa data, a presença de icterícia, fezes esbranquiçadas e urina mais escura. Além disso, observou o abdome mais protuberante. Nega vômitos, diarreia, febre e convulsões. Criança foi acompanhada por pediatra nos 3 primeiros meses de vida com exames de hemograma, bilirrubina, enzimas hepáticas e algumas sorologias. Como apresentava baixo ganho ponderal, veio encaminhada para investigação. Nasceu por parto hospitalar, cesárea, pré-termo, com peso de 2.135g e estatura de 45cm, Apgar de 5 e 10, sem outras informações por ser filha adotiva. A alimentação é de leite de vaca modificado. Ao exame físico, a paciente apresentava-se em bom estado geral, descorada, ictérica, acianótica e eupneica. Peso = 4.360g e estatura de 56cm. Abdome – fígado palpável a 6cm do rebordo costal direito e de consistência endurecida, baço palpável a 2cm do rebordo costal esquerdo. Demais itens do exame sem alterações.

- 8/3/2010 – BD = 3,8mg/dl, BI = 2,1mg/dl, anticorpos anti-HIV (ELISA) não reagentes.
- 8/02/2010 – BD = 4,71mg/dl, BI = 2,27mg/dl.
- 03/2010 – AST = 323U/l, ALT = 346U/l.
- 23/03/2010 – Ultrassonografia de abdome: fígado de contornos lisos e ecotextura conservada, apresentando aumento de volume (hepatomegalia). Não há dilatação de vias biliares. Vesícula biliar não visualizada no presente estudo.

Exames solicitados à internação:

- CMV negativo, toxo = negativo.
- Albumina = 4,5g/dl.
- Alfa-1-antitripsina = 2,24g/l (0,9-2,0g/l).
- ALT = 426, AST = 342, BD = 9,25, BI = 0,69, FAlc = 347, GGT = 1127, RNI = 1,06.
- Hepatites B, C, rubéola – não reagentes.
- Sífilis = não reagente.
- Ultrassonografia: fígado de dimensão aumentada e baço no limite superior da normalidade, vesícula biliar de 15mm na maior dimensão longitudinal que não apresenta contração após alimentação.
- Esteatócrito = 41,17%.

Biópsia hepática – proliferação de canalículos biliares, colestase intracanalicular, formação de septos e nódulos, compatível com obstrução de grandes ductos biliares.

Discussão

Inicialmente, deve ser enfatizado o encaminhamento tardio para um centro de referência. Essa paciente foi atendida por pediatra, mas sem a assessoria de um gastropediatra, e a investigação foi superficial e inadequada. Em toda criança com icterícia e que persiste a partir da segunda semana de vida deve ser indicada a dosagem das bilirrubinas e, se o diagnóstico laboratorial for de colestase, a investigação deve ser iniciada o mais rápido possível. Outro aspecto importante é a coloração das fezes. No caso em questão, a mãe adotiva informa que são acólicas. Mas, em outros casos, é até relativamente comum a mãe informar que as fezes são coradas quando, na verdade, são hipocólicas ou acólicas. A principal explicação dessa confusão é a mistura da urina colúrica com as fezes acólicas ou hipocólicas assumindo aparência de coloração normal ou próximo do normal. Dessa forma, é fundamental que o profissional verifique a coloração das fezes. Recentemente, foi lançado o programa alerta amarelo com informação para os médicos e para a população da necessidade do diagnóstico precoce de colestase neonatal e de atresia biliar. Nesse informativo, há diferentes figuras de coloração de fezes que são classificadas como normais ou suspeitas (Fig. 17.3).

Analisando o caso e, aplicando os critérios descritos por Alagille, obtêm--se três itens favoráveis à hipótese diagnóstica de atresia biliar (acolia fecal precoce, persistência da acolia e consistência aumentada do fígado) e um item favorável à hipótese diagnóstica de colestase intra-hepática (peso baixo de nascimento). Esses critérios têm sido úteis na abordagem inicial, mas, quando há empate nos itens analisados, fica difícil elaborar a hipótese do diagnóstico anatômico. No caso clínico em questão, a hi-

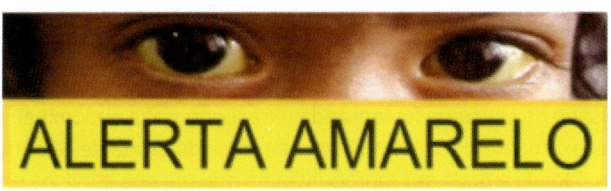
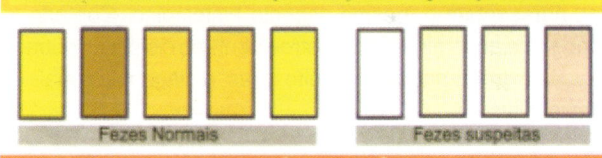

Figura 17.3 – Informativo alerta amarelo para verificar a coloração das fezes.

pótese mais provável é de atresia biliar e impõe-se investigação urgente. Essa investigação deve ser preferencialmente realizada em ambiente hospitalar porque, de acordo com alguns autores, o prazo máximo para se estabelecer o diagnóstico e a conduta devem ser de três dias. Os exames bioquímicos realizados no serviço de origem e no Hospital de Clínicas da Unicamp revelaram aumento do nível sérico de todas as enzimas hepáticas, merecendo destaque a elevação da GGT. A principal doença na faixa etária pediátrica em que ocorre aumento dessa enzima é a atresia biliar. As outras doenças, que são menos frequentes, nas quais também pode ocorre aumento dessa enzima são: hipoplasia das vias biliares intra-hepática sindromática ou não sindromática, deficiência de alfa-1-antitripsina, colangite esclerosante neonatal e colestase intra-hepática familial progressiva do tipo 3. É importante salientar que valores de GGT acima de 400U/l sugerem atresia biliar mas valores abaixo desse nível não discriminam o diagnóstico anatômico.

À admissão na Unicamp foi realizada ultrassonografia abdominal. Embora esse exame seja relatado como operador dependente, entendemos que é muito útil e pode ser reprodutível na maioria dos serviços especializados. A presença de vesícula de dimensão normal (limite inferior) mas que não contrai após alimentação adequada pode indicar redução ou ausência de sal biliar na luz duodenal, fator essencial para a digestão de gordura e produção de colecistocinina. Assim, esse resultado sugere atresia biliar. A partir desse ponto, é desejável realizar mais um exame subsidiário específico para confirmar ou não a indicação de colestase extra-hepática. Esse novo exame deve ser de fácil execução e boa acurácia. Nesse sentido, elegemos a biópsia hepática cujo resultado foi altamente sugestivo de obstrução de grandes ductos. O patologista não deve laudar como sugestivo de atresia biliar porque outras causas de obstrução extra-hepática, como cisto de colédoco e estenose de colédoco distal, apresentam o mesmo aspecto histológico. Contudo, como a ultrassonografia abdominal não mostrou nenhum cisto e as outras causas de obstrução extra-hepática são muito raras, o diagnóstico mais provável é de atresia biliar.

BIBLIOGRAFIA

Alagille D. Prolonged obstructive jaundice including calculous and noncalculous gallbladder conditions. In Roy CC, Silverman A, Alagille, D. Pediatric clinical gastroenterology. 4th ed. St. Louis: Mosby; 1995. pp. 636-683.

Balistreri WF. Neonatal cholestasis – medical progress. J Pediatr 1985;106:171-184.

Balistreri WF, Grand R, Hoofnagle JH, Suchy FJ, Ryckman FC, Perlmutter DH, Sokol RJ. Biliary atresia: current concepts and research directions. Hepatology 1996;23: 1682-1692.

Bellomo-Brandao MA, Andrade PD, Costa SC, Escanhoela CA, Vassallo J, Porta G et al. Cytomegalovirus frequency in neonatal intrahepatic cholestasis determined by serology, histology, immunohistochemistry and PCR. World J Gastroenterol 2009;15:3411-3416.

Bellomo-Brandao MA, Arnaut LT, Tommaso AM, Hessel G. Differential diagnosis of neonatal cholestasis: clinical and laboratory parameters. J Pediatr (Rio J) 2010;86: 40-44.

Benchimol EI, Walsh CM, Ling SC. Early diagnosis of neonatal cholestatic jaundice: test at 2 weeks. Can Fam Physician 2009; 55:1184-1192.

Bobo L, Ojeh C, Chiu D, Machado A, Colombani P, Schwarz K. Lack of evidence for rotavirus by polymerase chain reaction/ enzyme immunoassay of hepatobiliary samples from children with biliary atresia. Pediatr Res 1997;41:229-234.

Chang M-H, Huang H-H, Huang E-S, Kao C-L, HSU H-Y, Lee C-Y. Polymerase chain reaction to detect human cytomegalovirus in livers of infants with neonatal hepatitis. Gastroenterology 1992;103:1022-1025.

Fäh J, Pavlovic J, Burg G. expression of MxA protein in inflammatory dermatoses. J Histochem Cytochem 1995;43:47-52.

Halminen M, Ilonen J, Julkunen I, Ruuskanen O, Simell O, Mäkelä MJ. Expression of MxA protein in blood lymphocytes discriminates between viral and bacterial infections in febrile children. Pediatr Res 1997;41:647-650.

Hart MH, Kaufman SS, Vanderhoof JA, Erdman S, Linder J, Markin RS, Kruger R, Antonson DL. Neonatal hepatitis and extrahepatic biliary atresia associated with cytomegalovirus infection in twins. Am J Dis Child 1991;145:302-305.

Hays DM, Wooley MM, Snyder WH. Diagnosis of biliary atresia: relative accuracy of percutaneous liver biopsy, open liver biopsy and operative colangiography. J Pediatr 1967;71:589-607.

Hessel G, Yamada RM, Escanhoela CAF, Bustorff-Silva JM, Toledo RJ. Valor da ultra-sonografia abdominal e da biópsia hepática percutânea no diagnóstico diferencial da colestase neonatal. Arq Gastroenterol 1994;31:75-81.

Ho CW, Shioda K, Shirasaki K, Takahashi S, Tokimatsu S, Maeda K. The pathogenesis of biliary atresia: a morphological study of the hepatobiliary system and the hepatic artery. J Pediatr Gastroenterol Nutr 1993; 16:53-60.

Howard ER. Extrahepatic biliary atresia – a review of current management. Br J Surg 1983;70:193-197.

Hsiao CH, Chang MH, Chen HL, Lee HC, Wu TC, Lin CC, Yang YJ et al. Universal screening for biliary atresia using an infant stool color card in Taiwan. Hepatology 2008;47:1233-1240.

Kasai M, Suzuki M. A new operation for "non-correctable" biliary atresia, portoenterostomy. Shujyutu 1959;13:733-739.

Lai MW, Chang MH, Hsu SC, Hsu HC, Su CT, Kao CL, Lee CY. Differential diagnosis of extrahepatic biliary atresia from neonatal hepatitis: a prospective study. J Pediatr Gastroenterol Nutr 1994;18:121-127.

Landing BH. Considerations of the pathogenesis of neonatal hepatitis, biliary atresia and choledochal cyst – the concept of infantile obstructive cholangiopathy. Prog Pediatr Surg 1974;6:113-139.

Malatak JJ, Schaid DJ, Urbach AH, Gartner JC, Zitelli BJ, Rockette H et al. Choosing a pediatric recipient for orthotopic liver transplantation. J Pediatr 1987;111:479-489.

Mowat, AP. Hepatitis and cholestasis in infancy: intra-hepatic disorders. In Liver disorders in childhood. 3rd ed. London: Butterworth-Heinemann; 1994. pp. 43-78.

Moyer V, Freese DK, Whitington PF, Olson AD, Brewer F, Colletti RB, Heyman MB. Guideline for the evaluation of cholestatic jaundice in infants: recommendations of the North American Society for Pediatric Gastroenterology, Hepatology and Nutrition. J Pediatr Gastroenterol Nutr 2004;39: 115-128.

Oppenheimer EH, Esterly JR. Cytomegalovirus infection: a possible cause of biliary atresia. Lancet 1973;2:1031-1032.

Otte JB, de Ville de Goyet J, Reding R, Hausleithner V, Sokal E, Chardot C, Debande B. Sequential treatment of biliary atresia with Kasai portoenterostomy and liver transplantation: a review. Hepatology 1994;20(Suppl):41S-48S.

Petersen C, Biermanns D, Kuske M, Schäkel K, Meyer-Junghänel L, Mildenberger H. New aspects in a murine model for extrahepatic biliary atresia. J Pediatr Surg 1997; 32:1190-1195.

Riepenhoff-Talty M, Schaekel K, Clark HF, Mueller W, Uhnoo I, Rossi T et al. Group A rotaviruses produce extrahepatic biliary obstruction in orally inoculated newborn mice. Pediatr Res 1993;33:394-399.

Riepenhoff-Talty M., Gouvea, V, Evans MJ, Svensson L, Hoffenberg E, Sokol RJ et al. Detection of group C rotavirus in infants with extrahepatic biliary atresia. J Infect Dis 1996;174:8-15.

Schreiber RA, Kleinman RE, Barksdale EM, Maganaro TF, Donahue PR. Rejection of murine congenic bile ducts: model for immune-mediated bile duct disease. Gastroenterology 1992;102:924-930.

Seidman SL, Duquesnoy RJ, Zeevi A, Fung JJ, Starzl TE, Demetris AJ. Recognition of major histocompatibility complex antigens on cultured human biliary epithelial cells by alloreactive lymphocytes. Hepatology 1991;13:239-346.

Sennnn G, Ransohoff R. Interferon-induced antiviral actions and their regulation. Adv Virus Res 1993;42:57-102.

Silveira TR, Salzano FM, Donaldson PT, Mieli-Vergani G, Howard ER, Mowat AP. Association between HLA and extrahepatic biliary atresia. J Pediatr Gastroenterol Nutr 1993;16:114-117.

Sokol RJ, Endo N, Ohara J, Lilly J, Levin M, Silverman A, Brown WR. Reovirus 3 RNA not detected by polymerase chain reaction in tissues from infants with extrahepatic biliary atresia [Abstract]. Hepatology 1991; 14:125A.

Tan CEL, Moscoso GJ. The developing human biliary system at the porta hepatic level between 29 days and 8 weeks of gestation – a way to understanding biliary atresia. Part I. Pathol Intern 1994;44:587-599.

Tarr PI, Haas JE, Christie DL. Biliary atresia, cytomegalovirus, and age at referral. Pediatrics 1996;97:828-831.

Whitington PF, Balistreri WF. Liver transplantation in pediatrics: indications, contraindications, and pre-transplant management. J Pediatr 1991;118:169-177.

Wussow P, Jakschies D, Hochkeppel H, Fibich C, Penner L, Deicher H. The human intracellular Mx-homologous protein is specifically induced by type I interferons. Eur J Immunol 1990;20:2015-2019.

Zerbini MC, Gallucci SD, Maezono R, Ueno CM, Porta G, Maksoud JG, Gayotto LC. Liver biopsy in neonatal cholestasis: a review on statistical grounds. Modern Pathol 1997;10:793-799.

CAPÍTULO 18

Hepatite Crônica Viral

MARIA ÂNGELA BELLOMO BRANDÃO

Os vírus B e C são agentes etiológicos importantes na hepatite crônica viral. A aquisição durante a infância da hepatite B (HBV) é responsável por uma grande proporção de infecções crônicas. Embora as crianças representem uma minoria das infecções crônicas pelo vírus da hepatite C (HCV), há milhares de crianças infectadas no mundo que necessitam de avaliação, acompanhamento clínico e tratamento.

HEPATITE B

A infecção pelo vírus da hepatite B e sua prevenção representam relevante problema de saúde pública mundial. Pode apresentar-se como quadros agudos (hepatite aguda e falência hepática fulminante) e hepatite crônica, com ou sem cirrose e carcinoma hepatocelular. Segundo dados de 2003 do Ministério da Saúde, no Brasil (área considerada de endemicidade moderada), 1% da população é cronicamente infectada pelo HBV.

Virologia

O vírus da hepatite B (HBV) pertence à família dos hepadnavírus (vírus de DNA hepatotrópico). A cápsula externa é formada pelo antígeno de superfície s (HBsAg). A partícula viral é constituída por DNA circular com fita parcialmente dupla que com o antígeno estrutural e (HBeAg) e o antígeno do *core* c (HBcAg) formam o núcleo do vírus.

Foram detectadas variações nas sequências do HBV em quase todas as regiões do genoma. Assim, pacientes diferentes possuem genótipos e estirpes distintos.

Até o momento, foram identificados 8 genótipos (A-H) e 2 subtipos de HBV (Aa/Ae) e (Ba/Bj) e estão relacionados a propensão a soroconversão, redução da expressão do HBeAg e resposta à terapia antiviral. O papel dos genótipos na evolução da hepatite B não está completamente esclarecido, mas a doença parece ser menos progressiva em pacientes com genótipo B.

Os diferentes genótipos ocorrem em várias localizações geográficas. Na região amazônica, há predominância do genótipo F. Em outras regiões do País, ocorrem com maior frequência os genótipos A e D.

A replicação do DNA do HBV realiza-se por meio da transcriptase reversa. Dessa forma, os erros não são eliminados durante a replicação e as mutações são comuns.

Nem todos os mutantes são viáveis ou competentes na replicação. Na região pré-núcleo (também denominada *pré-core*) do genoma, ocorre mutação bem caracterizada, que resulta na falta de expressão do HBeAg. Podem ocorrer ainda mutações no promotor do core (*core promoter*) e induzidas pelo tratamento.

Marcadores da infecção pelo HBV

Por meio dos marcadores sorológicos, é possível estabelecer se há hepatite aguda, crônica ou curada e também a evolução da infecção, como demonstrado na figura 18.1.

O HBsAg aparece várias semanas ou meses após a infecção pelo HBV e desaparece no caso de cura clínica.

O HBeAg normalmente está presente na fase aguda (exceto no caso de mutação pré-*core*). Indica um estado de virulência elevada e também está presente o HBV-DNA.

O HBcAg pode ser observado em biópsia hepática, utilizando-se a técnica da imuno-histoquímica.

O anticorpo anti-HBc IgG ou IgM refere-se à resposta do hospedeiro, seguido pelo aparecimento do anti-HBe. O anti-HBc IgM diminui gradativamente e fica indetectável, enquanto o anti-HBcAg IgG persiste.

No caso de infecção pelos mutantes pré-*core*, há falta de expressão do HBe e do anti-HBe, embora haja replicação viral e alta virulência detectadas pelo HBV-DNA. Um estudo brasileiro mostrou que 38% de 50 portadores de hepatite crônica investigados possuíam mutação pré-*core*.

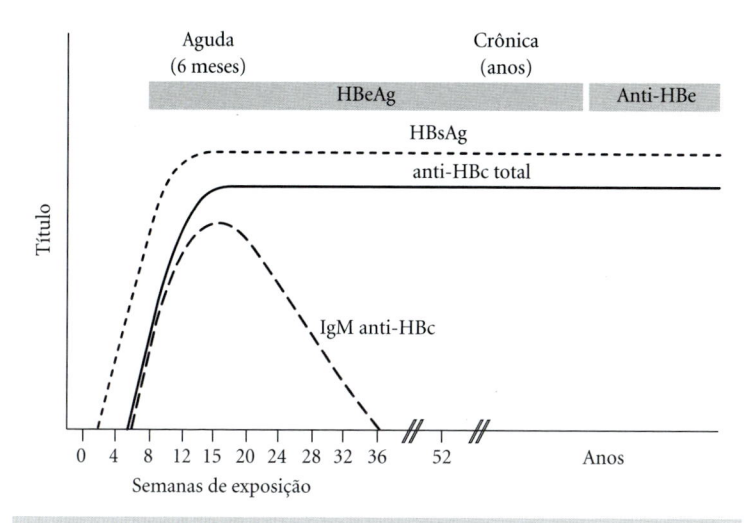

Biópsia hepática

A alteração característica da infecção pelo HBV é a presença de hepatócitos com citoplasma em vidro fosco (Fig. 18.2). As lesões consistem em variados graus de inflamação mononuclear periportal, lesões necroinflamatórias lobulares e periportais (hepatite de interface), que podem confluir em necrose em ponte (achado raro em crianças). O padrão da fibrose é semelhante ao observado em adultos, sendo que a fibrose portal habitualmente se encontra em um estágio precoce. Os escores de avaliação histológica são utilizados para a pesquisa e na avaliação, embora tenham

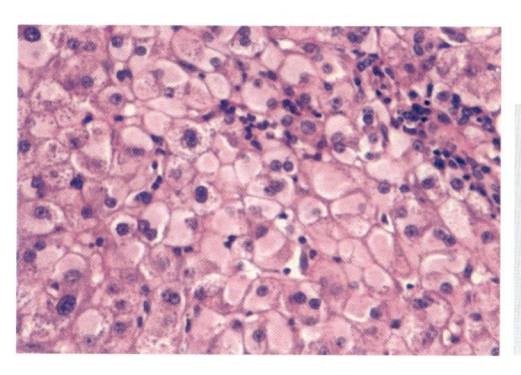

Figura 18.2 – Hepatócitos em "vidro fosco". Foto cedida pela Dra. Cecília A. F. Escanhoela – Departamento de Patologia da Faculdade de Ciências Médicas da Unicamp.

sido desenvolvidos em adultos. Os mais utilizados são a classificação Metavir e da Sociedade Brasileira de Patologia (SBP). O tratamento pode ser indicado quando há biópsia hepática com atividade necroinflamatória moderada a intensa e/ou fibrose moderada a intensa (A2 e/ou F2 pela classificação de Metavir/Sociedade Brasileira de Patologia).

O padrão histológico da hepatite D não difere muito do encontrado na hepatite B, embora a gravidade das lesões necroinflamatórias sejam maiores.

Imuno-histoquímica

O antígeno c (HBc) pode ser demonstrado no núcleo ou observado, em menor extensão, no citoplasma (Fig. 18.3). O padrão da expressão antigênica reflete a fase virológica da infecção. O HBc no núcleo indica replicação viral ativa e correlaciona-se com os níveis de HBV-DNA séricos. A expressão do HBc difusa no núcleo (ou seja, em mais de 60% dos hepatócitos) em crianças infectadas verticalmente ao nascimento, apesar de pouca ou nenhuma lesão necroinflamatória, indica tolerância. Um padrão focal do HBcAg é observado em crianças não tolerantes, associado a altos níveis de ALT e lesões histológicas mais intensas.

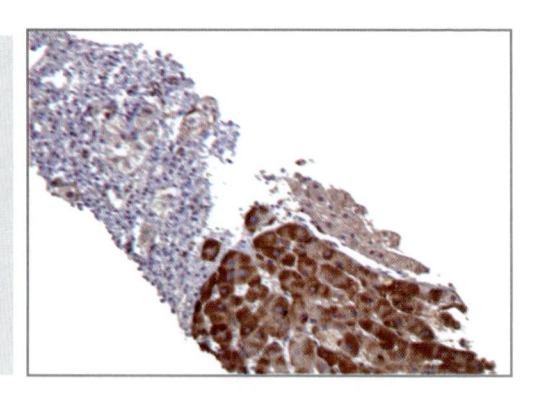

Figura 18.3 – Imuno--histoquímica do HBV. Nota-se a coloração marrom nos hepatócitos HBc positivos. Foto cedida pela Dra. Cecília A. F. Escanhoela – Departamento de Patologia da Faculdade de Ciências Médicas da Unicamp.

Condições clínicas na hepatite B

Hepatite aguda

Fase inicial – HBs, anti-HBc IgM positivos.

Fase de janela – anti-HBc IgM positivo.

Fase de recuperação – anti-HBs, anti-HBc IgG positivos.

Hepatite crônica

Fase replicativa – HBs, anti-HBc IgG, HBe, HBV-DNA positivos.

Fase não replicativa/replicação baixa – HBs, anti-HBc IgG, anti-HBe positivos.

Mutante do pré-*core* – HBs, anti-HBc IgG, anti-HBe, HBV-DNA positivos.

Termos clínicos usados na infecção pelo HBV

Hepatite B crônica

Doença necroinflamatória crônica do fígado causada pela infecção persistente, HBe positivo ou HBe negativo.

Estado de portador inativo

Infecção persistente sem doença necroinflamatória significativa associada. HBs positivo, HBe negativo, HBV-DNA $< 10^4$. Transaminases normais durante seis meses. Nesses casos, é necessário acompanhamento clínico com exames a cada 6 a 12 meses.

Hepatite B resolvida

Infecção prévia sem evidência virológica, bioquímica ou histológica de infecção ou doença ativa.

Exacerbação aguda ou *flare* da hepatite B

Elevações intermitentes da atividade das transaminases > 10 vezes o limite superior da normalidade.

Reativação da hepatite B

Reaparecimento da doença necroinflamatória ativa do fígado em indivíduo conhecido por ter um estado de portador inativo do HBs ou hepatite B resolvida.

Clearance do HBeAg

Perda do HBeAg em indivíduo previamente HBeAg positivo.

Soroconversão do HBeAg

Perda do HBe e detecção do anti-HBe em indivíduo previamente HBe positivo e anti-HBe negativo, associado com diminuição do DNA no soro para um valor $< 10^5$ cópias por ml.

Reversão do HBeAg

Reaparecimento do HBe em indivíduo previamente HBe negativo e anti-
-HBe positivo.

Hepatite B em crianças

O curso da doença em crianças é reconhecidamente diferente do que
ocorre nos adultos. Ao contrário do que acontece em adultos, a infecção
é predominantemente maternofetal ou perinatal, o que resulta em alta
persistência de infecção e complicações a longo prazo como cirrose e
carcinoma hepatocelular.

Em áreas endêmicas, há crianças infectadas de forma horizontal e por
infecção maternofetal ou mesmo perinatal a partir de familiares infectados.

Transmissão perinatal – é a via de transmissão preponderante em regiões
de elevada endemicidade. Ocorre em duas circunstâncias distintas: quando a mãe apresenta hepatite aguda pelo HBV, sobretudo no terceiro trimestre da gravidez, ou quando a mãe é portadora crônica do vírus,
principalmente se este estado de portadora cursa com replicação viral.

O risco de transmissão da infecção ao recém-nascido (RN) é variável,
conforme o tipo de marcador presente na mãe:

• 10 a 40% se ela apresentar anti-HBe positivo;
• 70 a 90% se a mãe for HBe e/ou HBV-DNA positivos.

A transmissão da infecção intraútero é rara (menos de 5%). A transmissão da hepatite B da mãe para o RN pode ocorrer durante o trabalho
de parto, quando o RN entra em contato com sangue e secreções vaginais
contaminadas. A cesariana não parece eliminar o risco de infecção perinatal. A administração da vacina aos recém-nascidos e da imunoglobulina nas primeiras 12 horas de vida reduz as taxas de infecção.

O aleitamento materno poderia ser outra forma de transmissão do
HBV da mãe para o RN, uma vez que se constata presença do HBsAg no
leite materno. No entanto, os achados dos diversos estudos são controversos, não demonstrando diferença significativa quando se comparam
crianças com e sem aleitamento materno.

Infecção crônica pelo HBV

O curso da infecção crônica pelo HBV adquirida no período perinatal
pode ser dividido em três fases: imunotolerância, imunoativa e inativa.
O padrão mais frequente em crianças infectadas ao nascimento é a fase
da imunotolerância, apresentando alta replicação viral, HBe positivo,

altos níveis de HBV-DNA e níveis normais de transaminases. A fase da imunotolerância pode prolongar-se até a idade adulta, porém, mesmo na infância, pode ocorrer a fase imunoativa, com aumento de transaminases e desenvolvimento de fibrose ao longo do tempo.

Muitos indivíduos com súbita elevação das transaminases apresentam soroconversão espontaneamente, resultando em HBe negativo e anti-HBe positivo e retorno gradual das transaminases a níveis normais, redução dos níveis de HBV-DNA e melhora da inflamação hepática. Alguns indivíduos permanecem com a inflamação hepática na fase imunoativa e apresentam maior risco de cirrose e carcinoma hepatocelular. Bortolotti et al. (2006) avaliaram o risco em 2% de desenvolver carcinoma hepatocelular, associado a inflamação hepática progressiva, viremia persistente e mutações específicas.

Diagnóstico laboratorial da hepatite B crônica

- HBsAg positivo por mais de 6 meses (pelo menos 2 dosagens).
- HBV-DNA em altos títulos.
- Aumento de transaminases.
- Evidências histológicas.

Tratamento

Os objetivos do tratamento são:

- Reduzir a replicação viral por meio da soroconversão do HBeAg.
- Reduzir o risco de morbidade e mortalidade, diminuindo a lesão hepática e suas consequências em crianças com replicação viral ativa e níveis elevados de transaminases.
- Reduzir a infectividade.

Não foi estabelecido consenso para o tratamento crônico do HBV em crianças, e indicações para a terapia antiviral em adultos pode não ser aplicável às crianças.

O tratamento deve ser considerado que apresentem ALT > 2 vezes o limite superior da normalidade, e evidência de replicação viral ativa (HBeAg positiva, e/ou dos níveis do HBV-DNA > 10^5 cópias/ml ou 20.000UI/ml) por mais de três meses.

Antes de iniciar o tratamento, deve ser realizada uma avaliação da função hepática, hemograma, dosagem dos marcadores do HBV e dos níveis do HBV-DNA. Os pais ou responsáveis devem receber orientações quanto a indicação, esquema de tratamento proposto, possíveis efeitos adversos e necessidade de adesão ao tratamento e suas repercussões futuras.

Fatores preditivos para uma boa resposta ao interferon e análogos nucleosídios incluem:

- altos níveis de transaminases pré-tratamento (> 2 vezes o limite superior da normalidade);
- baixos níveis de HBV-DNA (< 10^5 cópias/ml ou 20.000UI/ml);
- aquisição tardia do vírus e inflamação hepatocelular acentuada.

Pacientes com níveis de ALT normais ou pouco aumentados apresentam pior resposta ao tratamento, não sendo recomendada nenhuma droga para esse grupo de pacientes.

A elevação acentuada das enzimas hepáticas (> 5 vezes o limite superior da normalidade) pode preceder a soroconversão espontânea, adiando-se o tratamento para observação por pelo menos três meses.

Em pacientes com descompensação hepática é aconselhável o tratamento com lamivudina e monitorizar a encefalopatia hepática e a função hepática (bilirrubina, coagulograma, albumina) e encaminhar para um centro transplantador.

A resposta ao tratamento pode ser definida em várias categorias, dispostas no quadro 18.1.

Quadro 18.1 – Definição da resposta à terapia antiviral na hepatite B crônica.

Bioquímica	Diminuição dos níveis de ALT para níveis normais
Virológica	HBe negativo em pacientes HBe positivo HBV-DNA indetectáveis
Histológica	Diminuição dos índices de atividade pelo menos em 2 pontos em relação à biópsia pré-tratamento
Completa	Todos os critérios
Resposta sustentada	Mantida por 6 a 12 meses após o término do tratamento

Os medicamentos aprovados para crianças pelo FDA (Food and Drug Administration) são o interferon alfa (IFN-α), a lamivudina e o adefovir.

O IFN-α foi a primeira terapia aprovada, realizada por injeções subcutâneas. A recomendação do uso é acelerar o *clearance* do HBe em crianças maiores de 2 anos, com HBe e HBV-DNA positivos, que possuam valores intermediários (< 1.000pg/ml) e elevação das transaminases. É menos efetivo em pacientes asiáticos, aquisição perinatal do vírus e com transaminases normais ou pouco alteradas. A dose recomendada é de 5 a 10 milhões UI/m² de superfície corporal, três vezes por semana, durante quatro a seis meses. A taxa de resposta é variável. Estudos em adultos HBe negativo relatam que o tratamento durante um ou dois anos pode aumentar a probabilidade de resposta. O tempo do uso do tratamento depende da resposta virológica, ou seja, negativação do HBe e HBV-DNA.

A resposta virológica ocorre em cerca de 23% das crianças tratadas e em 10% dos controles.

Apesar de menos intensos em crianças, é de grande importância a monitorização dos efeitos colaterais, que incluem: sintomas semelhantes à gripe (*flulike*) no início do tratamento, supressão da medula óssea, doenças autoimunes como tireoidite, alopecia e depressão. O IFN-α é contraindicado na doença hepática descompensada, cardiopatia, nefropatia, citopenia e doenças autoimunes.

A associação do IFN com o polietilenoglicol (IFN-PEG) aumenta a meia-vida da droga e remove a imunogenicidade, podendo ser administrada uma vez por semana. É bastante utilizada em adultos, com aumento da resposta ao tratamento.

A lamivudina (3mg/kg/dia até 100mg) é um análogo nucleosídio administrado por via oral, que previne a replicação do HBV nos hepatócitos infectados e rápida redução do HBV-DNA plasmáticos. Em quatro semanas os níveis estão indetectáveis. A duração do tratamento com o uso da lamivudina não está definido, assim como a durabilidade da resposta sustentada não foi extensamente avaliada em crianças. Sugere-se a utilização por pelo menos um ano e mais seis meses após a soroconversão do HBe. O uso por mais de três anos não aumenta a taxa de soroconversão, mas sim a incidência de resistência viral. A resistência causada por mutação do vírus (variante YMDD) chega a 15-30% ao final de um ano e 50% em três anos. Para monitorizar o surgimento de cepas mutantes, os níveis de ALT, o HBe e o HBV-DNA devem ser requisitados. Como o vírus selvagem é mais efetivo na replicação, o vírus mutante reverte para a forma selvagem após a interrupção da lamivudina e retorna aos níveis pré-tratamento.

Até o momento não há recomendação do uso da lamivudina como droga de primeira escolha, com exceção de casos selecionados, como coinfectados com HIV e transplantados de órgãos, pois o IFN é pouco tolerado nesses casos.

A combinação do IFN-α e a lamivudina é pouco relatada em crianças. O tratamento durante oito semanas com lamivudina, seguido por IFN-α por 44 semanas, foi utilizado em crianças, com 22% de soroconversão do HBe e sem o aparecimento de mutação viral.

Adefovir dipivoxil é um análogo nucleosídio que inibe a replicação viral e atua sobre a atividade das células *natural killer* e na ativação do IFN endógeno. Foi utilizado em crianças com mais de 6 anos de idade, sendo efetivo em 22%, taxa similar à encontrada em adultos. Porém parece ser menos efetivo em crianças menores. A resistência viral encontrada em adultos é de 1% em um ano, subindo a 29% em cinco anos.

Estudos em adultos com o interferon peguilado (PEG-IFN) mostraram maior frequência de resposta virológica e histológica após 24 semanas e após 48 semanas de terapia com o PEG-IFN, não mostrando benefícios com a associação com a lamivudina. Não há dados suficientes para se avaliar o uso em crianças.

Outras drogas

Entecavir – análogo carbocíclico, mais potente que a lamivudina, menos efetivo em adultos com resistência à lamivudina, aprovado pelo FDA para maiores de 16 anos de idade.

Telbividina – análogo nuclesídeo, mais efetivo que a lamivudina, mais com maior taxa de resistência do que o adefovir, ainda sem estudos em crianças.

Tenofovir – análogo nucleosídio, similar ao adefovir, porém parece ser mais potente, ainda sem estudos em crianças.

Vacinação

• Vacina (10mg) – três injeções por via intramuscular (0, 1, 6 meses).
• Neste esquema, 95% produzirão os anticorpos e, nestes, a proteção contra a hepatite é próxima de 100%. A imunidade costuma durar pelo menos 10 anos, mas pode persistir por toda a vida.

Recomendação dos Centros para Controle e Prevenção

• Todos os recém-nascidos devem receber a vacina contra a hepatite B.
• Recém-nascidos de mães infectadas devem receber também a imuno-globulina (HBIG) até 12 horas após o nascimento.
• Todas as crianças devem ter sido vacinadas até os 11 anos de idade.
• Todos os adolescentes também deveriam estar vacinados.

CASO CLÍNICO

C.C.R., 10 anos de idade, sexo feminino, natural e procedente de Montes Claros, MG.

Queixa principal – encaminhada por diagnóstico de hepatite B crônica.

HPMA – paciente teve conhecimento da sorologia positiva para hepatite B aos 5 anos de idade (durante a gestação da segunda filha, mãe teve resultado positivo para hepatite B no pré-natal). Não fez acompanhamento com hepatologista no período, até que há um ano procurou gastroenterologista, e realizou os exames e foi então encaminhada ao nosso serviço.

IDA – ndn.

Antecedentes pessoais
- Parto cesárea, a termo, mãe fez pré-natal (sem sorologia para hepatite B), sem intercorrências, peso ao nascimento 3.330g.
- Seio materno exclusivo até os 3 meses de vida, mantido aleitamento até 11 meses de vida.
- Vacinação: em dia. Obs.: não fez vacina da hepatite B ao nascimento, a primeira dose foi aos 2 anos de vida.

Antecedentes familiares
- Mãe e pai com hepatite B resolvida, irmã com sorologia negativa para hepatite B e PCR de hepatite B negativo.
- Mãe com 36 anos de idade, pai 41.
- Filhas: 10 anos e 6 anos.

Ao exame físico – peso 31.500g (P25), estatura 140cm (P50).
- Beg, corada, hidratada, anictérica, ausência de edemas.
- Abdome – plano, flácido, fígado e baço não palpáveis.

O caso ilustra a importância da prevenção da hepatite B que se inicia no pré-natal, com a sorologia materna e também o uso da gamaglobulina e da vacinação para hepatite B logo após o nascimento.

Exames
- HBsAg positivo.
- Anti-HBc IgM: negativo.
- Anti-HBc IgG: positivo.
- HBeAg: positivo.
- Anti-HBe: negativo.
- Hepatite C: negativo (ELISA e PCR).
- Bilirrubinas totais: 1,6 (direta: 0,2).
- AST: 65 (4-36).
- ALT: 94 (4-32).
- GGT: 22 (10-40).
- Fosfatase alcalina: 420 (até 644).

- Albumina: 4,37g/dl.
- Gamaglobulina: 1,3.
- FAN: negativo.
- PCR-HBV qualitativo: positivo.
- Ultrassonografia abdominal: normal.
- Radiografia de tórax: normal.
- Hb:11,7.
- Plaquetas: 225.000.
- TSH e T4 livre: normais.
- Ureia e creatinina: normais, Na: 135, K: 3,8, glicemia: 71.

Biópsia hepática
- Hepatite crônica pelo vírus B em leve atividade.
- Avaliação estrutural 2 (fibrose portal com septos).
- Infiltrado inflamatório portal: 2.
- Atividade periportal/septal: 2.
- Atividade parenquimatosa: 3.
- Esteatose macrogoticular leve.

A histologia do fígado é parte importante da avaliação destas crianças, que devem ser consideradas para o tratamento antiviral, teoricamente tão cedo quanto possível, a fim de impedir a progressão da doença.

HD: hepatite crônica pelo vírus B – transmissão perinatal.

Comentários – em crianças contaminadas no período perinatal, a presença do HBeAg está associada com a infectividade elevada e a alterações substanciais na histologia hepática, apesar do exame físico normal e pequena elevação das transaminases.

A probabilidade da infecção crônica de HBV nas crianças é inversamente proporcional à idade da criança na aquisição. A infecção crônica ocorre em 90% das crianças infectadas verticalmente e diminui para 25 a 50% em crianças contaminadas entre as idades de 1 e 5 anos, e para 6 a 10% em algumas crianças de mais idade. A infecção frequentemente conduz a uma fase imunotolerante, com níveis elevados do HBV-DNA e do antígeno HBeAg no soro por anos, geralmente na infância ou na adolescência. Os resultados da histologia hepática em crianças com hepatite B crônica geralmente incluem inflamação e fibrose discretas, mas podem ser mais graves. No caso, as alterações são graduadas como hepatite de leve atividade. De grande preocupação aos pediatras é o risco aumentado de carcinoma hepatocelular após décadas da infecção e inflamação crônicas.

Foi introduzido interferon na dose de 6.000.000U/m² em dias alternados. Com 15 dias de tratamento, retorna referindo ter apresentado febre (até 39°C) em quatro ocasiões, cerca de 7 horas após a administração, tratada com paracetamol, e dor em membros inferiores.

Nos retornos mensais não houve outras queixas.

Fez uso do interferon durante seis meses, sem outras intercorrências. Durante o tratamento manteve as transaminases alteradas.

AST variou entre 46 e 67U/l, e ALT, entre 75 e 113U/l. Os níveis de fosfatase alcalina (FA) e gamaglutamiltransferase (GGT) permaneceram dentro da normalidade.

Comentários – os efeitos colaterias do IFN-α em crianças incluem os sintomas *flulike* como febre, mialgia, cefaleia, artralgia e anorexia. A neutropenia pode ocorrer em até 39% das crianças durante o tratamento, às vezes exigindo ajustes na dose. A descontinuação da medicação por causa dos efeitos colaterais é rara. Podem ocorrer perda de peso e diminuição da velocidade do crescimento durante o tratamento. Estes efeitos colaterais são reversíveis, com resolução em até seis meses depois que o tratamento foi completado. Os distúrbios de humor podem ser significativos e crianças mais jovens podem ter mudanças da personalidade e irritabilidade. As contra-indicações do IFN-α em crianças são similares às dos adultos e incluem cirrose descompensada, distúrbio autoimune subjacente, transplante de órgão e doença neuropsiquiátrica grave. O IFN-α é recomendado atualmente para as crianças maiores de 2 anos e com valores consistentemente anormais do ALT, em 5-6MU/m² (máximo 10MU) três vezes por semana por 24 semanas. A soroconversão do HBeAg pode ocorrer durante ou até 12 meses após a conclusão da terapia.

Na biópsia de controle – classificação SBP (1999):
• Expansão fibrosa de espaços porta: 1.
• Infiltrado inflamatório portal/septal: 2.
• Atividade parenquimatosa: 2.
• Imuno-histoquímica positiva (+/+++) HBs e HBc.

Conclusão
• Hepatite crônica com discreta atividade periportal e discreta replicação viral.
• PCR-HBV-DNA: positivo.
• Sorologia: HBsAg, anti-HBc, antiHBs e HBe: reagentes.
• Anti-HBe: não reagente.

- AST: 54 -61 (até 31).
- ALT: 75- 92 (até 30).
- GGT e FA: normais.
- Optado pela introdução da lamivudina. Na evolução houve normalização das transaminases.
- Após dois anos de tratamento apresentou novamente aumento das transaminases e a seguinte sorologia:
- HBsAg, anti-HBc, anti-HBs e HBe: reagentes.
- Anti-HBe: não reagente.
- HBV-DNA: 4.100.000 cópias, log: 6,61.
- Realizado teste de resistência aos antivirais: na região YMDD, presença de mutação no aminoácido 528, com substituição da leucina pela metionina, e no aminoácido 552, com substituição da metionina pela valina, mutações associadas com a redução à sensibilidade à lamivudina.
- Optado pela introdução do adefovir.

Comentário – os não respondedores tratados com lamivudina mostraram resposta virológica cumulativa (perda de HBeAg e de DNA indetectável) em três anos de 35%. A perda de HBsAg ocorre em 3% dos pacientes. A duração necessária do tratamento com lamivudina parece ser de pelo menos um ano, e a medicação deve ser mantida no mínimo durante seis meses após a soroconversão do HBeAg. Nos adultos, o tratamento por mais de um ano foi associado com risco aumentado da resistência. A resistência à lamivudina pelo desenvolvimento do mutante YMDD ocorre em 19% das crianças tratadas por um ano.

A resposta virológica não ocorreu, e emergiu o vírus mutante, necessitando do uso do adefovir.

HEPATITE C

O vírus da hepatite C (HCV) foi clonado em 1989. É um flavivírus RNA, com alto grau de heterogeneidade, com rápido acúmulo de mutações. Essa diversidade genética permite que o vírus supere a vigilância imunológica levando à infecção crônica e à dificuldade de se obter uma vacina efetiva. Há seis genótipos diferentes com vários subtipos, com distribuição geográfica distinta.

No Brasil, os mais frequentes são: 1, 2 e 3, com predomínio do genótipo 1. Os métodos diagnósticos sorológicos por radioimunoensaio são os mais utilizados, com a detecção do IgG anti-hepatite C, mas a detecção do RNA é necessária para determinar a infectividade e a resposta à terapia.

Inicialmente, a principal forma de contágio da hepatite C foi através de sangue e derivados e transplantes sólidos. Atualmente o abuso de drogas injetáveis se tornou uma forma muito importante de contágio, assim como a transmissão perinatal por mães infectadas.

Transmissão maternofetal

A transmissão é maior em pacientes com viremia mais elevada do HCV e naqueles HIV positivo, variando de 2 a 12%. O anticorpo é transmitido passivamente e as crianças serão positivas por mais de 13 meses.

Os testes podem ser feitos pela técnica da PCR (reação em cadeia de polimerase (*polymerase chain reaction*) do HCV-RNA e da dosagem do anticorpo anti vírus C (anti-HCV). Antes dos 18 meses de idade, somente a presença de viremia persistente do HCV, ou seja, a dosagem do HCV--RNA pode ser usada para verificar infecção viral. Há taxa relativamente elevada de PCR falso-positivo e falso-negativo nos primeiros 3 meses de vida. Após os 6 meses, a sensibilidade e a especificidade com dois testes positivos do PCR do RNA-HCV são de 81 e 93%, respectivamente. A figura 18.4 mostra um algoritmo de investigação de infecção perinatal pelo HCV.

A amamentação é segura em mães com baixos níveis de HCV. Parece não haver diferença quanto à forma do parto (normal ou cesárea) ou à amamentação quanto à transmissão do HCV, a não ser quando a mãe é HIV positiva. Há evidência de que a atividade das células CD4 seja mais ativa nos recém-nascidos e suspeita-se que esta particularidade resulta no baixo índice de transmissão vertical.

O risco da infecção perinatal por hepatite C aumenta no caso de mães HIV positivo em função da viremia aumentada. Quando a infecção é perinatal, há maior incidência de viremia elevada e níveis anormais da transaminases durante os primeiros 12 meses da vida. Cerca de 90% dos pacientes mantém níveis anormais do ALT durante os primeiros 12 meses, e somente 19% apresentam HCV-RNA negativo e ALT normal com 30 meses da idade.

Hepatite C em crianças

A hepatite C crônica é a maior causa de morbimortalidade do mundo. A progressão para a cirrose e carcinoma hepatocelular ocorre em 20% dos pacientes adultos. Nos Estados Unidos, 0,2% em crianças com menos de 12 anos de idade e 0,4% entre 12 e 19 anos de idade apresentam o vírus C.

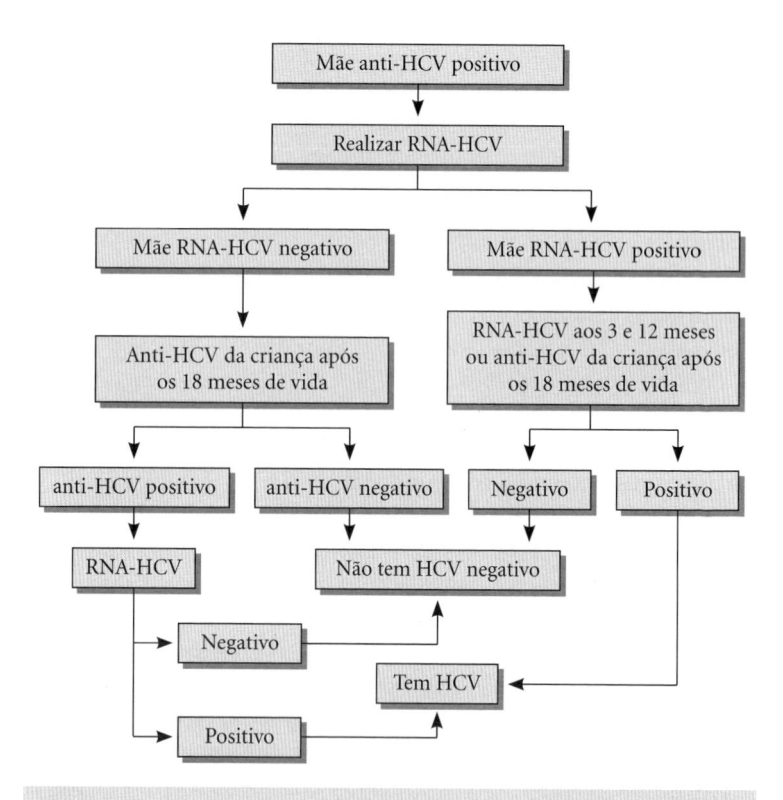

Figura 18.4 – Algoritmo de investigação de infecção perinatal pelo vírus da hepatite C. Anti-HCV: anticorpo contra o vírus da hepatite C; RNA-HCV (reação em cadeia de polimerase – *polymerase chain reaction*) do RNA HCV. Adaptado de Narkewicz et al., 2007.

A história natural da hepatite C na infância é menos definida, embora seja descrita cirrose na infância. Após a introdução dos testes para o HCV em sangue e derivados na década de 1990, a maior parte das infecções do HCV em crianças é adquirida por transmissão vertical. A administração de gamaglobulina imune pós-exposição não previne a infecção. Não existe nenhum medicamento disponível para reduzir a carga viral em mulheres grávidas.

A avaliação da lesão hepática pelo HCV é realizada pelos sintomas clínicos (quando presentes), dosagem de enzimas hepáticas, ultrassonografia e biópsia hepática. A maior parte das crianças com HCV é assintomática.

A doença é frequentemente menos grave ou com progressão muito mais lenta. As crianças podem apresentar taxa de resposta terapêutica maior, mas isto está baseado em estudos muito pequenos e não controlados.

Histologia

É utilizada para confirmar o diagnóstico de hepatite crônica, avaliar o grau e o estadiamento da doença, além de excluir ou detectar a presença de outras doenças.

A biópsia hepática pode ser obtida preferencialmente pela técnica de agulha (Menghini ou Trucut) ou pela técnica cirúrgica. Em comparação com os adultos, as crianças apresentam atividade menos intensa, que se correlaciona com os níveis de ALT, menor grau de fibrose, dependendo do genótipo do HCV (Fig. 18.5). A fibrose septal não é incomum, mas a cirrose é rara na infância. Em um estudo foram avaliadas biópsias em 67 crianças, as quais, para efeito da comparação da progressão do dano hepático, foram repetidas 5,5 anos após em 21 delas. Somente em uma delas foi encontrado quadro de cirrose (criança obesa).

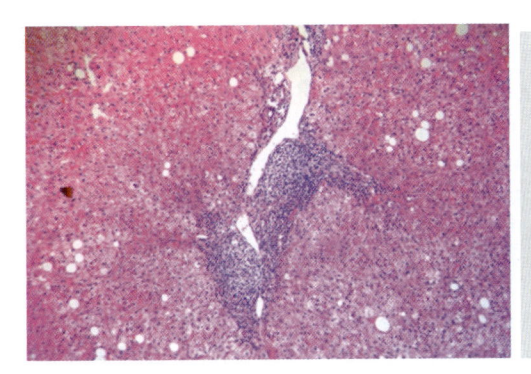

Figura 18.5 – Presença de agregado linfoide e esteatose em paciente com hepatite crônica pelo vírus C. Foto cedida pela Dra. Cecília A. F. Escanhoela – Departamento de Patologia da Faculdade de Ciências Médicas da Unicamp.

A fibrose parece estar correlacionada com a duração da doença, mesmo sendo um processo lento e não linear mais comum em crianças de mais idade e adolescentes. Com 15 anos de infecção, é esperado algum grau de fibrose. Essas considerações e o aumento da expectativa de vida da população sugerem que o prognóstico da infecção pelo HCV na infância não pode ser considerado um processo benigno.

Cofatores associados ao dano hepático

A presença de autoanticorpo anti-LKM (*liver-kidney microsomal)* é rara em adultos, mas pode ser detectada em 7% dos pacientes pediátricos com

HCV na Itália e Espanha e está correlacionada a dano hepático mais grave. Em adultos, a esteatose é considerada um fator de risco para a progressão para fibrose grave/cirrose, mesmo em casos de esteatose leve, que também está associada à baixa taxa de resposta ao tratamento com interferon, que parece também ocorrer em crianças. O papel de outros cofatores, como o HIV, permanece incerto.

Considerações ao tratamento

A hepatite C tende a ser assintomática na sua apresentação na infância, podendo ocorrer aumento de ALT intermitente ou persistente. O *clearance* espontâneo do HCV-RNA, com subsequente normalização da ALT, ocorre em cerca de 20% das crianças infectadas verticalmente, principalmente no genótipo 3, nos primeiros 5 anos de vida. Após esse período, a erradicação espontânea do HCV é rara. A maioria das crianças será adulta com HCV. Em casos de hepatite pós-transfusional, o HCV adquirido na infância pode persistir até 30 anos como hepatite de leve intensidade. Por outro lado, raramente há na infância cirrose e hepatocarcinoma sem comorbidades. As evoluções mais graves são relatadas em grupos que necessitam de múltiplas transfusões. Dadas a persistência da infecção e a expectativa de vida, há necessidade de um tratamento adequado das crianças com hepatite C, após avaliação cuidadosa.

O objetivo do tratamento é obter a reposta viral sustentada e evitar a progressão para cirrose, reduzir a possibilidade de transmissão para outros indivíduos e eliminar outras potenciais complicações como o carcinoma hepatocelular e a necessidade de transplante hepático. Múltiplos fatores corroboram a decisão de tratamento do HCV na infância, como a boa tolerância das crianças à medicação antiviral, a potencial eliminação da infecção ao longo da vida e a possível estigmatização que o diagnóstico traz. Porém o tratamento não pode ser considerado inócuo e podem ocorrer complicações como quadros depressivos, cardiotoxicidade e netropenia acentuada.

A indicação do tratamento deve ser bem avaliada para cada paciente, e a monitorização, rigorosa. Fatores importantes para o tratamento são a presença de fibrose moderada/acentuada na histologia hepática, o genótipo 2 ou 3 (maiores taxas de resposta) e a disposição familial. Também é possível que ocorram melhorias futuras na terapêutica.

O tratamento do HCV pode também fazer parte de um preparo para o transplante renal, pois ele é um risco para a sobrevida do enxerto e do paciente e o uso do interferon está associado com maior taxa de rejeição ao enxerto. Portanto, é preferível que o tratamento ocorra antes do transplante renal.

O tratamento da criança com HCV e cirrose é difícil e bastante complexo naqueles que necessitam de transplante hepático. Nos pacientes cirróticos ou com fibrose avançada, é improvável obter-se a reposta viral sustentada e há maior risco de complicações, como infecções e hemorragias, agravadas por neutropenia e trombocitopenia. Apesar disso, o tratamento pode evitar a recorrência universal do HCV no enxerto e melhora a sobrevida do paciente e do enxerto. Na ausência de *clearance,* o tratamento poderá retardar a progressão da doença, postergando a necessidade de transplante.

Porém é necessário muita vigilância e rigor na avaliação e condução desses pacientes. A recorrência do HCV no fígado transplantado é quase universal e ocorre em um período precoce pós-transplante. Pode ocorrer um curso benigno, enquanto alguns casos têm curso agressivo e rápido e necessidade de retransplante.

Estão associados à progressão precoce para fibrose no período pós-transplante: carga viral alta na ocasião do transplante, genótipo 1b, uso de enxertos obtidos de pessoas com mais de 50 anos de idade e imunossupressão acentuada.

Tratamento

Critérios para a indicação de tratamento de indivíduos com hepatite C crônica, segundo o Ministério da Saúde (setembro, 2007):

a) Ser portador do HCV – detecção do HCV-RNA.

b) Ter realizado, nos últimos 24 meses, biópsia hepática que apresente atividade necroinflamatória de moderada a intensa (maior ou igual a A2 pela classificação Metavir ou atividade portal ou perisseptal grau 2 ou maior pela classificação da Sociedade Brasileira de Patologia) e presença de fibrose de moderada a intensa (maior ou igual a F2 pelas classificações Metavir ou Sociedade Brasileira de Patologia).

c) Contagem de plaquetas acima de 50.000/mm^3 e de neutrófilos acima de 1.500/mm^3.

Ainda de acordo com o Ministério da Saúde (setembro, 2007), crianças maiores de 3 e pacientes menores de 18 anos poderão receber interferon alfa convencional associado à ribavirina (interferon convencional α-2a ou α-2b, 3.000.000UI, por via subcutânea, três vezes por semana), associado ou não à ribavirina na dose de 15mg/kg/dia).

A monoterapia com IFN-α foi utilizada antes da liberação da ribavirina, demonstrando maior resposta virológica sustentada em crianças do que em adultos, com diferença significativa na resposta com o genótipo

1 (26%), comparada a outros genótipos (70%). Com a associação do IFN com a ribavirina, a resposta virológica sustentada em crianças ocorre em 49% dos casos.

Os casos com mais possibilidade de resposta são aqueles que apresentam menos de 12 anos de vida, genótipos 2 e 3, e genótipo 1 com menos de 2 milhões de cópias. Níveis de ALT, etnia, gênero, modo de aquisição e duração da infecção não estão associados com o prognóstico da resposta virológica sustentada. Efeitos colaterais são similares aos observados em adultos, incluindo febre, cefaleia, sintomas semelhantes à gripe (*flue-like*) e fadiga. Anemia ocorre em 14% dos casos e neutropenia em 27%.

Quanto ao uso de interferon peguilado (PEG-IFN), há poucos estudos em pacientes pediátricos. As crianças parecem ter resultado similar ao encontrado em adultos e o fato de ter tratamento anterior não interfere na resposta. Há necessidade de se aguardar a conclusão dos estudos mostrando as evidências científicas e sua aprovação pelas agências reguladoras, incluindo a Agência Nacional de Vigilância Sanitária. Atualmente, de acordo com o portaria atual, o PEG-IFN está indicado nos casos nos quais o vírus da hepatite C é do genótipo 1, pois apresenta resposta comprovadamente superior nesses casos.

CASO CLÍNICO

A.T.T., 14 anos de idade, sexo masculino, natural e procedente de Campinas.

Queixa principal: encaminhado por hepatite C.

Mãe do paciente foi diagnosticada e está em tratamento de hepatite C. Na investigação laboratorial, a sorologia para hepatite C do paciente foi positiva e houve aumento das transaminases.

Nega colúria, acolia ou icterícia.

Antecedentes pessoais
- Gestação sem intercorrências, sorologias para sífilis, HIV e hepatite B negativas. Parto cesáreo.
- Foi amamentado por 2 meses e depois recebeu fórmula de primeiro semestre, com boa aceitação e ganho de peso adequado.
- Peso ao nascimento: 3.635g, estatura: 51cm, Apgar 9 e 10.
- Capurro: 38 semanas e 6 dias.
- Primeiro filho de casal não consanguíneo. Ao nascimento recebeu vacina para hepatite B e a segunda dose com 1 mês de vida.
- Nega uso de hemoderivados.

Exame físico
• Bom estado geral, corado, anictérico.
• Abdome flácido, fígado e baço não palpáveis.
• Desenvolvimento neuromotor adequado.

Exames
• Ultrassonografia abdominal: normal.
• HD: hepatite C.

Passou a ser acompanhado desde então e manteve quadro de transaminases elevado com ALT 86-121U/l (até 40), AST 72-92U/l (até 37). Apresentava hemograma normal. O exame do HCV-RNA qualitativo foi positivo e a genotipagem indicou o genótipo 1. A determinação quantitativa do RNA para a hepatite C foi de 4.259.300 cópias/ml. Foi realizada biópsia hepática, que evidenciou:

• Avaliação estrutural: fibrose portal com septo.
• Atividade periportal: leve/moderada.
• Atividade lobular: necrose focal.

Comentários – biópsias hepáticas de crianças com hepatite C geralmente apresentam inflamação e necrose discretas, mas a fibrose pode ser significativa e agrava-se geralmente com a idade e a duração da doença. O acometimento hepático grave e a cirrose descompensada são raros durante a infância, mas foram relatados. A biópsia também auxilia no diagnóstico diferencial de outras causas de hepatopatias crônicas infecciosas, metabólicas e autoimune e também para o estadiamento da doença, embora a fibrose seja mais frequente e intensa em crianças de mais idade.

Foi optado por início de tratamento com interferon (3.000.000UI/área de superfície corporal) e ribavirina (dose de 15mg/kg/dia).

Usou as medicações durante um ano, apresentando febre em todas as aplicações, realizadas três vezes por semanas, necessitando do uso do paracetamol. Manteve hemograma normal durante o tratamento.

Houve normalização das transaminases e o HCV-RNA foi negativo com seis meses, ao final do tratamento, e seis meses após. Foi realizada nova biópsia após o tratamento, cujo material fragmentado dificultou a avaliação estrutural (aparentemente apresenta esboço de septo) e discreta melhora em relação à atividade necroinflamatória.

Na evolução, as transaminases permaneceram normais. Apresenta peso no percentil 75 e estatura no percentil 50, com bom desenvolvimento neuropsicomotor, fígado e baços não palpáveis e ultrassonografia normal.

346

Comentários – a terapia antiviral com interferon e ribavirina foi a opção terapêutica adotada. Assim como já descrito, o uso de IFN-α em crianças pode ser acompanhado de sintomas *flulike*, neutropenia, perda de peso e diminuição da velocidade do crescimento. Pode haver anemia significativa com o uso da ribavirina, necessitando de monitorização regularmente. Algumas vezes, são necessários ajustes nas doses, porém raramente o tratamento é interrompido. O paciente apresentou resposta ao tratamento, o que ocorre em cerca da metade dos casos em que há genótipo 1 com o esquema de tratamento adotado.

BIBLIOGRAFIA

Abdala E, Tengan FM. Indicações para o transplante hepático e manuseio pré e pós-transplante na hepatite B. Braz J Infect Dis 2006;10(Supl 1):46-49.

Baker RD, Dee D, Baker SS. Response to pegylated interferon alpha-2β and ribavirin in children with chronic hepatitis C. J Clin Gastroenterol 2007;41:111-114.

Bortolotti F, Cuido M, Bartolacci S. Chronic hepatitis B in children after e antigen seroclearance: final report of a 29-year longitudinal study. Hepatology 2006;43:556-562.

Boxall EH, Sira J, Standish RA, Davies P, Sleight E, Dhillon AP et al. Natural history of hepatitis B in perinatally infected carriers. Arch Dis Child Fetal Neonatal 2004;89:F456-F460.

Chang MH, Chen PJ, Chen JY et al. Hepatitis B virus integration in hepatitis B virus related hepatocellular carcinoma in childhood. Hepatology 1991;13:316-320.

Clemente CM, Carrilho FJ, Pinho JR, Ono-Nita SK, Da Silva LC, Moreira RC et al. A phylogenetic study of hepatitis B virus in chronically infected Brazilian patients of Western and Asian descent. J Gastroenterol 2009;44:568-576.

D'Antiga L, Aw M, Atkins M et al. Combined lamivudine/interferon alpha treatment in immune tolerant children perinatally infected with Hepatitis B; a pilot study. J Pediatr 2006;148:228-233.

Dumas L, Vergani D, Mieli-Vergani G. Hepatitis B virus: something old, something new. J Pediatr Gastroenterol Nutr 2007;44:14-17.

Ferreira CT, Silveira TR. Hepatites virais: aspectos da epidemiologia e da prevenção. Rev Bras Epidemiol 2004;7:473-487.

Giannattasio A, Spagnuolo MI, Sepe A. Is HCV infection associated with liver steatosis also in children? J Hepatol 2006;45:350-354.

Gonçales NSL, Cavalheiro NP. Marcadores sorológicos da hepatite B e sua interpretação. I Consenso para o Diagnóstico e Manuseio da Hepatite B (e Delta). Braz J Infect Dis 2006;10(Supl 1):19-22.

Gonçales NSL, Gonçales FL. Perfis sorológicos anômalos, genótipos e mutantes do VHB. I Consenso para o Diagnóstico e Manuseio da Hepatite B (e Delta). Braz J Infect Dis 2006;10(Supl 1):23-28.

Iorio R, Verrico A, Giannattasio A. Is liver biopsy mandatory in children with chronic hepatitis C? World J Gastroenterol 2007;13:4025-4026. http://www.wjgnet.com/1007-9327/13/4025.asp.

Jacobson KR, Murray K, Zellos A. An analysis of published trials of interferonmonotherapy in children with chronic hepatitis C. J Pediatr Gastroenterol Nutr 2002;34:52-58.

Lavanchy D. Hepatitis B virus epidemiology, disease burden, treatment, andcurrentand emerging prevention and control measures. J Viral Hepatol 2004;11:97-107.

Lok A, McMohan BJ. Chronic hepatitis B. Hepatology 2007;507-539.

Marinho C, Agostinho C. Hepatite B. In Cotter J (ed). Hepatites Víricas. Núcleo de

Gastrenterologia dos Hospitais Distritais; 2003. pp. 53-98. http://www.aidsportugal. com/hepatites/3_8.pdf.

Mello ES, Alves VAF. Anatomia patológica da hepatite B. I Consenso para o Diagnóstico e Manuseio da Hepatite B (e Delta). Braz J Infect Dis 2006;10(Supl 1):36-39.

Mendonça JS, Vigani AG. História natural da hepatite B aguda e crônica. I Consenso para o Diagnóstico e Manuseio da Hepatite B (e Delta). Braz J Infect Dis 2006;10(Supl 1):15-18.

Merican I. Management of chronic hepatitis B. Treatment of chronic hepatitis B virus infection in special groups of patients: decompensated cirrhosis, immunosuppressed and paediatric patients. J Gastroenterol Hepatol 2000;15:E71-E78.

Marine-Barjoan E, Berrebi A, Giordanengo V et al. HCV/HIV co-infection, HCV viral load and mode of delivery: risk factors for mother-to-child transmission of hepatitis C virus? AIDS 2007;21:1811-1815.

Mesquita M, Lasser L, Langlet P. Long term treatment with lamivudine monotherapy in HBV associated glomerulonephritis. Clin Nephrol 2008;70:69-71.

Milich D, Liang TJ. Exploring the biological basis of hepatitis B e antigen in hepatitis B virus infection. Hepatology 2003;38:1075-1086.

Narkewicz MR, Cabrera R, Gonzalez-Peralta RP. The "C" of viral hepatitis in children. Semin Liver Dis 2007;27:295-311.

Ni HW, Chang MW, Hsu HY, Tsuei DJ. Longitudinal study on mutation profiles of core promoter and precore regions of the hepatitis bvirus genome in children. Pediatr Res 2004;56:396-399.

Ministério da Saúde. Hepatites virais. O Brasil está atento Série A. Normas e Manuais Técnicos, 2003. pp. 1-24.

Patton HM, Patel K, Behling C et al. The impact of steatosis on disease progression and early and sustained treatment response in chronic hepatitis C patients. J Hepatol 2004;40:484-490.

Perillo R, Schiff E, Magill A, Murray A. In vivo demonstration of sensitivity of YMDD variants to adefovir. Gastroenterology 1999;116:A1261.

Rumbo C, Fawaz RL, Emre SH et al. Hepatitis C in children: a quaternary referral center perspective. J Pediatr Gastroenterol Nutr 2006;43:209-216.

SBH – Relatório do Grupo de Estudos da Sociedade Brasileira de Hepatologia. Epidemiologia da infecção pelo vírus da Hepatite C no Brasil. Disponível em www.sb-hepatologia.org.br.

Tengan FM, Araújo ESF. Epidemiologia da hepatite B e D e seu impacto no Sistema de Saúde. I Consenso para o Diagnóstico e Manuseio da Hepatite B (e Delta). Braz J Infect Dis 2006;10(Supl 1):7-9.

CAPÍTULO 19

Obstrução da Veia Porta Extra-Hepática

GABRIEL HESSEL
ROBERTO MASSAO YAMADA
JOAQUIM MURRAY BUSTORFF SILVA

INTRODUÇÃO

A veia porta é formada pela junção das veias mesentérica superior e esplênica posteriormente ao colo do pâncreas. A veia mesentérica inferior pode reunir-se na junção da veia mesentérica superior e veia esplênica, de tal forma que as três podem formar a veia porta. Em outros casos, a veia mesentérica inferior junta-se à veia esplênica ou mesentérica superior de maneira muito variável. A veia a penetra no ligamento hepatoduodenal, ascende por trás do ducto do colédoco e da artéria hepática e divide-se, no hilo hepático, em ramos direito e esquerdo.

A obstrução da veia porta extra-hepática (OVPEH) é uma alteração vascular caracterizada por sua obstrução com ou sem envolvimento da veia porta intra-hepática ou veia esplênica ou veia mesentérica superior. A oclusão isolada da veia esplênica ou mesentérica superior não representa essa entidade nosológica. Também, não são rotulados com esse diagnóstico os pacientes com OVPEH que apresentam doença hepática ou neoplasia.

De acordo com o consenso elaborado em 2005 pela APASL (*Asian Pacific Association for the Study of the Liver*), o termo trombose de veia porta (TVP) não deve ser empregado porque apresenta dois inconvenientes: primeiro, não exclui a TVP intra-hepática devido à cirrose hepática ou invasão por carcinoma hepatocelular, e segundo, não inclui a formação de cavernoma portal e o desenvolvimento de hipertensão portal, que é consequente a sua evolução prolongada.

A OVPEH é causa comum de hipertensão portal em pacientes na faixa etária pediátrica, variando de 25,8 a 79,7%, situando a média em torno de 46%. Em nosso meio, Maksoud et al. (1991) relataram a experiência no manejo endoscópico e cirúrgico de 123 pacientes com hipertensão portal, sendo 48 (39%) com obstrução extra-hepática.

ETIOLOGIA

Desde sua descrição em 1868 por Balfour e Stewart, há vários estudos para identificar a etiologia da OVPEH, mas ela não é determinada em aproximadamente 50% dos pacientes. Quando identificada, suas causas podem ser divididas em três categorias principais: 1ª) situações que podem conduzir à lesão da veia porta como onfalite e cateterização da veia umbilical; 2ª) anomalias do desenvolvimento que incluem situações raras como estenose da veia porta, atresia ou agenesia; e 3ª) fatores que estariam indiretamente relacionados com a trombose como sepse sistêmica sem origem intra-abdominal, desidratação, múltiplas exsanguineotransfusões e estados de hipercoagulabilidade. Na tabela 19.1 são apresentadas sete casuísticas sobre a etiologia da OVPEH na faixa etária pediátrica.

Estudos existentes sobre a relação do cateterismo umbilical e a OVPEH apresentam ampla variação de resultados desde 1,3 até 43%. Morag et al. (2006) observaram que o cateterismo umbilical representou importante fator de risco para o desenvolvimento de OVPEH associado às condições mórbidas que motivaram a indicação do procedimento. De 133 crianças com OVPEH, 73% foram cateterizadas. Os autores atribuem essa variação de incidência principalmente à metodologia das pesquisas. Os estudos retrospectivos devem subestimar a real incidência do cateterismo umbilical na etiologia da OVPEH pela possibilidade de resolução espontânea do trombo.

Nas últimas três décadas, vários trabalhos se propuseram a estudar a etiologia da OVPEH enfocando principalmente os distúrbios da coagulação, já que essa alteração é frequente em adultos com trombose de veia porta. Seixas et al. (1997,1998) foram os pioneiros na literatura médica informando que o fator V de Leiden não é comum nessa situação, nem a deficiência da proteína C e da proteína S. Esses resultados estão de acordo com os trabalhos publicados posteriormente, excetuando uma pesquisa no Egito em 40 crianças em que os autores observaram a presença de deficiência de fator V de Leiden em 12 pacientes com OVPEH.

A OVPEH também tem sido associada com malformações, levantando a possibilidade de que essa condição possa ser o resultado de uma anomalia do desenvolvimento. Odievre et al. (1977) relataram defeitos

Tabela 19.1 – Etiologia da obstrução da veia porta extra-hepática em crianças.

Etiologia	Maddrey et al., 1968	Webb et al., 1979	Househam et al., 1983*	Boles et al., 1986	Caradin et al., 1992	Stringer et al., 1994	Vacari, 2008
Número de pacientes	37	55	32	43	61	31	51
Sepse umbilical	14%	22%	0	19%	11%	45%	0
Sepse intra-abdominal	0	20%	22%	7%	31%	6%	2%
Cateterismo umbilical	0	11%	6%	2%	8%	0	27,5%
Distúrbios pró-trombóticos	0	0	0	0	0	0	0
Pancreatite	5%	0	0	0	0	0	0
Traumatismo	3%	0	0	0	0	3%	11,7%**
Idiopática	78%	47%	53%	72%	50%	45%	58,8%

* 19% dos pacientes com causas diversas.
** 11,7% com antecedente de cirurgia abdominal prévia.

congênitos em 12 de 30 pacientes com OVPEH de etiologia desconhecida, mas em somente 2 de 17 com OVPEH de causa determinada (sepse de origem umbilical ou cateterismo umbilical). Em adultos, os riscos pró-tromboticos associados com as doenças neoplásicas são bem estabelecidos, particularmente nas formas mieloproliferativas, que representam 30 a 40% de todos os casos.

A oclusão da veia porta por um trombo é frequentemente assintomática e a organização do trombo e o desenvolvimento de vasos colaterais tortuosos ocorrem em três semanas. Na evolução da doença, ocorre aumento da pressão no sistema portal. A pressão nesse sistema é regida pela lei de Ohm, que estabelece que a pressão entre dois pontos é igual ao produto do fluxo sanguíneo que circula pelo sistema pela resistência que se opõe a ele. Por sua vez, a resistência ao fluxo é inversamente proporcional ao raio do vaso elevado à quarta potência (lei de Poiseuille). Dessa forma, conclui-se que pequenas alterações nos vasos do sistema portal geram grandes aumentos de pressão.

FISIOPATOLOGIA

A fisiopatologia da hipertensão portal associada com a OVPEH é diferente da fisiopatologia associada com a cirrose. Nessa condição, a fibrose e a alta pressão sinusoidal hepática resultam na formação de vasos colaterais de direção hepatofugal. Na condição de OVPEH, a pressão sinusoidal hepática normal e a alta pressão no leito esplâncnico obstruído resultam na formação de múltiplos vasos colaterais de direção hepatopedal. Esses vasos são observados na angiografia como transformação cavernomatosa. Para vencer o bloqueio da veia porta, há formação de mais vasos colaterais dentro do ligamento hepatoduodenal e hepatocólico, ao redor do ducto biliar comum e na parede da vesícula biliar. Habitualmente, esses plexos venosos são insuficientes e vasos colaterais de direção hepatofugal desenvolvem-se na evolução da doença nos locais de comunicação portocaval.

QUADRO CLÍNICO

A história natural da OEHVP é geralmente benigna. A apresentação clínica mais comum na faixa etária pediátrica é de varizes esofágicas sangrantes que traduzem uma complicação da evolução crônica da doença. Em pacientes que apresentam a OVPEH tendo como etiologia a sepse de foco umbilical ou cateterismo umbilical, habitualmente o sangramento ocorre por volta dos 3 anos de idade, enquanto nos pacientes que apresentam outros fatores etiológicos o sangramento ocorre com média de idade de início de 8 anos. A HDA (hemorragia digestiva alta) frequentemente se manifesta como um episódio súbito, mas, às vezes, uma doença febril pode preceder o sangramento ou a ingestão de ácido acetilsalicílico ou anti-inflamatório não hormonal.

Há poucos trabalhos sobre a etiologia da HDA na faixa etária pediátrica. Em uma casuística de 124 episódios de HDA, Servidoni et al. (2005) observaram que a hipertensão portal representa um terço das causas e, ao analisar suas etiologias, observa-se que a OVPEH representa dois terços dos casos. É fato que a OVPEH não é a etiologia principal de hipertensão portal na maioria das publicações, mas em várias casuísticas é a principal etiologia da hipertensão portal nos pacientes com HDA. Isso pode ser explicado pelo fato de que, nos pacientes com OVPEH, a frequência de sangramento pelas varizes é da ordem de 80%, sendo que 50% das hemorragias ocorrem antes dos 5 anos de idade, em contraste com 38% em crianças cirróticas. Outra informação relevante é que mais da metade das crianças e adolescentes com OVPEH que sangram necessita de transfusão sanguínea. Esse dado indica a gravidade do episódio de hemorragia, apontando para a necessidade de os serviços de urgência/emergência estarem equipados para um atendimento qualificado.

A esplenomegalia é o achado semiológico mais comum, com frequência de 75 a 100% dos pacientes. A ascite ocorre raramente na evolução da doença e é habitualmente transitória. Da mesma forma, a hepatomegalia é um achado infrequente ao exame físico. Alvarez et al. (1983) observaram a presença de hepatomegalia em 12% dos pacientes (13 de 108 pacientes com TVP). Por outro lado, estudos recentes têm descrito a presença de atrofia do lobo esquerdo em cerca de 20% dos casos. Essa alteração não tem sido observada no estágio inicial da formação do trombo e sim durante sua evolução como sendo consequência natural da diminuição do fluxo para o lobo esquerdo. Infelizmente, muitos estudantes e médicos continuam a mensurar a dimensão hepática pelo critério da projeção da borda hepática abaixo do rebordo costal direito, que não é adequado para esse fim. Contudo, é possível em alguns casos ocorrer hepatomegalia quando o paciente adquire infecção viral ou apresenta outra doença associada.

Em relação às alterações laboratoriais, Vaccari (2006) observou, à admissão, anemia em 69% dos pacientes, leucopenia em 50%, plaquetopenia em 72% e RNI alargado em 55%. Por outro lado, os níveis de aminotransferases situaram-se dentro dos limites da normalidade, bem como os níveis de albumina sérica. A anemia poderia ser decorrente do hiperesplenismo e/ou de perda de sangue, que é muito frequente nesses pacientes. A maioria dos trabalhos relata que, durante a evolução da doença, a anemia diminuiu significativamente, refletindo o controle da hemorragia e menor interferência do hiperesplenismo. Em relação à leucopenia e à plaquetopenia, observa-se que já são frequentes à admissão e que, na evolução, apresentam tendência à piora. Na literatura, é relatado que a trombocitopenia é mais frequente que a leucopenia e que, apesar da redução do número de plaquetas, elas são funcionalmente normais.

Alterações na coagulação têm sido descritas em pacientes com OVPEH desde a década de 1980. Alvarez et al. (1983) descreveram diminuição dos fatores, particularmente do fator V, em um terço dos pacientes. Outra explicação para a alteração do RNI seria decorrente da própria trombocitopenia. As plaquetas secretam uma forma ativa do fator V que age como um receptor para o fator Xa. Após a ligação na superfície da plaqueta, o fator Xa acelera a conversão da protrombina em trombina. A trombina pode então se ligar na plaqueta ou converter o fibrinogênio em fibrina. Antitrombina no plasma inativa a trombina pela formação de um complexo de trombina e antritrombina. A trombina ligada às plaquetas pode ser relativamente resistente à inibição pela antitrombina. Assim, a plaquetopenia pode acarretar uma alteração em algum ponto dessa fase da coagulação.

O déficit de crescimento também tem sido observado por alguns autores, mas contestado por outros. Bellomo-Brandão et al. (2003) avaliaram parâmetros antropométricos (escores Z de peso/idade, estatura/idade e índice de massa corporal) na admissão e no período de seguimento de 24 pacientes com OVPEH. Esses autores não observaram déficit desses parâmetros em relação aos valores de referência da curva do NCHS nem houve mudança significativa durante o período de seguimento.

A icterícia pode raramente ser uma forma de apresentação da OVPEH e é mais frequentemente devido à biliopatia portal. A biliopatia portal é um termo empregado para descrever as alterações na vesícula biliar e ductos biliares em portadores de hipertensão portal, sendo mais frequente nos casos de obstrução da veia porta extra-hepática. Nessa condição, os estudos mostram que a maioria apresenta alteração nas vias biliares por meio dos exames de imagem, mas, em um pequeno percentual, há alteração clínica e laboratorial. Tofoli et al. (2006) apresentaram dois casos de biliopatia portal enfatizando a importância da pesquisa dessa complicação nos pacientes com OVPEH que apresentam na evolução aumento do nível sérico das enzimas canaliculares e/ou presença de varizes na vesícula biliar. Na figura 19.1, observa-se a colangiografia endoscópica retrógrada de um dos pacientes.

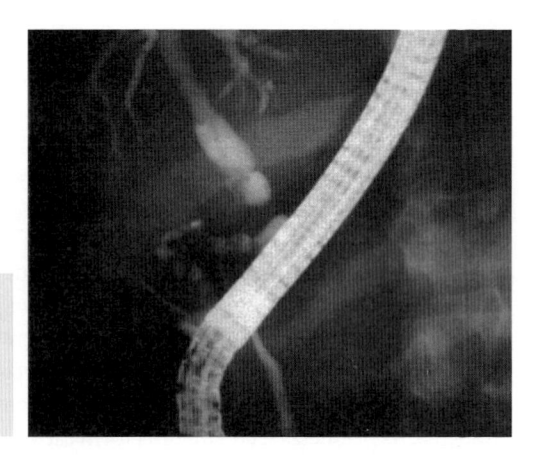

Figura 19.1 – CPRE do paciente nº 1 com *stop* no preenchimento e dilatação do ducto biliar.

Atualmente, a biliopatia portal sintomática é considerada indicação relativa de cirurgia de *shunt*. O desafio é saber qual o momento de se realizar a cirurgia para impedir a progressão da doença e evolução para cirrose biliar.

A hipoxemia também tem sido documentada em pacientes com OVPEH devido às dilatações vasculares intrapulmonares, configurando a síndrome hepatopulmonar. Conceitualmente, essa síndrome é caracterizada por uma tríade que envolve: 1. doença hepática e/ou hipertensão portal; 2. dilatações vasculares intrapulmonares; e 3. anormalidades da oxigenação arterial. Essa síndrome foi inicialmente descrita em pacientes com doença hepática crônica e cirrose e, posteriormente, também em pacientes adultos com OVPEH. A frequência em adultos varia em diferentes estudos com taxa de 5 a 29% em pacientes com cirrose e de 2% em pacientes com OVPEH. Na faixa etária pediátrica, é conhecida apenas a frequência da síndrome em pacientes com doença hepática crônica e cirrose que varia de 10 a 15%. A patogênese dessa alteração está relacionada com o desarranjo estrutural da microcirculação pulmonar, representado pela vasodilatação pré-capilar no leito vascular pulmonar próximo às áreas de trocas gasosas. É provável que essa vasodilatação capilar pulmonar seja decorrente de uma desproporção de substâncias vasoconstritoras e vasodilatadoras em área pulmonar. Uma hipótese aventada é de ausência de clareamento de substâncias vasodilatadoras pela disfunção hepática. Na OVPEH, a patogênese poderia estar relacionada com os *shunts* espontâneos que se estabelecem com a diminuição do fluxo de sangue para o fígado. Dessa forma, substâncias não metabolizadas poderiam ser responsáveis pelo desbalanço entre a vasodilatação e a vasoconstrição da circulação pulmonar.

DIAGNÓSTICO

No passado, a OVPEH era diagnosticada somente por meio de venografia portal, esplenoportografia, arteriografia mesentérica superior ou da laparotomia ou necropsia. Hoje, os vasos do sistema esplâncnico podem ser seguramente explorados com métodos de diagnósticos não invasivos como ultrassonografia com Doppler, tomografia computadorizada e ressonância magnética. A ressonância magnética apresenta sensibilidade de 85% e especificidade de 95%. A tomografia computadorizada, por outro lado, apresenta sensibilidade menor, em torno de 76%, que é pouco modificada com a adição de contraste. A ultrassonografia é o método de escolha nos casos de suspeita da OVPEH por não ser invasivo, de fácil execução e permite a visualização da veia porta em 97% dos casos. As alterações observadas podem ser divididas em três estágios: 1º) presença de trombo ecogênico no lúmen da veia porta; 2º) presença do trombo e de pequenos vasos colaterais; e 3º) estágio, aparecimento da "transformação cavernomatosa" da veia porta em que vasos colaterais de grosso calibre se desenvolvem. A sensibilidade da ultrassonografia é em torno de 70-90% e a especificidade de 99%.

Além do diagnóstico, a ultrassonografia abdominal pode fornecer outras informações importantes, como sinais indicativos de varizes esofágicas, *shunts* espontâneos, varizes e contratilidade da vesícula biliar. Em nosso meio, Yamada e Hessel (2005) descreveram a experiência da avaliação ultrassonográfica da vesícula biliar em 21 crianças com trombose de veia porta. As varizes da vesícula biliar foram observadas em 13 pacientes (61,9%). Essa alteração pode ser um fator etiopatogênico relacionado com a biliopatia portal e a detecção dessa anormalidade poderia selecionar os pacientes de risco. Observou-se, também, hipocontratilidade da vesícula biliar que poderia ser um fator etiopatogênico da litíase biliar cuja frequência, naquela casuística, foi de 3 em 21 (14,2%). Recentemente, Chiu e Superina (2004) notaram alta frequência de litíase biliar em pacientes com OVPEH (5/29 = 17%). Esses autores acreditam que a etiopatogênese da litíase está relacionada com a diminuição do fluxo portal que resultaria em alteração na composição da bile e diminuição da secreção biliar, e não fazem hipótese da hipomotilidade da vesícula biliar. Em adultos com cirrose, há trabalhos que encontram uma relação entre a hipomotilidade da vesícula biliar e a colelitíase.

TRATAMENTO

O tratamento da OVPEH depende da forma de apresentação clínica. Se a obstrução é recente, o manejo inclui anticoagulação. Por outro lado, se a obstrução é crônica, a maioria dos casos, o tratamento será direcionado para o sangramento das varizes esofágicas e para o hiperesplenismo e biliopatia portal se presentes.

O manejo da hemorragia digestiva por varizes esofagogástricas pode ser dividido em três possibilidades, de acordo com a situação das varizes: 1ª) profilaxia primária, tratamento instituído em pacientes com alto risco de HDA, mas que nunca sangraram; 2ª) manejo do sangramento agudo; e 3ª) profilaxia secundária para erradicar as varizes esofágicas em pacientes com história de HDA.

O tratamento medicamentoso ou endoscópico em crianças que nunca sangraram ainda é controverso. O único estudo randomizado existente em pediatria sobre profilaxia primária é o de Gonçalves et al. (2000), que estudaram 100 crianças e mostraram que a esclerose profilática de varizes esofágicas é segura e diminui o risco de sangramento de 42% para 6%, mas sem diminuição da mortalidade por sangramento nesses pacientes.

O controle da hemorragia digestiva inclui a estabilização hemodinâmica com transfusão de hemoderivados quando necessário e o uso de medicamentos que diminuem a circulação esplâncnica como a somatostatina ou o octreotídio. Após essas medidas, o tratamento endoscópico é fundamental, quer pela escleroterapia, quer pela ligadura elástica das varizes. O tamponamento com o balão esofagogástrico pode ser útil na tentativa de parar o sangramento por curto período até que outras medidas estejam disponíveis (mais detalhes do tratamento da hemorragia digestiva alta por varizes sangrantes pode ser obtido no Capítulo 23).

A prevenção da recorrência da HDA é fundamental no seguimento desses pacientes. O tratamento inclui os agentes farmacológicos como os betabloqueadores e o tratamento endoscópico. Há falta de dados sobre o papel da terapia farmacológica nessa situação. Por outro lado, o tratamento endoscópico tem sido efetivo, havendo evidência de que a ligadura elástica das varizes é superior à escleroterapia na prevenção de novos episódios de sangramento.

O hiperesplenismo é uma complicação frequente na OVPEH, mas raramente constitui indicação de um tratamento específico, somente nos pacientes que apresentam equimoses espontâneas e hemorragia importante que necessitem de transfusão de hemoderivados. As opções de tratamento são de embolização esplênica parcial ou de *shunt* cirúrgico.

A biliopatia portal deve ser tratada dependendo do grau de manifestação clínica. Na figura 19.2 é apresentado um algoritmo de manejo de acordo com Chandra et al., 2001.

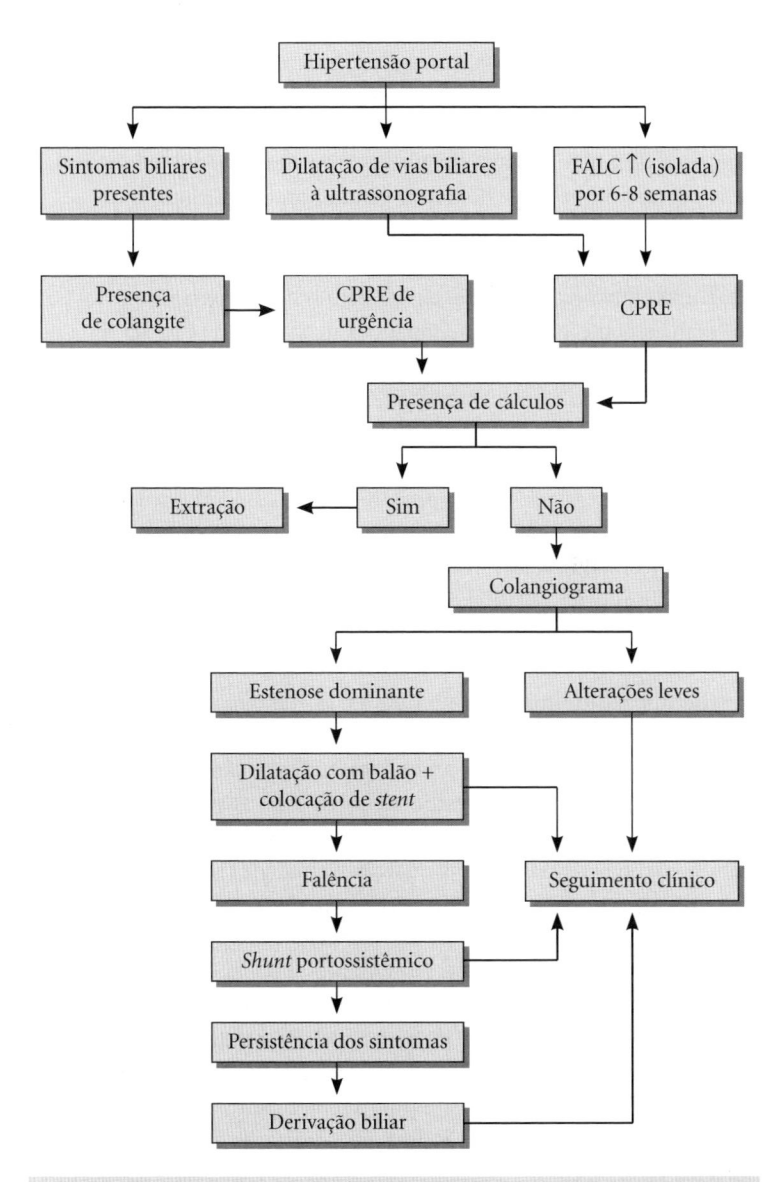

Figura 19.2 – Algoritimo para o manejo da biliopatia portal. FALC = fosfatase alcalina; CPRE = colangiografia endoscópica retrógrada.

358

Tratamento cirúrgico

O tratamento cirúrgico proposto para a OVPEH está indicado nas seguintes situações: falha no controle de sangramento digestivo apesar da esclerose ou ligadura de varizes esofágicas, hiperesplenismo importante e síndrome hepatopulmonar. As indicações relativas são esplenomegalia sintomática que interfere nas atividades diárias, varizes de grosso calibre com risco de sangramento e difícil acesso ao atendimento médico, biliopatia portal sintomática e déficit de ganho pondo-estatural.

Em vista das diversas alternativas cirúrgicas e da variabilidade de apresentação clínica dos pacientes, é fundamental uma avaliação da anatomia e do fluxo das veias que constituem o sistema venoso portal para um planejamento cirúrgico adequado. Esta avaliação pode ser feita por meio de eco-Doppler, o qual pode fornecer essas informações com muita acurácia, mas que, no entanto, é operador-dependente. Por outro lado, a angiotomografia, apesar de ser um exame muito mais caro, apresenta maior acurácia e pode ser analisada por diferentes profissionais. Procedimentos mais invasivos, como, por exemplo, a esplenoportografia, têm valor histórico e não são mais utilizados devido aos riscos envolvidos.

Historicamente, várias alternativas têm sido propostas para o tratamento cirúrgico da OVBEH: as cirurgias que abordam diretamente as varizes, das quais a mais importante seria a esplenectomia associada à desconexão azigoportal, muito utilizada em adultos com esquistossomose, é de utilização limitada em crianças, já que não aborda a causa do problema em si e está associada com alto índice de recidiva.

Entre as cirurgias que procuram diminuir a pressão no sistema portal, as assim chamadas derivações portossistêmicas, as mais utilizadas em crianças têm sido as derivação esplenorrenal distal com preservação esplênica (cirurgia de Warren), na qual a extremidade central da veia esplênica é desconectada da veia mesentérica superior e anastomosada na veia renal esquerda. Esta cirurgia tem sido associada com uma taxa de controle de sangramento de até 85%. No entanto, o papel destas cirurgias de derivação no controle de quadros de hiperesplenismo é bastante controverso, com índices que variam de menos de 10% até autores que referem melhora do hiperesplenismo em todas as crianças operadas. Nas crianças que, por alguma razão, necessitem ou tenham sido submetidas previamente à esplenectomia, existe a opção de realização da derivação esplenorrenal proximal.

A esplenectomia isolada está contraindicada no tratamento da OVBEH, já que, embora possa corrigir de forma emergencial as complicações do hiperesplenismo, pode na verdade resultar em aumento da pressão nas varizes esofágicas com elevação do risco de sangramento. Mais recentemente, foi descrito um *bypass* mesentérico-veia porta esquerda o qual tem mostrado excelentes resultados tanto no controle dos sangramentos como na regressão completa ou parcial da esplenomegalia indicada por melhora na contagem das plaquetas e leucócitos e normalização da coagulação. Este *shunt* apresenta como limitações para seu uso apenas a avaliação da perviedade das veias intra-hepáticas que tanto pode ser feito no pré como no intraoperatório.

EVOLUÇÃO

Em relação à evolução, a instituição da terapêutica endoscópica modificou a história natural da doença, diminuindo a mortalidade por sangramento nos pacientes com OVPEH. Na década de 1970, a taxa de mortalidade nos pacientes com TVP foi de 25%, sendo a maioria por hemorragia digestiva. Esse índice elevado se deve ao fato de que não havia disponibilidade de tratamento endoscópico e farmacológico no período de estudo. Adicionalmente, os pacientes eram submetidos a vários procedimentos cirúrgicos, com risco potencial de complicações. Recentemente, Vaccari (2008) observou que, em 20 anos de estudo, houve apenas três óbitos, com taxa de sobrevida de 79 ± 13%. Contudo, apesar do controle da principal complicação da doença, há necessidade de um grande número de procedimentos endoscópicos, há possibilidade de surgirem complicações relacionadas com a formação de varizes em outros locais que não o esôfago, complicações relacionadas com a formação de *shunts* portocava e complicações relacionadas com a diminuição crônica do fluxo hepático. As complicações que podem surgir a partir desses eventos são: biliopatia portal, litíase biliar, síndrome hepatopulmonar e insuficiência hepatocelular. Recentemente, Superina et al. (2006) publicaram um artigo relatando bons resultados com o *bypass* na mesentérica superior/veia porta esquerda em 34 crianças. Os autores argumentam que o controle da hemorragia por procedimento endoscópico não corrige outras complicações da doença. Dessa forma, indicam esse procedimento cirúrgico tão logo o diagnóstico da OVPEH é estabelecido. Outros estudos são necessários para avaliar o impacto das complicações dessa doença quando se realiza o tratamento conservador em comparação com o impacto dos resultados do tratamento cirúrgico.

CASO CLÍNICO

P.M.S., sexo masculino, natural e procedente de Limeira, SP.

Data de nascimento: 29/07/1997.

Paciente veio para a primeira consulta no Hospital de clínicas da Unicamp em 17/08/2001 (4 anos de idade) com queixa de hematêmese há 4 meses. Negou icterícia, aumento de volume abdominal e febre. Foi internado em hospital na cidade de origem onde realizou vários exames e endoscopia digestiva alta com evidência de varizes esofágicas, mas que não foram tratadas por nenhum procedimento endoscópico. Após 30 dias desse episódio, a criança apresentou febre e a mãe percebeu o lado esquerdo do abdome mais elevado. Retornou ao médico que solicitou ultrassonografia, sendo evidenciado baço aumentado. Veio então encaminhado para tratamento das varizes esofágicas e investigação da esplenomegalia.

Antecedentes pessoais

Criança nasceu bem, a termo, com peso de 3.700g e 47cm de comprimento. Apresentou icterícia hemolítica por incompatibilidade Rh e foi necessário o cateterismo umbilical para exsanguineotransfusão. Exame físico à admissão: peso = 17,5kg (P 50), estatura = 108,3cm (P 90). Bom estado geral, corado, hidratado, anictérico, acianótico, eupneico, afebril. Abdome: plano, flácido, fígado não palpável, comprimento total na linha hemiclavicular de 7cm. Baço palpável a 6,5cm do rebordo costal esquerdo. Demais dados do exame físico foram normais.

Análise

Objetivos:

1. Estabelecer o diagnóstico etiológico da hemorragia digestiva alta a partir do quadro clínico e exames subsidiários.
2. Saber indicar a profilaxia primária e secundária em pacientes com varizes esofágicas.
3. Apresentar uma visão crítica do tratamento clínico e cirúrgico da hipertensão portal.

Considerações

A hipótese diagnóstica inicial no hospital da cidade de origem foi de hemorragia digestiva alta (HDA) por apresentar história de hematêmese. As informações na literatura sobre a epidemiologia da HDA na faixa etária pediátrica são escassas. As causas mais comuns variam de acordo com a idade. Em pré-escolares, a doença péptica é a causa mais comum seguida das varizes esofágicas.

O exame subsidiário indicado, no caso em questão, foi a endoscopia digestiva alta que evidenciou varizes esofágicas. Dessa forma, identificou--se a etiologia do sangramento e o diagnóstico foi ampliado para hemorragia digestiva alta por varizes esofágicas. Essas varizes são uma das evidências da hipertensão portal que é classificada, do ponto de vista anatômico, em pré-hepática, hepática e pós-hepática. A obstrução ao efluxo venoso (pós-hepática) é uma causa rara de hipertensão portal na faixa etária pediátrica e ocorre nas situações de síndrome de Budd-Chiari e pericardite constritiva. As manifestações clínicas principais são hepatomegalia e ascite, que não estão presentes no caso apresentado. A hipertensão portal hepática é a mais comum e ocorre nas doenças hepáticas cirrogênicas e não cirrogênicas. Nas cirrogênicas, há habitualmente alguma informação de anamnese e exame físico que pode indicar essa condição: icterícia, colúria, hipocolia ou acolia fecal, prurido, déficit de crescimento, *spiders*, eritema palmar, hepatomegalia, consistência aumentada do fígado e ascite. Nas doenças não cirrogênicas (esquistossomose, esclerose hepatoportal, fibrose hepática congênita), esses sinais e sintomas habitualmente estão ausentes, exceto a hepatomegalia e a consistência aumentada do fígado que é frequente na fibrose hepática congênita e na esquistossomose. A hipertensão portal pré-hepática é representada, principalmente, pela obstrução da veia porta extra-hepática. A etiologia da obstrução é desconhecida em mais da metade dos casos, mas em torno de um terço há como fator de risco o cateterismo umbilical que esse paciente apresentava. A principal manifestação clínica é hematêmese e ausência de sinais e sintomas indicativos de cirrose, já que o processo é pré-hepático. Assim, pela história e exame físico, a hipótese diagnóstica mais provável é de hemorragia digestiva alta por varizes esofágicas secundária à obstrução de veia porta extra-hepática. Nesse ponto, o exame mais indicado é a ultrassonografia abdominal e exames laboratoriais que revelam se há ou não lesão hepatocelular, lesão canalicular e insuficiência hepática. Além desses exames, há necessidade de orientação de se evitar alguns fatores desencadeantes de sangramento (drogas anti-inflamatórias e alimentos pontiagudos que poderiam lesar algum vaso) e a marcação de um novo exame de endoscopia digestiva alta. A seguir, estão os exames laboratoriais trazidos na época do sangramento e os exames realizados no Hospital de Clínicas da Unicamp à admissão.

**Resultados dos exames laboratoriais
efetuados na época do sangramento**
• AST = 34U/l, ALT = 21U/l, FA = 488U/l, RNI = 1,39.

- Proteína total = 5,6g/dl, albumina = 3,2g/dl, alfa-1 = 0,35g/dl, alfa-2 = 0,46g/dl, beta = 0,7g/dl, gama = 0,8g/dl.
- Hemograma: hemoglobina = 7,9g/dl, plaquetas = 143.000/mm³, leucócitos = 4.600/mm³.

Exames realizados na Unicamp à admissão

- Hemoglobina = 11,4g/dl, plaquetas = 118.000/mm³, leucócitos = 6.270/mm³, AST = 38U/l (valor normal = até 35); ALT = 23U/l (até 28), FA = 609U/l (até 719), GGT = 13U/l (até 40), RNI = 1,53 (até 1,25), R = 1,48 (até 1,30). Sorologias para hepatite A, B e C com resultados negativos.

Os resultados desses exames revelam que não há lesão hepatocelular (AST e ALT normais) nem lesão ductular (FALC e GGT normais). Dessa forma, corroboram a hipótese diagnóstica inicial de hipertensão portal pré-hepática. O nível sérico baixo de albumina à admissão pode ser decorrente de um prejuízo transitório da síntese hepática por redução ainda maior de suprimento sanguíneo para o órgão. Contudo, é possível encontrar baixos níveis séricos de albumina em pacientes com OVPEH, mas essa situação é rara e quando ocorre é nos pacientes na faixa etária de adultos jovens, provavelmente por diminuição crônica do fluxo hepático. No caso descrito, o nível sérico da albumina foi colhido na evolução e o resultado foi normal. Em relação ao RNI, observa-se um alargamento, que, a princípio, poderia ser atribuído a uma possível doença hepática. Contudo, o quadro clínico e os outros exames laboratoriais não sustentam essa hipótese. Além disso, é importante saber que pacientes com OVPEH podem apresentar alterações da coagulação, como descrito no texto.

Demais exames são descritos a seguir.

Ultrassonografia abdominal – obstrução da veia porta extra-hepática, esplenomegalia e sinais de hipertensão portal (Fig. 19.3).

Endoscopia digestiva alta – 1. varizes de esôfago (F3CbRc + E-LiLcg+); 2. varizes pericárdicas de fino calibre; 3. gastropatia da hipertensão portal leve; e 4. pangastrite enantematosa leve. Realizada escleroterapia com etamolim a 2,5% (2 punções) (Fig. 19.4).

Dessa forma, o diagnóstico etiológico da hipertensão portal ficou estabelecido. As varizes são de grosso calibre (F3), de cor azul (Cb), com sinal da cor vermelha presente (Rc+). Agora, a questão a discutir é sobre a melhor forma de tratamento das varizes esofágicas. Se esse paciente fosse admitido sem história de sangramento, haveria indicação de profilaxia primária de acordo com o resultado da endoscopia. Para os pacientes adultos, há alto grau de evidência e recomendação para a profilaxia

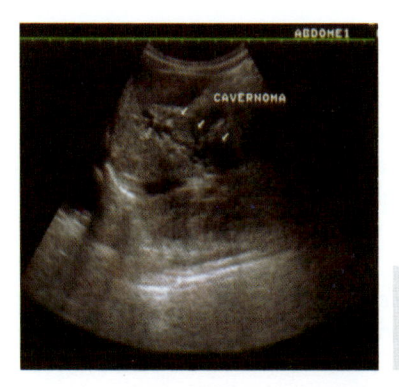

Figura 19.3 – Diagnóstico ultrassonográfico de obstrução de veia porta extra-hepática.

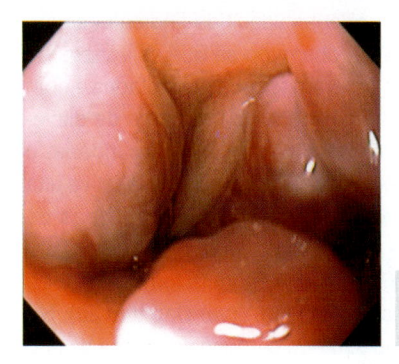

Figura 19.4 – Varizes esofágicas de grosso calibre.

primária quando as varizes são de grosso calibre e sinal da cor vermelha presente. As opções do tratamento são de escleroterapia ou ligadura elástica ou uso de betabloqueadores não seletivos. Na faixa etária pediátrica, há poucos trabalhos relacionados com o uso de betabloqueadores nessa situação. Os resultados ainda são insuficientes para recomendar essa terapêutica farmacológica como padrão para os pacientes na faixa etária pediátrica. Por outro lado, considerando a indicação em adultos, por analogia, poderia ser empregado. Inicia-se na dose de 1mg/kg/dia divididos em duas ou três tomadas e aumenta-se gradativamente a dose até atingir uma diminuição de 25% da frequência cardíaca em repouso. Especial atenção deve ser dada aos efeitos adversos desse grupo de medicamentos e às contraindicações. Em relação à escleroterapia e ligadura elástica, esses procedimentos são seguros e efetivos em prevenir o sangramento de varizes em crianças com hipertensão portal. Contudo, nenhum estudo tem demonstrado diminuição da mortalidade nesses pacientes.

Como esse paciente foi admitido já com história de sangramento, o tipo de tratamento instituído é denominado de profilaxia secundária. Nessa situação, as opções de tratamento são: escleroterapia, ligadura elástica e betabloqueador não seletivo. Em relação a essa última opção, ainda não há consenso do seu emprego e a possibilidade de aumento de risco em crianças menores nas quais o débito cardíaco é predominantemente dependente da frequência cardíaca. O tratamento escolhido no caso em questão foi a escleroterapia.

Foram efetuados vários exames de endoscopia com escleroterapia e na endoscopia de 03/2002 foram observados apenas vasos de fino calibre no terço distal do esôfago sem sinal da cor vermelha, não sendo necessária a escleroterapia. Posteriormente, retornou a cada quatro meses e depois a cada seis meses, mantendo apenas vasos de fino calibre sem necessidade de tratamento. Em 2/2004, observou-se que as varizes de fino calibre do terço distal do esôfago estavam tortuosas, azuladas e com sinal da cor vermelha, sendo então reiniciado novo programa de escleroterapia. Em 06/2005, durante o programa de profilaxia secundária, o paciente apresentou um episódio importante de hemorragia digestiva alta durante a vigência de um quadro viral. Nessa época usou apenas de antitérmico. À admissão, o paciente apresentava hemoglobina de 8,5g/dl, plaquetas 92.000/mm³, RNI 1,8 e R de 1,7. A conduta tomada foi a de rotina para o manejo do tratamento agudo da HDA (ver Capítulo 20). Na endoscopia realizada, observou-se no esôfago cordões varicosos de fino calibre, azulados, com sinal da cor vermelha. No estômago, observou-se lago mucoso sanguinolento, sendo visualizado sangramento ativo em jato e varizes subcárdicas durante a manobra de retrovisão (Fig. 19.5).

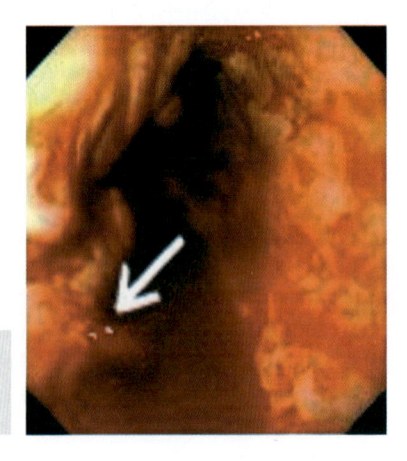

Figura 19.5 – Sangramento ativo em jato e varizes subcárdicas durante a manobra de retrovisão.

Foi realizado tratamento hemostático com histoacril, sem intercorrências, sendo o resultado imediato considerado satisfatório. Paciente evoluiu bem com cessação do sangramento e recebeu alta depois de quatro dias de tratamento.

Nesse momento, poder-se-ia questionar se não haveria indicação de tratamento cirúrgico. Em 2006, Superina et al. publicaram as diretrizes para o manejo cirúrgico de pacientes com OVPEH. As indicações para intervenção cirúrgica foram: 1. absolutas − 1A. hemorragia de varizes refratária ao tratamento endoscópico, 1B. hiperesplenismo grave (contagem de plaquetas menor que 10.000/mm^3, 1C. síndrome hepatopulmonar; 2. relativas − 2A. esplenomegalia sintomática com restrição das atividades, 2B. varizes com risco de sangramento e dificuldade de acesso aos serviços de saúde, 3C. testes neurocognitivos sugestivos de encefalopatia portossistêmica, 3D. biliopatia portal, e 3E. déficit de crescimento. Analisando essas indicações, esse paciente não apresentava critérios para indicação de tratamento cirúrgico. Dessa forma, continuou no programa de escleroterapia secundária, sendo necessário, em algumas sessões, de injeção do agente esclerosante. Não apresentou mais episódios de sangramento até o presente momento, sugerindo que o tratamento instituído está adequado.

BIBLIOGRAFIA

Alvarez F, Bernard O, Brunelle F et al. Portal obstruction in children. I. Clinical investigation and hemorrhage risk. J Pediatr 1983; 103:696-702.

Bhattacharya M, Makhani G, Kannan M et al. Inherited prothrombotic defects in Budd-Chiari syndrome and portal vein thrombosis: a study from North India. Am J Clin Pathol 2004;121:844-847.

Bittencourt PL, Couto CA, Ribeiro DD. Portal vein thrombosis and Budd-Chiari syndrome. Clin Liver Dis 2009;13:127-144.

Chandra R, Kapoor D, Tharakan A et al. Portal biliopathy. J Gastroenterol Hepatol 2001;16:1086-1092.

Chiu B, Melin-Aldana H, Superina RA. Human extrahepatic portal vein obstruction correlates with decreased fator VII and protein C transcription but increased hepatocyte proliferation. J Pediatric Surg 2007;42:1768-1771.

De Caetano AM, Lafortune M, Patriquin H. Cavernous transformation of the portal vein: patterns of intrahepatic and splanchnic collateral circulation detected with Doppler sonography. Am J Radiol 1995;165: 1151-1155.

Gupta D, Vijaya DR, Gupta R et al. Prevalence of hepatopulmonary syndrome in cirrhosis and extrahepatic portal venous obstruction. Am J Gastroenterol 2001;12: 3395-3399.

Handin RI. Physiology of coagulation: the platelet. In Nathan DG, Oski FA (eds). Hematology of infancy and childhood. 3rd ed. Philadelphia: W.B. Sauders Co.; 1987. pp. 1271-1290.

Kim JH, Lee YS, Kim SH et al. Does umbilical vein catheterization lead to portal venous thrombosis? Prospective US evaluation in 100 neonates. Radiology 2001;219: 645-650.

Odievre M, Pige G, Alagille D. Congenital abnormalities associated with extrahepatic portal hypertension. Arch Dis Child 1977; 52:383-385.

Poddar U, Thapa BR, Bhasin DK et al. Endoscopic retrograde cholangiopancreatography in the management of pancreaticobiliary disorders in children. J Gastroenterol Hepatol 2001;16:927-931.

Sarin SK, Agarwal SR. Extrahepatic portal vein obstruction. Semin Liver Dis 2002;22: 43-58.

Sarin SK, Bansal A, Sasan S et al. Portal-vein obstruction in children leads to growth retardation. Hepatology 1992;15:229-233.

Sarin SK, Bhatia V, Makwane U. Portal biliopathy in extrahepatic portal vein obstruction. Indian J Gastroenterol 1992;11:S82.

Sarin SK, Sollano JD, Chawla YK et al. Consensus on extra-hepatic portal vein obstruction. Liver Intern 2006;26:512-519.

Zwiebel WJ. Sonographic diagnosis of hepatic vascular disorders. Semin Ultrasound CT MR 1995;16:34-48.

CAPÍTULO 20

Hemorragia Digestiva

SILVIA REGINA CARDOSO
MARIA DE FÁTIMA CORRÊA PIMENTA SERVIDONI

INTRODUÇÃO

O sangramento do trato digestório na criança é decorrente de doenças de diferentes etiologias, as quais têm prevalência predominante de acordo com a faixa etária.

Apresenta-se, clinicamente, com diferentes níveis de gravidade, podendo ocorrer desde sangramentos ocultos até sangramentos maciços e fatais.

Classicamente, a hemorragia digestiva é classificada em alta, quando a lesão que provoca o sangramento se localiza acima do ligamento de Treitz, ou seja, em esôfago, estômago ou duodeno, e baixa, em sangramentos localizados em jejuno, íleo, cólon e reto.

Sangramentos provenientes do trato digestório alto são, na grande maioria das vezes, de maior gravidade e manifestam-se clinicamente como hematêmese, melena ou enterorragia (sangramentos muito volumosos aceleram o trânsito intestinal). Os sangramentos baixos provocam, em sua maioria, hematoquezia. A presença de sangue oculto nas fezes normalmente é decorrente de pequenas perdas sanguíneas do trato digestório alto ou duodeno.

A abordagem diagnóstica e a terapêutica inicial têm como ponto primordial a avaliação do nível de gravidade da hemorragia, de acordo com o volume de perda sanguínea. As medidas para a manutenção da estabilidade hemodinâmica em hemorragias de grande porte são essenciais para o prognóstico do paciente.

PRINCIPAIS ETIOLOGIAS

Recém-nascidos

A hemorragia digestiva alta nas primeiras horas de vida geralmente decorre de lesões agudas da mucosa gastroduodenal secundárias a estresse e processos isquêmicos que podem ocorrer no momento do parto. Acredita-se que durante o parto a circulação sanguínea possa ser momentaneamente desviada para órgãos nobres, como cérebro e coração, com consequente isquemia relativa do trato digestório, o que provoca áreas com mucosa desvitalizada que ocasionalmente podem sangrar. Esse sangramento, na maioria das vezes, é autolimitado. Porém, em algumas ocasiões, pode ser necessária a realização de endoscopia digestiva para o diagnóstico diferencial com outras lesões, como ulcerações mais profundas, malformações vasculares, duplicações do trato digestório ou lesões iatrogênicas. A lavagem gástrica com remoção dos coágulos pode ajudar a amenizar a hemorragia, e o uso de protetores gástricos deve ser utilizado.

Embora a reposição de vitamina K seja realizada de maneira rotineira na maioria das maternidades, sua deficiência também deve ser lembrada no diagnóstico diferencial das hemorragias que ocorrem no período neonatal.

Em recém-nascidos que necessitam de hospitalização em berçário, as principais etiologias de sangramento alto são esofagites, gastrites e úlceras de estresse. Os processos infecciosos também podem ocasionar sangramentos, sendo a enterocolite a principal causa de sangramento baixo nesses pacientes.

Pacientes em bom estado geral, mamando ao seio materno, podem apresentar vômitos com sangue decorrentes de sangue deglutido de lesões do próprio seio da mãe.

Embora mais prevalentes em crianças um pouco de mais idade, as alergias alimentares podem acometer recém-nascidos expostos precocemente a antígenos alimentares, principalmente o leite de vaca, sendo as fezes com sangue associadas a cólicas a manifestação clínica mais frequente.

Lactentes

Algumas causas de hemorragia no lactente são semelhantes às dos recém--nascidos. Nessa fase, sangramentos altos de pequenas proporções decorrentes de esofagites podem ocorrer, principalmente em lactentes vomitadores. Sangramentos baixos associados a colites alérgicas têm sido cada vez mais frequentes, e fissura perianal é causa comum de sangramento baixo de pequena magnitude.

Gastrites e úlceras também podem ocasionar sangramentos, principalmente para pacientes com necessidade de hospitalização.

As malformações do trato digestório e do seu sistema vascular, embora raras, comumente apresentam manifestações clínicas nessa faixa etária, devendo ser sempre lembradas nos casos de sangramentos digestivos.

Causa frequente de enterorragia de grande porte em todas as faixas etárias, principalmente nos dois primeiros anos de vida, é o divertículo de Meckel, sendo seu diagnóstico realizado por cintilografia e o tratamento cirúrgico curativo.

Intussuscepção intestinal pode provocar sangramento digestivo baixo associado à dor abdominal aguda.

Pré-escolares e escolares

Além das causas comuns de sangramentos a todas as faixas etárias, como esofagites, gastrites e úlceras, nessas crianças começam a incidir as causas de hemorragia secundárias a doenças sistêmicas crônicas, como varizes esofagogástricas e gastropatia hipertensiva decorrentes da hipertensão portal, e sangramento baixo devido a poliposes e doença inflamatória intestinal. A diarreia infecciosa também pode ocasionar sangramentos baixos de pequenas proporções, levando à anemia crônica.

Crianças nessa faixa etária geralmente sabem referir sintomas e sinais pregressos, como a presença de vômitos e dor abdominal recorrente, sugerindo esofagite decorrente de doença do refluxo gastroesofágico ou doença péptica.

A história clínica e o exame físico minucioso podem levar ao diagnóstico etiológico. Hematoquezia, associada a dor abdominal, desnutrição, diarreia e lesões aftoides podem sugerir doença de Crohn. Hematoquezia, associada a dor abdominal aguda e lesões purpúricas podem corresponder a púrpura de Henoch-Schönlein.

Distúrbios de coagulação secundários a doenças sistêmicas também podem contribuir para sangramentos em todas as faixas etárias, assim como lesões secundárias à quimioterapia e à radioterapia.

As lesões da mucosa gastroduodenal secundárias ao uso crônico ou ocasional de anti-inflamatórios, principalmente não esteroides, podem ser causa de hemorragias de diferentes níveis de gravidade.

Pólipo intestinal único juvenil tem seu pico de incidência nessa idade. São crianças previamente saudáveis e que iniciam sangramento, junto ou imediatamente após as evacuações, algumas vezes associado a fezes ressecadas, devendo sempre ser realizado exame perineal para o diagnóstico diferencial com fissura perianal.

Adolescentes

As causas de sangramento digestivo alto em adolescentes assemelham-se às causas de pacientes adultos, sendo a gastrite, as úlceras pépticas gástricas e duodenais, as varizes esofagogástricas e gastropatia hipertensiva as lesões que mais ocasionam sangramentos de relevante importância clínica.

A síndrome de Mallory-Weiss, que consiste em lesões erosivas e ulceradas agudas da mucosa da transição esofagogástrica secundárias a vômitos, pode ser causa de sangramento alto, principalmente nas crianças maiores.

Sangramento digestivo baixo está principalmente relacionado às doenças inflamatórias crônicas e poliposes.

Assim como em outras faixas etárias, o sangramento alto e baixo pode decorrer de doenças sistêmicas e do tratamento para tais doenças, como uso crônico de anti-inflamatórios, quimioterapia e radioterapia, sendo mais comuns as mucosites esofágicas e colites.

Embora raros, alguns tumores também podem apresentar-se em crianças por meio de sangramentos digestivos como, por exemplo, os linfomas do trato digestório e carcinomas gástricos.

DIAGNÓSTICO E TRATAMENTO

A terapêutica inicial e a investigação diagnóstica dependem do estado geral do paciente, o qual é um reflexo do grau da perda sanguínea. A história atual e a condição clínica são primordiais para direcionar o diagnóstico e tratamento, assim como o antecedente de doenças crônicas ou manipulações cirúrgicas.

Pacientes com história de sangramento agudo, com hematêmese, melena ou enterorragia, devem sempre ser hospitalizados, sendo algumas vezes necessário medidas de ressuscitação imediatas. Crianças em bom estado geral, com história de sangramento crônico ou perda sanguínea oculta, podem, na maioria das vezes, realizar a investigação diagnóstica específica em ambulatório.

Para algumas doenças próprias de cada idade, a avaliação deve ser direcionada, como, por exemplo, para pacientes com suspeita de enterocolite, deficiência de vitamina K, doenças hematológicas, entre outras.

Avaliação clínica e terapêutica inicial

Um rápido e preciso exame físico geral, identificando a gravidade do sangramento, concomitante com medidas gerais de ressuscitação e reposição volêmica para pacientes com grandes perdas sanguíneas, são fatores primordiais para o prognóstico do paciente.

Em crianças com estado geral gravemente comprometido, a intubação orotraqueal para a manutenção de boa oxigenação e proteção de vias aéreas de possíveis aspirações sanguíneas pode ser inicialmente necessária.

A identificação da quantidade da perda sanguínea deve sempre ser um dos primeiros objetivos, sendo representada principalmente pelo estado geral do paciente, pela coloração das mucosas, pela frequência cardíaca e pulso e pela pressão arterial. Em casos de perdas volumosas, as mucosas ficam secas e descoradas, a frequência cardíaca e o pulso aumentam e a pressão arterial diminui.

Nos casos de descompensação hemodinâmica, a reposição volumétrica deve ser iniciada imediatamente após a permeabilização de vias aéreas, podendo ser realizada inicialmente com soluções cristaloides, até que hemoderivados possam ser oferecidos.

A sonda nasogástrica é útil para monitorizar a atividade do sangramento e ajudar na identificação do local da hemorragia, além de descomprimir o estômago, evitando vômitos e consequentes aspirações. Retorno de sangue vivo é compatível com sangramento ativo de trato digestório alto, sendo na maioria das vezes casos de maior gravidade.

A lavagem gástrica com soro fisiológico ajuda na remoção dos coágulos e no preparo do paciente para posterior endoscopia, podendo diminuir a atividade do sangramento e prevenir a encefalopatia em pacientes hepatopatas.

Exame físico minucioso após estabilização hemodinâmica sempre deve ser realizado, para identificar a etiologia do sangramento. A presença de icterícia, esplenomegalia ou sinais de abdome agudo, por exemplo, somados a história clínica e à idade do paciente, podem identificar a etiologia correta do sangramento, direcionando a terapêutica específica.

O uso de inibidores de bomba de prótons ou bloqueadores H_2 pode ser iniciado prontamente, assim como a reposição de vitamina K para desnutridos graves, hepatopatas e recém-nascidos com suspeita de deficiência vitamínica. O uso de drogas vasopressoras e antibioticoterapia para hepatopatias graves também deve ser considerado.

Avaliação laboratorial

A dosagem sérica de hemoglobina e do hematócrito ajudam na avaliação da quantificação das perdas, direcionando o diagnóstico e tratamento inicial. Devemos lembrar que pacientes com sangramentos agudos volumosos perdem, inicialmente, a mesma quantidade de glóbulos vermelhos e glóbulos brancos, o que pode acarretar uma interpretação errônea da quantificação da perda sanguínea, subestimando esta perda.

Dosagem de plaquetas, coagulograma, ureia, creatinina, sódio, potássio e amônia são úteis para o diagnóstico etiológico e para a avaliação do nível de gravidade do sangramento.

Exames laboratoriais específicos para algumas doenças como, por exemplo, distúrbios de coagulação, enterocolite, tumores, doenças inflamatórias, entre outros, também são necessários após abordagem inicial.

Após a avaliação clínica e laboratorial, exames diagnósticos de imagem podem ser necessários para a identificação do local e da etiologia correta do sangramento, por meio dos quais, algumas vezes, é também possível o tratamento das lesões hemorrágicas.

Endoscopia digestiva alta e baixa

A endoscopia digestiva é o exame mais utilizado para a identificação do local e etiologia do sangramento, possibilitando o tratamento de diversas lesões. Por meio dela pode ser realizado o diagnóstico de inúmeras doenças que causam sangramento em crianças, como esofagites, gastrites, duodenites, úlceras, varizes esofagogástricas, gastropatia e colopatia hipertensiva, pólipos, colites, tumores, malformações, entre outros.

A endoscopia digestiva alta e a colonoscopia podem ser realizadas em pacientes de todas as faixas etárias, desde recém-nascidos prematuros até adultos, sendo a endoscopia digestiva alta o exame inicial para o diagnóstico das causas de sangramento em pacientes com hemorragia volumosa. Nestes pacientes, o exame endoscópico deve ser realizado de preferência após estabilização hemodinâmica e com tempo de jejum adequado, para que possa ser mais efetivo e seguro. Durante os episódios hemorrágicos, o exame em crianças deve ser sempre realizado sob anestesia geral e com o paciente em intubação orotraqueal, para proteger as vias aéreas superiores de possíveis aspirações de sangue.

As principais causas de hemorragia digestiva alta volumosa em criança variam de acordo com a idade do paciente, sendo as lesões agudas de mucosa gastroduodenal, as gastrites e úlceras, as varizes esofagogástricas e a gastropatia hipertensiva as etiologias mais frequentes. Doenças raras como duplicações do trato digestório, malformações vasculares como lesões de Dieulafoy (malformação arteriovenosa) e sangramentos tumorais podem também ocasionar hemorragia com grande perda sanguínea.

Hemorragia digestiva baixa com repercussão hemodinâmica é infrequente em crianças. Nestas circunstâncias, a principal etiologia na faixa etária infantil é o divertículo de Meckel sangrante, devendo ser a primeira etiologia investigada.

Deve-se lembrar que muitas vezes o sangramento aparentemente baixo volumoso é decorrente, na verdade, de doenças do trato digestório alto, uma vez que o sangue acelera o esvaziamento gastrointestinal, sendo recomendada inicialmente a endoscopia digestiva alta para a investigação da possível etiologia.

Para pacientes com sangramentos crônicos ou perda oculta de sangue, o exame endoscópico alto e/ou baixo pode ser realizado em ambulatório.

Enteroscopia e cápsula endoscópica

A avaliação direta do intestino delgado para pacientes com sangramentos considerados obscuros, até pouco tempo atrás, só era possível por meio de exame realizado durante o ato operatório, chamado enteroscopia intraoperatória. Por meio deste método cirúrgico-endoscópico, há a possibilidade de detecção do local de sangramento, podendo ser o tratamento realizado endoscópica ou cirurgicamente.

Na atualidade, novos métodos endoscópicos para investigação e possível tratamento de sangramentos digestivos não diagnosticados por endoscopia digestiva alta ou colonoscopia, originados supostamente no duodeno distal, jejuno ou íleo, têm sido propostos.

Esses exames ainda não são realizados rotineiramente em crianças, por tratar-se de exames em que se utilizam aparelhos de grandes dimensões, não adequados para crianças pequenas, com exceção de sua realização em crianças com menos de 10 anos de idade.

Existem vários modelos de aparelhos e técnicas para a realização de enteroscopia, sendo os aparelhos chamados de "duplo balão" os mais utilizados na atualidade. O exame é realizado em padrões semelhantes aos da endoscopia habitual e por meio dele pode ser possível o diagnóstico e o tratamento de lesões.

A cápsula endoscópica consiste em equipamento cilíndrico de aproximadamente 10×25mm, recoberta por material resistente à ação de secreção digestiva e não absorvível, que possui no seu interior um sistema de iluminação, um sistema para captura de imagens e baterias para cerca de 8 horas, que capturam imagens e as transmitem para o microcomputador locado na parte externa do abdome por meio de sensores de radiofrequência. Por meio desse exame é possível o diagnóstico de supostas lesões sangrantes, não sendo, porém, possível seu tratamento. Pela dimensão do equipamento, pode ser necessária a ajuda do exame endoscópico habitual para locar a cápsula em região pós-pilórica.

Cintilografia

A cintilografia para a pesquisa de divertículo de Meckel é o exame de escolha inicial para crianças com sangramento digestivo baixo volumoso, com repercussão hemodinâmica, principalmente para aquelas com menos de 2 anos de idade.

O exame cintilográfico, por meio de injeção de hemácias marcadas com tecnécio-99 ou com coloide sulfurado de tecnécio-99, pode detectar sangramentos pequenos, com perdas de até 0,1ml por minuto, mas é um exame pouco preciso, sendo útil somente para orientar a possível localização do sangramento de origem obscura para um posterior exame arteriográfico ou eventual cirurgia.

Arterioangiografia

Exame realizado em alguns casos na faixa etária pediátrica, normalmente para sangramentos ativos e de grande porte não diagnosticados por outros métodos, em pacientes sem possibilidades cirúrgicas, podendo detectar sangramentos de 0,5ml por minuto. Tem como objetivo detectar o suprimento arterial da área na qual está ocorrendo a hemorragia, identificando o extravasamento de contraste para a luz do trato gastrointestinal. O exame possibilita o diagnóstico e tratamento de algumas lesões, por meio de embolizações e administração intra-arterial de substâncias vasoconstritoras.

TRATAMENTO ESPECÍFICO

Após o diagnóstico e tratamento inicial, deve ser realizado o tratamento específico para a lesão que provocou ou está provocando esse sangramento.

De maneira geral, a hemorragia é classificada em varicosa e não varicosa, direcionando a terapêutica específica.

Hemorragia varicosa

A hemorragia decorrente da ruptura de varizes esofagogástricas tem elevada morbidade e é a mais grave complicação da hipertensão portal, sendo responsável por 10 a 15% das hemorragias digestivas altas da infância (Fig. 20.1).

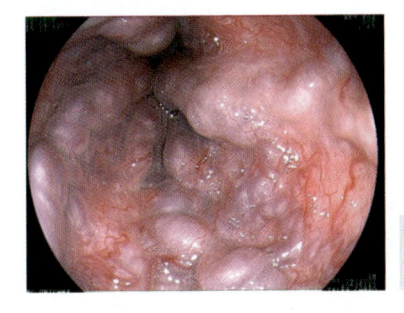

Figura 20.1 – Varizes esofágicas de grosso calibre.

Tratamento farmacológico

O tratamento farmacológico com drogas vasopressoras deve ser iniciado imediatamente quando há sangramento ativo ou sinais de descompensação hemodinâmica, podendo ser iniciado mesmo em regime pré--hospitalar em paciente com diagnóstico prévio de hipertensão portal. As drogas mais utilizadas em pediatria são a somatostatina e a octreotida.

Somatostatina – reduz de forma significativa a pressão do sistema porta e consequentemente das varizes, sendo eficaz no controle de sangramento. Seus principais efeitos colaterais são hipertensão e hiperglicemia.

- Dose habitual – 3,5µg/kg/h, IV, ataque + infusão contínua, por 5 dias.
- Doses altas – 5-10µg/kg/h, IV, ataque + infusão contínua, por 5 dias.
- Máximo – 250-500µg/h para adultos.

Octreotida – análogo sintético da somatostatina, com meia-vida mais longa.

- Dose – 1µg/kg/h, IV, ataque + infusão contínua ou intermitente em bolo. Máximo – 25-50µg/h para adultos.

Terlipressina – análogo sintético da vasopressina, com menos efeitos colaterais. É eficaz no controle de sangramento e a única droga que mostrou redução na mortalidade por hemorragia digestiva alta em adultos.

- Dose – 0,2-1mg, IV, de 4 em 4 horas, até 48 horas após o controle do sangramento.

Tratamento endoscópico

Os métodos endoscópicos utilizados para o tratamento das varizes esofágicas são a escleroterapia e a ligadura elástica, podendo também ser realizada a injeção de adesivos teciduais (Histoacryl®) em algumas ocasiões. Para o tratamento das varizes gástricas, a injeção de adesivos teciduais tem sido a opção preconizada, embora seu uso seja controverso em diversos países e na população infantil.

Normalmente, em pacientes com mais de 1 ano de idade e com vasos esofágicos calibrosos, realiza-se a ligadura elástica, e para crianças pequenas ou com vasos esofágicos mais finos, escleroterapia.

A escleroterapia induz à formação de trombose vascular, provocando reação inflamatória com compressão do vaso, consequentemente cessando a hemorragia. Seu uso crônico leva a uma obliteração fibrosa do vaso pela resposta inflamatória que segue cada aplicação. Vários agentes esclerosantes podem ser utilizados, sendo, entretanto, o oleato de etanolamina o de maior experiência em pediatria. A porcentagem do controle do sangramento agudo é ao redor de 90%, sendo similar ao índice encontrado na população adulta. As complicações mais frequentes são dor retroesternal, odinofagia, disfagia e ulcerações no local da aplicação do esclerosante, que podem levar à recidiva hemorrágica.

A ligadura elástica é um método de fácil execução, porém sua realização em crianças pequenas é dificultada pela necessidade da passagem do dispositivo plástico com cerca de 2 a 3cm, acoplado na ponta do aparelho, pela região do cricofaríngeo, o que nem sempre é possível. Por isso, a utilização desse tratamento tem sido preconizada somente em crianças com no mínimo 1 ano de idade. Estudos realizados na população pediátrica mostram alta taxa de efetividade da ligadura elástica no sangramento agudo (semelhante à escleroterapia). As principais complicações são disfagia, dor retroesternal e ulcerações que, embora menos profundas quando comparadas às ulcerações secundárias à escleroterapia, também podem ocasionar sangramento profuso de difícil controle, tendo, por esse motivo, indicação restrita em pacientes com doença hepática avançada (Fig. 20.2).

O adesivo tecidual é uma substância derivada do ácido cianoacrílico, a N-butil-2-cianoacrilato (Histoacryl®), que, em contato com o sangue, sofre polimerização (10 a 60 segundos) e solidifica-se, obstruindo a luz do vaso. Esse material atua como corpo estranho e vai sendo paulatinamente eliminado em duas a quatro semanas, na medida em que se forma tecido de granulação e fibrose local. Seu principal efeito colateral é a

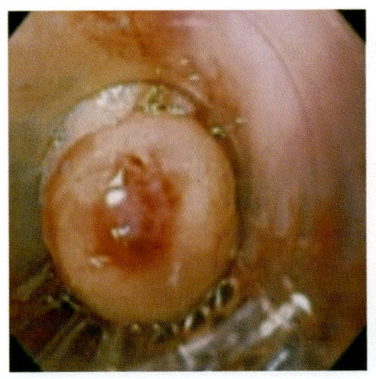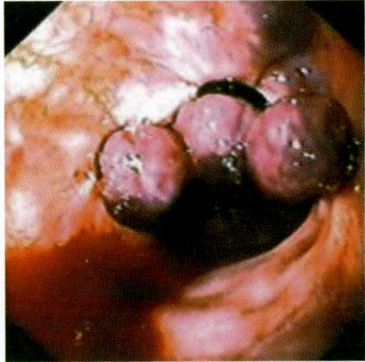

Figura 20.2 – Ligadura elástica de varizes.

formação de úlceras potencialmente hemorrágicas durante a eliminação do conglomerado formado pelo cianoacrilato, havendo relatos isolados de tromboembolismos (Fig. 20.3).

Métodos como aplicação de trombina no local hemorrágico têm sido descritos, porém com resultados ainda em avaliação.

O método escolhido depende das condições gerais do paciente, do aspecto dos vasos, dos materiais disponíveis, das condições do ambiente no momento da realização do exame e da experiência do endoscopista, devendo ser escolhido pelo profissional em questão.

Os procedimentos endoscópicos em crianças com hemorragia digestiva alta devem sempre ser realizados com o paciente sob anestesia geral e com proteção das vias aéreas superiores por intubação orotraqueal. Devemos ainda ter em mãos todos os materiais para ressuscitação cardiorrespiratória, transfusão sanguínea e reposição de volemia.

Tratamento mecânico

O uso de balões esofagogástricos propicia tamponamento mecânico do local de sangramento. Atualmente, é utilizado quando há falha ou impossibilidade do tratamento medicamentoso e/ou endoscópico. Proporciona hemostasia inicial de aproximadamente 90%, porém com índice de ressangramento em torno de 50% e efeitos colaterais elevados, sendo os principais a pneumonia aspirativa e a ulceração esofágica. O balão de Sengstaken-Blakemore é o mais utilizado, sendo preconizado o uso da menor pressão possível para cessar o sangramento, além de remoção precoce.

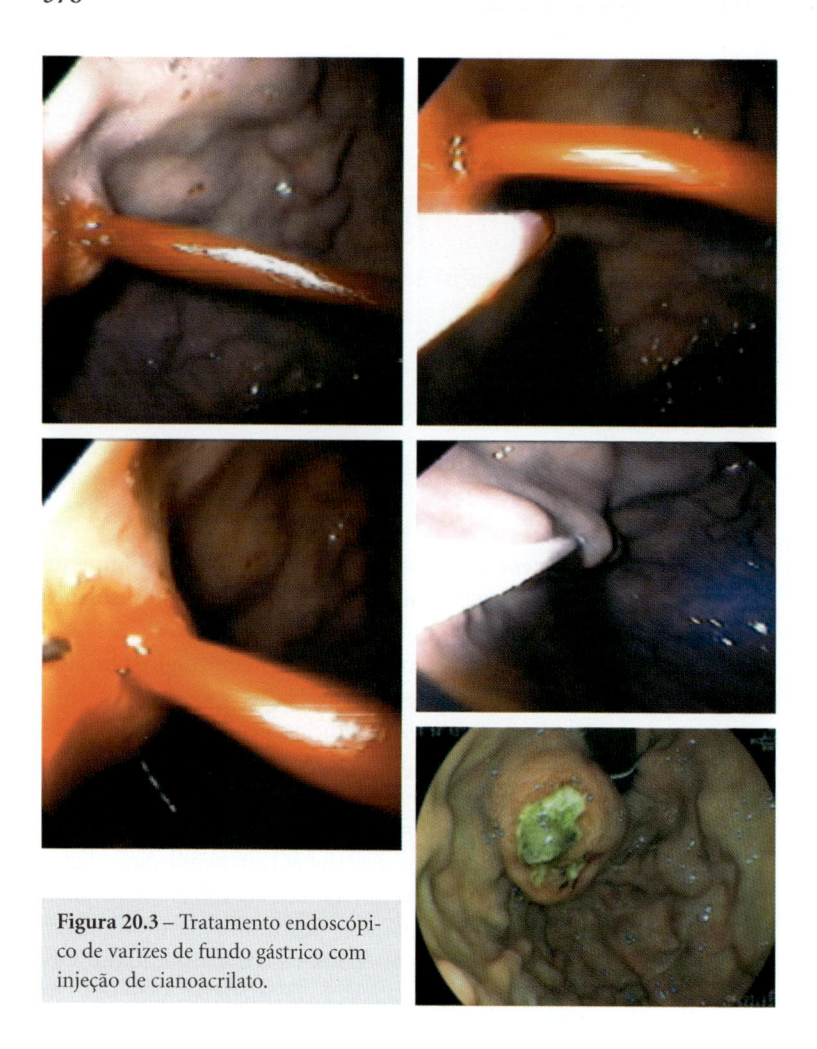

Figura 20.3 – Tratamento endoscópico de varizes de fundo gástrico com injeção de cianoacrilato.

Tratamento combinado

Evidência atual mostra que o tratamento combinado (farmacológico e endoscópico), com início do tratamento farmacológico o mais precocemente possível, melhora o controle de sangramento, além de facilitar a realização do tratamento endoscópico.

Além disso, o uso temporário de tratamento mecânico, associado ou não ao medicamentoso com posterior realização de tratamento endoscópico, é algumas vezes necessário, uma vez que o tratamento endoscópico, a princípio, só deve ser realizado quando o paciente se encontrar hemodinamicamente estável.

TIPS (*transjugular intrahepatic portosystemic shunt*)

É um método radiológico para o tratamento da hipertensão portal, consistindo na inserção transjugular de um *stent* metálico expansível entre a veia hepática e a veia porta. Está indicado para alguns pacientes com doença hepática ou pós-hepática, quando há falha do tratamento habitual. Pode predispor ou piorar a encefalopatia hepática. Recentemente, tem sido indicado com maior frequência na faixa etária pediátrica com bons resultados, inclusive em crianças que aguardam transplante hepático.

Tratamento cirúrgico

A cirurgia de emergência só está indicada quando há falha do controle de sangramento com todos os métodos previamente descritos. O *shunt* esplenorrenal distal tem sido a técnica cirúrgica mais utilizada em crianças, porém nem sempre factível de ser realizado em esquema de urgência, algumas vezes sendo possível somente a desvascularização e a esplenectomia. Para o tratamento da hipertensão portal secundária à trombose de veia porta, tem sido descrita atualmente a realização do *shunt* mesoporta (*rex shunt*). Devemos lembrar ainda que, para alguns pacientes com doença hepática avançada, somente o transplante do órgão possibilitará a sobrevida.

Tratamento profilático

Após o episódio agudo de sangramento, o risco de recorrência da hemorragia é em torno de 50%, chegando a 80% em vários estudos pediátricos, se os pacientes não forem tratados. Os pacientes que sobrevivem a fase aguda evoluem com sangramentos recorrentes, sendo então primordial o tratamento profilático secundário. Em crianças, o tratamento endoscópico para a prevenção dos sangramentos futuros decorrentes da ruptura de varizes esofágicas é bem estabelecido e permanece como o tratamento de primeira escolha. Tanto a escleroterapia como a ligadura elástica têm-se mostrado com boa eficácia, altas taxas de erradicação e baixo índice de recidiva das varizes, sendo os resultados a médio e longo prazo superponíveis.

O tratamento medicamentoso para a profilaxia da recorrência de sangramento tem sido reservado, na faixa etária pediátrica, para pacientes com varizes gástricas e com gastropatia hipertensiva moderada e grave, podendo ser utilizado concomitantemente com a tratamento endoscópico. Entre os agentes farmacológicos utilizados, os betabloqueadores não seletivos têm sido os de escolha em crianças. Eles agem nos receptores β_1, reduzindo o débito cardíaco e o fluxo sanguíneo esplâncnico, sendo superiores aos betabloqueadores seletivos na redução da pressão porta. Habitualmente, inicia-se com uma dose de 1mg/kg/dia de Propranolol®, que pode ser aumentada gradativamente, até que haja redução de 25% da frequência cardíaca com o paciente em repouso. Embora sua eficácia tenha sido comprovada em vários estudos, seu uso é limitado em crianças por seus efeitos adversos e não adesão correta ao tratamento. O mesmo não deve ser utilizado em pacientes com broncoespasmos, diabetes insulinodependente, bloqueio da condução cardíaca, insuficiência aórtica ou bradicardia constitucional.

O tratamento endoscópico para prevenir o primeiro episódio de sangramento (profilaxia primária) ainda é controverso no grupo etário infantil. Vários estudos mostram resultados animadores, tanto com escleroterapia quanto com ligadura elástica de varizes. Embora na literatura haja diversas restrições ao emprego da profilaxia endoscópica primária em crianças, quando esta pode ser realizada em locais bem equipados e por pessoal treinado, temos tendência a indicá-la para pacientes com varizes com médio e alto risco de sangramento, avaliando sempre a relação entre os riscos e os benefícios do tratamento.

Hemorragia digestiva não varicosa

A hemorragia digestiva não varicosa consiste em sangramentos provenientes, na grande maioria das vezes, de úlceras, gastrites e esofagites, e raramente são secundárias a malformações, vasculares ou não. Quando baixos são geralmente secundários a pólipos e colites. O diagnóstico e o tratamento são, na maioria das vezes, endoscópicos, sendo algumas vezes necessários outros exames de imagem para o diagnóstico e cirurgia para o tratamento. Devemos ainda lembrar que grande parte dos sangramentos é autolimitada na criança, sem necessidade de maiores intervenções.

Tratamento farmacológico

O tratamento farmacológico consiste na administração de substâncias que diminuam ou neutralizem a secreção cloridropéptica para sangramentos altos.

Os inibidores da bomba de prótons têm-se mostrado os mais efetivos, sendo administrados durante os episódios hemorrágicos normalmente em altas doses (omeprazol: 0,7-3,5mg/kg/dia, dividido em 2 doses, máximo 80mg).

Para sangramentos difusos de mucosa, o sucralfato (40-80mg/kg/dia por via oral, divididos em 4 doses, máximo 1g 4 vezes/dia), pode ser utilizado.

Tratamento endoscópico

Por meio do exame endoscópico, há possibilidade de diagnóstico e tratamento de diversas lesões, principalmente quando existe sangramento ativo ou lesões com possibilidade de ressangramento.

Durante o exame são removidos coágulos sanguíneos e, possivelmente, a própria lavagem e distensão do órgão fazem com que diminua o sangramento em pacientes com sangramentos difusos.

Vários métodos endoscópicos têm sido realizados, sendo os mais utilizados os métodos de injeção, os mecânicos, os térmicos (eletrocoagulação monopolar ou bipolar e *heater probe*) e o plasma de argônio. A literatura demonstra que a utilização de dois métodos combinados pode ser mais eficaz.

O método de injeção é o mais utilizado rotineiramente em nosso meio e consiste na injeção de soluções de adrenalina e esclerosantes, como oleato de etanolamina ou álcool absoluto, nos locais de sangramento, principalmente quando os vasos hemorrágicos são identificados. O mecanismo de hemostasia está relacionado com tamponamento local, vasoconstrição e agregação plaquetária.

A aplicação de hemoclipes é o principal método de hemostasia mecânica, podendo também ser utilizada ligadura elástica para algumas lesões vasculares.

Os métodos térmicos causam desnaturação proteica, retração do colágeno e consequentemente obstrução do vaso devido à contração perivascular.

Na coagulação com plasma de argônio utiliza-se equipamento que produz uma corrente elétrica monopolar por meio de um jato de plasma de argônio localizado, enviado por um cateter próprio, sendo útil em pacientes com pequenas lesões vasculares ou lesões superficiais e difusas.

Tratamento cirúrgico

O tratamento cirúrgico é indicado para casos de malformações, divertículo de Meckel, intussuscepções e outras doenças próprias da infância sabidamente cirúrgicas, e para os casos de úlceras nas quais a resolução endoscópica e medicamentosa do sangramento não foi efetiva. Os métodos e técnicas cirúrgicas dependem da doença e opção da equipe cirúrgica em questão (Figs. 20.4 a 20.22).

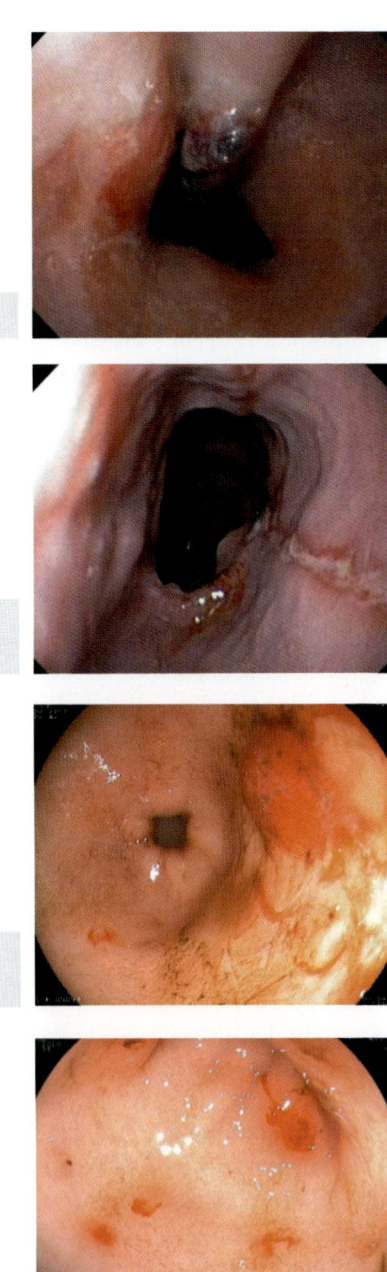

Figura 20.4 – Mallory-Weiss.

Figura 20.5 – Esofagite grau C de Los Angeles.

Figura 20.6 – Coágulo em antro gástrico.

Figura 20.7 – Gastrite aguda erosiva.

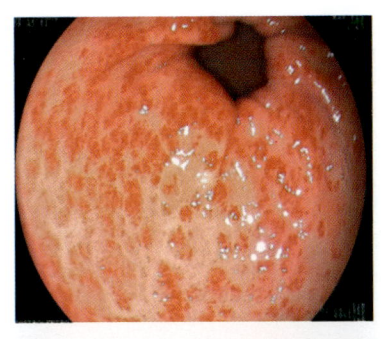

Figura 20.8 – Ectasia vascular gástrica antral.

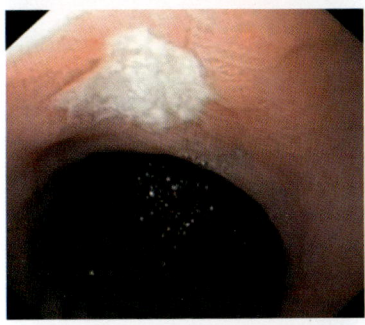

Figura 20.9 – Úlcera gástrica.

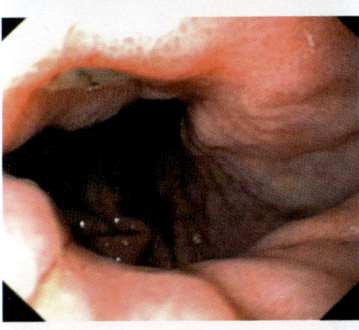

Figura 20.10 – Úlcera gástrica.

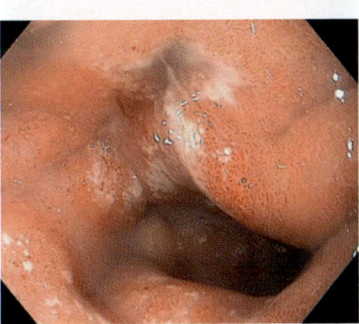

Figura 20.11 – Úlcera duodenal e duodenite erosiva.

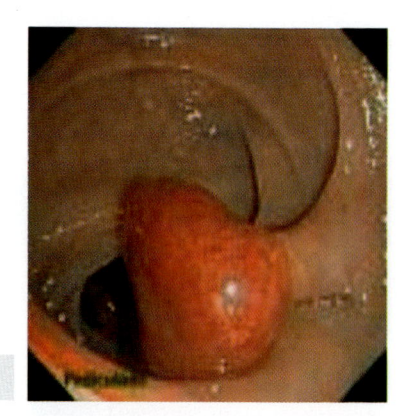

Figura 20.12 – Pólipo colônico.

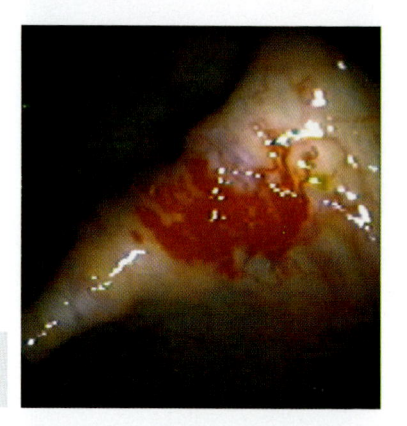

Figura 20.13 – Ectasia vascular em cólon.

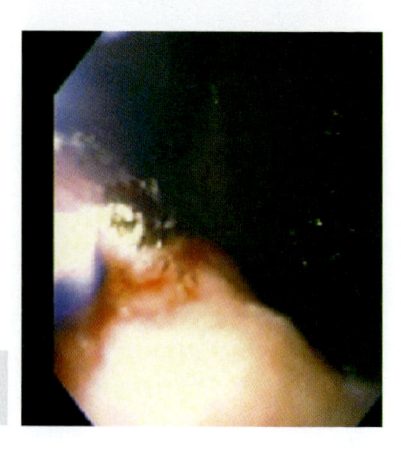

Figura 20.14 – Termocoagulação com argônio.

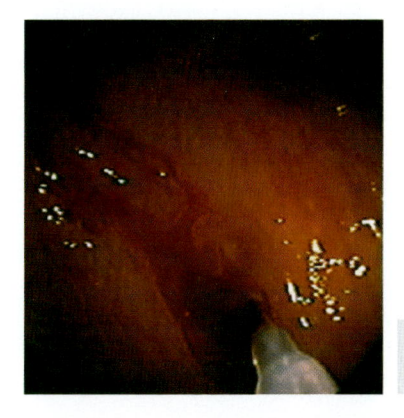

Figura 20.15 – Injeção de esclerosante angiodisplasia.

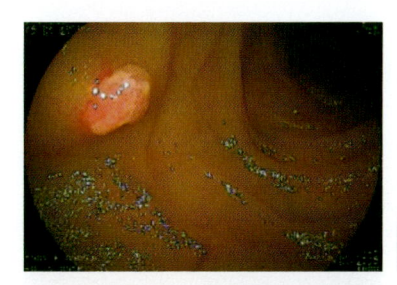

Figura 20.16 – Pólipo séssil.

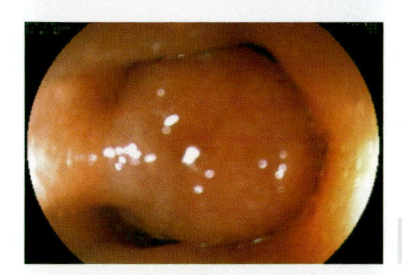

Figura 20.17 – Pólipo pediculado.

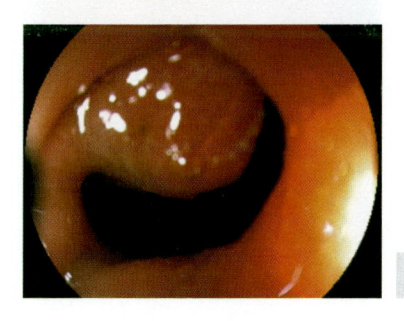

Figura 20.18 – Pólipo séssil.

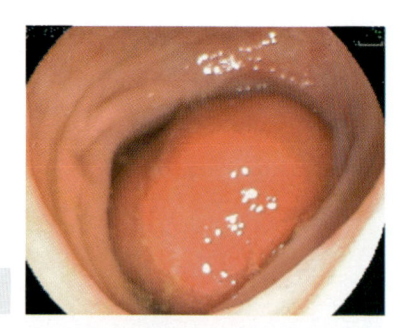

Figura 20.19 – Pólipo gigante.

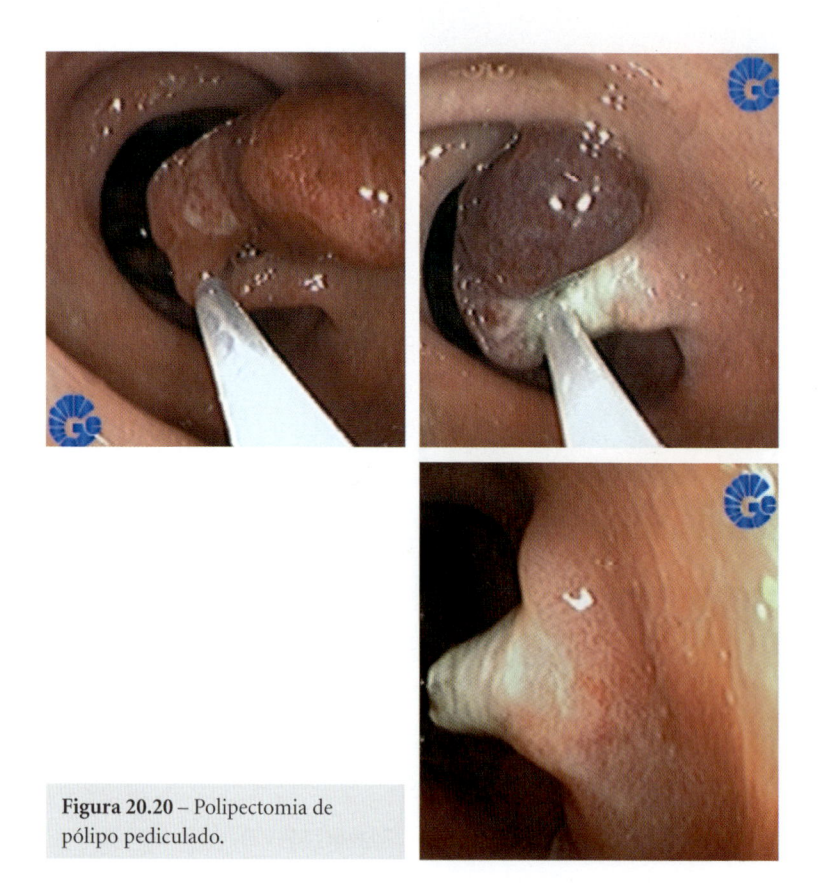

Figura 20.20 – Polipectomia de pólipo pediculado.

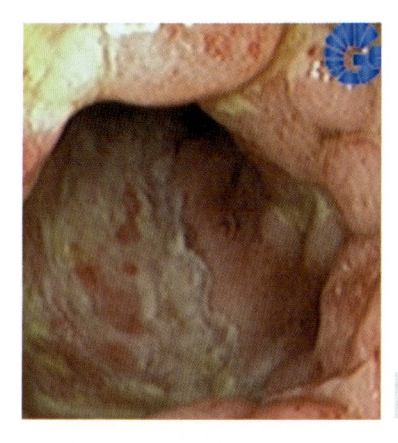

Figura 20.21 – Doença de Crohn.

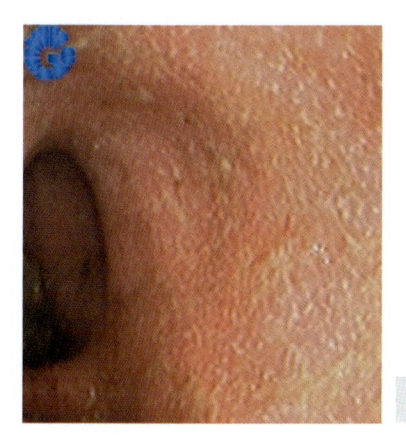

Figura 20.22 – Reticulite ulcerativa.

CASO CLÍNICO

L.A.P.S., sexo masculino, natural de Cassilândia – Mato Grosso do Sul.

Data de nascimento: 03/09/2004.

Paciente internado na enfermaria de pediatria do Hospital de Clínicas da Unicamp desde 02/02/2010 (5 anos 6 meses de idade), aguardando transplante de medula óssea por imunodeficiência primária (síndrome da hiper-IgM), com queixa de hematêmese e melena há um dia. Apresentou queda de hemoglobina de 3 pontos, sem alteração nas funções vitais.

Antecedentes pessoais

Há 18 meses realizado diagnóstico da imunodeficiência primária – síndrome da hiper-IgM. Há um ano teve meningite viral por citomegalovírus e como sequela, deficiência visual grave e síndrome convulsiva que está controlada. Portador de vírus Epstein-Barr crônico, usa diversos medicamentos (rituximabe, sulfametoxazol + trimetoprima, terbinafrina, rapamicina, prednisolona, fenobarbital, omeprazol e gamaglobulina por via intravenosa). Apresenta diarreia crônica sem etiologia definida.

Exame físico

Peso = 15kg (P 10), estatura = 107 (P25). Bom estado geral, hidratado, descorado ++, levemente taquicárdico (FC e P = 105 batimentos/min), eupneico (26 ciclos/min), anictérico, acianótico, ativo, afebril. Abdome: plano, flácido, fígado palpável no rebordo costal direito. Baço palpável a 2,5cm do rebordo costal esquerdo. Demais dados do exame físico foram normais.

Análise

Objetivos:

• Estabelecer o diagnóstico etiológico da hemorragia digestiva a partir do quadro clínico e com isso orientar os exames subsidiários indicados.
• Apresentar uma visão crítica do tratamento realizado.
• Orientar prevenção de novos episódios e seguimento do paciente com hemorragia digestiva.

Considerações

A hipótese diagnóstica inicial foi de **hemorragia digestiva alta** (acima do ligamento de Treitz) devido à presença de hematêmese, seguida de melena. Esses sintomas estão presentes em sangramentos que podem ocorrer em esôfago, estômago e duodeno. Como o paciente apresentou queda da hematimetria, sugere presença de hemorragia grave. Por isso, o exame de escolha é a endoscopia digestiva alta, a qual deve ser realizada o mais breve possível porque além diagnóstica também pode ser terapêutica.

A endoscopia digestiva alta de urgência em crianças deve ser realizada em ambiente hospitalar, de preferência em centro cirúrgico e sempre sob supervisão anestésica. O endoscopista deve estar treinado para intervenções terapêuticas em crianças.

A hemorragia digestiva alta é classificada em varicosa e não varicosa. Este paciente não tem diagnóstico de doença hepática e hipertensão portal, por isso o mais provável é que seja hemorragia digestiva alta não varicosa.

A etiologia mais frequente em pré-escolares, afastada a hemorragia digestiva alta por varizes esofágicas, é a por doença péptica. Mas, como se trata de portador de imunodeficiência, as lesões encontradas em todo o trato digestório alto podem ser específicas: secundárias a infecções fúngicas, vírus, bactérias ou protozoários. Além disso, pode também ser secundária ao uso de drogas. Estas, por sua vez, provocam, com mais frequência, úlceras e/ou gastrites. As gastrites, que neste caso são denominadas de gastrite aguda erosiva e/ou gastrite hemorrágica, são estudadas com as gastropatias ou gastrites reativas, de acordo com a denominação. Os medicamentos podem provocar lesão direta na mucosa e também alteração da coagulação por mecanismos diversos. As várias etiologias também podem estar associadas. Durante o procedimento endoscópico, a conduta para o tratamento da lesão hemorrágica na maioria das vezes independe da etiologia, e são fundamentais para evitar ressangramentos e diminuir a morbimortalidade, além de possibilitar a coleta de material para bióspias, cultura e esfregaço.

Como apresentava condições clínicas adequadas, foi submetido à endoscopia digestiva alta sob anesteia geral em centro cirúrgico.

Os exames laboratoriais realizados na época do sangramento no Hospital de Clínicas da Unicamp estão relacionados a seguir.

Resultados dos exames laboratoriais 16/03/2010
- Hemograma: hemoglobina = 9,5g/dl, plaquetas = 160.000/mm^3, leucócitos = 8.600/mm^3.
- AST = 35U/l (até 35), ALT = 25U/l (até 28), FA = 533U/l (até 719), RNI = 1,39, RNI = 1,15 (até 1,25) R = 1,28 (até 1,30).

Endoscopia digestiva alta
- Hipofaringe: paciente entubado, sem alterações.
- Esôfago: forma, calibre, distensibilidade e aspecto da mucosa preservados em todo o órgão. Transição esofagogástrica localizada junto ao pinçamento diafragmático.
- Estômago: distensibilidade gástrica preservada. Mucosa de fundo e corpo de aspecto normal. No antro, na região pré-pilórica, presença de lesões planas avermelhadas, arboriformes, compatíveis com angiectasias e de sangramento difuso de mucosa em porejamento. Lago mucoso com sangue residual. Piloro centrado e pérvio.
- Duodeno: bulbo amplo, mucosa de aspecto normal. Região pós-bulbar sem alterações.

Conclusão

Gastrite hemorrágica de antro gástrico – Forrest I B

Hemorragia digestiva alta – classificação de Forrest.		
Sangramento	Tipo	Descrição
I – Ativo	Forrest IA	Em jato
	Forrest IB	"Babando"
II – Recente	Forrest IIA	Coto vascular visível
	Forrest IIB	Coágulo recente
	Forrest IIC	Fundo hematínico
III – Sem sangramento	Forrest III	Sem sinal de sangramento

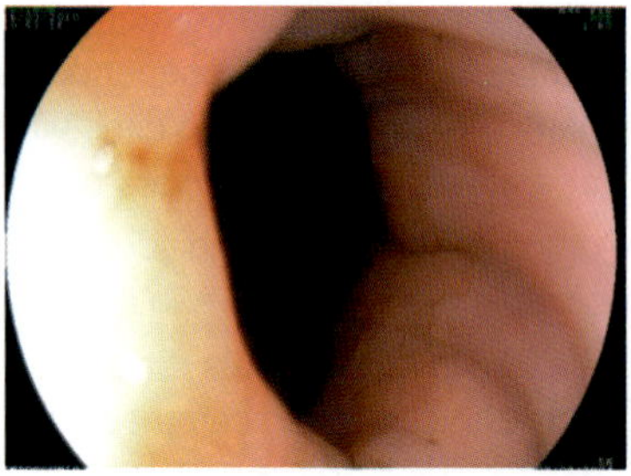

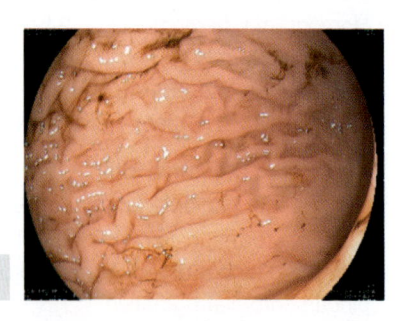

Figura 20.23 – Transição esôfago-gástrica.

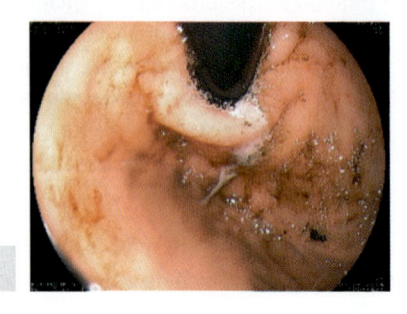

Figura 20.24 – Corpo gástrico.

Figura 20.25 – Fundo gástrico.

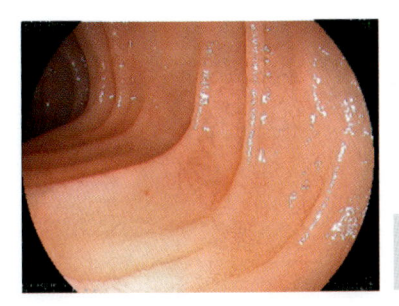

Figura 20.26 – Duodeno, região pós-bulbar.

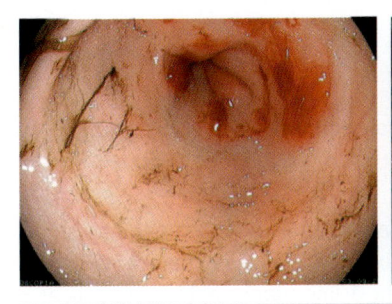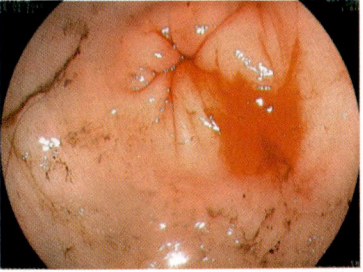

Figura 20.27 – Antro gástrico: gastrite hemorrágica (sangramento por porejamento).

Conduta endoscópica

A classificação endoscópica de Forrest na doença péptica é importante para a estratificação do risco de sangramento e orientação da intervenção terapêutica. A endoscopia digestiva alta deve ser realizada após a estabilização hemodinâmica do paciente, o mais precoce possível (em geral nas primeiras 12-24 horas). Isto facilita o diagnóstico da lesão sangrante e de sua terapêutica. Nos casos de hemorragia maciça, com falha na estabilização do paciente, a endoscopia digestiva alta deve ser realizada de forma imediata e, neste caso, o cirurgião deve estar avisado para intervir em caso de necessidade.

Durante a endoscopia foi realizada hemostasia com injeção de adrenalina 1:20.000, total de 6ml, sem parada do sangramento. A seguir foi realizada termocoagulação com plasma de argônio com eficiência e parada do sangramento. Este método realiza a termocoagulação sem contato, com a utilização de uma corrente elétrica e jato de gás de argônio. É segura e eficaz (Fig. 20.28).

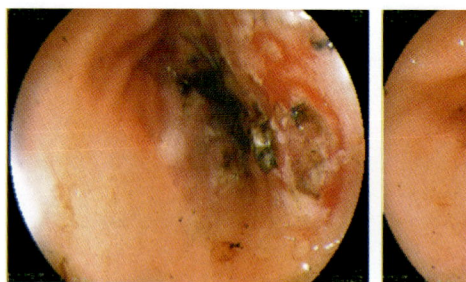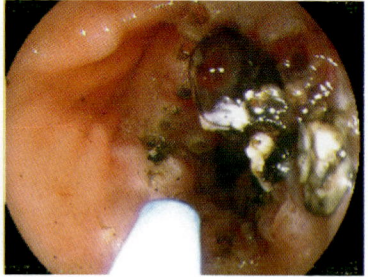

Figura 20.28 – Hemostasia com plasma de argônio.

O paciente evoluiu bem, sem ressangramento após a endoscopia. As técnicas de hemostasia utilizadas foram adequadas e podem, como neste caso, ser associadas.

Foi aumentada a dose de inibidor da bomba de prótons para 2mg/kg/dia de omeprazol. Este caso relata o que muitas vezes acontece na prática clínica. A endoscopia digestiva alta é importante para diagnosticar e tratar as lesões que causam hemorragia alta, independente do diagnóstico etiológico, e este muitas vezes fica sem elucidação. Este paciente foi submetido à endoscopia digestiva alta de controle, que foi normal, mantém-se bem, estável, sem sinais clínicos e laboratoriais de sangramento. A coleta de bióspias e material para a cultura na endoscopia de controle não identificou nenhum agente específico.

Habitualmente, a endoscopia deve ser repetida para o controle da lesão sangrante e avaliação do risco de ressangramento.

BIBLIOGRAFIA

Alvarez F, Bernard O, Brunelle F et al. Portal obstruction in children: clinical investigation and hemorragic risk. J Pediatr 1983; 103:696-702.

American Society for Gastrointestinal Endoscopy. Modifications in endoscopic pratice for pediatric patients. Gastrointest Endoscopy 2008;67:1-9.

Beppu K, Inokuche K, Kiyanagi N. Prediction of variceal hemorrhage by esophageal endoscopy. Gastrointest Endoscopy 1981; 27:213-218.

Bhasin DK, Siyadi I. Variceal bleeding and portal hypertension: new lights and old horizon. Endoscopy 2004;36:120-129.

Eroglu Y, Emerick KM, Whintingon PF, Alonso EM. Octreotide therapy for control of acute gastrointestinal bleeding in children. J Pediatr Gastroenterol Nutr 2004;38: 41-47.

Fishmsn SJ, Fox VL. Visceral vascular anomalies. Gastrointest Endosc Clin North Am 2001;11:813-834.

Franchis R. Evolving Consensus in Portal

hypertension Report of the Baveno IV Consensus Workshop on methodology of diagnosis and therapy in portal hypertension. J Hepatol 2005;43:167-176.

Fox VL. Gastrointestinal bleeding in infancy and childhood. Gastroenterol Clin North Am 2000;29:37-66.

Gibbons TE, Gold BD. The use of proton pump inhibitors in children. Pediatr Drugs 2003;5:25-40.

Glickman JN, Antonioli DA. Gastrites. Gastrointest Endosc Clin North Am 2001; 11:717-740.

Gonçalves ME, Cardoso SR, Maksoud JG. Prophylatic sclerotherapy in children with esophageal varices; long-term results of a controlled prospective randomized trial. J Pediatr Surg 2000;35:401-405.

Gonçalves ME, Cardoso SR. Hemorragia digestiva alta varicosa em crianças. Endoscopia gastrointestinal terapêutica da Sociedade Brasileira de Endoscopia Digestiva. Tecmed; 2006. pp. 1220-1227.

Iannou G, Doust J, Rockey DC. Terlipressin for acute esophageal variceal hemorrhage, Cochrane database Syst Rev 2003 1: CD002147, 2003.

Kearns GL, Winter HS. Proton pump inhibitors in pediatric's: relevante pharmacokinets and pharmacodynamics. J Pediatr Gastroenterol Nutr 2003;37(Suppl 1):552-559.

Khoroo MS, Khuroo NS, Farahat KLC et al. Meta-analyses: endoscopic variceal ligation for primary profhylaxis of oesophageal variceal bleeding. Aliment Pharmacol Ther 2005;21:347-361.

Lee SD, Kearney DJ. A randomized controlled trial of gastric lavage prior to endoscopy for acute upper gastrointestinal bleeding. J Clin Gastroenterol 2004;38:861-865.

Ling CS. Novel therapeutic targets for prevention of portal-systemic collaterals in portal hypertension. J Pediatr Gastroenterol Nutr 2006;42:121-122.

Lo GH, Liang HL, Chen WC, Chen MH, Lai KH, Hsu PI et al. A prospective, randomized controlled trial of transjugular intrahepatic portosystemic shunt versus

cyanoacrylate in the prevention of gastric variceal rebleeding. Endoscopy 2007;39: 679-685.

Mckierman PJ. Treatment of variceal bleeding. Gastroint Endosc Clin North Am 2001;11:789-812.

Maksoud JG, Gonçalves ME. Treatment of portal hypertension in children. World J Surg 1984;18:251-258.

Ohnuma N, Takahashi H, Tanabe M et al. Endoscopic variceal ligation using a clipping apparatus in children with portal hypertension. Endoscopy 1997;29:86-90.

Paes IB, Carvalho LRLS, Silva MCB. HDA não varicosa. In Endoscopia digestiva diagnóstica e terapêutica da Sociedade Brasileira de Endoscopia Digestiva. Revinter; 2005. pp. 648-659.

Paulo GA. Escleroterapia de varizes esofágicas: estudo comparativo entre endoscopia e ecoendoscopia. Tese apresentada à Universidade Federal Paulista para obtenção do título de Doutor em ciências, São Paulo; 2005.

Ryckman FC, Alonso MH. Causes and management of portal hypertension in the pediatric population. Clin Liver Dis 2001; 5:789-817.

Sakai P, Ishioka S, Maluf Filho F. Varizes de esôfago. Tratado de endoscopia digestiva diagnóstica e terapêutica. Atheneu; 1999. pp. 197-213.

Sarin SK, Kumar A. Gastric varices: profile, classification and management. Am J Gastroenterol 1989;84:1244-1249.

Shneider B, Emre S, Groszmann R et al. Expert pediatric opinion on the Report of the Baveno IV Consensus Workshop on methodology of diagnosis and therapy in portal hypertension. Pediatr Transplant 2006;10: 893-907.

Soehendra N, Nam V, Grim H. Endoscopic obliteration of larg esophagogastric varices with Bucrylate. Endoscopy 1986;18:25.

Srivenu ITHA. Surender KY. Endoscopic outcome beyond esophageal variceal eradication in children with extrahepatic portal venous obstruction. J Pediatr Gastroenterol Nutr 2006;42:196-200.

Stiegmann GV, Goff JS, Sun JH. Technical and early clinical results of endoscopic variceal ligation. Surg Endosc 1989;3:73-78.

Tripathi D, Graham C, Hayes PC. Variceal band ligation versus beta-blockers for primary prevention od variceal bleeding: a meta-analysis. Eur J Gastroenterol Hepatol 2007;19:835-845.

Wassef W. Upper gastrointestinal bleeding. Curr Opin Gastroenterol 2004;20:538-545.

Zargar SA, Yattoo GN, Javid G et al. Fifteen-year follow up of endoscopic injection sclerotherapy in children with extrahepatic portal venus obstruction. J Gastroenterol Hepatol 2004;19:139-145.

Zargar SA, Javid J, Khan BA. Endoscopic ligation compared with sclerottherapy for bleeding esophageal varices in children with extrahepatic portal venous obstruction. Hepatology 2002;36:666-672.

Zimmermann AE, Malkers JK, Kalona BG, Souney PE, Levine D. A review of omeprazole use in treatment os acid-related disorders in children. Clin Ther 2001;23:660-679.

CAPÍTULO 21

Hepatite Autoimune

MARIA ÂNGELA BELLOMO BRANDÃO

ADRIANA MARIA ALVES DE TOMMASO

INTRODUÇÃO

A hepatite autoimune (HAI) é uma doença de causa inflamatória caracterizada, histologicamente, por denso infiltrado linfomonocitário no trato portal e, sorologicamente, pela presença de autoanticorpos específicos para o fígado, na ausência de outra etiologia conhecida e que apresenta resposta aos tratamentos imunossupressores. Caracteriza-se por altos níveis de transaminases e imunoglobulina G (IgG), presença de autoanticorpos e maior prevalência no gênero feminino.

QUADRO CLÍNICO E LABORATORIAL

Há dois tipos de HAI reconhecidos pela presença dos autoanticorpos: antimúsculo liso (SMA, *smooth muscle antibody*) e/ou anticorpos antinucleares (ANA, *anti-nuclear antibody*) no tipo 1 e pela presença de autoanticorpo microssomal fígado-rim tipo 1 (LKM-1, *liver kidney microssomal antibody*)/antígeno citosol hepático (LC1, *anti-liver cytosol type 1 antibody*). O antígeno hepático solúvel (SLA, *soluble liver antigen*) pode estar associado à HAI tipos 1, 2 ou isoladamente. Também têm sido relatados no diagnóstico de HAI: receptor asialoglicoproteína, antígeno citosólico fígado-específico, glicoesfingolipídio em membranas plasmáticas hereditárias, pANCA (anticorpos citoplasmáticos antineutrofílicos), fator antinúcleo (FAN) e anticorpo antiactina.

Pacientes com HAI do tipo 1 apresentam dois picos de incidência: entre as idades de 10 e 20 anos e entre 45 e 70 anos, com curso relativamente benigno. O tipo 2 ocorre na infância, a doença é mais grave e evolui para cirrose mais frequentemente, apesar do tratamento imunossupressor. Porém, um importante estudo em crianças não encontrou diferenças entre os tipos 1 e 2 em relação à gravidade e ao seguimento a longo prazo.

Infelizmente, o intervalo entre o início dos sintomas e a confirmação do diagnóstico pode ser longo, substancialmente atrasando o início do tratamento adequado em um número considerável de pacientes.

A forma de apresentação de HAI na infância é variável, e a doença deve ser suspeitada em todos os casos que apresentam doença não imputável a outra etiologia. O curso da doença pode flutuar, com remissões espontâneas. No entanto, a maioria das crianças apresenta sinais clínicos de doença hepática crônica.

Pelo menos em 40% dos pacientes a apresentação é indistinguível de um quadro de hepatite viral aguda, com sintomas inespecíficos (náuseas, vômitos, anorexia, dor abdominal, seguidos de icterícia, colúria e acolia). Em alguns casos (especialmente nos anti-LKM1-positivo), pode ocorrer insuficiência hepática aguda com encefalopatia hepática com duas a oito semanas do início dos sintomas.

Em 25 a 40% dos pacientes, o início é insidioso, com uma doença caracterizada pela fadiga progressiva, icterícia, cefaleia, anorexia e perda de peso, por diversos meses e mesmo anos antes do diagnóstico.

Em 10% dos pacientes, não há nenhuma história da icterícia, e o diagnóstico é feito na apresentação com complicações da hipertensão portal, tais como esplenomegalia, hematêmese, alteração na coagulação e perda de peso. A doença autoimune extra-hepática é observada em mais de 40% das crianças no início ou torna-se manifesta após o início da terapia e pode ocorrer em 35 a 40% dos parentes de primeiro grau. Têm sido descritos: doença celíaca, colite ulcerativa, diabetes, tireoidite, trombocitopenia, entre outros.

A presença de autoanticorpos não é suficiente para o diagnóstico de HAI, pois podem estar presentes, geralmente em baixos títulos, em outras hepatopatias, como as hepatites virais, a doença de Wilson e a esteato-hepatite não alcoólica. Além disso, cerca de 10 a 20% dos casos apresentam autoanticorpos negativos e respondem bem à corticoterapia. Há associação com determinados antígenos de histocompatibilidade (HLA), tais como DR3, DR7, D52, DR13, DQ6 e DR4. Foi relatada alteração na função e níveis baixos de C4.

Síndromes variantes têm sido descritas, incluindo a sobreposição da hepatite autoimune e a cirrose biliar primária em adultos e ainda colangite esclerosante, descrita em adultos e crianças. Esta síndrome da sobreposição é referida como colangite esclerosante autoimune. Em pediatria, a colangite esclerosante é frequentemente associada com as características autoimunes, incluindo títulos elevados de autoanticorpos, em particular ANA e SMA e IgG elevada. Responde satisfatoriamente à imunossupressão, pelo menos com relação à inflamação do parênquima, se o tratamento é iniciado precocemente.

As características da colangite esclerosante autoimune são compartilhadas com a HAI, podem ser acompanhadas de elevação de fosfatase alcalina e gamaglutamiltranspeptidase (GGT). A colangiorressonância e a colangiopancreatografia retrógrada endoscópica (CPRE) são os métodos diagnósticos mais empregados na investigação diagnóstica. Mesmo quando a colangite não está presente no início do quadro, podem tornar-se aparente na evolução. Afeta igualmente meninos e meninas.

DIAGNÓSTICO

Como a diversidade da apresentação clínico-laboratorial dificulta o diagnóstico, o Grupo Internacional de Hepatite Autoimune definiu normas para estabelecer o diagnóstico de hepatite autoimune baseado em critérios clínico-laboratoriais em 1993 e revisado em 1999. Em 2008, foi publicado um novo critério simplificado, no qual a biópsia do fígado tem papel determinante para estabelecer o diagnóstico (Figs. 21.1, 21.2 e 21.3). Para ser considerada típica de HAI, a histologia deve ter pelo menos três dos quatro achados: hepatite de interface, infiltrado linfoplasmocitário no trato portal e invadindo o lóbulo, emperipolese e formação de rosetas. A histologia compatível é aquela na qual ocorre hepatite crônica com infiltração de linfócitos, sem todos os outros achados típicos.

Além da histologia, outros critérios positivos incluem a elevação das transaminases e dos níveis de IgG e presença de FAN, SMA ou anti-LKM-1 (Quadro 21.1).

Uma característica da HAI é a proliferação não específica de linfócitos B produzindo hipergamaglobulinemia. Um aumento acentuado dos níveis de IgG é observado, assim como níveis normais de IgM e níveis normais ou baixos de IgA. Os níveis mais elevados de IgG são encontrados nos pacientes que apresentam HAI tipo 1. A existência da falência hepática é manifestada pelos baixos níveis de albumina e alteração na coagulação.

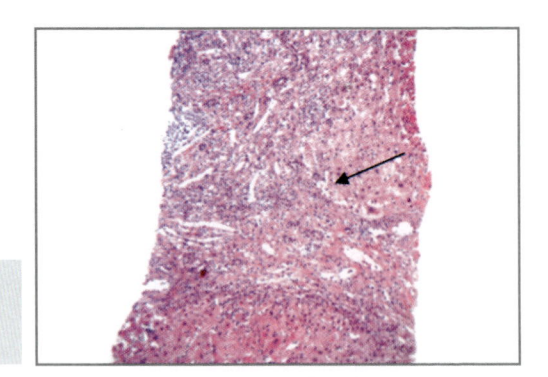

Figura 21.1 – Extensa área de necrose em ponte.

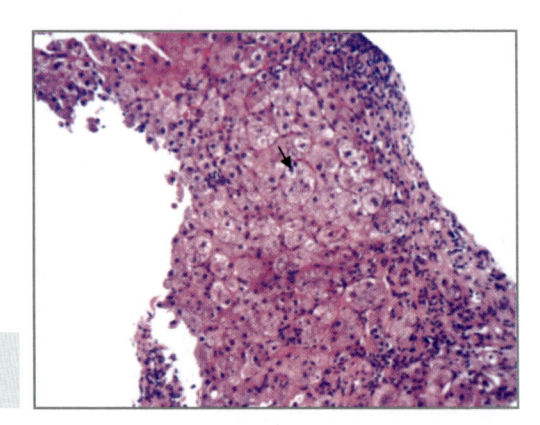

Figura 21.2 – Pseudor-rosetas (seta).

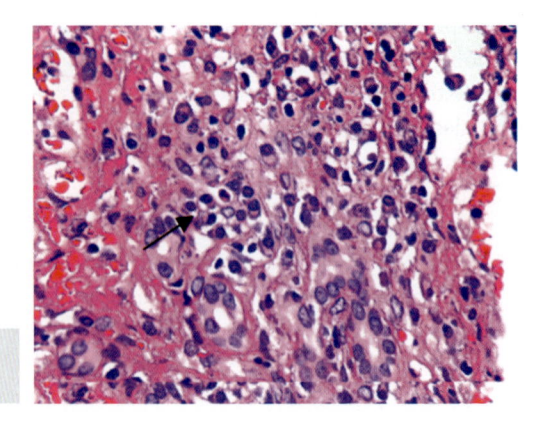

Figura 21.3 – Emperi-polese (seta).

Quadro 21.1 – Escore para o diagnóstico da hepatite autoimune.	
Variável	**Pontuação**
ANA ou SMA ≥ 1:40	1
ANA ou SMA ≥ 1:80 ou anti-LKM ≥ 1:40 ou SLA positivo	2*
IgG > LSN	1
IgG > 1,10 LSN	2
Histologia compatível	1
Histologia típica	2
Exclusão das hepatites virais	2

* Máximo 2 pontos.

ANA = anticorpos antinucleares; SMA = anticorpos antimúsculo liso; anti-LKM = autoanticorpo microssomal fígado-rim tipo 1; SLA = antígeno hepático solúvel; LSN = limite superior da normalidade.

Para ser considerada típica, a histologia deve ter pelo menos 3 dos 4 achados: hepatite de interface, infiltrado linfoplasmociário no trato portal e invadindo o lóbulo, emperipolese e formação de rosetas. Histologia compatível: hepatite crônica com infiltração de linfócitos, sem todos os outros achados típicos.

Diagnóstico de HAI – ≥ 6: provável, ≥ 7: definitivo.

TRATAMENTO

A remissão é definida como a recuperação clínica completa, níveis de transaminases e de IgG normais, autoanticorpos negativos ou extremamente baixos. A resposta histológica costuma ser mais demorada. Depois de uma duração média de quatro anos de tratamento, há melhora da intensidade da inflamação portal em até 95% dos casos, acompanhada da melhora da fibrose. A recaída é caracterizada pelo aumento das transaminases após se ter conseguido a remissão. Ocorre em aproximadamente 40% dos pacientes e requer um aumento provisório na dose de corticoide.

Um papel importante na recaída é atribuída à não adesão ao tratamento, que é comum, particularmente em adolescentes. Em casos mais graves, o risco de recaída é mais elevado se os esteroides são administrados em dias alternados, esquema que pode ter um efeito menos negativo no crescimento da criança. As doses diárias, embora pequenas, são mais eficazes no controle e minimizam a necessidade de pulsos esteroides em doses mais altas (com os consequentes efeitos adversos mais graves) e não afetam a altura final.

O corticosteroide e a azatioprina foram o primeiro tratamento descrito para HAI. A prednisona ou prednisolona é administrada na dose de 1-2mg/kg/dia no início do tratamento (máximo 40-60mg/dia), com redução gradual no período de quatro a oito semanas acompanhando o declínio dos níveis de transaminases, com dose de manutenção de 2,5 a 5mg/dia. A dose da azatioprina é de 1 a 2mg/kg/dia. Há vários esquemas em diversos centros, porém os pacientes que recebem este regime mostraram resposta completa superior a 80% dos casos, porém os efeitos colaterais das doses elevadas dos corticosteroides necessários para controlar o processo inflamatório são frequentes e incluem fácies cushingoide, acne, obesidade, *diabetes mellitus*, aumento de peso e hipertensão arterial, entre outros. Alguns centros utilizam a azatioprina e os corticosteroides desde o início do tratamento, mas deve haver cautela em pacientes gravemente ictéricos, nesses casos a azatioprina pode ser hepatotóxica.

A ciclosporina é um agente imunossupressor potente que foi introduzido nos anos 1980 com excelentes resultados no transplante hepático. Foi utilizada com sucesso em pacientes cuja HAI não respondeu ao tratamento com corticosteroide e azatioprina, obtendo-se um nível sérico da ciclosporina de 250-300mg/ml. Recentemente, mostrou-se que a ciclosporina pode induzir a uma boa resposta em crianças quando usada como terapia inicial. Neste esquema de tratamento, a ciclosporina é utilizada para controlar a inflamação hepática, sem uso de corticosteroides, geralmente por um curto período (seis meses), na dose de 4mg/kg/dia, com aumento da dose a cada três dias, para a obtenção dos níveis de 250 ± 50mg/ml. Após esse período, os pacientes são mantidos com baixas doses de prednisona (0,3-0,5mg/kg/dia) e azatioprina. A resposta completa e sustentada foi observada em mais de 95% dos pacientes, com poucos efeitos secundários transitórios. Alvarez (2006) propõe o uso da ciclosporina, azatioprina e prednisona associadas nos casos graves de difícil controle.

O quadro 21.2 mostra os principais efeitos colaterais das medicações prednisona/prednisolona, azatioprina e ciclosporina, que devem ser monitorizados durante o tratamento.

Não há dados disponíveis sobre a eficácia da budesonida ou do ácido ursodeoxicólico no tratamento da HAI na infância.

A ciclofosfamida foi utilizada na dose de 1-1,5mg/kg/dia combinada com corticosteroides, porém seu uso é limitado pela dependência da administração contínua e efeitos colaterais hematológicos graves. O uso do deflazacorte requer estudos controlados.

Os novos agentes imunossupressores atualmente disponíveis no transplante hepático podem ser testados nos pacientes que apresentam HAI.

Quadro 21.2 – Efeitos colaterais relatados com as principais drogas utilizadas no tratamento da hepatite autoimune na infância.

Medicação	Efeitos colaterais
Prednisona/prednisolona	Acne Ganho de peso Fácies cushingoide Estrias Obesidade *Diabetes mellitus* Catarata Hipertensão
Azatioprina	Náuseas Vômitos Desconforto abdominal Hepatotoxicidade Leucopenia Teratogenicidade? Oncogenicidade?
Ciclosporina	Toxicidade renal Hipertensão Cefaleia Tremores Hipercolesterolemia Epigastralgia Fadiga Hipertrofia gengival Hipomagnesemia Cãibras Hipertricose

Nos pacientes onde a imunossupressão-padrão é incapaz de induzir a remissão estável (até 10% dos casos), ou que são intolerantes à azatioprina, o micofenolato mofetil foi utilizado com sucesso na dose de 20mg/kg duas vezes ao dia, associado à prednisolona. Se há ausência persistente de resposta ou intolerância ao micofenolato mofetil (cefaleia, diarreia, náuseas, vertigem, perda de cabelo e neutropenia), então o uso de inibidores da calcineurina deve ser considerado. O tacrolimus possivelmente pode ser útil combinado com prednisolona como terapia de segunda linha.

Poucos estudos estão disponíveis sobre a duração necessária do tratamento para evitar a recaída. A retirada das medicações imunossupressoras pode ser tentada na HAI do tipo 1. Raramente a retirada é conseguida no tipo 2. A retirada do tratamento é bem-sucedida somente se há uma resolução histológica da inflamação. Se a biópsia hepática demonstrar alterações inflamatórias mínimas, após um a dois anos de testes de função normais do fígado, de níveis normais de IgG e de autoanticorpos negativos ou com baixos títulos, a retirada do tratamento pode ser considerada. Entretanto, é aconselhável não tentar retirar o tratamento em três anos de diagnóstico ou durante ou imediatamente antes da puberdade, quando as recaídas são mais comuns.

A recaída ocorre, geralmente, nos 18 meses após cessar o tratamento. Nenhuma característica clínica, laboratorial ou histológica, foi identificada para prever quais pacientes permanecerão na remissão.

Para a maioria dos pacientes, o tratamento é a longo prazo. É importante monitorizar a resposta ao tratamento, com a dosagem dos títulos dos autoanticorpos, níveis de IgG e avaliação da atividade da doença.

Em pacientes que apresentam níveis elevados de IgG, sua diminuição é uma medida objetiva e de baixo custo de controle da atividade da HAI, assim como o aumento dos níveis de albumina e a queda nos valores de RNI, refletindo a recuperação das funções de síntese hepática e a diminuição do processo inflamatório com a instituição do tratamento imunossupressor.

Observamos que, em relação à GGT, há aumento dos níveis durante o tratamento e que ao final de um ano retornam aos valores pré-tratamento em pacientes acompanhados no Ambulatório de Hepatologia Pediátrica do Hospital de Clínicas da Unicamp. Na literatura médica não se tem relatado alteração de GGT com as drogas empregadas no tratamento.

A colangite esclerosante autoimune responde ao mesmo tratamento imunossupressor já descrito. Embora os esteroides e a azatioprina sejam benéficos em diminuir a atividade inflamatória parenquimatosa, parecem ser menos eficazes em controlar a doença biliar. O ácido ursodeoxicólico é adicionado, geralmente, aos esteroides e à azatioprina para o tratamento, mas ainda precisa ser estabelecido se é útil no controle da progressão da doença biliar. Deve ser investigada a associação com doença inflamatória intestinal.

PROGNÓSTICO

A resposta completa e sustentada é conseguida com terapia imunossupressora na maioria de pacientes com HAI. Em algumas crianças (principalmente naquelas que têm início em uma forma fulminante ou subfulminante), a destruição do parênquima impossibilita toda a possibilidade de regeneração hepática. Em outros casos, pacientes que evoluíram para cirrose apesar de um bom controle do processo inflamatório, nenhuma melhoria de função hepática foi obtida com a terapia.

Estão associados à pior resposta: pouca idade, positividade do anti--LKM1, RNI prolongado, níveis de bilirrubina mais elevados e maior atividade inflamatória histológica ao diagnóstico.

A maioria dos pacientes que sobrevivem a longo prazo têm qualidade de vida excelente e medicação em baixas doses.

Aproximadamente 10% das crianças vão necessitar de transplante de fígado. Nestes pacientes, foi descrito risco mais elevado de rejeição ou recaída da doença no órgão transplantado, e a avaliação cuidadosa da imunossupressão é indicada.

BIBLIOGRAFIA

Alvarez F, Ciocca M, Caner-Velasco C, Ramonet M, Davilla MTG, Cuarterolo M et al. Short-term cyclosporine induces a remission of autoimmune hepatitis in children. J Hepatol 1999;30:222-227.

Alvarez F, Berg PA, Bianchi L, Burroughs AK, Cançado EL, Chapman RW et al. International Autoimmune Hepatitis Report: review of criteria for diagnosis of autoimmune hepatitis. J Hepatol 1999;31:929-938.

Alvarez F. Autoimmune hepatitis and primary sclerosing cholangitis. Clin Liver Dis 2006;10:89-107.

Bellomo-Brandão MA, Costa-Pinto EAL, De Tommaso AMA, Hessel G. Clinical and biochemical features of autoimmune hepatitis in 36 pediatric patients. Arq Gastroenterol 2006;43:45-49.

Chazouilleres O, Wendum D, Serfaty L, Montembault S, Rosmorduc O, Poupon R. Primary biliary cirrhosis – autoimmune hepatitis overlap syndrome: clinical response to therapy. Hepatology 1998;28:296-301.

Czaja AJ. Frequency and nature of the variant syndromes of autoimmune liver disease. Hepatology 1998;28:360-365.

Czaja AJ, Manns MP, McFarlane IG, Hoofnagle JH. Autoimmune hepatitis: the investigational and clinical challenges. Hepatology 2000;31:1194-1200.

Debray D, Maggiore G, Girardet JP, Mallet E, Bernard O. Efficacy of ciclosporin A in children with type 2 autoimmune hepatitis. J Pediatr 1999;135:111-114.

Devlin SM, Swain MG, Urbanski SJ et al. Mycophenolate mofetil for the treatment of autoimmune hepatitis in patients refractory to standard therapy. Can J Gastroenterol 2004;18:321-326.

Ferreira AR, Roquete ML, Toppa NH. Effect of treatment of hepatic histopathology in children and adolescents with autoimmune hepatitis. J Pediatr Gastroenterol Nutr 2008;46:65-70.

Gregorio GV, Portmann B, Reid F, Donaldson PT, Doherty DG, McCartney M et al. Autoimmune hepatitis in childhood: a 20 years experience. Hepatology 1997;25:541-547.

Hyams JS, Ballow M, Leichtner AM. Cyclosporine treatment of autoimmune chronic active hepatitis. Gastroenterology 1987;93:890-893.

Homberg JC, Abuaf N, Bernard O, Islam S, Alvarez F, Khalil S, Poupon R. Chronic active hepatitis associated with antiliver/kidney microsome antibody type 1: a second type of "autoimmune" hepatitis. Hepatology 1987;7:1333-1339.

Hajoui O, Debray D, Martin S, Alvarez F. Auto-antibodies to the asialoglycoprotein receptor in sera of children with auto-immune hepatitis. Eur J Pediatr 2000;159:310-313.

Hennes EM, Zeniya M, Czaja AJ, Krawitt EL, Bittencourt PL, Porta G et al. International Autoimmune Hepatitis Group. Simplified criteria for the diagnosis of autoimmune hepatitis. Hepatology 2008;48:169-176.

Jackson LD, Song E. Cyclosporin in the treatment of corticosteroid resistant autoimmune chronic active hepatitis. Gut 1995; 36:459-461.

Johnson PJ, McFarlane IG. Meeting report: International Autoimmune Hepatitis Group. Hepatology 1993;18:998-1005.

Johnson PJ, McFarlane IG, Williams R. Azathioprine for long-term maintenance of remission in autoimmune hepatitis. N Engl J Med 1995;333:958-963.

Kerkar N, Annunziato RA, Foley L. Prospective analysis of nonadherence in autoimmune hepatitis: a common problem. J Pediatr Gastroenterol Nutr 2006;43:629-634.

Luxon BA. Diagnosis and treatment of autoimmune hepatitis. Gastroenterol Clin North Am 2008;37:461-478.

Maggiore G, Bernard O, Hadchouel M, Odievre D, Alagille D. Treatment of autoimmune chronic hepatitis active in childhood. J Pediatr 1984;104:839-844.

Maggiore G, Veber F, Bernard O, Hadchouel M, Homberg JC, Alvarez F, Hadchouel P. Liver disease associated with anti-liver-kidney microssome antibody in children. J Pediatr 1985;108:399-404.

Maggiore G, Veber F, Bernard O, Hadchouel M, Alvarez F, Hadchouel P, Alagille D. Autoimmune hepatitis associated with anti-actin antibodies in children and adolescents. J Pediatr Gastroenterol Nutr 1993; 17:376-381.

McFarlane IG. Autoimmune hepatitis: diagnostic criteria, sub classification, and clinical features. Cin Liver Dis 2002;6:605-621.

Mieli-Vergani G, Vergani D. De novo autoimmune hepatitis after liver transplantation. J Hepatol 2004;40:3-7.

Mieli-Vergani G, Vergani D. Autoimmune paediatric liver disease. World J Gastroenterol 2008;14:3360-3367.

Mieli-Vergani G, Vergani D. Autoimmune hepatitis in children. Clin Liver Dis 2009; 6:623-634.

Mieli-Vergani G, Heller S, Jara P, Vergani D, Chang MH, Fujisawa T et al. Autoimmune hepatitis. J Pediatr Gastroenterol Nutr 2009; 49:158-164.

Mieli-Vergani G, Vergani D. Autoimmune hepatitis in children: what is different from adult AIH? Semin Liver Dis 2009;29:297-306.

Papamichalis PA, Zachou K, Koukoulis GK, Veloni A, Karacosta EG, Kypri L et al. The revised international autoimmune hepatitis score in chronicliver diseases including autoimmune hepatitis/overlap syndromes and autoimmune hepatitis with concurrent other liver disorders. J Autoimmune Dis 2007;4:3. http://www.jautoimdis.com/content/4/1/3 doi:10.1186/1740-2557-4-3.

Porta G. Hepatite auto-imune na infância – análise clínico-laboratorial, histológica e evolutiva [Livre-Docência]. São Paulo: Faculdade de Medicina da USP; 1993.

Saadah OI, Smith AL, Hardikar W. Long-term autoimmune hepatitis in children. J Gastroenterol Hepatol 2001;16:1297-1302.

Sherlock DS. Autoimmune cholangitis: a unique entity? Mayo Clin Proc 1998;73: 184-190.

Samaroo B, Samyn M, Buchanan C et al. Long-term daily oral treatment with prednisolone in children with autoimmune liver disease does not affect final adult height. Hepatology 2006;44:438A.

Strassburg CP, Manss MP. Auto antibodies and auto antigens in autoimmune hepatitis. Semin Liver Dis 2002;22:339-351.

Strassburg CP, Manss MP. Treatment of autoimmune hepatitis. Semin Liver Dis 2009; 29:273-285.

Tripathi D, Neuberger J. Autoimmune hepatitis and liver transplantation: indications, results, and management of recurrent disease. Semin Liver Dis 2009;29:286-296.

Vergani D, Mieli-Vergani G. Autoimmune liver disease. In Walker AW, Durie PR, Hamilton JR, Walker Smith JA, Watkins JB (eds). Pediatric gastrointestinal disease – pathophysiology – diagnosis-management. 3rd ed. Ontario: BC Decker Inc; 2000. pp. 1007-1014.

CAPÍTULO 22

Deficiência de Alfa-1-Antitripsina

ADRIANA MARIA ALVES DE TOMMASO

INTRODUÇÃO

A deficiência de alfa-1-antitripsina (A1AT) é uma das doenças genéticas mais comuns que levam à doença hepática em crianças e a principal indicação de transplante hepático, dentre as doenças metabólicas. Acomete 1:1.600-2.000 nascidos vivos, na América do Norte e Europa, mas apenas 10-15% da população desenvolverá doença hepática.

A A1AT é uma glicoproteína plasmática, sintetizada principalmente pelo fígado. Sua principal função é inibir a elastase dos neutrófilos (liberada quando de sua ativação ou término da meia-vida), desempenhando assim papel fundamental na homeostase entre protease e antiprotease e na preservação dos tecidos contra a agressão proteolítica.

O gene que codifica a proteína está localizado no cromossomo 14, é codominante e altamente polimorfo, existindo mais de 75 alelos descritos (designados de A-Z, conforme padrão eletroforético). Esse gene recebe o nome de sistema Pi (inibidor de proteases). As variantes deficientes mais comuns são a S e a Z.

A variante S está associada a baixos níveis séricos da proteína (100-200mg/dl). A enzima formada é fisiologicamente normal, mas instável e mais suscetível à proteólise no caminho entre o retículo endoplasmático rugoso e sua liberação pela membrana do hepatócito, além de ter menor eficiência. A variante Z está associada a níveis séricos bem mais baixos (15-50mg/dl), ocasionando lesões pulmonar, hepática, renal e cutânea. A mutação sofrida por esta variante implica retenção da proteína no interior do retículo endoplasmático, sendo liberada pequena quantidade pela membrana do hepatócito. Esta quantidade é funcionante, porém menos eficiente que a variante S, em inibir a elastase.

FISIOPATOLOGIA

A patogênese do enfisema pulmonar está relacionada com a diminuição dos níveis de A1AT, bem como sua função diminuída, neutralizando de maneira insuficiente as proteases liberadas pelos neutrófilos. Como consequência, há agressão dos ácinos pulmonares e perda progressiva de sua estrutura até chegar ao enfisema pulmonar. Este processo é acelerado pelo fumo, pois os radicais de oxigênio liberados pela fumaça do cigarro oxidam o centro ativo da proteína, provocando sua inativação.

A patogênese da lesão hepática não está perfeitamente elucidada, mas acredita-se que seja secundária ao acúmulo e à degradação da proteína mutante no interior do hepatócito.

QUADRO CLÍNICO

As manifestações clínicas foram, originalmente, descritas por Laurell e Ericsson, em 1963, como enfisema pulmonar juvenil. A primeira descrição de doença hepática relacionada à deficiência de A1AT surgiu com Sharp et al., em 1969.

Variante S

A variante S não causa doença hepática e, embora seja responsável por níveis diminuídos de A1AT, os níveis alcançados pelos homozigotos parecem ser suficientes para proteger o pulmão contra a ação proteolítica da elastase neutrofílica. Todavia, se associado à variante nula (produz menos de 1% da concentração total da proteína) ou Z, pode haver desenvolvimento de doença pulmonar.

Variante Z

A apresentação dos pacientes PiZZ pode ser altamente variável. Hepatite fulminante é rara, porém tem sido relatada. No lactente, a apresentação mais comum é a colestase neonatal. A diferenciação com atresia biliar pode ser difícil. Em crianças maiores, pode haver atraso de crescimento e, possivelmente, hepatomegalia e desnutrição. Pode, também, apresentar-se como cirrose hepática. Parece haver um risco aumentado de carcinoma hepatocelular em adultos PiZZ.

Nefropatia é rara, porém há casos descritos com glomerulonefrite e síndrome nefrótica. A glomerulonefrite membranoproliferativa é, provavelmente, mediada por depósito de imunocomplexos de IgA circulantes.

As complicações pulmonares também podem surgir, ocorrendo quadros de asma e prova de função pulmonar com padrão obstrutivo. Quando a doença progride, infecções recorrentes com bronquite e bronquiectasia podem sobrepor-se ao processo enfisematoso. A maioria dos pacientes com enfisema inicia os sintomas de dispneia por volta da terceira década de vida, porém há casos descritos em crianças.

As principais complicações infecciosas devem-se à peritonite bacteriana espontânea e à pneumonia, sendo que os principais agentes etiológicos são pneumococo e *E. coli*.

DIAGNÓSTICO

O teste mais simples e de baixo custo para triagem seria a eletroforese de proteínas, evidenciando diminuição ou ausência da fração alfa-1-globulina, porém é muito limitado, não detectando muitas variáveis. A determinação do nível sérico da A1AT é mais preciso e pode ser usado quando da suspeita da deficiência, porém deve ser utilizado com cautela, uma vez que a A1AT é uma proteína de fase aguda e poderia estar elevada em situações como infecção.

O padrão-ouro é a fenotipagem (determinação do sistema Pi por meio de gel de eletroforese) ou a genotipagem (determinação do sistema Pi por meio de análise do DNA).

A biópsia hepática não é necessária para o diagnóstico, porém é útil para avaliar a progressão da doença ou na investigação de comorbidades. Os glóbulos PAS positivos/diástase resistentes (representativos da proteína mutante no interior dos hepatócitos) são encontrados, predominantemente, nos hepatócitos periportais e parece não haver relação entre o número e o tamanho dos glóbulos e a gravidade da doença (Fig. 22.1). Apesar de a literatura referir que esta característica histológica só possa ser detectada a partir de 12 semanas de vida, devido ao pequeno tamanho dos grânulos, estes já foram detectados em lactentes mais jovens em nosso serviço. A A1AT também pode ser detectada por meio de microscopia eletrônica e por técnica de imuno-histoquímica, mesmo em recém-nascidos.

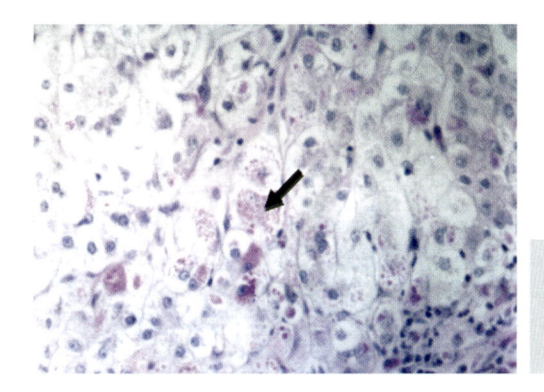

Figura 22.1 – Presença de glóbulos PAS positivos/diástase resistentes (seta).

TRATAMENTO

Doença hepática

Não há tratamento específico para a doença hepática. O objetivo está em prevenir ou tratar as complicações da doença hepática crônica. A maioria dos pacientes é saudável e pode ser acompanhada em ambulatório, de modo conservador. Nos casos de insuficiência hepática em estádio final, é indicado transplante hepático, com excelentes taxas de sucesso publicadas.

Nos indivíduos com certo grau de colestase, o uso do ácido ursodeoxicólico (10-15mg/kg/dia, dividido em duas tomadas, comprimidos de 50mg/150mg/300mg) pode ser benéfico devido a seu efeito hepatoprotetor, imunorregulador e colerético. O suporte nutricional recomendado é a oferta de 100-150cal/kg/dia, suplementação com vitaminas lipossolúveis (A, D, E e K) e triglicérides de cadeia média.

Doença pulmonar

Devido aos malefícios do cigarro já mencionados, todos os pacientes devem ser orientados a não fumar e não permanecerem próximos a tabagistas (fumo passivo). Está indicada vacinação contra hemófilos e pneumococo como prevenção das infecções pulmonares e peritonite.

A terapia de reposição com A1AT exógena aumenta a capacidade antielastase do epitélio pulmonar nos pacientes com enfisema, porém sua eficácia é controversa. Não há efeito sobre a doença hepática. Terapias experimentais, incluindo chaperonas, transplante de hepatócitos e terapia gênica têm sido investigados, porém ainda não têm-se mostrado clinicamente úteis.

CASO CLÍNICO

V.O.Q., 11 anos de idade, sexo feminino, natural e procedente de Sumaré (SP).

Iniciou acompanhamento em dezembro/1997, aos 50 dias de vida, quando foi encaminhada da cidade de origem para investigar quadro de icterícia desde o nascimento, e colúria e acolia fecal nos últimos 10 dias. Ao exame físico de entrada, apresentava-se ictérica (2+/4+) com fígado palpável a 2cm do rebordo costal direito (borda fina, consistência normal, superfície lisa) e baço palpável a 1cm do rebordo costal esquerdo. Restante do exame sem alterações.

Análise

Objetivos:

1. Saber suspeitar de colestase extra-hepática a partir do quadro clínico, exame físico e triagem subsidiária inicial.
2. Estabelecer o diagnóstico etiológico da colestase neonatal a partir do quadro clínico e exames subsidiários.
3. Apresentar uma visão crítica da investigação e do tratamento proposto.

Colestase é o impedimento do fluxo biliar canalicular, independente do local onde se localiza o obstáculo e/ou da causa que o determinou, e constitui a principal manifestação da doença hepatobiliar, com incidência estimada de 1:2.500 nascidos vivos. O recém-nascido, em especial o prematuro, tem predisposição à colestase em virtude de sua imaturidade hepática. Clinicamente, manifesta-se com icterícia, colúria e hipocolia ou acolia fecal, como no caso acima.

A diferenciação entre causas intra e extra-hepáticas é de grande importância, pois as afecções extra-hepáticas são passíveis de tratamento cirúrgico que, se instituído precocemente, poderá prevenir lesão permanente do fígado e melhorará a sobrevida da criança afetada. No caso da atresia biliar, após os 60 dias de vida o benefício da cirurgia diminui gradualmente, com resultados insatisfatórios e evolução para hipertensão portal e fibrose intra-hepática progressiva. Portanto, o encaminhamento desta criança foi feito em boa época, caso houvesse necessidade de tratamento cirúrgico.

Porém, levando-se em conta que ela iniciou icterícia desde o nascimento e lembrando que a icterícia é considerada patológica após os 15 dias de vida, deveria ter sido encaminhada a partir da terceira semana de vida ou, ao menos, deveriam ter sido coletadas bilirrubina total e frações. Com a confirmação do aumento da bilirrubina direta, deve-se proceder à investigação de doenças hepáticas.

Alagille, em 1979, avaliando dados de história e exame físico, concluiu que estes dados apresentam acurácia de 83%, sendo um elemento útil no auxílio da possível etiologia. O quadro 22.1 mostra os dados avaliados pelo autor.

Quadro 22.1 – Dados avaliados por Alagille, 1979.		
Dados clínicos	**Extra**	**Intra**
Peso de nascimento (g)	Normal	Baixo
Idade de início da acolia	Precoce	Tardio
Persistência da acolia > 10 dias	Frequente	Raro
Fígado de consistência aumentada	Frequente	Raro

Segundo esses critérios, nossa paciente apresenta dois quesitos para extra-hepática (peso de nascimento normal e persistência da acolia) e dois quesitos para intra-hepática (início tardio da acolia e fígado de consistência normal). Portanto, somente com a história e o exame físico não temos condições de suspeitar da etiologia, embora a presença e a persistência da acolia fecal sejam suficientes para promover a procura da etiologia o mais rápido possível, visto que ela está com 50 dias de vida.

Exames realizados na Unicamp à admissão

AST = 300mg/dl (normal até 37mg/dl), ALT = 160mg/dl (normal até 40mg/dl), gamaglutamiltransferase = 243mg/dl (normal até 35mg/dl), bilirrubina total = 7,3mg/dl (bilirrubina direita = 6,7) e ultrassonografia que não evidenciou presença da vesícula biliar, embora a paciente estivesse com jejum de 2 horas (tempo ideal de jejum para crianças em aleitamento materno exclusivo é de 4 horas). Sorologia para citomegalovírus com IgG+/IgM–. Sorologias negativas para hepatite B, rubéola, toxoplasmose e sífilis. Dosagem de alfa-1-antitripsina = material insuficiente.

Os exames de lesão hepática (aminotransferases e enzimas canaliculares) confirmam que a colestase é secundária à doença hepática e os níveis elevados de gamaglutamiltransferase indicam que a doença também está acometendo canalículos hepáticos. Dentre as hepatopatias, as doenças que mais elevam os níveis de gamaglutamiltransferase são atresia biliar, deficiência de alfa-1-antitripsina, síndrome de Alagille e hipoplasia primária da árvore biliar. Como a paciente não apresenta fácies sugestivo de síndrome de Alagille nem ausculta cardíaca alterada, esta hipótese não será abordada inicialmente. Da mesma forma, a hipoplasia primária da árvore biliar é doença grave, com importante acometimento do estado geral, o que não ocorre com esta paciente.

A ausência da vesícula biliar sugere atresia, porém, como o tempo de jejum não foi respeitado, este resultado não poderá ser considerado. Diante dessas dúvidas, o próximo passo é a realização da biópsia hepática. Uma biópsia percutânea tem acurácia diagnóstica em torno de 95% se um tamanho adequado de amostra (contendo 5 a 7 espaços porta) é obtido. Achados histológicos característicos de colestase extra-hepática incluem proliferação ductular, estase de bile celular em canalículos e edema ou fibrose portal ou perilobular.

Biópsia hepática

A criança foi internada para biópsia hepática que apresentava apenas dois espaços porta evidenciando colestase intensa, fibrose portal moderada tendendo à formação de septos e área em "casca de cebola" sugestiva de colangite esclerosante. Diante dessa hipótese, iniciou uso de ácido ursodeoxicólico. Para a confirmação diagnóstica, foi submetida à colangiografia endoscópica retrógrada, sendo descartada a presença de colangite esclerosante.

Como ainda não havia etiologia, foi complementada investigação com: bateria de erros inatos na urina negativa, eletroforese de proteínas séricas normal, **alfa-1-antitripsina = 0,49g/l (normal = 0,83-1,99g/l)**. Nova ultrassonografia, com jejum adequado, evidenciou hepatopatia crônica (parênquima heterogêneo 2+/4+, borda romba e vias supra-hepáticas irregulares), vesícula biliar presente e restante sem alterações. Diante do nível sérico diminuído da alfa-1-antitripsina, foi solicitada genotipagem com resultado positivo PiZZ. Notar que a fração alfa-1, na eletroforese de proteínas, apresentou resultado normal, confirmando a inespecificidade do exame.

Nova biópsia (aos 3 anos de idade) evidenciou importante melhora, com fibrose portal leve, sem ductopenia. Nessa época, AST = 63mg/dl (normal até 47mg/dl), ALT = 91mg/dl (normal até 38mg/dl), gamaglutamiltransferase = 24mg/dl (normal até 35mg/dl). Suspenso ácido ursodeoxicólico. Na revisão da primeira biópsia, foram evidenciados os glóbulos PAS positivos/diástase resistentes (não realizados na ocasião pela pouca idade da criança e pelo achado da fibrose concêntrica que direcionou a investigação para colangite esclerosante. Hoje se sabe que os glóbulos também podem ser encontrados em crianças com menos de 12 semanas de vida).

Diante do diagnóstico de deficiência de alfa-1-antitripsina, a criança realizou vacinação para hemófilo e pneumococo e recebeu as devidas orientações quanto à exposição à fumaça de cigarro.

Atualmente, encontra-se assintomática, com provas de lesão e função hepáticas normais, bom ganho pôndero-estatural e bom desenvolvimento neuropsicomotor.

BIBLIOGRAFIA

Brantly ML, Paul LD, Muller BH, Falk RT, Wu M, Crystal RG. Clinical features and history of the destructive lung disease associated with alpha-1-antitrypsin deficiency of adults with pulmonary symptoms. Am Rev Respir Dis 1988;138:327-336.

Burdelski M. Diagnostic, preventive, medical and surgical management of alpha-1-antitrypsin deficiency in childhood. Acta Paediatr Suppl 1994;393:33-36.

Callea F, De Vos R, Togni R, Tardanio R, Vanstapel MJ, Desmet VJ. Fibrogen inclusions in liver cells: a new type of ground-glass hepatocyte. Immune light and electron microscopic characterization. Histopathol 1986;10:65-73.

Crystal RG. Alpha-1-antitrypsin deficiency, emphysema and liver disease: genetic basis and strategies for therapy. J Clin Invest 1990;95:1343-1352.

Crystal RG. The alpha-1-antitrypsin gene and its deficiency states. Trends Genet 1989; 5:411-417.

De Tommaso AMA, Rossi CL, Escanhoela CAF, Serra HG, Bertuzzo CS, Hessel G. Diagnosis of alpha-1-antitrypsin deficiency by DNA analysis of children with liver disease. Arq Gastroenterol 2001;38:63-68.

Elzouki AN, Lindgren S, Nilsson S, Veress B, Eriksson S. Severe alpha1-antitrypsin deficiency (PiZ homozygosity) with membranoproliferative glomerulonephritis and nephritic syndrome, reversible after orthotopic liver transplantation. J Hepatol 1997; 26:1403-1407.

Gadek JE, Fells GA, Zimmerman RL, Rennard SI, Crystal RG. Antielastases of the human alveolar structures. Implications for protease-antiprotease theory of emphysema. J Clin Invest 1981;889-898.

Ibarguen E, Gross CR, Savik SK, Sharp HL. Liver disease in alpha 1-antitrypsin deficiency: prognostic indicators. J Pediatr 1990;117:864-870.

Laurell CB, Ericsson S. The electrophoretic alpha 1-globulin pattern of serum in alpha 1-antitrypsin deficiency. Scand J Clin Lab Invest 1963;15:132-140.

Lomas DA, Evans D, Finch JT, Carrell RW. The mecanism of Z alpha 1-antitrypsin accumulation in the liver (letter). Nature 1992;357:605-607.

Long GL, Chandra T, Woo SLC, Davie EW, Kurachi K. Complete nucleotide sequence of the cDNA for human alpha 1-antitrypsin and the gene for the S variant. Biochemistry 1984;23:4828-4837.

Perlmutter DH. Clinical manifestations of alpha 1-antitrypsin deficiency. Gastroenterol Clin North Am 1995;24:27-43.

Perlmutter DH. The celular basis for liver injury in alpha 1-antitrypsin deficiency. Hepatology 1991;13:172-185.

Schroeder WT, Miller MF, Woo SL, Saunders GF. Chromosomal localization of the human alpha 1-antitrypsin gene (PI) to 14q31-32. Am J Hum Genet 1985;37:868-872.

Sharp HL, Brigdes RA, Krivitt W, Freier E. Cirrhosis associated with alpha 1-antitrypsin deficiency. J Lab Clin Med 1969;73:934.

Teckman JH. α_1-Antitrypsin deficiency in childhood. Sem Liver Dis 2007;27:274-281.

CAPÍTULO 23

Doença de Wilson

ROBERTA VACARI DE ALCÂNTARA
ADRIANA MARIA ALVES DE TOMMASO

INTRODUÇÃO

A doença de Wilson (DW) foi descrita pela primeira vez em 1912 por Samuel Alexander Kinnear Wilson, que identificou pacientes com cirrose e degeneração lenticular. Em 1948, Cumings atribuiu ao cobre a patogênese da doença. Quatro anos mais tarde, a diminuição dos níveis séricos de ceruloplasmina foi observada por Scheinberg e Gitlin.

A doença é autossômica recessiva e caracteriza-se por diminuição da excreção biliar do cobre. O resultado é o acúmulo deste nos tecidos (em especial fígado, cérebro e córnea). Desde a identificação do gene que codifica a proteína transportadora deficiente (ATP7B) no cromossomo 13, em 1993, mais de 300 mutações já foram reconhecidas.

A frequência varia de 1:30.000 a 1:100.000 indivíduos em diferentes países. É mais prevalente, entretanto, nas populações com altos índices de consanguinidade. A incidência observada em alguns países pode ser conferida no *site* do projeto EuroWilson.

A apresentação clínica é variada e indivíduos com a doença podem permanecer assintomáticos por muitos anos. O tratamento inclui dieta pobre em cobre, diminuição da absorção de cobre pelos enterócitos e uso de agentes quelantes, que aumentem a cupriurese.

METABOLISMO DO COBRE E FISIOPATOLOGIA

O cobre é encontrado em abundância nos alimentos, em especial em castanhas, nozes, mariscos, chocolate, carnes vermelhas (principalmente fígado), cogumelos e legumes. A ingestão varia de 1 a 4mg/dia, e apenas metade é absorvida. Diariamente, a mesma quantidade de cobre absorvido é excretada. E é sua concentração no hepatócito que regula a excreção biliar.

Esse mineral é um constituinte de diversas enzimas do organismo, sendo fundamental para inúmeras funções celulares: respiração, coagulação, homeostase do ferro, produção de neurotransmissores, catecolaminas e hormônios, síntese de tecido conjuntivo e de melanina, além de auxiliar na proteção contra radicais livres. Por outro lado, pode ser extremamente tóxico quando em excesso, principalmente se não estiver ligado a alguma proteína.

Após a absorção no estômago e no intestino delgado, o cobre fixa-se à albumina e aos aminoácidos, como a histidina, e é levado ao fígado. No hepatócito, liga-se a proteínas carreadoras (chaperonas), que o disponibilizam dentro da célula para que participe de diversas funções. Entre estas proteínas estão: *Cox 17, Ccs e Atox 1*. As metalotioneínas ligam-se ao cobre livre, formando o complexo cobre-metalotioneína, que armazena o cobre dentro da célula.

A chaperona *Atox 1* transporta as moléculas de cobre para a ATP7B, uma ATPase transportadora de cobre responsável por sua incorporação à apoceruloplasmina e pela excreção biliar do cobre. Esta representa a principal via de eliminação do seu excesso, que, uma vez excretado, não sofre recirculação êntero-hepática.

A disponibilização do cobre aos diversos tecidos ocorre por meio da ceruloplasmina, que contém mais de 90% do cobre sérico, da albumina e da transcupreína.

Em pacientes com DW, entretanto, a ATP7B não desempenha seu papel adequadamente e há diminuição significativa da excreção biliar. Da mesma forma, a ligação do cobre à apoceruloplasmina para a formação da ceruloplasmina é deficiente; e essa apoproteína, sem atividade enzimática, é rapidamente degradada na circulação.

A mutação no gene codificador da ATP7B, portanto, resulta em excreção biliar deficiente do cobre, grande quantidade de cobre livre no citoplasma dos hepatócitos, destruição celular e acúmulo de cobre também em outros tecidos.

QUADRO CLÍNICO

O acúmulo de cobre ocorre primariamente no fígado e, então, passa a impregnar outros tecidos. As manifestações clínicas, portanto, são raras antes dos 4-5 anos de idade.

A sintomatologia, em geral, relaciona-se às doenças hepática e cerebral. Como observado no quadro 23.1, entretanto, vários podem ser os órgãos acometidos.

A doença hepática geralmente se manifesta na primeira década de vida, enquanto os sintomas neuropsiquiátricos habitualmente surgem na segunda e terceira décadas.

A apresentação clínica de diferentes casuísticas pode ser observada no quadro 23.1.

Manolaki et al. em um estudo grego com 57 crianças (4 meses a 18 anos de idade), 20 apresentaram sintomas (em 2, insuficiência hepática fulminante), 19 foram encaminhadas para investigação por aumento das aminotransferases ou hepatomegalia observadas em exames de rotina e 18 eram familiares de pacientes com doença de Wilson submetidos a *screening*. As manifestações foram: icterícia (14/57), epistaxe (13/57), dor abdominal (10/57), edema (7/57), ascite (7/57) e anemia hemolítica (7/57).

A manifestação da doença hepática na DW é muito variada. Bavdekar et al. avaliaram 124 crianças com doença de Wilson diagnosticadas entre 1980 e 2000, e verificaram que 67 (54%) apresentaram doença hepática: 11 hepatite fulminante, 13 hepatite aguda e 43 doença hepática crônica.

Deve-se, portanto, ter um alto índice de suspeição para que a doença seja diagnosticada. As seguintes situações, isoladamente ou não, devem sugerir investigação de DW, uma vez afastadas causas infecciosas:

- Hepatomegalia.
- Aminotransferases persistentemente elevadas.
- Alterações ultrassonográficas sugestivas de hepatopatia crônica ou de esteatose hepática.
- Cirrose, com ou sem hipertensão portal.
- Hepatite fulminante.

A insuficiência hepática fulminante na DW habitualmente é associada à anemia hemolítica (Coombs negativo) e é mais comum na adolescência, em meninas. Esses pacientes normalmente apresentam aminotransferases pouco elevadas, fosfatase alcalina normal e altos níveis de bilirrubinas e de cobre sérico.

Quadro 23.1 – Manifestações clínicas da doença de Wilson.	
Neurológicas	Sintomas extrapiramidais Síndrome convulsiva Polineuropatia
Psiquiátricas	Mudança de comportamento Depressão Psicose Esquizofrenia
Oftalmológicas	Anel de Kayser-Fleischer Catarata
Dermatológicas	Hiperpigmentação *Azure lunulae*
Cardiovasculares	Miocardiopatia Arritmia
Hematológicas	Anemia hemolítica
Hepáticas	Hepatite fulminante Hepatite aguda Hepatite crônica Cirrose Hipertensão portal
Renais	Síndrome de Fanconi Litíase renal
Endocrinológicas	Hipotireoidismo Hipoparatireoidismo Amenorreia Atraso puberal
Osteoarticulares	Osteomalácia Osteoporose Artrite

418

Tabela 23.1 – Apresentação clínica da doença de Wilson em pacientes de diferentes casuísticas.

Casuísticas	Número de pacientes				
	Total	Doença hepática	Doença neuro-psiquiátrica	Outras manifestações	Assintomático (*screening* familial)
Hoogenraad et al., 1987	27	5	11	0	11
Czlonkowska et al., 1996	67	7	49	0	11
Giachino et al., 1997	44	31	4	0	9
Brewer et al., 1998	141	21	90	0	30
Gow et al., 2000	22	14	3	1	4
Bavdekar, 2004	124	67	28	10	19
Merle et al., 2006	163	96	55	0	26
Médici et al., 2006	35	23	12	0	0

Os sintomas neuropsiquiátricos incluem: tremores, disartria, disfagia, coreoatetose, distonia, síndrome convulsiva, dificuldades escolares, mudança de comportamento/humor, depressão, esquizofrenia e psicose, entre outros. Habitualmente, esses pacientes apresentam depósito de cobre na membrana de Descemet (Fig. 23.1), conhecida como anel de

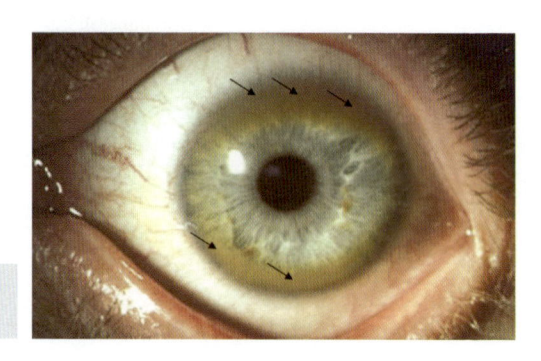

Figura 23.1 – Anel de Kayser-Fleisher (setas).

Kayser-Fleischer. A ressonância magnética e a tomografia computadorizada cerebrais podem evidenciar anormalidades estruturais nos gânglios da base.

A biópsia hepática é importante para a avaliação da gravidade da doença hepática. Não há característica histológica patognomônica e as colorações específicas para a detecção de cobre no parênquima têm baixa sensibilidade. As diferentes apresentações histológicas podem ser conferidas na tabela 23.2.

Tabela 23.2 – Apresentação histológica da doença hepática em pacientes com doença de Wilson.

Casuísticas	Número de pacientes					
	Total	Biópsia normal	Esteatose	Fibrose	Hepatite crônica ativa	Cirrose
Ferenci, 1998	64	5	3	8	21	27
Gow et al., 2000	30	0	NR	9	6	11
Merle et al., 2006	78	3	28	29	NR	42
Manolaki et al., 2006	45	0	28	NR	13	12

NR = não referido.

DIAGNÓSTICO

O diagnóstico da doença de Wilson precisa ser baseado nas avaliações clínica e laboratorial. Não há um único exame capaz de defini-lo, exceto pela identificação da mutação do gene em pacientes selecionados.

A dosagem do cobre no tecido hepático é considerada um dos mais importantes exames complementares para o diagnóstico. Valores abaixo de 50µg de cobre/g de tecido hepático seco são normais, e acima de 250µg/g, sugestivos de doença de Wilson. Esse método, no entanto, é de difícil realização e também está sujeito a erros de interpretação. O material utilizado para a coleta do tecido não deve estar contaminado por cobre e a amostra do parênquima hepático deve ser significativa, uma vez que o depósito de cobre no parênquima hepático é heterogênea.

A dosagem sérica de ceruloplasmina pode ser realizada por dois métodos diferentes: imunológico (radioimunoensaio, imunodifusão radial e nefelometria) e enzimático (por meio de sua atividade oxidativa dependente de cobre sobre algum substrato). O método imunológico parece ser o mais utilizado nos laboratórios por já haver uma técnica estabelecida e reproduzível.

Como a ceruloplasmina é uma proteína de fase aguda, situações em que haja processo inflamatório como hepatite crônica ativa e infecções, haverá aumento dos seus níveis. Da mesma forma, situações em que haja redução do *pool* de proteínas séricas, como insuficiência hepática e desnutrição, haverá redução dos seus níveis. Várias são as situações que impedem a utilização da dosagem sérica da ceruloplasmina para confirmar ou descartar o diagnóstico de DW (Quadro 23.2). Além disso, o método imunológico reconhece tanto a apoceruloplasmina (biologicamente inativa) quanto a ceruloplasmina (biologicamente ativa, que contém cobre em sua molécula), o que pode superestimar a concentração da proteína em pacientes com doença de Wilson. A dosagem sérica pode estar normal em até 45% dos pacientes que se apresentem com doença hepática.

A dosagem da atividade enzimática da ceruloplasmina, por outro lado, não inclui a apoceruloplasmina. Merle et al. compararam a atividade

Quadro 23.2 – Testes diagnósticos utilizados na doença de Wilson.

Método	Falso-positivo	Falso-negativo
Cobre hepático • Normal < 40µg/g • DW > 250µg/g	Também está aumentado em síndromes colestáticas (raramente > 250µg/g) Erro de coleta/contaminação da amostra Crianças de até 6 meses de idade	Heterogeneidade de depósito do cobre no parênquima hepático Amostra reduzida
Ceruloplasmina sérica • Normal > 20mg/dl • DW < 20mg/dl	10-20% dos heterozigotos Hipo ou aceruloplasminemia Síndrome nefrótica Enteropatia perdedora de proteínas Desnutrição Crianças de até 6 meses de idade	Hepatite crônica ativa Gravidez Pacientes em uso de estrogênio
Cobre urinário • Normal < 40µg/24h • DW > 100µg/24h	Erro de coleta/contaminação da amostra Hepatite fulminante Crianças de até 6 meses de idade	Erro de coleta

DW = doença de Wilson.

enzimática da ceruloplasmina de 110 pacientes com DW à dosagem da ceruloplasmina total (método imunológico) e observaram mesma sensibilidade e maior especificidade (78,8% para 100%). Esses autores sugerem a utilização rotineira da dosagem enzimática da ceruloplasmina.

A dosagem do cobre urinário deve ser realizada em todos os pacientes com suspeita de DW. É importante que as orientações acerca da coleta de todo o volume urinário por 24 horas e seu armazenamento em recipientes isentos de cobre sejam respeitadas. Níveis acima de 100µg em 24 horas sugerem o diagnóstico em pacientes com quadro clínico compatível. Outras doenças colestáticas podem levar a aumento da cupriurese, entretanto os valores tendem a se manter entre 40 e 100µg/dia.

A administração de penicilamina durante a coleta do cobre urinário sensibiliza o exame e pode ser utilizada caso haja suspeita clínica e o cobre urinário tenha sido menor que 100µg/24h. Recomenda-se o uso de 500mg no início e 500mg em 12 horas durante as 24 horas de coleta urinária. Valores acima de 1.600µg/24h são suficientes para o diagnóstico.

A ceruloplasmina é uma glicoproteína que contém cerca de 95% do cobre plasmático. Por esse motivo, o cobre sérico total pode ser baixo em pacientes com DW e não é útil para o diagnóstico da doença.

O cobre livre, por outro lado, pode ser utilizado. Níveis acima de 25µg/dl são considerados altos (cobre livre normal = 5-15µg/dl). Levando-se em consideração que cada mg de ceruloplasmina tem em sua composição aproximadamente 3µg de cobre, pode-se inferir que cobre livre (µg/dl) = cobre total (µg/dl) – (nível sérico de ceruloplasmina em mg/dl × 3). Altos valores de cobre livre também podem representar insuficiência hepática aguda ou crônica de outras etiologias.

O anel de Kayser-Fleischer está presente em até 95% dos pacientes que se apresentam com doença neuropsiquiátrica. Entretanto, pode não estar presente em até 52% dos pacientes que se apresentem com doença hepática. Isto ocorre porque é raro seu aparecimento antes dos 7 anos de idade, época de apresentação dos sintomas hepáticos.

A avaliação da presença do anel deve ser realizada por lâmpada de fenda por profissional especializado. Seu aparecimento também pode ser observado em pacientes com doenças colestáticas crônicas, como a cirrose biliar primária (falso-positivo).

A biópsia hepática também não define o diagnóstico. À microscopia óptica podem ser observadas: glicogenação nuclear, esteatose, hepatite aguda, hepatite crônica, proliferação ductular, fibrose e cirrose.

Manolaki et al. observaram positividade à coloração por orceína apenas em metade das 27 biópsias hepáticas de pacientes com diagnóstico estabelecido de doença de Wilson. Em pacientes com doença em estágio inicial, o cobre está distribuído no citoplasma, o que torna a detecção histoquímica difícil (baixa sensibilidade). Com a evolução da doença, a localização do cobre no interior de lisossomos facilita sua detecção por meio de coloração com rodanina, ácido rubeânico e orceína. O diagnóstico diferencial, nesses casos, deve incluir doenças colestáticas em estágio avançado, como é o caso da cirrose biliar primária. A distribuição do cobre no parênquima hepático difere nessas duas situações: em estágios mais avançados, o cobre não é observado em todos os nódulos hepáticos de pacientes com DW. Diferentemente do que ocorre com as demais doenças colestáticas, entretanto, há acúmulo de cobre na periferia da maioria dos nódulos.

À microscopia eletrônica, não são observadas características patognomônicas da DW.

Apesar de as manifestações clínicas serem raras em crianças menores, o diagnóstico deve ser excluído naqueles pacientes assintomáticos que incidentalmente tiverem apresentado aumento das aminotransferases, excluídas as doenças hepáticas mais frequentes. Manolaki et al. apresentaram duas crianças assintomáticas de 4 e 23 meses de idade, em cujas biópsias foram detectadas fibrose e hepatite, respectivamente.

Quanto mais jovem o paciente, e menos sintomático, mais difícil o diagnóstico. Isso ocorre porque os exames complementares podem ser normais, o que não exclui a possibilidade de se tratar de doença de Wilson.

Por essa razão, fluxogramas que auxiliassem no diagnóstico foram sugeridos.

Em 2003, Ferenci et al. propuseram um escore baseado em informações clínicas e laboratoriais (Quadro 23.3). Este foi resultado do 8º *International Meeting on Wilson and Menckes disease* organizado pela EASL (*European Associaton for the Study of Liver Disease*).

Manolaki et al., em 2008, submeteram aos critérios diagnósticos propostos 57 crianças com doença de Wilson e observaram que, baseados nos critérios sugeridos por Roberts e Schilsky, 2003, apenas 66,6% dos pacientes seriam considerados para o diagnóstico de doença de Wilson, talvez por não incluir a avaliação genética. Da mesma forma, ao utilizar o escore proposto por Ferenci et al., em 2003, que leva em consideração a avaliação genética, não foi possível o diagnóstico em 2 dos 57 pacientes.

A pesquisa da mutação nos pacientes com quadro clínico sugestivo de DW define o diagnóstico. Entretanto, por enquanto, a identificação da mutação não pode ser realizada rotineiramente. Além de haver centenas de mutações reconhecidas, é frequente a ocorrência de duas mutações em um mesmo indivíduo, o que aumenta o custo e torna o método de difícil realização.

Quadro 23.3 – Escore proposto para o diagnóstico de doença de Wilson por Ferenci et al., 2003.

Variáveis clínicas e laboratoriais		Pontuação
Anel de Kayser-Fleischer	Presente	2
	Ausente	0
Sintomas neuropsiquiátricos sugestivos de doença de Wilson (ou RM cerebral compatível)*	Presente	2
	Ausente	0
Anemia hemolítica com Coombs negativo (+ cobre sérico elevado)	Presente	1
	Ausente	0
Cobre urinário (na ausência de hepatite aguda)	Normal	0
	1-2× LSN****	1
	> 2× LSN****	2
	Normal, mas > 5× LSN após sensibilização com 1g de penicilamina	2
Cobre no tecido hepático**	Normal	-1
	Até 5× LSN****	1
	> 5× LSN****	2
Rodanina na biópsia hepática (apenas se a dosagem de cobre no tecido hepático não estiver disponível)	Ausente	0
	Presente	1
Ceruloplasmina sérica (método imunológico, normal > 20mg/dl)***	Normal	0
	10-20mg/dl	1
	< 20mg/dl	1
Análise da mutação genética	Mutação nos 2 cromossomos	4
	Mutação em 1 cromossomo	1
	Mutação não detectada	0
	Total	

As avaliações indisponíveis não são pontuadas (= 0)

Interpretação:

4 ou mais pontos = diagnóstico provável

2-3 pontos = diagnóstico possível, necessário prosseguir a investigação

0-1 = diagnóstico improvável

* RM = ressonância magnética. Esta é necessária apenas se o diagnóstico clínico não for possível.

** A biópsia hepática não é indispensável para o diagnóstico e seguimento de pacientes com sintomas neuropsiquiátricos.

*** Verificar valores de referência para dosagem de ceruloplasmina sérica por oxidação enzimática.

**** LSN = limite superior da normalidade.

Em casos selecionados, entretanto, a avaliação genética torna-se imprescindível para o diagnóstico. Caprai et al. também aplicaram o escore em 18 crianças (4 a 16 anos) com diagnóstico genético de doença de Wilson e, ao excluírem a avaliação genética, o diagnóstico não pôde ser estabelecido em três: todos apresentavam aumento das aminotransferases, esteatose à biópsia hepática e valores normais de ceruloplasmina e cobre em urina de 24 horas (com e sem sensibilização por penicilamina). A dosagem de cobre no tecido hepático foi realizada em dois pacientes: normal em ambos. Anel de Kayser-Fleisher estava ausente nas três crianças.

Recentemente, um *guideline* foi proposto pela AASLD (*American Association for the Study of Liver Diseases*) para o diagnóstico e tratamento da doença de Wilson. Os fluxogramas podem ser observados nas figuras 23.2 e 23.3. As recomendações para o diagnóstico da doença de Wilson incluíram:

- Investigar DW em pacientes de qualquer idade com doença hepática de etiologia desconhecida, principalmente nos que apresentarem sintomas neuropsiquiátricos.
- Doença de Wilson deveria ser investigada em crianças com quadro clínico sugestivo de hepatite autoimune, em adultos com hepatite autoimune de apresentação atípica ou com resposta insatisfatória ao tratamento, e em pacientes com esteatose hepática ou esteato-hepatite não alcoólica.

TRATAMENTO

O tratamento da doença visa à diminuição do cobre corporal e deve ser mantido por toda a vida. A prevenção da recorrência dos sintomas e da progressão da doença são os principais objetivos a serem alcançados.

A ingestão de água e alimentos ricos em cobre deve ser desencorajada e os pacientes e seus familiares também devem ser orientados a não utilizar panelas e outros utensílios de cobre na preparação ou armazenamento dos alimentos.

Desde 1956, quando citada pela primeira vez para o tratamento da DW por Walshe e Yealland, a penicilamina é utilizada. Esta droga é considerada primeira escolha por muitos autores e age de duas maneiras: aumenta a produção de metalotioneínas, diminuindo o cobre livre intracelular, e quela o cobre circulante, aumentando a cupriurese. As doses, os efeitos colaterais e o seguimento podem ser observados no quadro 23.4.

Um estudo realizado por Durand et al. com 17 pacientes com DW que apresentaram insuficiência hepática fulminante mostrou que a administração precoce da penicilamina, antes do aparecimento de encefalopatia, está associada à melhora clínica significativa.

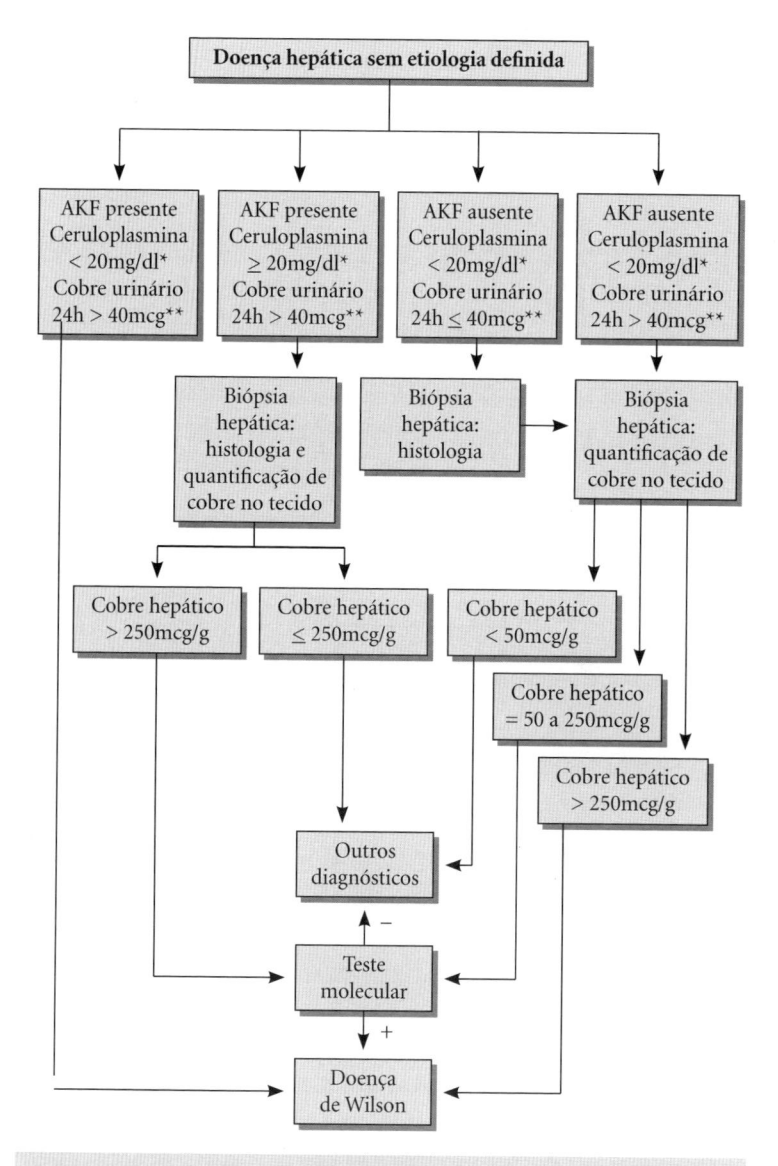

Figura 23.2 – Fluxograma para o diagnóstico de doença de Wilson em paciente com doença hepática não definida. Teste molecular positivo = homozigose para 1 mutação ou o encontro de mutações que constituam heterozigose comporta. AKF: anel de Kaiser-Fleischer. * Considerar ceruloplasmina < 0,2g/l ou < 20mg/dl. ** Assegurar coleta adequada da urina; considerar cupriurese de 24h > 40mcg/dia ou 0,6µmol/dia.

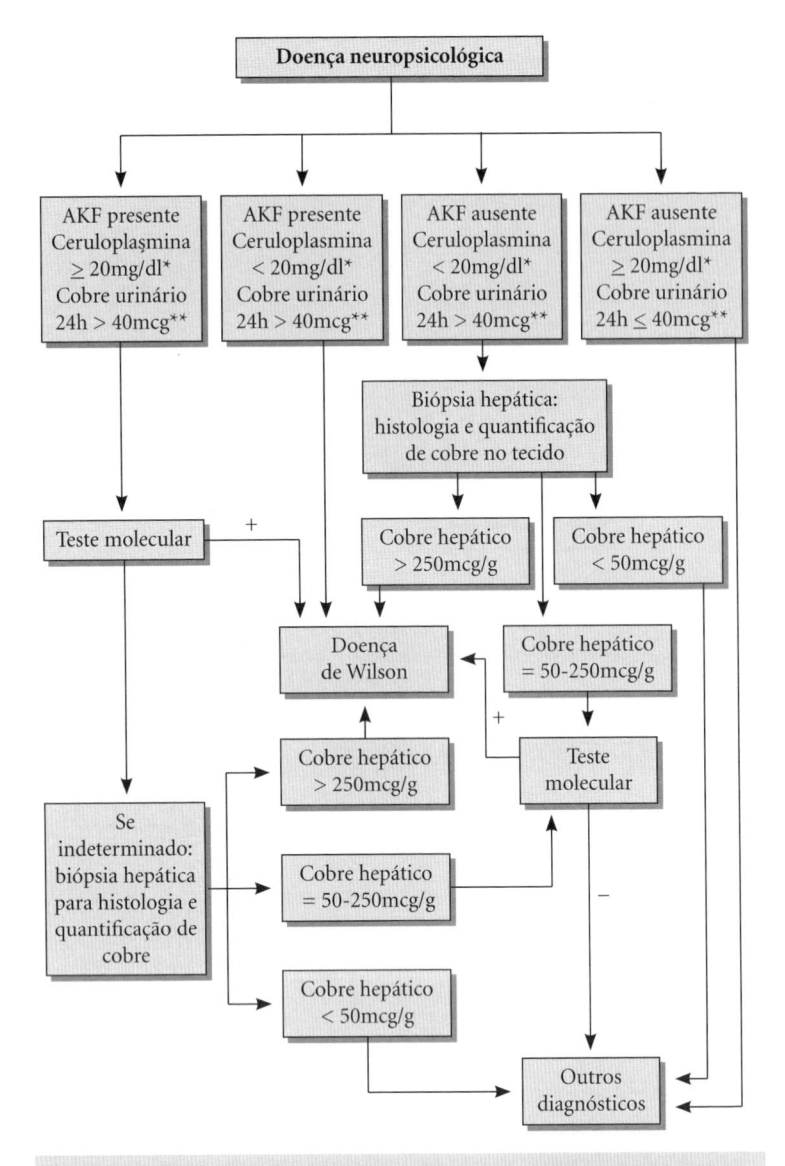

Figura 23.3 – Fluxograma para o diagnóstico de doença de Wilson em paciente com doença neuropsicológica com ou sem doença hepática. Teste molecular positivo = homozigose para 1 mutação ou o encontro de mutações que constituam heterozigose comporta. AKF: anel de Kaiser-Fleischer. * Considerar ceruloplasmina < 0,2g/l ou < 20mg/dl. ** Assegurar coleta adequada da urina; considerar cupriurese de 24h > 40mcg/dia ou 0,6μmol/dia.

Quadro 23.4 – Penicilamina: doses, efeitos colaterais e seguimento.

Doses recomendadas

Crianças: 10mg/kg/dia e aumentar progressivamente até 20mg/kg/dia, em 2-3 semanas

Adultos: 1-1,5g/dia

Dose manutenção: 250mg a 1g/dia

A dose diária deve ser dividida em 2 a 4 vezes

Deve ser ingerida longe das refeições: 30 a 60 minutos antes e 2 horas após

Associar piridoxina: 25-50mg/dia

Efeitos colaterais

Febre, *rash* cutâneo, linfadenopatia, deficiência de piridoxina, interferência na produção de colágeno e elastina (*cutis laxa*, elastose), úlceras orais, deficiência de IgA, leucopenia, trombocitopenia, lúpus eritematoso, glomerulonefrite, síndrome de Goodpasture, *miastenia gravis*, neurite óptica, síndrome nefrótica, entre outros

Seguimento

Exame físico, hemograma, função hepática, função renal, dosagem do cobre urinário de 24 horas e urina tipo I: 1 vez/semana nas primeiras 4-6 semanas, 1 vez a cada 2 meses no primeiro ano e 1 a 2 vezes/ano após

---

Como a ocorrência de efeitos colaterais com o uso da penicilamina é frequente (5 a 30%) e levando-se em consideração a gravidade de alguns, o medicamento deve ser iniciado com doses menores e aumentado progressivamente. Além disso, deve haver monitorização laboratorial frequente no início do tratamento.

A trientina é outro quelante de cobre utilizado para o tratamento da DW desde 1969. Apesar de ser considerada primeira escolha por alguns autores (Brewer et al., 1998), é indicada principalmente para pacientes intolerantes à penicilamina. Raramente apresenta efeitos colaterais (anemia sideroblástica, entre outros). A dose recomendada é de 20mg/kg/dia para crianças (750mg a 1,5g/dia para adultos) divididos em duas a três vezes. Dose de manutenção: 750mg a 1g/dia. Da mesma forma que a penicilamina, deve ser ingerida longe das refeições para melhor absorção (30 a 60 minutos antes e 2 horas após as refeições). Como essa droga também quela o ferro, a administração concomitante deve ser evitada, pois o complexo formado (trientina-ferro) é tóxico. Esse medicamento ainda não é comercializado no Brasil: a importação é necessária para uso em casos selecionados, o que torna o custo maior.

Os sais de zinco (acetato, gluconato e sulfato) diminuem a absorção do cobre por aumentar a produção de metalotioneína no enterócito. Uma vez ligado à metalotioneína, o cobre não é absorvido, sendo eliminado nas fezes quando da descamação do epitélio intestinal. Há descrição, também, de indução da produção de metalotioneínas nos hepatócitos, o que resulta em diminuição da toxicidade do cobre livre hepático pela formação de complexos cobre-metalotioneína. Esses efeitos têm meia-vida de 11 dias. A dose recomendada de zinco elementar é de 75 a 150mg/dia, divididos em duas a três vezes, longe das refeições. Os efeitos colaterais são mais frequentes com o sulfato de zinco e incluem cefaleia e distúrbios gastrointestinais.

O tetratiomolibdato também é um potente agente quelante, com mecanismo de ação bem diferente da penicilamina e da trientina, e não comercializado no Brasil. Alguns autores sugerem menor possibilidade de piora dos sintomas neurológicos. Destacam-se, entre os efeitos colaterais: aplasia medular e hepatotoxicidade. Há poucos trabalhos na literatura que sustentem seu uso, por enquanto.

A monitorização do tratamento é indispensável para a adequação das doses dos medicamentos e para a avaliação da aderência. Independente da droga utilizada, deve haver diminuição progressiva dos níveis de cobre urinário para aproximadamente 250 μg/24h (200 a 500μg/24h). A partir desse momento, e com a melhora da sintomatologia e dos exames laboratoriais, a dose de manutenção dos medicamentos (redução em 30 a 50%) ou a substituição de agentes quelantes por sais de zinco pode ser iniciada. Cobre urinário menor que 200μg/dia durante o tratamento pode sugerir má aderência ou excesso de excreção de cobre, o que justificaria diminuir a dose do medicamento em uso neste caso.

Vale ressaltar que pode ser necessário mais de um ano para a normalização dos testes bioquímicos, e que há relato de piora dos sintomas neurológicos logo após o início dos agentes quelantes, principalmente a penicilamina, que tende a melhorar em até três meses do início do tratamento. Atribui-se ao fato de haver intensa mobilização hepática do cobre e consequente aumento da toxicidade em outros tecidos, em especial o cérebro. Por essa razão, alguns autores advogam o uso de sais de zinco em pacientes com doença neurológica, mesmo que a resposta ao tratamento seja mais lenta quando comparados aos agentes quelantes.

Recomenda-se o tratamento de pacientes sintomáticos com penicilamina ou trientina. O zinco está indicado na escolha para pacientes assintomáticos e também pode ser a primeira escolha para pacientes com sintomatologia neuropsiquiátrica, por apresentar menos efeitos colaterais e parecer desencadear menor deterioração clínica durante os primeiros meses após o início do tratamento.

Durante a gravidez, sugere-se diminuição do agente quelante em uso (25 a 50%) ou sua substituição por zinco. Deve ser realizado controle clínico e bioquímico frequente durante a gravidez. Pacientes em uso de penicilamina devem ser orientadas a não amamentar, pois há passagem da droga pelo leite materno. A segurança da amamentação para pacientes em uso de zinco ou trientina ainda não foi estabelecida.

A identificação e o manejo das complicações da doença hepática, geralmente secundárias à hipertensão portal, e dos sintomas neurológicos melhoram sobremaneira a qualidade de vida desses pacientes. É imprescindível a reposição de vitaminas lipossolúveis para pacientes hepatopatas, assim como a avaliação frequente do estado nutricional para que a intervenção seja precoce.

O transplante hepático está indicado para os pacientes que apresentarem insuficiência hepática fulminante e para aqueles que evoluírem com deterioração da função hepática apesar do tratamento instituído. Doença neuropsiquiátrica grave associada pode ser contraindicação relativa.

O transplante corrige o defeito bioquímico subjacente dos pacientes com DW, mas não está indicado para pacientes com acometimento neuropsiquiátrico que tenham função hepática preservada.

É rara a ocorrência de câncer em pacientes com DW. A longo prazo, entretanto, parece haver aumento do risco de desenvolvimento de hepatomas, colangiocarcinomas e adenocarcinomas em pacientes com diagnóstico há mais de 10 anos, independente do tratamento. Os autores sugerem *screening* por ultrassonografia de abdome.

Uma vez diagnosticada, a DW deve ser pesquisada em todos os parentes de primeiro grau daquele paciente, a partir dos 2 anos de idade. Recomenda-se, além da avaliação clínica: dosagem sérica de ceruloplasmina, aminotransferases, albumina e bilirrubinas e avaliação oftalmológica (lâmpada de fenda). Vale ressaltar que quanto mais jovem o paciente, maior a probabilidade de ser assintomático, inclusive com valores normais de aminotransferases. Por este motivo, o *screening* deve ser repetido em alguns familiares.

CASO CLÍNICO

A.A.P.C., 14 anos de idade, sexo feminino, natural e procedente de Americana (SP).

Iniciou quadro de edema em membros inferiores aos 10 anos de idade. Procurou pediatra, sendo encaminhada para avaliação de cirurgião vascular. Na investigação, solicitada dosagem de aminotransferases com resultado alterado (AST = 435U/l, ALT = 286U/l). Foi, então, encaminhada ao gastroenterologista pediátrico para realizar investigação de doença hepática.

Análise

Objetivos:

1. Estabelecer o diagnóstico etiológico da hepatopatia a partir do quadro clínico e exames subsidiários.
2. Apresentar uma visão crítica da investigação e do tratamento clínico.

Considerações

Infelizmente, não sabemos o que motivou o cirurgião a solicitar aminotransferases. É possível que tenha pensado em hipoalbuminemia e suas causas.

Alguns exames revelaram-se normais: glicemia = 78, ácido úrico = 4,9, albumina = 3,7, fator reumatoide e dosagem de ASLO normais, sorologias para hepatite A/B/C negativas, autoanticorpos negativos. Exames alterados: ceruloplasmina = 3 (normal = 21-53mg/dl), cobre sérico = 18 (normal = 80-160µg/dl), cobre urinário de 24 horas sem penicilamina = 155µg/24 horas (normal = 15-60µg/24 horas).

A ceruloplasmina costuma ser menor que 20mg/dl em 95% dos pacientes. Porém, pode ser normal, principalmente em vigência de infecção e/ou inflamação, pois, mesmo deficiente, pode aumentar nessas situações, por ser enzima que reage em fase aguda, atingindo valores dentro da normalidade, geralmente próximos ao limite inferior. Por outro lado, pode estar baixa em insuficiência hepática aguda de outras etiologias, em decorrência do comprometimento de síntese pela lesão hepatocelular. O cobre sérico total não apresenta valor, sendo importante o nível de cobre sérico livre ou não ligado à ceruloplasmina, que deve estar elevado, acima de 25mg/dl. Pode ser calculado pela fórmula: cobre sérico total − (ceruloplasmina em mg/dl x 3,15). Muitos laboratórios dosam o cobre ligado à ceruloplasmina, que se encontra diminuído. Por estes motivos, o melhor exame é a dosagem de cobre em urina de 24 horas, sensibilizado com D-penicilamina, devido poder estar aumentado em outras doenças hepáticas crônicas e nos heterozigotos.

A presença de alteração nesses exames já é suficiente para a hipótese diagnóstica de doença de Wilson. Infelizmente, não foi realizada a dosagem urinária do cobre com o uso prévio de D-penicilamina (cobre urinário sensibilizado), por outro lado, a menor não apresentava colestase importante nem outras doenças hepáticas que justificassem o aumento do cobre urinário. A pesquisa do anel de Kaiser-Fleicher foi negativa, demonstrando que nem sempre está presente na doença hepática, ocorrendo em cerca de 50% das crianças afetadas. Quando há manifestações neuropsiquiátricas, aparece em 90-95% dos casos. A avaliação neurológica da criança foi normal.

Iniciado tratamento com D-penicilamina (1g/dia) e piridoxina e dieta com baixo teor de cobre e encaminhada ao nosso serviço para a realização de biópsia hepática e seguimento. A biópsia hepática evidenciou hepatopatia crônica com moderada atividade inflamatória periportal e leve atividade inflamatória parenquimatosa, esteatose macro e microgoticular moderada, alteração estrutural de grau moderado. O serviço não dispõe de metodologia para dosagem do cobre em tecido hepático e a coloração de rodanina não é realizada, pois é pouco sensível e sujeita a artefatos de técnica.

A primeira dosagem de controle do cobre urinário estava bastante elevada (= 715µg/24 horas, normal = 15-60µg/24 horas) e o controle das aminotransferases evidenciou importante melhora (AST = 86U/l e ALT = 94U/l). Isso demonstra que o tratamento estava sendo efetivo, porém a dieta deveria estar inadequada, pois já se esperariam níveis um pouco menores de cobre urinário. No interrogatório nutricional foi notado que, na verdade, a paciente havia retirado da dieta apenas os alimentos com alto teor de cobre (chocolate, frutos do mar), mas continuava ingerindo dieta normal. Foi, então, reorientada pela nutricionista e iniciou acompanhamento psicológico evidenciando a importância do apoio de uma equipe multidisciplinar nos casos de doenças metabólicas. Após melhor compreensão da doença, a família aderiu melhor ao tratamento e em poucos meses as aminotransferases se normalizaram (AST = 35U/l e ALT = 36U/l), bem como o cobre urinário (29µg/24 horas).

Em novembro/2008, após três anos de tratamento, aminotransferases e dosagem de cobre urinário persistentemente normais, iniciado diminuição do D-penicilamina (750mg/dia) para o tratamento de manutenção.

BIBLIOGRAFIA

Ala A, Schilsky ML. Wilson disease: pathophysiology, diagnosis, treatment, and screening. Clin Liver Dis 2004;8:787-805.

Alvarez HM, Xue Y, Robinson CD, Canalizo-Hernandez MA, Marvin RG, Kelly RA et al. Tetrathiomolybdate inhibits copper trafficking proteins through metal cluster formation. Science 2010;327:331-334.

Bavdekar A. Therapeutic and management challenges in Wilson's disease. J Gastroenterol Hepatol 2004;19:S391-S395.

Brewer GJ, Askari F, Lorincz MT, Carlson M, Schilsky M, Kluin KJ et al. Treatment of Wilson disease with ammonium tetrathiomolybdate: IV. Comparison of tetrathiomolybdate and trientine in a double-blind study of treatment of the neurologic presentation of Wilson disease. Arch Neurol 2006;63:521-527.

Brewer GJ, Dick RD, Johnson VD, Brunberg JA, Kluin KJ, Fink JK. Treatment of Wilson's disease with zinc. XV. Long-term follow-up studies. J Lab Clin Med 1998;132:264-278.

Capral S, Loudianos G, Massei F, Gori L, Lovicu M, Maggiore G. Direct diagnosis of Wilson disease by molecular genetics. J Pediatr 2006;148:138-140.

Carpenter TO, Carnes DL, Anast CS. Hypoparathyroidism in Wilson's disease. N Engl J Med 1983;309:873-877. [PubMed: 6888480]

Cumings JN. The copper and iron content of brain and liver in the normal and in hepato-lenticular degeneration. Brain 1948; 71:410-415.

Cuthbert JA. Wilson's disease: uptdate of a systemic disorder with protein manifestations. Gastroenterol Clin North Am 1998; 27:655-681.

Durand F, Bernuau J, Giostra E, Mentha G, Shouval D, Deggot C et al. Wilson's disease with severe hepatic insufficiency: beneficial effects of early administration of D-penicillamine. Gut 2001;48:849-852.

Ferenci P, Caca K, Loudianos G, Mieli-Vergani G, Taner S, Sterlieb I et al. Diagnosis and phenotpic classification of Wilson disease. Liver Int 2003;23:139-142.

Ferenci P. Regional distribution of mutations of the ATP7B gene in ptients with Wilson's disease: impact on genetic testing. Hum Genet 2006;120:151-159.

Ferenci P. Wilson's disease. Clin Liver Dis 1998;2:31-49.

Frommer D, Morris J, Sherlock S, Abrams J, Newman S. Kayser-Fleischer-like rings in patients without Wilson's disease. Gastroenterology 1977;72:1331-1335.

Gaetke LM, Chow CK. Copper toxicity, oxidative stress, and antioxidant nutrients. Toxicology 2003;189:147-163.

Gitlin JD. Wilson disease. Gastroenterology 2003;125:1868-1877.

Gollan JL, Gollan TJ. Wilson disease in 1998: genetic, diagnostic and therapeutic aspects. J Hepatol 1998;28:28-36.

Gow PJ, Smallwood RA, Angus PW, Smith AL, Wall AJ, Sewell RB. Diagnosis of Wilson's disease: an experience over three decades. Gut 2000;46:415-419. [PubMed: 10673307].

Gupta A, Aikath D, Neogi R, Datta S, Basu K, Maity B et al. Molecular pathogenesis of Wilson disease: haplotype analysis, detection of prevalent mutations and genotype-phenotype correlation in Indian patients. Hum Genet 2005;118:49-57.

Ha-Hao D, Hefter H, Stremmel W, Castaneda-Guillot C, Hernandez AH, Cox DW, Auburger G. His1069-to-gln and six novel Wilson disease mutations: analysis of relevance for early diagnosis and phenotype. Europ J Hum Genet 1998;6:616-623.

Harris ED. Copper homeostasis: the role of cellular transporters. Nutr Rev 2001;59: 281-285.

Hedera P, Brewer GJ, Fink JK. White matter changes in Wilson disease. Arch Neurol 2002;59:866-867. [PubMed: 12020274].

Iorio R, D'Ambrosi M, Mazzarella G, Varrella F, Vecchione R, Vegnente A. Early occurrence of hypertransaminasemia in a 13-month-old child with Wilson disease. J Pediatr Gastroenterol Nutr 2003;36:637-638.

Jung K-H, Ahn T-B, Jeon BS. Wilson disease with an initial manifestation of polyneuropathy. Arch Neurol 2005;62:1628-1631.

Kooy RF, Van der Veen AY, Verlind E, Houwen RHJ, Scheffer H, Buys CHCM. Physical localisation of the chromosomal marker D13S31 places the Wilson disease locus at the junction of bands q14.3 and q21.1 of chromosome 13. Hum Genet 1993;91:504-506.

Kuan P. Cardiac Wilson's disease. Chest 1987;91:579-583.

Lalioti V, Muruais G, Tsuchiya Y, Pulido D, Sandoval IV. Molecular mechanisms of copper homeostasis. Front Biosci 2009;1: 4878-4903.

Lin J-J, Lin K-L, Wang H-S, Wong M-C. Psychological presentation without hepatic involvement in Wilson disease. Pediatr Neurol 2006;35:284-286.

Lingam S, Wilson J, Nazer H, Mowat AP. Neurological abnormalities in Wilson's disease are reversible. Neuropediatrics 1987;18:11-12.

Lo Curto AG, Marchi A, Grasso M, Arbustini E, Loudianos G, Brega A. Early diagnosis of Wilson Disease in a six-year-old child. J Pediatr 2006;148:141.

Loudianos G, Gitlin JD. Wilson's disease. Semin Liver Dis 2000;20:353-364.

Manolaki N, Nikolopoulou G, Daikos GL, Panagiotakaki E, Tzetis M, Roma E et al. Wilson disease in children: analysis of 57 cases. J Pediatr Gastroenterol Nutr 2008;48: 72-77.

Medici V, Rossaro L, Sturniolo GC. Wilson's disease – a practical approach to diagnosis, treatment and follow-up. Dig Liver Dis 2007;39:601-609.

Menerey KA, Eider W, Brewer GJ, Braunstein EM, Schumacher HR, Fox IH. The arthropathy of Wilson's disease: clinical and pathologic features. J Rheum 1988; 15:331-337.

Merle U, Eisenbach C, Weiss KH, Tuma S, Stremmel W. Serum ceruloplasmin oxidase activity is a sensitive and highly specific diagnostic marker for Wilson's disease. J Hepatol 2009;51:925-930.

Merle U, Schaefer M, Ferenci P, Stremmel W. Clinical presentation, diagnosis and long-term outcome of Wilson's disease: a cohort study. Gut 2007;56:115-120.

Pandit AN, Bhave SA. Copper metabolic defects and liver disease: enviromental aspects. J Gastroenterol Hepatol 2002;17: S403-S407.

Petrukhin K, Fischer SG, Pirastu M, Tanzi RE, Chernov I, Devoto M et al. Mapping, cloning and genetic characterization of the region containing the Wilson disease gene. Nature Genet 1993;5:338-433.

Roberts EA, Schilsky ML. Diagnosis and treatment of Wilson disease: an update. Hepatology 2008;47:2089-2111.

Roberts EA, Schilsky ML. A practice guideline on Wilson disease. Hepatology 2003; 37:1475-1492.

Rodriguez-Granillo A, Crespo A, Wittung-Stafshede P. Conformational dynamics of metal-binding domains in Wilson disease protein: molecular insights into selective copper transfer. Biochemistry 2009;48: 5849-5863.

Scheinberg IH, Gitlin D. Deficiency of ceruloplasmin in patients with hepatolenticular degeneration (Wilson's disease). Science 1952;116:484-485.

Schilsky ML. Diagnosis and treatment of Wilson's disease. Pediatr Transplant 2002; 6:15-19.

Taly AB, Prashanth LK, Sinha S. Wilson's disease: an Indian perspective. Neurol India 2009;57:528-540.

Tanner S. Wilson's disease: creating a clinical database and designing clinical trials. Eurowilson Newsletter 2008 (www.eurowilson.org/about/clinical-database/index. phtlm, acesso em 10 de maio de 2010).

Van den Berghe PV, Klomp LW. New developments in the regulation of intestinal copper absorption. Nutr Rev 2009;67:658-672.

Van Wassenaer-van Hall HN, Van den Heuvel AG, Jansen GH, Hoogenraad TU, Mali WPTM. Cranial MR in Wilson disease: abnormal white matter in extrapyramidal and pyramidal tracts. Am J Neuroradiol 1995;16:2021-2027.

Walshe JM. History of Wilson's disease: 1912 to 2000. Mov Disord 2006;21:142-147.

Walshe JM. Penicillamine, a new oral therapy for Wilson's disease. Am J Med 1956;21: 487-495.

Wiggelinkhuizen M, Tilanus MEC, Bollen CW, Howen RHJ. Systematic rewiew: clinical efficacy of chelator agents and zinc in the inicial treatment of Wilson disease. Aliment Pharmacol Ther 2009;29:947-958.

CAPÍTULO 24

Doenças Císticas Hepáticas

MARIA ÂNGELA BELLOMO BRANDÃO

As afecções hepáticas fibropolicísticas são um grupo heterogêneo de doenças nas quais há fibrose hepática com cistos revestidos por epitélio biliar. São doenças provavelmente originárias de um desarranjo do desenvolvimento dos vários estágios da placa ductal embrionária. Incluem fibrose hepática congênita, hamartomas biliares, doença renal policística autossômica dominante, doença renal policística recessiva, doença hepática policística, síndrome de Caroli e doença de Caroli. Anomalias hepatobiliares renais coexistem frequentemente em várias combinações, sugerindo a expressão genética subjacente comum. Os quadros clínicos variam extensamente e incluem fibrose hepática, colangite, hipertensão portal e doença hepática policística.

PATOGÊNESE

A alteração básica é a malformação da placa ductal. A placa ductal corresponde ao estado mais imaturo dos ductos biliares e é definida como uma camada cilíndrica de células ao redor do futuro trato portal, que vai sendo dobrado ao longo do segmento de sua circunferência por uma segunda camada de epitélio de ducto biliar rico em queratina. Ao redor da 12ª semana de gestação, a placa é remodelada, incorporando porções dilatadas da camada epitelial dupla do mesênquima portal. Os ductos

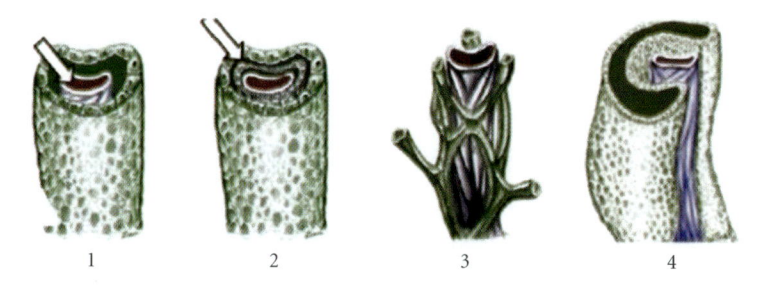

1   2   3   4

Figura 24.1 – Desenvolvimento da placa ductal: 1. camada única de células ao redor da veia porta (seta), 2. camada dupla formando o lúmen do ducto biliar (seta), 3. formação do ducto biliar primitivo com reabsorção normal e 4. reabsorção anormal (adaptado de Veigel et al., 2009).

biliares são formados normalmente de remodelação e degenerescência parcial destas placas ductais cilíndricas. Na malformação ductal, as placas ductais apresentam reabsorção insuficiente (Fig. 24.1).

As anomalias biliares podem ocorrer em vários estágios desse processo de remodelação. Fibrose hepática congênita, síndrome de Caroli e micro-hamartomas são manifestações da malformação ductal da placa nos pequenos ductos biliares interlobulares, nas quais colangite destrutiva ou involução podem ter ocorrido. Algum grau da fibrose hepática ocorre em quase todos os pacientes com doença renal policística autossômica recessiva (juvenil) (DRPAR). A doença policística autossômica dominante (DRPAD) representa a malformação da placa ductal dos ductos biliares intra-hepáticos de médio calibre, os quais estão associados com a forma adulta da doença renal policística.

A doença de Caroli é o resultado de malformação da placa ductal de grandes ductos biliares intra-hepáticos que estão associados ao processo de malformação da placa ductal e ectasia. Os cistos de colédoco podem representar uma malformação da placa ductal de grandes ductos extra-hepáticos, embora permaneça a controvérsia a respeito de sua patogênese. As afecções hepáticas fibropolicísticas geralmente existem como membros de uma família e podem ser encontradas em várias combinações.

CISTOS SOLITÁRIOS

Podem ocorrer na ausência de sintomatologia em qualquer idade. Ocorrem com maior frequência no lobo direito do fígado, contêm líquido seroso em seu interior e são revestidos por epitélio biliar atrófico. Na ausência de sintomas, é recomendado o acompanhamento clínico e radiológico.

HAMARTOMAS BILIARES

Os hamartomas biliares, conhecidos como micro-hamartomas ou o complexo biliar de von Meyenburg (CVM), são compostos por uma ou várias estruturas dilatadas semelhantes ao ducto, revestidas por epitélio biliar e com uma quantidade variável de estroma fibroso. Os hamartomas biliares são tipicamente múltiplas lesões focais redondas ou irregulares de tamanho quase uniforme (até 15mm), dispersos no fígado (Fig. 24.2). Estas lesões são benignas e raras, afetam na maior parte crianças nos primeiros anos da vida, mas já foi relatada em adultos. Frequentemente são descobertas acidentalmente e os diagnósticos diferenciais incluem a doença metastática e os cistos hepáticos.

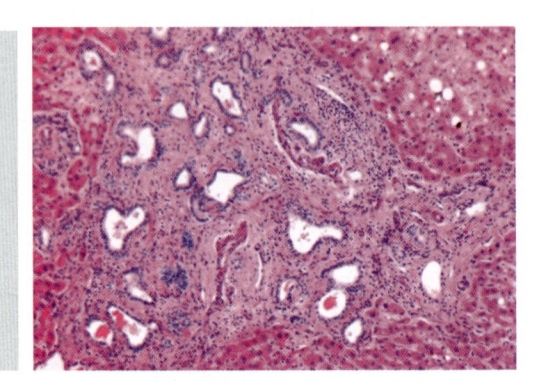

Figura 24.2 – Complexo de von Meyenburg. Presença de ductos hamartomatosos revestidos por células colunares. Foto cedida pela Drª Cecília AF Escanhoela – Departamento de Patologia da Faculdade de Ciências Médicas da Unicamp.

DOENÇA HEPÁTICA POLICÍSTICA

Tem como característica cistos em grande quantidade e múltiplos no fígado e no rim, sem acometimento de outros órgãos, podendo ocorrer sem os cistos renais. Ainda é necessário se confirmar se se trata de uma entidade separada ou se é uma variação da DRPAD.

FIBROSE HEPÁTICA CONGÊNITA

A fibrose hepática congênita (FHC) é uma doença caracterizada histologicamente por um grau variável de fibrose periportal e proliferação irregular dos ductos biliares. É o resultado da malformação das placas ductais dos ductos intra-hepáticos, em que a colangite destrutiva e a involução resultam em fibrose periportal. A DRPAR é o termo utilizado para casos em que a participação renal é a característica predominante. A interação genética associada entre a fibrose hepática congênita e o DRPAR foi localizada no cromossomo 6. A incidência exata da doença não é conhecida.

Apresentação clínica

Na maioria de pacientes, as primeiras manifestações da doença são sinais ou sintomas relativos à hipertensão portal, especialmente esplenomegalia e hemorragia digestiva alta, secundária a varizes esofágicas.

O início dos sinais e dos sintomas é variável, embora a maioria dos casos seja diagnosticada em adolescentes e adultos jovens. Hepatomegalia e esplenomegalia são os achados mais comuns, com aumento da consistência hepática e, às vezes, do volume renal. Podem ocorrer anemia e sinais de circulação colateral. As transaminases podem permanecer normais ou discretamente elevadas. Anemia, leucopenia e, mais frequentemente, plaquetopenia podem ocorrer devido ao hiperesplenismo. Bilirrubinas, coagulograma e albumina habitualmente estão normais, indicando a preservação da função hepática. Pacientes com doença hepática mais leve permanecem assintomáticos por mais tempo. Entretanto, crianças com doença renal concomitante significativa têm maior risco de morte na infância. Embora os exames de imagem possam ajudar, o diagnóstico definitivo somente pode ser feito pela biópsia do fígado.

Anatomia patológica

O fígado apresenta faixas de tecido fibroso com cistos irregulares revestidos por epitélio biliar, separadas do parênquima (Fig. 24.3). Entre os tratos portais há tecido fibroso. Os ramos da veia porta são frequentemente hipoplásicos e os da artéria hepática são mais numerosos. Pode ocorrer infiltrado inflamatório discreto, com exceção dos quadros em que há colangite concomitante. Há progressão na extensão da fibrose com o passar dos anos, com evolução ocasional para cirrose.

Radiologia

Algumas características distintas são observadas à ultrassonografia na FHC: aumento do tamanho e da ecotextura hepática, hipertrofia do segmento lateral esquerdo, segmento medial esquerdo normal ou hipertrófico, lobo direito atrófico, sinais de hipertensão portal, esplenomegalia e

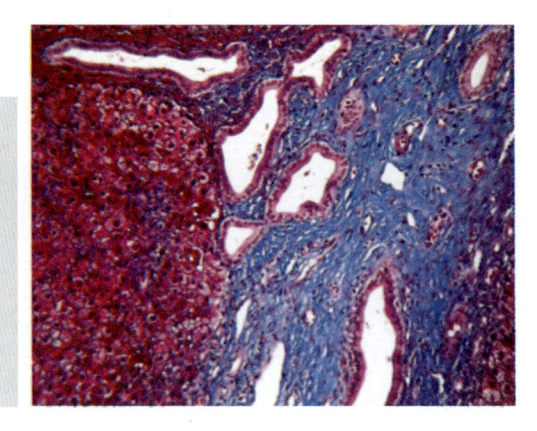

Figura 24.3 – Fibrose (em azul) e dilatações intra-hepáticas, císticas, em ductos biliares. Foto cedida pela Drª Cecília AF Escanhoela – Departamento de Patologia da Faculdade de Ciências Médicas da Unicamp.

outras alterações associadas a malformações da placa ductal como anomalias renais. A presença de umas ou várias anomalias congênitas associadas da árvore biliar podem ocorrer, já que todas pertencem ao mesmo espectro. Nos pacientes com FHC, a presença de artéria hepática aumentada tem sido descrita associada a nódulos regenerativos.

Tratamento

O tratamento baseia-se na hipertensão portal, com enfoque especial na hemorragia digestiva alta por sangramento de varizes esofágicas, com o tratamento endoscópico de esclerose e ligadura elástica. O tratamento de derivação cirúrgica pode ser considerado nos casos em que há hemorragia recidivante apesar do tratamento endoscópico. A escolha do tipo de anastomose deve ser cuidadosa, pela possibilidade de vir a ser necessário os transplantes renal e hepático. Caso seja realizada esplenectomia durante a anastomose, deve-se administrar a vacina antipneumocócica e tratamento profilático com penicilina. No caso de colangite, o tratamento deve ser agressivo, para se evitar a deterioração da função hepática. Os agentes mais comuns são enterobactérias e gram-negativos. Bae et al. (2008), investigando pacientes com colangite em várias afecções do trato biliar, relataram a presença de *E. coli*, *Enterococcus* spp., *Klebsiella* spp., *Pseudomonas* spp. e *Staphylococcus* coagulase-negativa. Os antibióticos utilizados são: amoxicilina/clavulanato, amicacina, imipenem e piperacilina/tazobactam.

A associação da FHC com distúrbio congênito da glicosilação, CDG--1b, pode beneficiar-se com a utilização de manose, por via oral.

Prognóstico

A função hepática habitualmente está preservada e as complicações renais são bastante variáveis. Pacientes com hipertensão portal podem evoluir com hemorragia digestiva recorrente e pancitopenia secundária ao hiperesplenismo. A encefalopatia hepática é rara. Na forma colangítica, o tratamento adequado com antibioticoterapia deve ser realizado, pois podem evoluir para sepse ou episódios repetidos e resultar em lesão hepática progressiva. A colestase crônica pode estar presente, sendo necessário o uso de terapia nutricional e reposição vitamínica.

Na evolução da doença, pode ocorrer colangiocarcinoma e carcinoma hepatocelular.

O transplante hepático está indicado naqueles que desenvolvem colangite crônica e deterioração progressiva da função hepática. Dependendo do acometimento renal, o transplante combinado rim-fígado pode ser necessário.

DOENÇA DE CAROLI E SÍNDROME DE CAROLI

Dois tipos são descritos na literatura: doença de Caroli propriamente dita, com dilatação segmentar ou sacular dos grandes ductos biliares intra-hepáticos, e síndrome de Caroli (doença de Caroli com fibrose hepática congênita), em que as alterações da remodelação ocorrem tanto no período da embriogênese dos ductos biliares quanto mais tarde, durante o desenvolvimento das ramificações biliares mais periféricas.

Doença de Caroli

A doença de Caroli foi descrita primeiramente por Caroli como uma malformação congênita de ductos biliares intra-hepáticos, caracterizada pela dilatação cística segmentar dos ductos intra-hepáticos; maior incidência de abscessos biliares; litíase, colangites, ausência de cirrose e de hipertensão portal; e associação com ectasia tubular renal ou doença cística renal.

A modalidade da herança é ainda obscura, mas na maioria dos casos é transmitida na forma autossômica recessiva. Estima-se que a incidência da doença de Caroli seja de 1 em 1.000.000, com acometimento semelhante entre os gêneros feminino e masculino.

Embora presente ao nascimento, permanece geralmente assintomática durante os primeiros anos de vida e pode igualmente permanecer assim ao longo da vida. Porém, quando sintomática, seu curso clínico pode agravar-se devido aos episódios recorrentes de colangite com a presença dos cálculos intra-hepáticos, dos abscessos intra-hepáticos e sepse.

Um estudo em biópsias hepáticas de pacientes com doença de Caroli identificou translocação desequilibrada entre os cromossomos 3 e 8. O provável mecanismo envolve eventos intrauterinos, com um desarranjo na remodelação embriológica normal dos ductos e de destruição e dilatação segmentar em graus variados.

Síndrome de Caroli

A doença de Caroli coexiste frequentemente com fibrose hepática congênita e é designada então síndrome de Caroli. A incidência da síndrome de Caroli é maior do que a da doença de Caroli. Além disso, várias doenças renais podem estar presentes, incluindo DRPAR e DPRAD, rim em esponja e doença cística medular.

Apresentação clínica

O curso clínico pode ser assintomático nos primeiros 5-20 anos de vida. Porém os sintomas podem ocorrer durante toda vida. A ectasia ductal intra-hepática predispõe à estagnação da bile que pode conduzir à formação de litíase e colangites de repetição, abscesso e sepse. Os sintomas são febre, icterícia e dor em hipocôndrio direito.

A colangite aguda periódica pode apresentar-se em cerca de 60% dos pacientes. Na presença de coledocolitíase isolada, na ausência de litíase da vesícula biliar, deve ser lembrado o diagnóstico de doença de Caroli, uma vez que pode haver um foco intra-hepático litogênico.

A história natural depende do grau do acometimento renal e da gravidade e distribuição da doença biliar. Os pacientes com fibrose hepática e doença de Caroli podem apresentar hipertensão portal, ascite e hemorragia digestiva alta por sangramento de varizes. A ectasia e a proliferação ductular intra-hepática estão associadas com a fibrose periportal grave. As consequências a longo prazo incluem cirrose e suas complicações, amiloidose e colangiocarcinoma, cuja frequência é 100 vezes maior do que na população geral.

Ao exame físico, há frequentemente hetomegalia, podendo estar associada à esplenomegalia na presença de hipertensão portal. Os exames laboratoriais apresentam elevação da fosfatase alcalina e da gamaglutamiltransferase, da bilirrubina direta e leucocitose, com predominância de neutrófilos em caso de infecção. A função hepática é bem preservada inicialmente, mas pode sofrer dano progressivo devido à colangite de repetição e à obstrução biliar.

Anatomia patológica

As principais características da doença de Caroli são: dilatações intra-hepáticas, não obstrutiva, císticas, localizada dos ductos biliares, com tamanhos variáveis, podem estar separadas por faixas com ductos normais, pode haver cálculos biliares. As lesões císticas estão na continuidade com a árvore biliar. Os ductos biliares dilatados apresentam inflamação crônica, podendo ter inflamação aguda concomitante, com ou sem a presença de fibrose. O epitélio pode estar preservado, ulcerado ou hiperplásico, com projeções papilares. O lúmen pode conter bile, muco, material calcáreo e pus.

Avaliação radiológica

A avaliação radiológica é indispensável. A doença de Caroli tipicamente apresenta dilatações císticas saculares ou fusiformes do ducto biliar intra-hepático maiores que 5cm de diâmetro, frequentemente contendo cálculos ou barro biliar.

A ultrassonografia, a tomografia computadorizada, a cintilografia hepática (Fig. 24.4), a colangiografia endoscópica retrógrada (CER) ou percutânea (CEPC) e a colangiorressonância mostram as dilatações biliares intra-hepáticas (Fig. 24.5).

As imagens colangiográficas da árvore biliar mostram que as dilatações císticas têm comunicação com a árvore biliar e podem conter falhas de enchimento que representam cálculos intra-hepáticos. As complicações como sepse, perfuração biliar, sangramento e morte podem ocorrer como CER e CEPC, com incidência total de aproximadamente 3%. Por sua vez, a colangiorressonância é capaz de avaliar se há comunicação das dilatações biliares com a árvore biliar de forma não invasiva e demonstra boa correlação com a CER, sendo uma ferramenta diagnóstica muito útil.

Tratamento

O tratamento da doença de Caroli depende das características clínicas e da posição das anomalias biliares. As formas localizadas, que envolvem a metade esquerda ou direita do fígado, são passíveis de cirurgia (hemi-hepatectomia). A participação difusa de ambos os lóbulos pode ser tratada conservadoramente: antibióticos apropriados para colangite e terapia com ácido ursodeoxicólico (20mg/kg/dia), terapia endoscópica (esfincterotomia no caso de coledocolitíase) e derivação biliar interna.

Quando a doença é bilateral e complicada por colangites de repetição, o controle é difícil. A cirurgia da emergência na presença da colangite

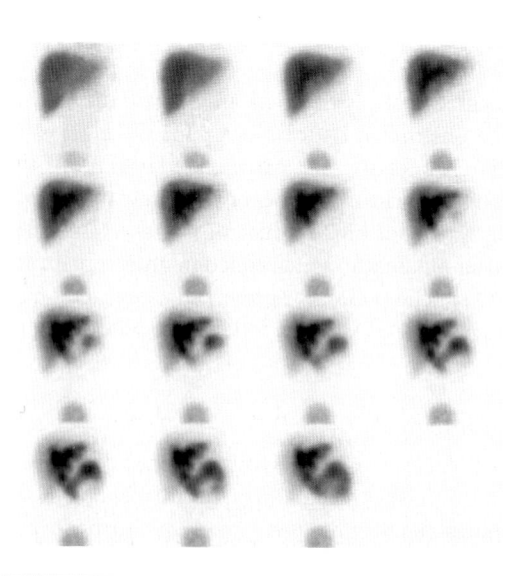

Figura 24.4 – As imagens mostram função hepatocítica normal, porém com retenção parcial do radiofármaco nas vias biliares intra-hepáticas (mais evidente na porção medial do lobo direito e no lobo esquerdo), sinais cintilográficos de provável doença de Caroli. Foto cedida pela Drª Mariana da Cunha Lopes de Lima – Serviço de Medicina Nuclear do Departamento de Radiologia da Faculdade de Ciências Médicas da Unicamp.

Figura 24.5 – Colangiorressonância demonstrando dilatação cística de radicais biliares intra-hepáticos (setas longas). A seta curta mostra a vesícula biliar. Foto cedida pelo Dr. Nelson Caserta – Departamento de Radiologia da Faculdade de Ciências Médicas da Unicamp.

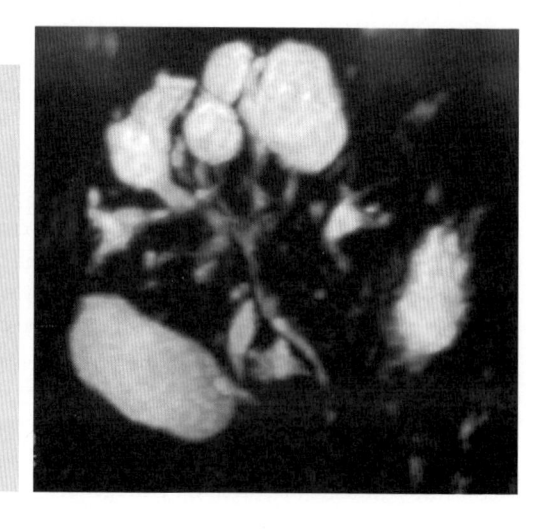

aguda e da deterioração da função de fígado é associada com mortalidade (20-40%) e morbidade (44-80%) elevada. Assim o transplante do fígado parece ser a única opção.

Prognóstico

A evolução da doença de Caroli é determinada pela ocorrência de colangites de repetição. Se há episódios frequentes de colangite, o prognóstico a longo prazo é pobre e estes pacientes perdem gradualmente sua qualidade de vida. A doença de Caroli pode ser complicada pela formação dos abscessos do fígado, as litíases intra e extra-hepáticas e mesmo colangiocarcinoma.

CASO CLÍNICO

F.A.S., 7 anos de idade, sexo feminino, natural e procedente de Sumaré, São Paulo.

Foi trazida ao pronto atendimento com queixa de dor abdominal intensa, acompanhada de febre e vômitos, há um dia. Não referia alterações no hábito intestinal. Nega queixas anteriores ao quadro.

Exame físico
- Apresentava-se em regular estado geral, febril, ictérica (+/4+), acianótica, corada, taquicárdica, com desidratação de segundo grau.
- Micropoliadenopatia cervical e inguinal.
- Abdome flácido, fígado palpável a 2cm do rebordo costal direito, não doloroso à palpação, ruidos hidroaéreos presentes.

Antecedentes pessoais
- Peso ao nascimento: 3.100g, aleitamento materno no primeiro mês de vida. Gestação sem intercorrências.
- Nega internações ou cirurgias prévias.
- Terceira filha de casal não consanguíneo.

Hipótese diagnóstica
Síndrome colestática a esclarecer:
- Hepatite infecciosa?
- Obstrução de vias biliares
Litíase biliar?
Colangite?

Conduta
Neste momento, o procedimento foi manter a criança em jejum, reidratação e controle da temperatura e dos vômitos.

444

Comentário – a presença de icterícia e o aumento do fígado sugerem acometimento hepático, motivo pelo qual foram pedidos exames de AST, ALT, FA e GGT e bilirrubina. A amilase foi pedida pelo quadro de dor abdominal e o possível envolvimento pancreático nos quadros obstrutivos, com pancreatite aguda. O quadro é indistinguível de hepatite de causa viral ou mesmo de infecção viral com acometimento hepático. A ultras-sonografia abdominal é um método de fácil acesso na avaliação de obstrução biliar, principalmente na visualização de cálculos biliares.

Resultados dos exames – AST = 180U/l (até 42), ALT = 217U/l (até 45), FALC = 448U/l (até 260), GGT = 184U/l (até 39), BT = 6, 5, BD = 5,3. Amilase = 91 (até 100). Coletadas sorologias.

Solicitada ultrassonografia – hepatomegalia e dilatação de vias biliares intra-hepáticas, com presença de cálculos intra-hepáticos, vesícula biliar com conteúdo anecoico, paredes normoespessas.

Conduta – coletadas hemoculturas e iniciados antibioticoterapia (ampi-cilina e sulbactam) e ácido ursodesoxicólico na dose de 20mg/kg/dia.

Comentário – a investigação necessita de exame de avaliação da via biliar, no caso a colangiorressonância, que é um método não invasivo e pode demonstrar se as dilatações císticas se comunicam com a via biliar. As falhas de enchimento representam cálculos intra-hepáticos. A ausên-cia de complicações como sepse e perfuração biliar tornam o método muito seguro, principalmente na fase aguda da colangite.

Colangiorressonância – dilatações saculiformes intra-hepáticas bilate-rais, com presença de cálculos em seu interior.

Resultado das culturas – negativo. Sorologias: hepatites A, B e C ne-gativas.

Comentário – a doença de Caroli e o cisto de colédoco são anomalias congênitas da via biliar, mas a doença de Caroli envolve a dilatação da árvore biliar intra-hepática segmentar, enquanto os cistos de colédoco envolvem a dilatação cística do ducto biliar comum. A colangiorressonân-cia mostrou a presença de dilatações saculiformes de parte dos ductos biliares intra-hepáticos, com cálculos intra-hepáticos representados por falha de enchimento. Auxilia no diagnóstico diferencial de doença hepá-tica policística e hamartoma biliares. As complicações na doença de Caroli são na maior parte devidas à estagnação da bile, que conduz a colangite, formação de cálculos (predominante bilirrubina) e abscessos hepáticos. A icterícia pode ocorrer se os cálculos migram para o ducto comum. Na síndrome de Caroli, que apresenta dilatação biliar cística juntamente com a fibrose hepática congênita, a hipertensão portal, e a hematêmese (devido ao rompimento de varizes esofágicas) são mais prováveis como forma de apresentação da doença do que a colangite ou a icterícia. A cirrose biliar secundária pode ocorrer devido à obstrução biliar.

Diagnóstico final – doença de Caroli e colangite.

Evolução – paciente recebeu antibioticoterapia durante 14 dias, houve normalização das enzimas hepáticas e da bilirrubina no quarto dia de tratamento, recebeu alta com ácido ursodesoxicólico na dose de 20mg/kg/dia. Vem mantendo-se bem desde então. Foi realizada nova ultrassonografia seis meses após o episódio. Houve diminuição da quantidade dos cálculos biliares intra-hepáticos. Vem sendo mantida em acompanhamento de rotina.

BIBLIOGRAFIA

Akhan O, Karaosmanoglu AD, Ergen B. Imaging findings in congenital hepatic fibrosis. Eur J Radiol 2007;61:18-24.

Awasthi A, Das A, Srinivasan R, Joshi K. Morphological and immunohistochemical analysis of ductal plate malformation: correlation with fetal liver. Histopathology 2004;45:260-267.

Bae WK, Moon YS, Kim JH, Lee SH, Kim NH, Kim KA et al. Microbiologic study of the bile culture and antimicrobial susceptibility in patients with biliary tract infection. Korean J Gastroenterol 2008;51:248-254.

Brancatelli G, Federle MP, Vilgrain V, Vullierme MP, Marin D, Lagalla R. Fibropolycystic liver disease: CT and MR imaging findings. Radiographics 2005;25:659-670.

Cavallari A. Bile duct hamartomas: diagnostic problems and treatment. Hepatogastroenterology 1997;44:994-997.

Cetinkaya S, Alikasifoglu A. Central diabetes insipidus associated with Caroli syndrome. Indian J Pediatr 2007;74:419-420.

Chang HJ, Jin SY, Park C, Park YN, Jang JJ et al. Mesenchymal hamartomas of the liver: comparison of clinicopathologic features between cystic and solid forms. J Korean Med Sci 2006;21:63-68.

De Vos M, Barbier F, Cuvelier C. Congenital hepatic fibrosis. J Hepatol 1988;6:222-228.

Desmet VJ. Congenital diseases of intrahepatic bile ducts: variations on the theme "ductal plate malformation". Hepatology 1992;16:1069-1083.

Desmet VJ. What is congenital hepatic fibrosis? Histopathology 1992;20:465-478.

Giovanardi RO. Monolobar Caroli's disease in an adult. Case report. Hepatogastroenterology 2003;50:2185-2187.

Grunewald S, Matthijs G, Jaeken J. Congenital disorders of glycosylation: a review. Pediatr Res 2002;52:618-624.

Gupta AK, Gupta A, Bhardwaj VK, Chansoria M. Caroli's disease. Indian J Pediatr 2006;73:233-235.

Jorgensen MJ. The ductal plate malformation. Acta Pathol Microbiol Scand Suppl 1977;257:1-87

Levy AD, Rohrmann Jr CA, Murakata LA, Lonergan GJ. Caroli's disease: radiologic spectrum with pathologic correlation. Am J Roentgenol 2002;179:1053-1057.

Ling SC. Congenital cholestatic syndromes: what happens when children grow up? Can J Gastroenterol 2007;21:743-751.

Melzer M, Toner R, Lacey S, Bettany E, Rait G. Biliary tract infection and bacteraemia: presentation, structural abnormalities, causative organisms and clinical outcomes. Postgrad Med J 2007;83:773-776.

Miura IK. Doenças císticas hepáticas. In Ferreira CT, Carvalho E, Silva LR (eds). Gastroenterologia e hepatologia em pediatria. Medsi: Rio de Janeiro; 2003. pp. 611-622.

Nagral A, Nabi F, Humar A, Nagral S, Doctor N, Khubchandani SR, Amdekar YK. Reversal of severe hepato-pulmonary syndrome in congenital hepatic fibrosis after living-related liver transplantation. Indian J Gastroenterol 2007;26:88-89.

Nakanuma Y, Terada T, Ohta G, Kurachi M, Matsubara F. Caroli's disease in congenital hepatic fibrosis and infantile polycystic disease. Liver 1982;2:346-354.

Parada LA, Hallen M, Hagerstrand I, Tranberg KG, Johansson B. Clonal chromosomal abnormalities in congenital bile duct dilatation (Caroli's disease). Gut 1999;45: 780-782.

Shneider BL, Magid MS. Liver disease in autosomal recessive polycystic kidney disease. Pediatr Transplant 2005;9:634-639.

Stocker JT, Ishak KG. Mesenchymal hamartoma of the liver: report of 30 cases and review of the literature. Pediatr Pathol 1983;1:245-267.

Summerfield JA, Nagafuchi Y, Sherlock S, Cadafalch J, Scheuer PJ. Hepatobiliary fibropolycystic diseases: a clinical and histological review of 51 patients. J Hepatol 1986;2:141-156.

Veigel MC, Prescott-Focht J, Rodriguez MG, Zinati R, Shao L, Moore CA, Lowe LH. Fibropolycystic liver disease in children. Pediatr Radiol 2009;39:317-327.

Waechter FL, Sampaio JA, Pinto RD, Alvares-da-Silva MR, Cardoso FG et al. The role of liver transplantation in patients with Caroli's disease. Hepatogastroenterology 2001;48:672-674.

Yasuda H, Takada T, Kawarada Y, Nimura Y, Hirata K, Kimura Y et al. Unusual cases of acute cholecystitis and cholangitis: Tokyo Guidelines. J Hepatobiliary Pancreat Surg 2007;14:98-113.

Yonem O, Bayraktar Y. Clinical characteristics of Caroli's disease. World J Gastroenterol 2007;13:1930-1933.

CAPÍTULO 25

Doença de Depósito de Glicogênio

MÁRCIA BANIN

GABRIEL HESSEL

ADRIANA MARIA ALVES DE TOMMASO

CONCEITO E CLASSIFICAÇÃO

As doenças de depósito de glicogênio ou glicogenoses compreendem um grupo de doenças geneticamente determinadas descritas, inicialmente em 1928, como causadas por anormalidades de enzimas que regulam a síntese ou degradação do glicogênio.

O tipo e o nível de gravidade da deficiência definem a doença de depósito de glicogênio e determinam o quadro bioquímico e clínico, incluindo o prognóstico e o tratamento. Compreendem 11 deficiências enzimáticas identificadas, classificadas numericamente de acordo com o defeito enzimático específico. As formas que apresentam predominantemente envolvimento hepático são as dos tipos I, III, VI e IX e têm frequência aproximada de 1 em 20.000 a 25.0000 nascidos vivos.

BIOQUÍMICA

A síntese do glicogênio ocorre a partir da glicose-1-fosfato (G-1-P), que está em equilíbrio com a glicose-6-fosfato (G-6-P), por meio de uma reação catalisada pela fosfoglicomutase. A seguir, para a síntese do glicogênio, a G-1-P é convertida a uridina difosfoglicose (UDPG) por pirofosforilase. A UDPG fornece unidades glicosil, reação catalisada pela glicogênio sintetase, e essas unidades são incorporadas à molécula de glicogênio por meio de uma ligação 1,4, aumentando a cadeia. Os pontos de ramificação da molécula de glicogênio são incorporados pela ação da enzima amilo-1,4-1,6-transglicosidade ou enzima ramificadora.

Os hormônios glucagon, adrenalina, vasopressina e angiotensina II podem ativar a glicogenólise. A degradação do glicogênio ocorre por meio da ação da fosforilase e da amilo-1,6-glicosidase. O sistema fosforilase é composto da fosforilase *a* (ativa) e *b* (inativa). Sua ativação é iniciada pelo glucagon e pela adrenalina, que provocam a liberação do AMP cíclico que, por sua vez, ativa uma série de enzimas, que resultam na conversão da fosforilase para a forma ativa. Uma vez ativada, a fosforilase inicia a degradação do glicogênio. O controle da síntese de glicogênio depende, em parte, da glicogenólise, devido à inibição da glicogênio sintetase pela fosforilase.

A fosforilase retira moléculas de G-1-P das partes laterais do glicogênio, rompendo as ligações 1,4. A amilo-1,6-glicosidase hidrolisa as ligações 1,6. A degradação do glicogênio resulta em 90% de G-1-P e 8 a 12% de glicose livre. Para que a glicose seja liberada pelo fígado, é necessária a atuação da glicose-6-fosfatase (G-6-Pase), que catalisa a reação:

$$\text{Glicose-6-fosfato} + H_2O = \text{glicose} + \text{fosfato inorgânico}$$

A G-6-Pase é encontrada em grande quantidade no fígado, rins e mucosa do intestino delgado. Pequena quantidade é detectada nas células beta do pâncreas, adrenais, cérebro, baço, testículo e vesícula biliar.

A G-6-Pase hepática é um sistema complexo que contém, no mínimo, três proteínas transportadas em adição à unidade catalítica e o cálcio ligado à proteína regulatória.

As proteínas transportadoras têm as funções: T1 – transporta a G-6-P através da membrana do retículo endoplasmático (RE); T2 – proteína que transporta o pirofosfato para o lúmen do RE e, em sentido contrário, o fosfato liberado pela reação de degradação da G-6-P; e T3 – transporta a glicose, liberada pela hidrólise da G-6-P, para fora do RE.

DOENÇA DE DEPÓSITO DE GLICOGÊNIO DO TIPO 1

A glicogenose do tipo 1 é o tipo mais comum e grave das glicogenoses. É causada por deficiência da enzima G-6-Pase, responsável pela reação do processo final de glicogenólise e gliconeogênese, não ocorrendo, dessa forma, a última fase da cascata de degradação do glicogênio em glicose.

Há quatro variantes reconhecidas na glicogenose do tipo 1 (1a, 1b, 1c e 1d), mas em todas essas a função da G-6-Pase está diminuída ou ausente. O tipo 1a é conhecido como doença de von Gierke e é a mais comum das glicogenoses do tipo 1.

As manifestações clínicas aparecem com poucas semanas de vida e são caracterizadas por abdome protuberante, sintomas de hipoglicemia depois de poucas horas de jejum, palidez, sudorese e vômitos. Ao exame físico, há certo grau de obesidade no tronco e depósito de gordura localizado nas bochechas, contrastando com as extremidades, hepatomegalia, atraso no crescimento e xantomas em crianças maiores. Os rins estão aumentados, mas a função renal geralmente está preservada.

As características laboratoriais mais frequentes encontradas são: hipoglicemia, acidose láctica, hiperuricemia e hiperlipidemia. Hipoglicemia e acidemia láctica podem ocorrer após períodos de jejum curtos. No passado, muitos pacientes com glicogenose do tipo 1 não reconhecidos e não tratados morriam precocemente na infância de hipoglicemia grave e acidose.

A hiperuricemia está presente em crianças jovens, mas a gota raramente se desenvolve antes da puberdade. Apesar de apresentarem hepatomegalia, os níveis das aminotransferases estão usualmente normais ou levemente elevados.

A epistaxe pode ocorrer, bem como hemorragias durante procedimentos cirúrgicos devido ao distúrbio da agregação plaquetária. Os mecanismos responsáveis pela trombastenia são desconhecidos. O controle metabólico da doença corrige essas alterações.

Nas crianças maiores, podem ser encontrados xantomas, principalmente nos joelhos, cotovelos e nádegas. Quando presentes no septo nasal, os xantomas podem contribuir para epistaxes. O atraso da idade óssea e a osteoporose associada a fraturas também podem ser evidenciados, como consequência da acidemia persistente e do balanço negativo do cálcio.

A acidose metabólica persistente pode causar fraqueza, cefaleia, taquipneia e mal-estar. O ácido láctico, por outro lado, pode ser usado como fonte de energia e, dessa forma, o paciente pode não apresentar os sintomas de hipoglicemia.

A hiperfiltração glomerular e a proteinúria são sinais precoces de disfunção renal na glicogenose do tipo 1. Os pacientes com elevação persistente de lactato, dos lipídios e ácido úrico apresentam microalbuminúria e por isso têm risco aumentado de nefropatia. O captopril tem demonstrado bons resultados em pacientes com glicogenose do tipo 1 com microalbuminúria. A instituição da terapia nutricional precoce pode retardar, prevenir ou lentificar a progressão da doença renal. A nefrome-galia é comum, mas a função renal em geral não está alterada. Entretanto, a partir da segunda década, os pacientes poderão desenvolver nefropatia progressiva, com proteinúria e hipertensão, após um período de hiperfil-tração renal silenciosa. A biópsia renal revela glomerulosclerose focal, sendo a intensidade da fibrose proporcional ao grau de insuficiência renal.

A nefropatia por gota e a nefrocalcinose podem complicar a glicoge-nose do tipo 1. A hipercalciúria, provavelmente, é um fenômeno secun-dário à alteração da acidificação renal.

A diminuição da excreção do citrato piora a doença com o tempo, e a combinação da baixa excreção do citrato com hipercalciúria parece ser importante na patogênese da nefrocalcinose e da nefrolitíase. A suple-mentação de citrato pode ser benéfica para prevenção ou regressão da nefrocalcinose ou litíase. Os pacientes com glicogenose do tipo 1 não evoluem com cirrose ou insuficiência hepática. Os adenomas hepáticos desenvolvem-se em cerca de 50 a 70% dos pacientes, a partir da segunda e terceira décadas de vida. A hemorragia aguda e a transformação malig-na são complicações dos adenomas. A presença de sintomas agudos pode indicar hemorragia do tumor. O aumento dos nódulos, pequenos e não capsulados, à tomografia computadorizada e à ultrassonografia, com bordas de limites imprecisos e com tecido hepático preservado ao redor, sugere transformação maligna dos adenomas.

O adenoma hepático predomina no sexo masculino, na proporção de 2:1. Sua patogênese não está bem esclarecida. O desequilíbrio da relação glucagon/insulina, a sobrecarga de glicogênio celular e a ativação proto-oncogene constituem as hipóteses para os adenomas.

O plasma parece ter aparência "leitosa" como resultado da elevação dos triglicérides. O colesterol e os fosfolipídios também estão elevados, mas menos proeminentes.

O tipo 1b foi reconhecido por Senior e Laridon em 1968, e a ativida-de da enzima que está deficiente é a translocase 1. O curso dessa doença é similar ao do tipo 1a, com a adição de neutropenia e piora da função dos neutrófilos resultando em infecções recorrentes.

As ulcerações de mucosa oral e intestinal são comuns e a doença in-flamatória intestinal pode ocorrer.

O tipo 1c foi descrito por Nardlie em 1983, e há relatos de poucos pacientes. A enzima deficiente é a translocase 2. O quadro clínico é pare-cido com o tipo 1a, incluindo hepatomegalia, crises de hipoglicemia mais leves e discreta cetonúria. Não ocorre neutropenia.

COMPLICAÇÕES A LONGO PRAZO DA DOENÇA DE DEPÓSITO DE GLICOGÊNIO DO TIPO 1

Com o diagnóstico precoce e o início do tratamento efetivo, espera-se que a maioria das complicações possa ser prevenida.

Na adolescência, o crescimento diminui e a estatura está reduzida na idade adulta. A puberdade está normalmente atrasada. As meninas têm, com frequência, ovários policísticos.

Sintomas de gota iniciam perto da puberdade, e têm sido controlados com sucesso com alopurinol. Devido a anormalidades lipídicas, ocorre aumento do risco de pancreatite.

Os adenomas hepáticos podem evoluir para hepatomas malignos. Existem relatos de regressão dos adenomas com a dieta adequada e rigorosa.

PROGNÓSTICO DA DOENÇA DE DEPÓSITO DE GLICOGÊNIO DO TIPO 1

No passado, a mortalidade era elevada e as sequelas neurológicas eram inevitáveis. Muitos pacientes morriam e, já na década de 1970, aqueles com glicogenose eram internados com frequência, devido a hipoglicemia, febre e acidose. Os sobreviventes apresentavam atraso no desenvolvimento mental e do crescimento.

A manutenção da normoglicemia, por meio da ingestão do amido cru ou de infusão de glicose no período noturno ou a associação das duas terapias, melhora o metabolismo das anormalidades e o curso clínico da doença. Com a prevenção da hipoglicemia, ocorre a melhora do crescimento, o lactato, o colesterol e os níveis de triglicérides séricos diminuem, entretanto o tratamento incompleto resulta em sérias consequências metabólicas.

Na maioria das crianças tratadas adequadamente, o padrão de crescimento normal e a estatura desejada na idade adulta podem ser atingidos, contudo algumas crianças não respondem ao tratamento e continuam com atraso de crescimento.

Nos pacientes que têm tratamento adequado e mantida a glicemia em níveis normais desde a infância, ocorre incidência menor de adenomas hepáticos. A regressão dos adenomas depois do início da dieta tem sido reportada na literatura. A doença renal pode ser evitada pelo controle metabólico adequado.

As anormalidades bioquímicas tendem a se atenuar na idade adulta, principalmente a hipoglicemia, com o tratamento adequado. Ao contrário, a hiperlipidemia é persistente e não implica risco elevado para aterosclerose.

DOENÇA DE DEPÓSITO DE GLICOGÊNIO DO TIPO 3

A doença de depósito de glicogênio do tipo 3 (doença de Cori ou Forbes) ocorre devido à diminuição da atividade da enzima desramificadora do glicogênio; também é uma doença autossômica recessiva, que leva ao acúmulo de glicogênio no fígado e músculos esquelético e cardíaco. Sua incidência gira em torno de 1 para 100.000 nascidos vivos. O quadro clínico da doença é representado por hepatomegalia e atraso de crescimento como no tipo 1, porém as manifestações clínicas tendem a ser menos intensas, provavelmente porque apresentam melhor tolerância ao jejum, sendo a hipoglicemia rara e quando aparece ocorre após 6 horas de jejum.

Os pacientes têm a mesma aparência física como no tipo 1. Hipotonia, com dificuldade para sentar e caminhar, é frequente. Alguns pacientes podem apresentar hipertrofia muscular do coração poucas semanas depois do nascimento. O estado acidobásico é normal, mas cetonúria tem sido observada em casos de jejum prolongado. A hipercolesterolemia e a hipertrigliceridemia são usualmente observadas em pacientes mais jovens, enquanto a concentração de ácido úrico está usualmente normal. Trombocitose e trombopatia são menos frequentes quando comparadas ao tipo 1. A elevação das aminotransferases situa-se entre 3 e 40 vezes o limite superior da normalidade.

Em um estudo de 50 pacientes com idade superior a 10 anos, 8% tinham hipoglicemia, 68% hepatomegalia e 10% adenoma hepático, com 36% de atraso de crescimento e 40% com hipercolesterolemia.

O prognóstico é variável. Durante o primeiro ano de vida, a tolerância ao jejum parece ser melhor que no tipo 1. Ocorre melhora muito grande após o quinto ou sexto ano de vida. O atraso no crescimento é menos evidente durante a adolescência. As complicações musculares como fraqueza muscular, miocardiopatia ou hipertensão portal secundária à cirrose já foram reportadas na literatura. Adenomas hepáticos também podem desenvolver-se e sua prevalência é alta, sendo de 25% nos pacientes franceses.

A esplenomegalia pode estar presente, mas os rins não estão aumentados no tipo 3.

DOENÇA DE DEPÓSITO DE GLICOGÊNIO DOS TIPOS 6 E 9

Entre as décadas de 1950 e 1960, alguns autores descreveram um tipo de glicogenose em que os pacientes apresentavam hepatopatia, hipoglicemia discreta e aumento do conteúdo de glicogênio no fígado. Posteriormente, foram classificadas como glicogenose de tipo 6 ou doença de Hers e glicogenose de tipo 9. Esses tipos representam um grupo heterogêneo de doenças causadas pela redução da atividade da fosforilase e da fosforilase cinase, respectivamente.

O tipo 6 tem curso benigno. Os pacientes apresentam hepatomegalia e atraso de crescimento na infância. A hipoglicemia, a hiperlipidemia e a hipercetose habitualmente estão ausentes e, quando presentes, são leves. Os níveis séricos de ácido láctico e ácido úrico são normais. O coração e o músculo esquelético não estão envolvidos. A hepatomegalia melhora com a idade e desaparece com a puberdade.

O tipo 9 é mais comum, ocorrendo em 25% de todos os casos de doença de armazenamento do glicogênio e afeta 0,1% da comunidade Menonita. A hipoglicemia é rara, podendo ocorrer com jejum prolongado ou com exercícios em excesso. A hiperlipidemia e o aumento das aminotransferases, quando presentes, são leves e não há hiperlacticemia ou hiperuricemia. O prognóstico é bom, pois as anormalidades clínicas e bioquímicas desaparecem com a idade. A hepatomegalia diminui no período da puberdade e os pacientes adultos são assintomáticos.

DIAGNÓSTICO DAS GLICOGENOSES

O diagnóstico das glicogenoses é realizado por meio de quadro clínico e exames subsidiários como a biópsia hepática e o estudo genético. A alteração histológica típica é representada por hepatócitos, com aumento de volume e pálidos. Numerosos vacúolos contendo gordura são observados no citoplasma e rechaçam as organelas para a periferia, conferindo à célula um aspecto de célula vegetal com dupla membrana. A microscopia eletrônica confirma o depósito de glicogênio. Contudo, esses exames não podem definir o tipo de glicogenose que é possível pela análise histoenzimológica e/ou pelo estudo genético, métodos de difícil disponibilidade em nosso meio.

TRATAMENTO NUTRICIONAL DAS GLICOGENOSES

O manejo da glicogenose do tipo 1 está centrado na dietoterapia. No passado, a tentativa de manutenção da normoglicemia era realizada por meio de ingestão de hidratos de carbono com frequência, no entanto não evitava a acidose, a hiperlipidemia e o déficit estatural. Algumas drogas (glucagon, corticosteroides, andrógenos, anabólicos esteroides, diazóxido e clofibrato), bem como a anastomose porto-cava, foram tentativas terapêuticas malsucedidas.

Os objetivos do tratamento são:

1. Correção da hipoglicemia, que melhora os níveis de lactato, ácido úrico, triglicérides e colesterol.
2. Promover o crescimento próximo ao normal.
3. Prevenir nefropatia.
4. Fornecer outros nutrientes além das dos hidratos de carbono, lipídios, proteínas, vitaminas e minerais, sem administrar excesso de calorias.

É sabido que a hiperlactacidemia, a hiperlipidemia e a hiperuricemia não podem ser normalizadas.

O tratamento nutricional no tipo 1 consiste em proporcionar uma fonte de glicose na dieta para manter os níveis normais no sangue e o fornecimento de nutrientes deve ser baseado nas *Recommended Dietary Allowances* (RDA), conforme a idade de cada paciente, com distribuição de 60 a 70%, sendo um terço do total das calorias provido durante o horário noturno por sonda gástrica.

O teor de colesterol permitido na dieta fica restrito a menos de 200mg/ dia.

A normoglicemia corrige a maioria das anormalidades metabólicas e reduz a morbidade associada com esta doença.

Em lactentes, habitualmente, é necessário terapia de infusões por sonda gástrica de solução de glicose no período noturno e em crianças com mais de 1 ano de idade pode-se substituir ou associar a terapia com amido de milho cru. Chen, em 2001, demonstrou que a administração por via oral de amido cru em concentração de 1,6g/kg/dose administrado a cada 4 horas em crianças e 1,7 a 2,5g/kg/dose de 6 em 6 horas em adultos pode manter os níveis normais de glicose em pacientes com doença de depósito de glicogênio e melhorar o prognóstico. A nutrição parenteral também pode ser utilizada, mas é uma terapêutica de exceção.

Os outros alimentos começam a ser introduzidos após ou 4 ou 6 meses, dando ênfase aos hidratos de carbono complexos como aveia, cevada, arroz, massas e alguns legumes, que são mais eficientes na manutenção da normoglicemia, que são as batatas e os pães. Os grãos parcialmente cozidos e as massas, de digestão lenta, são também úteis.

A criança pode ser amamentada ao seio a cada 3 ou 4 horas, além de receber uma suplementação de glicose diluída em água.

O resultado a longo prazo pode ser avaliado nos dois tratamentos que levam a uma melhora clínica.

O controle dietético rigoroso dos níveis de glicose pode ser um indicador clínico e metabólico de melhora, prevenção ou limitação das complicações.

A infusão por sonda gástrica no período noturno pode ser introduzida na infância e consiste de fórmula enteral elementar ou pode conter polímeros de glicose ou somente glicose provendo de 8 a 10mg/kg/min de glicose na infância e 5 a 7mg/kg/min em crianças de mais idade.

A primeira refeição do dia deve ser oferecida ao lactente 30 minutos antes da interrupção da sonda, para impedir o declínio rápido da glicemia. A última refeição do dia é oferecida em um período de 3 horas que precede a infusão noturna. Durante o dia, as fórmulas infantis que contêm glicose, polímeros de glicose ou maltodextrina são fornecidas a cada 3 horas.

O amido cru age como uma bomba lenta de glicose e pode ser introduzido na dose de 1,6g/kg/dose de peso de 4 em 4 horas nas crianças com menos de 2 anos de idade, mas podem não apresentar digestão adequada. A amilase pancreática e a glicoamilase intestinal são duas enzimas primariamente responsáveis pela hidrólise de amido no organismo. Com 1 mês de idade, as crianças apresentam níveis de glicoamilase e dissacaridase comparáveis aos dos jovens adultos, enquanto a atividade da amilase pancreática, necessária para a digestão do amido de milho cru, é reduzida no período neonatal. A amilase pancreática não alcança os níveis observados, como em adultos, antes dos 2 anos de idade, mas sua atividade pode ser induzida pelo uso do amido cru.

Apesar da indução, o uso de amido cru, como terapia para correção ou manutenção da glicemia, é recomendado depois do oitavo mês, devido à intolerância apresentada por uma criança com essa idade.

O amido cru não deve ser misturado à água morna ou quente, ou à limonada, pois tal procedimento acelera sua hidrólise.

Em crianças maiores, o amido cru pode ser dado de 6 em 6 horas e preparado com água ou bebidas dietéticas na proporção de 1 (amido cru em gramas) para o dobro de água em mililitro, na dose de 1,75 a 2,5g/kg/dose de peso. Nos adultos, uma dose de amido cru antes de dormir pode manter a glicemia por 7 horas.

A ingestão de frutose e galactose deve ser restrita porque ambas não são convertidas em glicose. Devido a estas restrições, suplementos de multivitaminas e cálcio devem ser prescritos.

Após a adolescência, o controle metabólico melhora e os alimentos lácteos e frutas são permitidos em quantidades limitadas e controle rigoroso. Na puberdade, a alimentação é normal, porém controlada e isenta de sacarose.

Os cuidadores de crianças com glicogenose do tipo 1 precisam ter acesso a fontes de glicose para a correção imediata das crises de hipoglicemia. Isto pode acontecer quando a criança deixa de fazer uma refeição, apresenta vômitos após a refeição, prática de atividade física não usual ou fica doente. Nesses casos, a administração sob a forma líquida de polímeros de glicose ou glicose (Xarope Karo® ou dextrose) normaliza a glicemia.

No tipo 3, o tratamento é sintomático. Se ocorrer hipoglicemia, refeições fracionadas e ricas em hidratos de carbono, com suplemento de amido cru de 1,75g/kg/dose ou infusão de alimentação por sonda gástrica no período noturno, constituem terapia efetiva, pois mantêm a normoglicemia e aumentam a velocidade de crescimento. Uma dieta rica em proteínas parece também ser efetiva no tratamento da prevenção da hipoglicemia. Produtos com frutose e galactose não precisam ser restritos, pois são convertidos em glicose normalmente.

Na terapia nutricional da glicogenose tipo 6 e tipo 9, o jejum prolongado deve ser evitado por meio de refeição antes de dormir ou 2g/kg/peso por dose de amido cru que pode prevenir a hipoglicemia noturna e a cetose.

CASO CLÍNICO

C.R.P.J, 17 anos de idade, sexo masculino, natural e procedente de Campinas – SP.

Iniciou acompanhamento no ambulatório de hepatologia pediátrica em outubro/94, aos 2 anos de idade, encaminhado para investigação de crises de hipoglicemia. Primeira crise resultou em convulsão, com 1 mês de vida, com duração de cerca de 2 minutos e resolução espontânea. Inicialmente, fez acompanhamento em neurologista, tendo usado Depakene® e, posteriormente Tegretol®, sem melhora expressiva (manteve crises convulsivas).

O quadro clínico inicial mais frequente na glicogenose do tipo 1 é a hipoglicemia que, geralmente, leva a convulsões. Os pacientes, quando chegam ao serviço médico, são conduzidos como qualquer quadro convulsivo (com benzodiazepínicos) e posterior investigação neurológica. Infelizmente, poucos profissionais avaliam a glicemia como parte da in-

vestigação etiológica e a maior parte dos pacientes só é encaminhada ao gastroenterologista quando há presença de hepatomegalia, que nem sempre está presente na avaliação inicial.

Feita suspeita diagnóstica de glicogenose, em outro serviço, por gastroenterologista pediátrico, em fevereiro/94, aos 1 ano e 5 meses de idade, sendo orientada alimentação a cada 2 horas. À primeira consulta neste serviço, estava em uso de amido cru a cada 4 horas, assintomático nos últimos 8 meses.

O paciente somente foi encaminhado ao gastroenterologista devido a crises não responsivas aos anticonvulsivantes e aparecimento de hepatomegalia, o que retardou o diagnóstico em mais de um ano. O atraso diagnóstico pode levar a consequências graves devido à hipoglicemia crônica e às crises de hipoglicemias mais graves, tais como atraso do desenvolvimento neuropsicomotor e nefropatia.

Antecedentes pessoais – pais consanguíneos (primos de 1º grau). Mãe gesta 4 (1º filho foi a óbito com 11 dias de vida por desidratação, 2ª gestação resultou em aborto, o paciente é o 3º filho do casal e tinha uma irmã com 3 meses de vida, hígida). Gestação sem intercorrências, parto cesárea com 42 semanas de gestação, recém-nascido a termo/adequado para a idade gestacional, P = 2.900g, C = 49cm, Apgar 8/9. Andou com 1 ano e 6 meses.

A glicogenose é doença de herança autossômica recessiva e a consanguinidade pode aumentar a frequência de seu aparecimento, bem como de outras doenças genéticas. As condições de nascimento são sempre favoráveis, uma vez que os sinais e os sintomas só surgirão quando há presença do jejum.

Ao exame físico apresentava hepatomegalia e, na investigação inicial, proto (3) negativo, colesterol = 207mg/dl, triglicérides = 223mg/dl, ácido úrico = 4,9mg/dl (limite superior da normalidade), ALT = 415, GGT = 380, FALC = 1.586, hepatite A IgG+/IgM–, hepatite B negativa, hepatite C negativa, alfafetoproteína = 1,83, ultrassonografia com hepatomegalia e aumento da ecogenicidade hepática (esteatose?), biópsia hepática compatível com glicogenose, bateria de erro inato do metabolismo negativa, eletroforese de hemoglobina com traço falciforme.

A hepatomegalia é uma das manifestações clínicas que se pode avaliar ao exame físico e confirmada por meio da ultrassonografia que também é capaz de inferir a presença de esteatose hepática pela presença do aumento de ecogenicidade hepática. A esteatose, porém, somente pode ser confirmada pela histologia, que também confirma o diagnóstico de glicogenose pela presença das "célula vegetal" conforme já abordado no texto. A hiperlipidemia (triglicérides podem chegar 4.000-6.000mg/dl e

458

colesterol até 400-600mg/dl) e a hiperuricemia (por diminuição da depuração renal do urato e aumento da produção de ácido úrico) são alguns dos achados laboratoriais frequentemente encontrados nos pacientes não compensados, embora a dislipidemia não costume normalizar, mesmo com a dieta correta.

Foi iniciado uso de amido cru (1g/kg/dose) a cada 3 horas e orientação dietética, com melhora importante dos exames laboratoriais, inclusive com normalização do perfil lipídico, embora mantivesse, por bastante tempo, aminotransferases elevadas (mas, bem menores que à entrada), o que fez com que se aventasse, por algum tempo, a hipótese de glicogenose do tipo 3, porém enzimas musculares normais, com exceção da LDH. Eletrocardiograma normal.

A glicogenose do tipo 3 apresenta manifestações clínicas similares às do tipo 1, porém menos graves. A tolerância ao jejum é maior. Em alguns casos, há dificuldade em normalização das aminotransferases, mesmo com aderência ao tratamento. Outros sinais e sintomas são o envolvimento muscular (dificuldade em andar, subir escada), envolvimento cardíaco, mas habitualmente assintomático. O paciente nunca apresentou queixas musculares e alterações cardíacas.

Ainda com relação aos exames laboratoriais, apresentava a maior parte dos hemogramas com neutropenia. Mesmo com orientação quanto ao não uso de inseticidas e dipirona, a neutropenia manteve-se. Paciente manteve-se assintomático durante todo o seguimento, com bom desenvolvimento neuropsicomotor e bom rendimento escolar.

A glicogenose do tipo 1b é conhecida por apresentar, como característica, neutropenia e disfunção de neutrófilos (diminuição da mobilidade e aderência, atividade bactericida e fagocitose defeituosas, baixa produção de ânion superóxido) com patogênese desconhecida. Apesar disso, o paciente nunca apresentou as manifestações típicas dessa situação (gengivoestomatite recidivante; infecções recorrentes – otite, pneumonia, infecção do trato urinário, infecção cutânea, sepse, osteomielite, periodontite). Provavelmente, a apresentação clínica possa variar de acordo com mutações no gene.

Em junho/2007 realizou densitometria mineral óssea que evidenciou osteopenia, sendo introduzido cálcio.

A ocorrência de alteração na densidade mineral óssea é conhecida em pacientes com glicogenose do tipo 1. Sua fisiopatologia ainda não está elucidada, porém parece haver alteração na homeostase do cálcio.

Atualmente, o paciente encontra-se assintomático, em uso de reposição de cálcio/vitamina D e amido cru (1g/kg/dia a cada 6 horas). Cursa o 3º ano colegial.

BIBLIOGRAFIA

Alagille D. Inborn errors of metabolism. In Roy CC, Silverman A, Alagille D. Pediatric clinical gastroenterology. 4th ed. St. Louis: Mosby; 1995. pp. 812-876.

Burlina A, Dermikol M, Mantau A, Piovan S, Grazian L, Zacchello FYS. Increased plasma biotinidase activity in patients with glycogen storage disease type Ia: effect of biotin supplementation. J Inherit Metab Dis 1996;19:209.

Burchell A, Wadell ID. The molecular basis of the genetic deficiencies of five of the components of the genetic deficiencies of five of the components of the glucose-6-phosphatase system: improved diagnosis. Eur J Pediatr 1993;152:S18-S21.

Calçado AC. Glicogenoses hepaticas. In Penna FJ, Mota JAC, Roquete MLV, Ottoni CMC (eds). Doenças do fígado e das vias biliares na infância. Parte 1. Rio de Janeiro: MEDSI; 1996. pp. 149-188.

Chang S, Rosenberg MJ, Morton H, Francomano CA, Biesecker LG. Identification of a mutation in liver glycogen phosphorylase in glycogen storage disease type I. Hum Mol Genet 1998;7:865-870.

Chen YT, Coleman RA, Scheinnam JI, Kolbeck PC, Sidbury JB. Renal disease in type I glycogen storage disease. N Engl J Med 1988;318:7-11.

Chen YT, Bizarre C, Lee M, Sidbury J, Coleman R. Type I glycogen storage disease: nine years of management with cornstarch. Eur J Pediatr 1993;152:S56.

Chen YT. Glycogen storage diseases. In Scriver C, Beaudet A, Sly W, Valle D, Childs B, Kinzler et al. (eds). The metabolic and molecular bases of inherited disease. New York: McGraw-Hill; 2001. pp. 1521-1555.

Corbeel L, Van Lierde S, Jaecen J. Long term follow-up of portocaval shunt in glycogen storage disease IB. Eur J Pediatr 2000;159: 268-272.

Cunha MV, Gerin I, Schaftugen EV. How many forms of glycogen storage disease type I. Eur J Pediatr 2000;159:314-318.

D'Agata I, Bezerra JA. Doenças do metabolismo dos hidratos de carbono e aminoáci-

dos. In Gayotto LCC, Alves VAF (eds). Doenças do fígado e vias biliares. Atheneu; 2001. pp. 302-318.

Fagundes EDT, Ferreira AR, Roquete MLV. Glicogenoses. In Ferreira CT, Carvalho E, Silva LR. Gastroenterologia e hepatologia em pediatria: diagnóstico e tratamento. Brasil: Rio de Janeiro; 2003. pp. 645-657.

Ferreira AMC, Fernandes MIM, Galvão LC, Sawamura R, Goldani HAS, Oliveira JAM. Glicogenose hepática na infância. Arq Gastroenterol 1995;32:146-151.

Ghishan FK, Ballew M. Inborn errors of carbohydrate metabolism. In Suchy FJ. Liver disease in children. St. Louis: CV Mosby; 1994. pp. 731-738.

Greene HL, Slonim AE, O'Neill JA, Burr IM. Continuos nocturnal intragastric feeding for management of type I glycogen storage disease. N Engl J Med 1994;423-425.

Kliegman RM. Defects in metabolism of carbohydrates. In Behrman RE, Kliegman RM, Arvin AM, Nelson WE (eds). Textbook of pediatrics. Philadelphia: WB Saunders Company; 1996. pp. 391-396.

Labrune P, Trioche P, Duvalier I, Chevalier P, Odievre M. Hepatocellular adenomas in glycogen storage disease type I and III: a series of 43 patients and review of the literature. J Pediatr Gastroenterol Nut 1997; 24:276.

Lee P, Patel A, Hindmarsh P, Mowat A, Leonard J. The prevalence of polycystic ovaries in the hepatic glycogen storage disease: Its association with hyperinsulinism. Clin Endocrinol 1995;42:601.

Lucciari S, Pagliarani S, Salani S, Filocamo M, Di Rocco M, Melis D et al. Hepatic and neuromuscular forms of glycogenosis type III: nine mutations in AGL. Hum Mut Brief; 2006.

Matern D, Seydewitz HH, Bali D, Lang C, Chen YT. Glycogen storage disease type 1: diagnosis and phenotype/genotype correlation. Eur J Pediatr 2002;161:510-519.

Manual de Exames Laboratoriais da Patologia Clínica. Hospital de Clínicas, Divisão

460

de Patologia Clínica – Departamento de Patologia Clínica – FCM-UNICAMP; 2005.

Moses SW. Historical highlights and unsolved problems in glycogen storage disease type 1. Eur J Pediatr 2002;161:S2-S9.

Mowat AP. Inborn errors of metabolism associated with disordered liver function or hepatomegaly. In Liver desorders in childhood. 3rd ed. Butterwoth-Heinemnn Ltda; 1994. pp. 244-302.

Nakai A, Shigematsu Y, Takano T, Kikawa Y, Seido M. Uncooked cornstarch treatment for hepatic phosphorylase Kinase deficiency. Eur J Pediatr 1994;153:581-583.

Parvari R, Lei KJ, Bashan N, Hershkovitz E, Korman SH, Barash V et al. Glycogen storage disease type 1st in Israel: biochemical, clinical, and mutational studies. Am J Med Gen 1997;72:286-290.

Reitsma-Bierens WCC. Renal complications in glycogen storage disease type I. Eur J Pediatr 1993;152:S60-S62.

Ryan AP, Havel RJ, Laros RKJ. Three consecutive pregnancies in a patient with glycogen storage disease type 1A (von Gierke's disease). Am J Obstet Gynecol 1994;170: 1687-1691.

Shin Y. Biochemical aspects of glycogen storage disease type I: summary of the discussions. Eur J Pediatr 1993;152:S85-S 86.

Shin YS. Glycogen storage disease: clinical, biochemical, and molecular heterogeneity. Semin Pediatr Neurol 2006;13:115-120.

Weinstein DA, Somers MJ, Wolfsdorf JI. Decreased urinary citrate excretion in type Ia glycogen storage disease. J Pediatr 2001; 138:378-382.

Wierzbicki AS, Watts GF, Lynas J, Winder AF, Wray R. Very low-density lipoprotein apolipoprotein B-100 turnover in glycogen storage disease type Ia (von Gierke disease). 2001;24:527-534.

Wolfsdorf JI, Crigler JFJ. Effect of continuos glucose therapy begun in infancy on the long term clinical course of patients with type 1 glycogen storage disease. J Pediatr Gastroentrol Nutr. 1999;29:136-143.

Wolfsdorf JI, Weinstein DA. Glycogen storage diseases. End Met Dis 2003;4:95-102.

CAPÍTULO 26

Insuficiência Hepática Aguda

NANCY T. BARBAGALLO CORDOVANI

INTRODUÇÃO

A insuficiência hepática aguda (IHA) foi descrita em 1970 por Trey e Davidson sob a denominação de insuficiência hepática fulminante. É uma grave disfunção sintética do fígado, de início agudo, levando ao aparecimento de icterícia, coagulopatia e encefalopatia, na ausência de doença hepática preexistente. É potencialmente reversível. Segundo esses autores, para caracterizar a forma "fulminante", a encefalopatia deveria ocorrer em oito semanas após o início do quadro.

Várias definições e classificações surgiram, todas enfatizando o tempo decorrido entre o aparecimento dos sintomas e a encefalopatia. Como os primeiros sintomas habitualmente são inespecíficos, considera-se o intervalo de tempo decorrido entre o aparecimento da icterícia e a encefalopatia.

Em 1993, O'Grady classificou a insuficiência hepática em hiperaguda, quando a encefalopatia se desenvolvia nos primeiros sete dias após o início da icterícia, aguda, quando esse intervalo era de 8 a 28 dias, e subaguda, quando era superior a 28 dias.

Em crianças, especialmente nas de pouca idade, a encefalopatia pode não ocorrer ou ser de difícil diagnóstico. Além desse fato, os pacientes podem ser portadores de hepatopatias crônicas silenciosas, cuja primeira manifestação clínica pode ser na forma "fulminante", como, por exemplo, algumas doenças metabólicas ou autoimunes.

Em 1996, Bhaduri e Mieli-Vergani propuseram a primeira definição pediátrica: "Uma rara alteração multissistêmica, na qual um grave comprometimento da função hepática, com ou sem encefalopatia, ocorre associado à necrose hepatocelular, num paciente sem doença hepática crônica conhecida".

Apesar de a insuficiência hepática aguda ser a denominação atualmente aceita, os termos insuficiência hepática fulminante e hepatite fulminante foram consagrados pelo uso.

ETIOLOGIA

Várias causas podem ser responsáveis pelo desenvolvimento de insuficiência hepática aguda: infecciosas, tóxicas, medicamentosas, erros inatos do metabolismo, imunológicas, neoplásicas, vasculares e outras. Apesar das investigações, nem sempre a etiologia consegue ser determinada (Quadro 26.1).

Infecções virais, bacterianas ou fúngicas podem levar à falência hepática aguda, isoladamente ou na forma de coinfecções: hepatites A, B, D,

Quadro 26.1 – Etiologias mais comuns de insuficiência hepática aguda em crianças, por faixa etária.

Etiologia	Até 12 meses	Acima de 12 meses
Infecções	Sepse, adenovírus, echovírus, Coxsackie B etc. Hepatite B: ≤ 12 semanas vida (mutante pré-*core* – HBeAg negativo)	Hepatites virais A, E, Epstein-Barr, eritrovírus, (ou parvovírus B-19) etc.
Doenças metabólicas	Doença de acúmulo de ferro idiopática neonatal ("hemocromatose" neonatal), galactosemia, intolerância hereditária à frutose, tirosinemia, mitocondriopatias, defeitos da oxidação de ácidos graxos etc.	Doença de Wilson (em maiores de 3 anos)
Medicamentos	Paracetamol	Paracetamol, valproato de sódio, carbamazepina, isoniazida, halotano etc.
Autoimunes	Raras	Hepatites autoimunes tipos 1 e 2
Outras	Síndrome hemofagocítica familial	

E, *Herpes simplex*, Epstein-Barr, varicela-zóster, citomegalovírus, parvorírus B19 (eritrovírus), ECHO, adenovírus, influenza A, paramixovírus (sarampo), filovírus (Ebola), togavírus (rubéola), treponema, malária, dengue, febre amarela, leptospirose, sepse etc. Mais recentemente, tem sido descrito comprometimento hepático durante infecções pelo vírus influenza A H1N1.

A hepatite A é considerada uma doença de evolução habitualmente benigna. Em cerca de 70% das crianças com menos de 6 anos de idade, a infecção é assintomática. Mesmo naquelas que apresentam sintomas, esses podem ser inespecíficos, tais como náuseas, vômitos, dor abdominal, astenia, anorexia, mal-estar, febre, diarreia etc. A icterícia está presente em menos de 10% dos pacientes com idade inferior a 6 anos, em cerca de 40-50% dos casos com idade entre 6 e 14 anos e em 70 a 80% em maiores de 14 anos. A evolução para insuficiência hepática aguda ocorre em 0,1 a 0,5% dos casos sintomáticos de hepatite A e é fatal em 0,015 a 0,33%. A gravidade aumenta com a idade: 1,8% dos adultos acima de 50 anos apresentam falência hepática aguda em vigência de hepatite A e o desfecho é fatal em 2,7%. Em países em desenvolvimento, os adultos raramente apresentam hepatite A, já que a infecção costuma ser precoce, nos primeiros anos de vida, geralmente de forma subclínica ou anictérica. Em nossa casuística, a hepatite causada pelo vírus A foi responsável por 43% dos casos de insuficiência hepática aguda em crianças e adolescentes.

Cerca de 1% dos pacientes com hepatite B desenvolvem insuficiência hepática aguda. A coinfecção ou a superinfecção pelo vírus D (delta) pode contribuir para essa evolução. IHA pode ocorrer nas primeiras 12 semanas de vida em crianças que adquiriram a infecção de mães contaminadas com vírus mutante pré-*core*, que não produz antígeno e (HBeAg).

A infecção isolada pelo vírus C não costuma causar insuficiência hepática aguda, especialmente em crianças.

A hepatite E assume maior gravidade em gestantes, com mortalidade de 11,9 a 13,5%, atingindo valores superiores a 20% quando ocorre no terceiro trimestre da gravidez. Em não grávidas, a hepatite E é fatal em 0,55 a 1,27%.

O papel da hepatite G na etiologia das diferentes formas de hepatites virais ainda não está muito claro.

Várias drogas e toxinas podem desencadear um quadro de insuficiência hepática aguda, muitas das quais fazem parte do arsenal terapêutico do pediatra: acetaminofeno (paracetamol), halotano, hidrazida, nimesulida, ibuprofeno, valproato de sódio, carbamazepina, tetracloreto de carbono, sulfato ferroso, antidepressivos tricíclicos, fenitoínas, loratidina, lovastatina,

dipiridium, antabus, ciclofosfamida, propiltiouracil, ouro, salicilatos, tro-glitazona, rosiglitazona, bronfenac, benoxaprofeno, antiretrovirais, antimi-crobianos e antifúngicos (clavulanato, ciprofloxacino, eritromicina, iso-niazida, nitrofurantoína, tetraciclina, cetoconazol, fluconazol) etc.
Há possibilidade de a lesão hepática ser causada pelo excipiente uti-lizado na formulação do medicamento.

A intoxicação por paracetamol é a principal causa de IHA no Ociden-te. No Reino Unido, chegou a ser problema de saúde pública devido a tentativas de suicídios, principalmente entre jovens e adolescentes do sexo feminino. Esse cenário foi alterado a partir de 16 de setembro de 1998, após mudança da legislação, reduzindo embalagens e limitando a quan-tidade vendida de paracetamol e salicilatos, por pessoa.

Em alguns países, o *ecstasy* (derivado da anfetamina) vem sendo identificado como a segunda causa de droga não paracetamol levando à IHA e a primeira causa em adultos jovens, com idade inferior a 35 anos. Ocasiona euforia, sociabilidade e elimina a sensação de cansaço. As com-plicações e os efeitos fatais podem ocorrer com o uso ocasional ou regu-lar. O quadro pode surgir em curto período de tempo, muitas vezes nas primeiras 24 horas após seu consumo: hipertermia fulminante, arritmias cardíacas, alterações cardiovasculares, insuficiência renal aguda, coagula-ção intravascular disseminada (CIVD), rabdomiólise, hiponatremia, hemorragia cerebral e hepatotoxicidade.

As chamadas "ervas medicinais" são causas importantes de insufici-ência hepática aguda, principalmente em países da Ásia e África. Muitas possuem em sua composição alcaloides pirrolizidínicos, que são substân-cias hepatotóxicas. Cerca de 50% dos pacientes necessitam de transplan-te hepático por IHA associada a ervas. As mais conhecidas e utilizadas são: ginseng, sena, germander, Jin Bu Huan, valeriana, chaparral, confrei, crotolaria, heliotropium, senécio etc. Sua utilização habitualmente ocor-re na forma de chás e infusões. No entanto, podem ser ingeridas involun-tária e inadvertidamente como parte da composição dos chamados "su-plementos dietéticos". Algumas ervas podem levar à insuficiência renal.

Amatoxinas presentes *na Amanita phalloides* (cogumelo venenoso) causam náuseas, vômitos, diarreia, sudorese, hipoglicemia e insuficiências hepática e renal.

Toxinas bacterianas encontradas em alimentos contaminados com *Bacillus cereus e Cyanobacterias* podem causar falência hepática aguda.

Álcool, *ecstasy* (metildioximetanfetamina, substância derivada da anfetamina), cola, solventes orgânicos, cocaína podem ocasionar com-prometimento hepático grave, muitas vezes fatal.

Na Europa e América do Norte, o acetaminofeno e as reações idiossincrásicas às drogas constituem-se nas principais causas de IHA. Drogas não paracetamol, em doses habituais, têm sido responsáveis por insuficiência hepática aguda em número equivalente ao do somatório das hepatites A e B. Em países emergentes, na Ásia e África, predominam as infecções virais (hepatites B e E). Recentes estudos têm identificado etiologias mais exóticas, novas drogas e vírus.

Várias doenças metabólicas podem ser responsabilizadas por quadros hepáticos graves, muitas vezes, na forma de insuficiência hepática como primeira manifestação clínica: tirosinemia tipo I, galactosemia, intolerância hereditária à frutose, erros inatos do metabolismo de sais biliares, doença de acúmulo de ferro idiopática do período neonatal ("hemocromatose" neonatal), síndrome de Zellweger, deficiência de alfa-1--antitripsina, doença de Wilson etc.

Outras causas de insuficiência hepática aguda são descritas: neoplásicas (leucemia, linfoma, carcinoma hepatocelular, metástases hepáticas etc.), vasculares (síndrome de Budd-Chiari, doença veno-oclusiva, insuficiência cardíaca, isquemia, falcização etc.), hepatite autoimune, complicações na gravidez (esteatose aguda, síndrome HELLP-*Hemolysis, Elevated Liver Tests, Low Platelet Count*, eclâmpsia, ruptura hepática espontânea), síndrome de Reye, deficiência de lecitina-colesterol aciltransferase, superaquecimento etc.

A primeira manifestação clínica das hepatites autoimunes pode ser na forma "fulminante". Em escolares e adolescentes, principalmente de gênero feminino, é mais comum o tipo 1, no qual há a presença de anticorpos antimúsculo liso (ou antiactina). Em crianças nos primeiros anos de vida, maiores de um ano, predomina a hepatite tipo 2, no qual há presença de anticorpos anti antígeno de fígado e rim microssomal tipo 1 (anti-LKM1).

Muitos dos portadores de hepatopatias autoimunes ou metabólicas, quando desenvolvem a primeira manifestação da doença, na forma de insuficiência hepática, já apresentam cirrose, não diagnosticada anteriormente. A doença de Wilson é um exemplo clássico.

FISIOPATOLOGIA

Independentemente da etiologia, a lesão hepática desencadeia ativação de macrófagos, liberação de citocinas, fator de necrose tumoral (TNF) e interleucinas-1 e 6. O comprometimento hepatocelular predispõe ao desenvolvimento de infecção e endotoxemia. Ocorrem alterações circulatórias e hipóxia tecidual, levando à lesão intestinal e à falência de múltiplos órgãos, o que agrava a lesão hepática e a endotoxemia.

Os possíveis mecanismos etiopatogênicos da encefalopatia hepática e do edema cerebral são atribuídos à presença de agonistas benzodiazepínicos, falsos neurotransmissores, quantidades alteradas de GABA, aumento nas concentrações cerebrais de 1-4-benzodiazepinas e de aminas aromáticas, amônia e mercaptanas. Há perda da autorregulação do fluxo sanguíneo cerebral e isquemia cerebral. A hiperamonemia participa do mecanismo de edema cerebral. A glutamina, formada por amônia e glutamato, aumenta a pressão osmótica intracelular. Fatores citotóxicos causam elevação de sódio e de glutamina em astrócitos, levando a edema intracelular. Fatores vasogênicos aumentam a permeabilidade da barreira hematoencefálica, causando edema extracelular.

Os mecanismos de lesão hepática causados pelo paracetamol são bem conhecidos. Em doses terapêuticas, cerca de 5% do paracetamol ingerido é excretado inalterado na urina e 95% é metabolizado no fígado. Destes, aproximadamente 90% sofrem conjugação com ácido glicurônico ou sulfato e 5% são metabolizados no citocromo P-450 – CYP2E1, levando à formação de NAPQI (N-acetil-p-benzoquinona imina), um metobólito nefro e hepatotóxico que deve ser conjugado com glutationa reduzida e excretada como ácido mercaptúrico e conjugados de cisteína, substâncias não tóxicas. Quando há intoxicação pelo paracetamol, o NAPQI é sintetizado em quantidade superior à capacidade de síntese do glutationa, levando à saturação de sua conjugação. Apesar do aumento na glicuronidação e na sulfationação, também ocorre saturação nessa conjugação, elevando a vida média do paracetamol. O resultado final é uma elevação do NAPQI, o que culmina com lesão celular em fígado e rins. A hepatotoxicidade ocorre geralmente com doses superiores a 150mg/kg, aumentando o risco quando é maior ou igual a 250mg/kg. Doses superiores a 48g são associadas à maior mortalidade em adultos. No entanto, alguns fatores aumentam o risco de toxicidade em doses terapêuticas ou próximas a ela: consumo regular de álcool, malnutrição, jejum prolongado, terapias de indução enzimática do Cy P-450 com drogas tuberculostáticas e/ou anticonvulsivantes.

A doença de Wilson é um erro inato do metabolismo do cobre, de transmissão autossômica recessiva, caracterizada por acúmulo desse metal no corpo, secundário a alterações em seu transporte intracelular, redução na incorporação à ceruloplasmina e diminuição em sua excreção biliar. É causado por mutação no gene ATP7B, localizado no braço longo do cromossomo 13 – *locus* 13q14.3-q21.1 –, que codifica a proteína transportadora de cobre adenosina trifosfatase 7B (ATPase7B). Mais de 200 mutações já foram identificadas. Em caucasianos, a mutação mais frequente é a H1069Q (40-80%) e em asiáticos é a Arg778Leu (37,7-57%).

Após absorção intestinal, o cobre chega ao fígado, cérebro e outros órgãos e tecidos e parte é eliminada pela urina. Na circulação, forma um complexo com a albumina, até sua chegada ao hepatócito. Após penetrar na célula hepática, é conduzido a seus locais de destino sob a ação da enzima ATPase7B. Parte do cobre é transportada para excreção nos canalículos biliares e parte se une à apoceruloplasmina, formando a ceruloplasmina, junto à qual é liberado para a circulação.

Na doença de Wilson, mutações na enzima ATPase7B levam a alterações na excreção biliar do cobre e na sua incorporação à apoceruloplasmina. Como resultado, há acúmulo intracelular progressivo desse metal e aumento na degradação da apoceruloplasmina, com consequente redução na formação da ceruloplasmina. Assim, os níveis séricos da ceruloplasmina e do cobre ligado a ela tornam-se diminuídos e há aumento nos níveis séricos do cobre não ligado à ceruloplasmina.

Pequenas quantidades de cobre são essenciais. Portadores da doença de Wilson não conseguem excretar o cobre que está em excesso, que passa a se acumular imediatamente após o nascimento, causando dano, inicialmente ao fígado e posteriormente a outros órgãos e tecidos, como cérebro (gânglios basais e tálamo), rins (túbulos proximais), olhos (córnea), esqueleto, miocárdio, sangue etc. O excesso de cobre leva à formação de radicais livres e à oxidação de proteínas e lipídios. O mecanismo de lesão celular envolve mitocôndrias, retículo endoplasmático, peroxissomos e núcleo, culminando com necrose celular e aceleração de apoptose. A lesão hepática pode ser extensa, com necrose hepatocelular maciça, levando à insuficiência hepática aguda. A lesão celular hepática provoca liberação de cobre para a circulação, levando a acúmulo e posterior citotoxicidade em outros órgãos e tecidos. Causa hemólise, anemia e litíase biliar.

QUADRO CLÍNICO

O paciente, considerado hígido anteriormente, passa a apresentar quadro de náuseas, vômitos, dor abdominal, febre, adinamia, icterícia, colúria e acolia ou hipocolia fecal. Essas manifestações podem ser precedidas por sintomas e sinais inespecíficos. Relatos de aparecimento de confusão mental, comportamento inadequado, alterações no ritmo de sono, períodos de agitação alternados com sonolência são indicativos da presença de encefalopatia.

Ao exame físico, a icterícia costuma ser importante, pode haver hepatomegalia e/ou esplenomegalia, edema, ascite e sinais de encefalopatia.

São descritos casos nos quais há desenvolvimento de hipertensão portal agudamente e hemorragia digestiva.

Presença de *spiders* ou aranhas vasculares e circulação colateral em paciente sem antecedente de hepatopatia sugere doença hepática prévia assintomática, cuja primeira manifestação clínica foi na forma "fulminante". Essa forma de apresentação é mais frequente na doença de Wilson e em hepatites autoimunes, além de outras doenças metabólicas.

A identificação da presença de encefalopatia muitas vezes é difícil em uma fase inicial, especialmente em crianças pequenas, pois irritabilidade e alterações no ritmo de sono podem ser as primeiras manifestações.

De acordo com os sintomas, a encefalopatia hepática em crianças é classificada em:

Grau I – alteração do humor e/ou do ritmo de sono, discreta sonolência, irritabilidade.

Grau II – piora da sonolência, confusão intermitente, comportamento inadequado, *flapping* (raramente ocorre em crianças).

Grau III – confusão, fala incoerente, exacerbação da sonolência, mas pode ser despertado.

Grau IV A – coma, mas responde a estímulos.

Grau IV B – coma, não responde a estímulos.

Edema cerebral ocorre em 80% dos pacientes com encefalopatia grau IV. Hipertensão arterial, bradicardia, hipertonia muscular, postura anormal, reflexos pupilares diminuídos são manifestações clínicas de hipertensão intracraniana. No entanto, os sintomas e os sinais clínicos podem ser tardios e as imagens radiológicas podem não detectar edema cerebral e hipertensão intracraniana.

Laboratorialmente, há comprometimento importante da função hepática, do coagulograma, distúrbios hidroeletrolíticos, alteração na função renal etc.

Os níveis séricos de bilirrubinas estão elevados, inicialmente à custa da fração direta ou não conjugada. Com a evolução, pode haver inversão da relação, passando a haver predomínio da fração indireta ou não conjugada, refletindo lesão hepatocelular grave e incapacidade de conjugação da bilirrubina.

As demais enzimas hepáticas também se encontram elevadas. Queda abrupta nos níves de transaminases é indicador de gravidade da lesão hepática. Concomitantemente, há redução na função de síntese, com queda de albumina e de fatores de coagulação (fibrinogênio, fatores II, V, VII, IX, X), podendo levar ao aparecimento de edema, ascite e manifestações hemorrágicas.

Alargamento do tempo de protrombina, queda da atividade de protrombina e elevação no RNI (relação normatizada internacional), não responsivos à administração de vitamina K, traduzem a gravidade do quadro.

A hipoglicemia costuma estar presente por redução na gliconeogênese e na mobilização de glicogênio hepático, e por elevação da insulina circulante.

Hiponatremia ocorre secundariamente à redução da excreção de água, elevação de hormônio antidiurético e utilização de soluções hipotônicas.

Hipocalemia pode ocorrer por hiperaldosteronismo, uso de diuréticos, presença de vômitos e sondagem gástrica.

Alcalose respiratória pode estar presente nos estágios iniciais, atribuída à hiperventilação central. A utilização de diuréticos e/ou a presença de hipocalemia predispõem à alcalose metabólica. A acidose metabólica é desencadeada por hipóxia tecidual, sepse, insuficiência renal aguda, vômitos, hipovolemia, que são fatores que contribuem para o aumento na produção periférica de ácido láctico (metabolismo anaeróbio) e redução em seu *clearance*. Coma, depressão respiratória e complicações pulmonares são associadas ao desenvolvimento de acidose respiratória.

Distúrbios respiratórios e ventilatórios estão presentes e são agravados por infecções. Na presença de coma, há hipóxia e hipercapnia. Edema pulmonar pode ser desencadeado por vasodilatação e perda da integridade vascular.

Elevação dos níveis séricos de amilase e lipase indicam a presença de pancreatite, mais frequente nas hepatites virais.

O desenvolvimento de síndrome hepatorrenal é caracterizado por oligúria, elevação de ureia e creatinina e redução na excreção de sódio urinário (< 20mmol/l). A perda renal de fosfato leva à hipofosfatemia. Insuficiência renal é descrita em cerca de 70 a 75% dos casos com intoxicação por acetaminofeno e em 30 a 50% nos demais casos, podendo chegar a 70% em crianças.

Infecções estão presentes em aproximadamente 80% dos casos, e óbitos por sepse são descritos em 20%. O *Staphylococcus aureus* é responsável por 70% das sepse por gram-positivos e a *Escherichia coli* é a principal causa de sepse por gram-negativos. Cerca de 30% das infecções são fúngicas e o principal agente é a *Candida albicans*.

Vários distúrbios cardiocirculatórios podem ser identificados em pacientes com insuficiência hepática aguda: vasodilatação sistêmica, diminuição na resistência vascular sistêmica, hipotensão, aumento do débito cardíaco e arritmias.

Apesar de o conceito de insuficiência hepática aguda contemplar apenas pessoas anteriormente hígidas, portadores de erros inatos do metabolismo podem ter a primeira manifestação clínica nessa forma, mesmo já apresentando hepatopatia crônica estabelecida, porém assintomática e não diagnosticada. O exemplo clássico é a doença de Wilson. Geralmente, os sintomas começam a aparecer após os 5 ou 6 anos de idade. No entanto, foram descritos casos com apresentação clínica de insuficiência hepática aguda até em crianças de 3 anos de idade, relacionada ao tipo de mutação genética. Sintomas neurológicos e/ou psiquiátricos habitualmente se iniciam em crianças maiores de 6 anos e adolescentes. Os sintomas neurológicos são: disartria, disfonia, alterações na deglutição, perda de saliva, alterações de movimentos (tremores, coreia, incoordenação, flexão-extensão dos punhos), distonias (rigidez, contraturas, alterações do equilíbrio e da marcha), caretas, retração do lábio superior, fácies de máscara etc. As alterações psiquiátricas muitas vezes são inicialmente confundidas com comportamento "rebelde do adolescente", já que podem manifestar-se nesse período da vida: comportamento antissocial, agressividade, depressão, distúrbios de conduta, labilidade emocional, desinibição, fobias, compulsão etc. Deterioração intelectual, dificuldades na memória, deterioração do rendimento escolar, alterações de escrita, muitas vezes, são detectadas pelos professores.

Anemia hemolítica, artrites, artralgias, comprometimento renal, litíase biliar etc. também podem ser encontrados em pacientes com doença de Wilson.

Na síndrome de Budd-Chiari, dor abdominal, ascite e hepatomegalia habitualmente estão presentes.

DIAGNÓSTICO

Para o diagnóstico de insuficiência hepática aguda, é importante anamnese detalhada, contemplando informações epidemiológicas e antecedentes familiares e pessoais. Um exame físico minucioso é fundamental, com especial atenção à presença de encefalopatia. A redução rápida do tamanho do fígado à palpação é um sinal de mau prognóstico, refletindo lesão hepática grave.

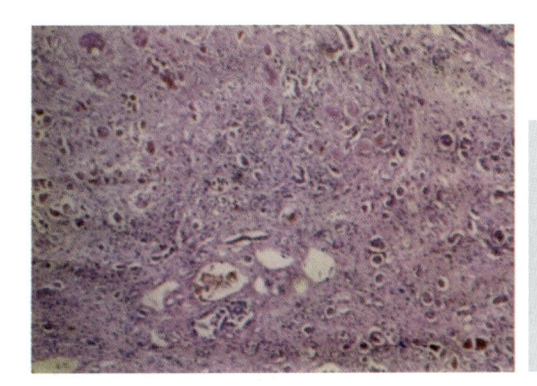

Figura 26.1 – Tecido hepático com extensa área de necrose que envolve ilhotas de hepatócitos e áreas de dúctulos remanescentes, com intensa colestase (HE 200×).

São considerados sinais de alerta e indicativos de falência hepática: alargamento do RNI, elevação progressiva de bilirrubinas totais e aparecimento de encefalopatia hepática.

Biópsia hepática habitualmente não deve ser indicada, principalmente pelos riscos advindos da presença de coagulopatia, apesar de poder identificar a lesão hepática (Fig. 26.1).

Para o diagnóstico da encefalopatia e do edema cerebral devem ser efetuadas avaliações neurológicas clínicas, eletroencefalograma (EEG) e tomografia de crânio. Sabe-se que as imagens radiológicas podem não detectar precocemente edema cerebral e hipertensão intracraniana. Para tal, deve-se mensurar a pressão intracraniana (PIC) e a oxigenação cerebral por meio de amostras do bulbo jugular.

O diagnóstico de hepatite autoimune deve ser investigado em pacientes adolescentes e pré-adolescentes, de sexo feminino, sem antecedentes de uso de medicamentos/drogas, com sorologias negativas, transaminases pouco elevadas, elevação de gamaglobulinas, presença de autoanticorpos e estigmas de hepatopatia crônica.

Nem sempre o diagnóstico de doença de Wilson é fácil quando a apresentação é na forma "fulminante":

- O anel de Kayser-Fleischer pode não estar presente ao exame oftalmológico com lâmpada de fenda. Ele ocorre em cerca de 50% dos pacientes com formas hepáticas e em aproximadamente 95% daqueles com formas neurológicas/psiquiátricas.
- O cobre urinário, que costuma estar acima de 100µg/24h nessa doença, pode estar elevado em insuficiência hepática de outras etiologias, em decorrência da lesão celular e liberação do cobre para a circulação.

- A ceruloplasmina sérica, que habitualmente é menor de 20mg/dl em 95% dos pacientes com doença de Wilson, pode estar reduzida quando há lesão hepatocelular, independentemente da causa.
- O cobre hepático é maior de 250µg/g de tecido seco na doença de Wilson, porém esse exame raramente está disponível em nosso meio e apresenta os inconvenientes de necessitar de biópsia hepática e de haver demora na obtenção do resultado. Pode ser dosado no fígado explantado.
- O estudo genético torna-se inviável, pois há mais de 200 mutações descritas. Pode ser feito quando é conhecida a mutação da família ou a mais comum na região.
- A ressonância magnética de crânio pode evidenciar alterações compatíveis com acúmulo de cobre no tálamo e em núcleos da base.

A realização de exames é importante, não só para o diagnóstico etiológico, como também para subsidiar a identificação e correção precoce de distúrbios e tratamento de infecções, assim como para a indicação de transplante hepático.

Recomenda-se solicitar os seguintes exames no momento da admissão do paciente ao serviço: hemograma, tipagem sanguínea, AST, ALT, bilirrubinas total e frações, fosfatase alcalina, gamaglutamiltranspeptidase, albumina, tempo de protrombina (RNI), fator V, alfafetoproteína, creatinina, sódio, potássio, cálcio iônico, magnésio, fósforo, glicemia, gasometria venosa, sorologias (para sífilis, rubéola, toxoplasmose, Chagas, HIV, citomegalovírus, hepatites A, B, E e C), cobre sérico; ceruloplasmina; anticorpo antimúsculo liso, antimitocôndria, anticorpo antimicrossomo de fígado e rim tipo 1 (anti-LKM1), fator antinúcleo. O paciente deve realizar eletrocardiograma, ecodopplercardiograma, radiografia de tórax e ultrassonografia de abdome com Doppler dos vasos hepáticos. Solicitar βhCG para adolescentes em idade fértil.

Se necessário, exames podem ser realizados para identificar outras etiologias: infecciosas, metabólicas ou tóxicas.

Na síndrome de Budd-Chiari o diagnóstico pode ser confirmado com exames de imagem, como tomografia computadorizada, ultrassonografia com Doppler, venografia, ressonância magnética.

TRATAMENTO

O tratamento requer cuidados de terapia intensiva e encaminhamento precoce para um centro de referência para transplante hepático.

Na unidade de terapia intensiva deve haver controle rigoroso hemodinâmico, respiratório, renal, gastrointestinal, metabólico, nutricional etc.

Medidas gerais
- Suporte nutricional: pode ser feito por via parenteral se a dieta enteral estiver contraindicada, na dependência do nível de consciência. Manter glicemia ao redor de 90 a 100mg/dl. A oferta calórica deve ficar em 120 a 150cal/kg/dia. Utilização de aminoácidos de cadeia ramificada e restrição proteica (0,6 a 0,8g/kg/dia), antes usados como rotina, atualmente não são preconizados. Estudos recentes mostraram que, em encefalopatia aguda, a restrição proteica exacerba a degradação de proteínas e não há benefício clínico em seu uso.
- Monitorizações cardíaca, renal, pulmonar, neurológica.
- Monitorização hemodinâmica, com cateter em artéria pulmonar e cateter venoso central (PVC).
- Monitorização invasiva da pressão intracraniana (PIC) em pacientes com encefalopatia graus III e IV.
- Controle de sinais vitais, da pressão arterial, diurese (sonda vesicoureteral), balanço hídrico.
- Hemogramas, gasometrias, lactato sérico, eletrólitos, glicemia capilar a cada 2 horas, função renal, hepática, RNI.
- Hidratação por via intravenosa, com controle de balanço hídrico, correções de distúrbios hidroeletrolíticos e acidobásicos. Cuidado com a administração de fluidos e sódio, pelo risco de hiponatremia diluicional. A administração de potássio, cálcio e magnésio é realizada de acordo com as necessidades e controles.
- Bloqueador de secreção gástrica (inibidor da bomba de prótons).

Coagulopatia
Só deve ser corrigida se houver sangramento ativo ou antes da realização de procedimentos invasivos. A correção do RNI com plasma pode mascarar a gravidade do caso e prejudicar/retardar a indicação de transplante hepático.

Função renal
Para preservar a função renal, administrar volume, como coloides e cristaloides. Pode ser necessário o uso de dopamina em dose renal de 2,5µg/kg/min. Se necessária, a terapia renal substitutiva (TRS) pode ser na forma de hemofiltração contínua com soluções com bicarbonato e não lactato, pela presença de acidose láctica e incapacidade do fígado em metabolizar lactato.

Encefalopatia e edema cerebral

Especial atenção deve ser dada ao tratamento da encefalopatia e prevenção de edema cerebral.

O paciente deve permanecer em ambiente tranquilo, com pouca iluminação (colocar venda nos olhos), sem ruídos e com elevação da cabeça a 30° para melhorar a pressão de perfusão cerebral (PPC). As intervenções e estímulos dolorosos devem ser evitados ou reduzidos. Mobilizações, aspirações orotraqueais e fisioterapia respiratória devem ser realizadas com cautela.

A sedação com benzodiazepínicos está contraindicada (receptores GABA-neurotransmissor inibidor), assim como a utilização de flumazenil, um antagonista benzodiazepínico. O balanço hídrico deve ser neutro.

Pacientes com encefalopatia graus III e IV devem ser submetidos à entubação endotraqueal e ventilação mecânica. Os que necessitarem de transporte devem ser entubados em vigência de encefalopatia grau I.

A utilização de medicamentos que causam redução na produção e absorção de amônia tem sido questionada. Essa ação é desempenhada por antibióticos pouco absorvíveis, que provocam a redução das bactérias intestinais, como a neomicina, e por dissacarídeos não absorvíveis sintéticos, como a lactulose e o lactitol. Sua utilização não causa diferença significativa na mortalidade. Não há evidência suficiente para afirmar ou negar que os dissacarídeos não absorvíveis tenham efeito benéfico significativo na encefalopatia hepática. Antibióticos parecem superior aos dissacarídeos não absorvíveis na melhora da encefalopatia, porém sua importância clínica é interrogada. O rifaximin, um derivado não absorvível da rifampicina, foi aprovado em março de 2010 pelo FDA (*Food and Drug Administration*) para reduzir a recorrência de encefalopatia hepática.

Os sintomas e sinais clínicos de hipertensão intracraniana podem ser tardios e as imagens radiológicas podem não detectar edema cerebral e hipertensão intracraniana. Daí a importância de medidas diretas para monitorizar a pressão intracraniana (PIC) e de medidas indiretas da oxigenação cerebral por amostras do bulbo jugular.

A pressão intracraniana deve ser mantida em níveis inferiores a 20mmHg. Os cateteres podem ser intraventriculares, intraparenquimatosos, subaracnoides, subdurais ou epidurais. Nesses últimos, é menor o risco de hemorragias (5%) e infecção. Manter 24 a 48 horas após o transplante.

Manter a pressão de perfusão cerebral (PPC) acima de 50mmHg. A PPC é igual à diferença entre a PAM (pressão arterial média) e a PIC. É questionável a contraindicação ao transplante quando a PPC permanecer inferior a 40mmHg por tempo superior a 2 horas, pois há descrição de casos em que houve recuperação do paciente.

Se a PIC for superior a 20mmHg, orienta-se a administração de manitol a 20%, em doses que variam de 0,25 a 1g/kg, por via intravenosa, em 20 minutos, a cada 2, 4 ou 6 horas, na dependência dos valores da PIC. A osmolaridade sérica deve ser mantida entre 300 e 320mOsm/l e o sódio sérico entre 145 e 150mmol/l. Hiperventilação, mantendo-se a $paCO_2$ entre 30 e 35mmHg, tem efeito breve e não é indicada de rotina.

Podem ser necessários anticonvulsivantes. Em casos refratários, preconiza-se tiopental na dose de 1 a 3mg/kg/h, por via intravenosa contínua. Há o inconveniente de hipotensão arterial. Atualmente, os barbituratos são pouco utilizados.

Vasopressores elevam a PAM e a PPC.

Hipotermia moderada (32-34°C) tem efeito neuroprotetor, demonstrado por ressonância magnética espectroscópica do cérebro. Parece melhorar a oferta de oxigênio para áreas isquêmicas do cérebro e reduzir a pressão intracraniana.

Podem ser realizadas medidas indiretas da oxigenação cerebral por amostras do bulbo jugular. A saturação venosa de oxigênio jugular deve ser mantida entre 55 e 80% e a diferença arteriovenosa de lactato deve ser igual ou inferior a 0,35mmol/l. A hipotermia poderia aumentar o risco de infecções, distúrbios de coagulação e arritmias cardíacas.

A N-acetilcisteína (NAC) melhora a pressão de perfusão cerebral, aumenta o fluxo sanguíneo cerebral, melhora a microcirculação e a extração de O_2 e possui ação antioxidante. Por esses motivos, tem sido utilizada também no tratamento de insuficiência hepática aguda não relacionada ao uso de paracetamol.

Estudo recente, realizado em adultos, concluiu que a N-acetilcisteína por via intravenosa melhora a sobrevida, sem transplante, quando introduzida precocemente na insuficiência hepática aguda não relacionada ao acetaminofeno e que pacientes com estágios avançados de coma não se beneficiam desse tratamento. Foi utilizada na dose inicial de 150mg/kg/h, por via intravenosa (IV), em 1 hora, seguida por 12,5mg/kg/h durante 4 horas e, após, em infusão contínua de 6,25mg/kg por mais 67 horas.

Na Europa e Canadá, vários esquemas terapêuticos têm sido utilizados, sem diferença significativa entre eles:

1. Dose de ataque: 150mg/kg, IV, em 30 minutos. A seguir, 50mg/kg, IV, em 4 horas.
   Dose de manutenção: 100mg/kg, IV, em 16 horas.
   Dose total de 300mg/kg, IV, em 20 horas.

2. Dose de ataque: 150mg/kg, IV, em 1 hora.

Dose de manutenção: 70mg/kg, 4/4 horas, IV, em 1 hora, no total de 12 doses. Após, manter com 150mg/kg/dia até RNI < 2.

Há casos descritos da ocorrência de choque anafilático com NAC por via intravenosa.

Nos Estados Unidos, até 2004, só era autorizada a utilização da N-acetilcisteína por via oral, com dose de ataque de 140mg/kg e manutenção de 70mg/kg de 4 em 4 horas, em um total de 17 doses. Em vigência de piora clínica, deveria ser administrada por mais 16 horas, 100mg/kg. Utilizada por via oral, pode causar náuseas, vômitos e dor abdominal.

Em 23 de janeiro de 2004, o FDA aprovou a apresentação por via intravenosa. São utilizadas as doses:

• Ataque: 140mg/kg, IV, em 1 hora.

• Manutenção: 70mg/kg, 4/4 horas, IV, em 1 hora, no total de 12 doses.

Antídotos

Intoxicação por paracetamol (acetaminofeno) – a N-acetilcisteína é mais conhecida por sua utilização como antídoto para intoxicação por paracetamol. Estimula a produção da glutationa hepática, levando ao aumento na conjugação de NAPQI (N-acetil-p-benzoquinona imina). Age também substituindo a glutationa na redução do NAPQI e possui ação antioxidante. Melhora o fluxo sanguíneo da microcirculação, a captação tecidual de oxigênio e o débito cardíaco. É mais efetiva quando administrada até 8 após a ingestão do acetaminofeno (paracetamol). Publicações recentes mostraram que a NAC é altamente efetiva na prevenção de insuficiência hepática causada por hepatotoxicidade por acetaminofeno se administrada em 10 horas de uma *overdose*. É menos efetiva após esse período e pode não ser capaz de reduzir a gravidade da lesão hepática se for utilizada após 15 horas da ingestão.

As concentrações séricas de paracetamol, sob a forma de nomograma, um gráfico semilogarítmico, são utilizadas para predizer o risco de grave comprometimento hepático (AST ou ALT > 1.000U/l). Entretanto, habitualmente, não estão disponíveis na maioria dos serviços em nosso meio. A aplicabilidade do nomograma nunca foi provada para crianças pequenas e sua validade é incerta em predizer os riscos após 15 horas de ingestão do paracetamol.

Intoxicação por cogumelos venenosos (*Amanita phalloides*) – devem ser adotadas medidas gerais como lavagem gástrica, carvão ativado 50g por sonda nasogástrica, fluidos e eletrólitos por via intravenosa. Deve haver administração simultânea dos antídotos:

- penicilina cristalina 300.000 a 1.000.000U/kg/dia, IV;
- silimarina em apresentação aquosa: 20-50mg/kg/dia, IV.

Infecções

Colher culturas de sangue, urina e secreção traqueal e introduzir tratamento antimicrobiano parenteral empírico com cefalosporina de quarta geração, vancomicina e fluconazol.

Tratamentos específicos

São reservados a casos de:

- Hepatite autoimune – prednisona.
- Síndrome de Budd-Chiari aguda: colocação de *shunt* portossistêmico intra-hepático (TIPS).
- Reativação de hepatite B – lamivudina ou adefovir.
- Esteatose aguda da gravidez e síndrome HELLP – interrupção da gravidez.

Transplante hepático

A insuficiência hepática aguda é uma doença devastadora, associada a alta mortalidade. O transplante hepático é o tratamento curativo na maioria dos casos (Fig. 26.2).

O questionamento fundamental no tratamento é quando indicar o transplante hepático.

Os critérios de indicação de transplante mais utilizados são os preconizados por O'Grady, do King's College de Londres, e diferentes para insuficiência hepática induzida ou não pelo paracetamol. Em ambos os casos, é necessário o preenchimento de um dos dois critérios para que o transplante seja indicado.

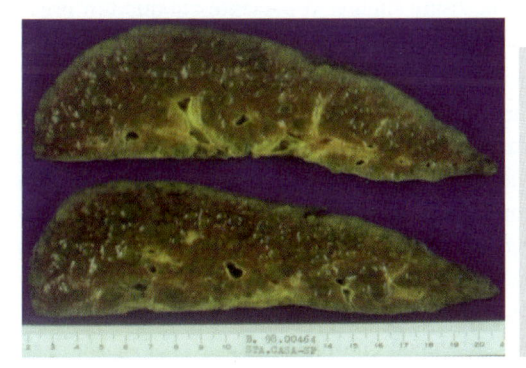

Figura 26.2 – Superfície de corte de fígado explantado com presença de múltiplos nódulos esparsos, de regeneração, entremeados por tecido acastanhado, que corresponde às áreas de necrose.

1. Sem o uso de paracetamol:

   1.1. Critério I (único): INR > 6,5 (TP > 100s), independente do grau de encefalopatia.

   1.2. Critério II: devem ser preenchidos três de cinco itens:

      1.2.1. bilirrubinas acima de 17,5mg/dl;

      1.2.2. tempo decorrido entre o aparecimento da icterícia e da encefalopatia maior que 7 dias;

      1.2.3. RNI > 3,5 (TP > 50s);

      1.2.4. idade menor que 10 anos ou acima de 40 anos;

      1.2.5. etiologia: não A, B, C, D, E, ou induzida por drogas ou halotano.

2. Com o uso de paracetamol:

   2.1. Critério I (único): pH < 7,30, independente do grau da encefalopatia.

   2.2. Critério II: devem ser preenchidos os três itens:

      2.2.1. RNI > 6,5 (TP > 100s) e

      2.2.2. creatinina sérica > 3,4mg/dl (300µmol/l) e

      2.2.3. encefalopatia grau III ou IV.

Para indicação de transplante hepático, podem ser utilizados também os critérios de Clichy, do Hôpital Beaujon, Clichy, França. Na presença de encefalopatia, indica-se o transplante:

• Em pacientes com idade inferior a 30 anos, quando o fator V for menor que 20%.

• Em pacientes com idade superior a 30 anos, quando o fator V for menor que 30%.

Sistemas temporários de suporte hepático

Os sistemas temporários de suporte hepático têm sido utilizados como "ponte" até o transplante. Visam manter o paciente até que um órgão esteja disponível, ou até que ele se recupere. Podem ser:

• Sistemas artificiais ou não biológicos – promovem a remoção de substâncias tóxicas circulantes. Apesar dos resultados de estudos clínicos e experimentais encorajando sua utilização, recomenda-se que mais estudos randomizados sejam feitos. Alguns métodos inicialmente utilizados são considerados ineficientes e não indicados atualmente: plasmaférese, hemodiálise, hemofiltração, hemoperfusão, exsanguineotransfusão etc. Os sistemas mais empregados são:

   – *MARS (Molecular Adsorbents Recirculating System)*: sistema extracorporal de remoção de substâncias hidrossolúveis livres e ligadas à albumina. É o mais utilizado. Apesar de os resultados preliminares sugerirem que o *MARS* pode ter posição no arsenal terapêutico para insuficiência hepática aguda, não existem dados suficientes para justificar seu uso em crianças.

- *Prometheus*: sistema que combina separação fracionada do plasma e adsorção de toxinas (*fractionated plasma separation and adsorption* – FPSA) com hemodiálise de alto fluxo.

• Sistemas biológicos – utilizam hepatócitos vivos e apresentam a vantagem teórica de função sintética e metabólica. No entanto, seu uso é limitado e considerado experimental, pois está associado a problemas imunológicos, infecciosos, oncológicos e financeiros:

  - perfusão em fígado de animal: não utilizada, risco de xenoinfecções;
  - fígado bioartificial: biorreatores com hepatócitos humanos ou de animais;
  - transplante de hepatócitos obtidos em culturas de células humanas tumorais, fetais e xenoculturas;
  - transplante de fígado auxiliar: a vantagem é a possibilidade da retirada da imunossupressão se houver regeneração do fígado nativo.

Há a perspectiva de que futuros tratamentos para insuficiência hepática aguda incluam a terapia gênica em seu arsenal.

EVOLUÇÃO

A mortalidade precoce na insuficiência hepática aguda está relacionada ao edema cerebral e ao colapso cardiovascular. Tardiamente, as infecções e as falências de múltiplos órgãos são responsáveis pela evolução desfavorável.

A morte ocorre em mais de 85% dos casos não submetidos a transplante hepático. Paradoxalmente, a sobrevivência é maior naqueles que apresentam insuficiência hepática hiperaguda, isto é, quando a encefalopatia se desenvolve nos primeiros sete dias de doença. De acordo com o tempo decorrido entre o aparecimento da icterícia e a encefalopatia, a sobrevivência é:

• Até 7 dias – insuficiência hepática hiperaguda: 36% de sobrevivência.
• De 8 a 28 dias – insuficiência hepática aguda: 7% de sobrevivência.
• Acima de 28 dias – insuficiência hepática subaguda: 14% de sobrevivência;

Com a realização de transplante hepático, a mortalidade é reduzida. A sobrevivência tem variado de 75 a 90%, ficando ao redor de 50 a 65% na maioria dos serviços. Alguns estudos apontaram que a sobrevivência é inversamente proporcional ao grau de encefalopatia.

São considerados fatores de mau prognóstico e alta mortalidade sem transplante: idade inferior a 4 anos, encefalopatia grave, RNI maior que quatro, altos níveis séricos de bilirrubinas e baixos de ALT ou TGP (alanina aminotransferase ou transaminase glutamicopirúvica).

A existência de antídoto faz com que a mortalidade pelo paracetamol (32 a 50% dos casos), de modo geral, seja inferior à causada por outras drogas (acima de 75%).

Elevação nos níveis séricos de alfafetoproteína é indicativa de regeneração hepatocelular, mas não determina o prognóstico.

Os critérios de O'Grady apresentam alto valor preditivo de quem se beneficiará do transplante. No entanto, não são capazes de prever aqueles que terão recuperação. Em nossa experiência, apenas uma criança que preencheu os critérios de O'Grady apresentou regeneração hepática e recuperação clínica. Das demais, aquelas que não conseguiram receber um órgão para transplante apresentaram evolução para óbito.

CASO CLÍNICO

F.R.P., sexo masculino, 3 anos e 2 meses de idade, natural e procedente de São Paulo – SP.

Há cerca de 21 dias iniciou quadro de febre (38,8°C), adinamia, redução da aceitação alimentar, dor abdominal, diarreia, náuseas e vômitos. Procurou um posto de saúde, quando recebeu receita de soro para hidratação por via oral e antitérmico (dipirona). Após alguns dias, evoluiu com colúria, hipocolia fecal e icterícia. Procurou um pronto-socorro, quando foi feita a hipótese diagnóstica de "hepatite" e encaminhado para casa com medicamentos sintomáticos. Apresentou melhora da diarreia, mas manteve-se com picos febris, vômitos, pouca aceitação alimentar, adinamia e cerca de 10 dias após o início da icterícia, a mãe notou que estava um pouco sonolento. Como não houve melhora, retornou ao pronto--socorro, quando foi internado. Exames colhidos nessa ocasião mostravam elevação de transaminases e de bilirrubinas. Houve piora progressiva da icterícia e apresentava sonolência alternada com períodos de irritabilidade (encefalopatia grau I). Após dois dias, foi transferido para um serviço de referência para transplante hepático.

Interrogatório sobre os diferentes aparelhos: só os já referidos.

Condições de gestação, parto e nascimento – 2ª gestação. Realizou pré-natal desde o início da gestação, sem intercorrências. Nega uso de medicamentos durante a gestação. Parto normal, a termo. Apgar 9/10. Peso de nascimento 3.080g, estatura 49,8cm. Sem intercorrências no berçário.

Desenvolvimento neuropsicomotor – sustentou a cabeça com 2 meses, sentou com 6 meses e andou com 1 ano.

Vacinação – adequada para a idade, realizada na rede pública. Não recebeu vacina para hepatite A, por não fazer parte do esquema vacinal fornecido pela rede SUS de atenção básica.

Alimentação – adequada para a idade.

Antecedentes pessoais: nega internações ou cirurgias.

Antecedentes familiares – nega consanguinidade ou doenças na família. Pais saudáveis. Uma irmã de 6 anos, saudável. Epidemiologia negativa para doenças infectocontagiosas.

Exame físico (dados positivos) – peso 15.650g (P50); estatura 97cm (P50); FC 125 batimentos/minuto; FR 30 movimentos/minuto; PA 90/50mmHg.

Regular/mau estado geral, bom estado nutricional, ictérico ++++/4+, descorado +/4, afebril. Edema +/4+ de face e membros inferiores. Orofaringe, aparelho respiratório e cardiovascular sem alterações evidentes. Abdome plano, flácido, indolor. Fígado palpável a 3cm do rebordo costal direito. Ausência de ascite ou fenômenos hemorrágicos. Sistema nervoso: sonolento, apresentando períodos de sonolência alternados com períodos de agitação e agressividade (encefalopatia grau II).

Obs.: apesar da presença de encefalopatia, foi transferido sem entubação orotraqueal e ventilação mecânica.

Discussão do caso

Objetivos

1. Estabelecer o diagnóstico etiológico, pelo quadro clínico e exames subsidiários.
2. Iniciar tratamento clínico em unidade de terapia intensiva.
3. Avaliar critérios para indicação de transplante hepático.

Condutas e evolução

Foi internado na unidade de terapia intensiva e instituídas medidas de tratamento de insuficiência hepática e encefalopatia.

As investigações realizadas para causas metabólicas, medicamentosas e autoimunes foram negativas.

482

As sorologias foram negativas para toxoplasmose, sífilis, Chagas, herpes, Epstein-Barr, hepatites B e C. Sorologias para citomegalovírus e rubéola com IgG positivo e IgM negativo. A única sorologia positiva foi para hepatite A: anticorpos anti-HAV e anti-HAV IgM total reagentes.

Resultados dos demais exames – hemoglobina 10,2g/dl; hematócrito 29,6%; volume corpuscular médio (VCM) 74,95fl; hemoglobina corpuscular média (HCM) 30pg; leucócitos $15,3 \times 10^3 \mu l$ (1% bastonetes, 33% segmentados, 62% linfócitos, 2% monócitos, 1% eosinófilos, 1% basófilos); reticulócitos 2,8%; plaquetas $396 \times 10^3 \mu l$; dosagem de glicose-6--fosfato desidrogenase (G6PD) normal; alanina aminotransferase (ALT) 570UI/l; aspartato aminotransferase (AST) 550UI/l; bilirrubina total (BT) 21,6mg/dl; bilirrubina direta (BD) 4,5mg/dl; bilirrubina indireta (BI) 17,1mg/dl; gamaglutamiltranspeptidase (GGT) 43UI/l; fosfatase alcalina (FA) 540UI/l; proteínas totais (PT) 7,0g/dl; albumina 2,8g/dl; tempo de protrombina (TP) 42s; atividade de protrombina (AP) 6,9%; relação normatizada internacional (RNI) 11,4; tempo parcial de tromboplastina (TTPA) 62s; RT (relação paciente/normal) 2,06; fibrinogênio 99mg/dl; fator V 10%; cálcio ionizável 5,17; magnésio 1,8mEq/l; sódio 142mEq/l; potássio 4,9mEq/l; fósforo 6,2mg/dl; glicemia17mg/100ml; ureia 9mg/dl; creatinina 0,2mg/dl; desidrogenase láctica (DHL) 1.048U/l; amônia 5,5 ug/ml (elevada); gasometria arterial com pH 7,48, PCO_2 22,1, HCO_3^- 16,6, BE 6,1, pO_2 63,6, Sat 93,7%; tipagem sanguínea O+.

Tomografia de crânio sem sinais de edema cerebral. Eletrocardiograma e radiografia de tórax sem alterações. Ultrassonografia de abdome com fígado aumentado, ecotextura heterogênea, espessamento de vesícula biliar e ascite discreta.

Apresentava importante comprometimento da função hepática, com queda nos níveis de bilirrubina direta e aumento de indireta, refletindo grave lesão hepatocelular, levando à incapacidade de conjugação da bilirrubina. Concomitantemente, houve queda de aminotransferases.

Preenchia os critérios de O'Grady (Critério I – INR > 6,5) e de Clichy (fator V < 20%) para indicação de transplante hepático. Foi inscrito na lista para transplante em caráter de prioridade, conforme legislação vigente.

Após a internação, evoluiu com rápida piora clínica e da encefalopatia. Houve exacerbação da sonolência, comportamento inadequado, fala incoerente e passou a não reconhecer a mãe. Foi feito o diagnóstico de encefalopatia grau III. Foi submetido a entubação orotraqueal, respiração mecânica e instalado cateter para o controle de pressão intracraniana (PIC).

Permaneceu sob cuidados intensivos.

Três dias após a internação, foi submetido a transplante hepático ortotópico, com fígado inteiro, de doador falecido.

Recebeu imunossupressão com tacrolimus e corticoide.

Apresentou evolução favorável. Recebeu alta no 11º dia. Encontra-se bem, com retorno às atividades normais.

Considerações

Quando uma criança desenvolve quadro de hepatite aguda, é importante o esclarecimento da etiologia e rigoroso controle clínico e laboratorial.

Elevação progressiva de bilirrubinas e alteração no TP/RNI não responsiva ao uso de vitamina K são sinais de alerta e mau prognóstico. Inversão no padrão, com queda de bilirrubina direta e elevação concomitante de indireta, reflete lesão hepatocelular grave com incapacidade de conjugação da bilirrubina.

Alterações no humor, no ritmo de sono, sonolência, distúrbios de conduta etc. são indicativos de encefalopatia e, consequentemente, de gravidade da doença. A mãe (ou cuidador) costuma ser a primeira pessoa a identificar alterações que podem ajudar o médico a fazer o diagnóstico clínico de encefalopatia em fase inicial. A evolução do quadro costuma ser rápida e a encefalopatia torna-se claramente evidente.

Pacientes com insuficiência hepática aguda devem ser mantidos em unidade de terapia intensiva e acompanhados por equipe de transplante hepático o mais breve possível.

Se for necessário o transporte para outro serviço, o paciente deve antes ser submetido a entubação orotraqueal e respiração mecânica, mesmo se estiver com encefalopatia grau I.

Considerando a elevada mortalidade, nossa legislação permite que pessoas, com insuficiência hepática aguda sejam inscritas para transplante em caráter de prioridade.

A atuação consciente, rápida e efetiva dos profissionais envolvidos é um fator prioritário na sobrevida desses pacientes.

484

BIBLIOGRAFIA

Auzinger G, Wendon J. Intensive care management of acute liver failure. Curr Opin Crit Care 2008;14:179-188.

Bhaduri BR, Mieli-Vergani G. Fulminant hepatic failure: pediatric aspects. Semin Liver Dis 1996;16:349-355.

Barazangi N, Hemphill III JC. Advanced cerebral monitoring in neurocritical care. Neurol India 2008;56:405-414.

Björnsson E. Review article: drug-induced liver injury in clinical practice. Aliment Pharmacol Ther 2010; Mar 31. [Epub ahead of print]

Boullata J. Natural health product interactions with medication. Nutr Clin Pract 2005;20:33-51.

Carrillo-Esper R, Pérez-Bustos E, Ornelas-Arroyo S, Albores-Saavedra J, Uribe M. Liver involvement in severe human influenza A H1N1. Ann Hepatol 2010;9:107-111.

Chan KW, Chow AM, Chan KC, Yang J, Wu EX. Magnetic resonance spectroscopy of the brain under mild hypothermia indicates changes in neuroprotection-related metabolites. Neurosci Lett. 2010; Mar 31. [Epub ahead of print]

Contreras J, Poniachik J, Oksenberg D, Cortés C, Valera JM, Cotera A et al. [Albumin dialysis MARS (Molecular Adsorbent Recirculating System) as a bridge for liver transplantation in acute liver failure. Report of three cases]. Rev Med Chil 2004; 132:601-607.

Cordovani NTB et al. Insuficiência hepática aguda (hepatite fulminante) em crianças e adolescentes 2002; VI Congresso Portugues de Transplantação, ICongresso Luso-Brasileiro; ABTO e Sociedade Portuguesa de Transplantação. Lisboa, Portugal.

De Carlis L, De Gasperi A et al. Liver transplantation for *ecstasy*-induced fulminant hepatic failure. Transplant Proc 2001;33: 2743-2744.

Dhawan A. Acute liver failure in childhood. J Gastroenterol Hepatol 2004;19:S382-S385.

El-Yussef M. Wilson disease. Mayo Clin Proc 2003;78:1126-1136.

Figueiredo CA, Cordovani NT, Castrignano SB, Alves VA, Kanamura CT, de Oliveira MI et al. Acute liver failure associated with rubella virus in a child. Pediatr Infect Dis J 2010; Mar 11. [Epub ahead of print]

Kelly DA. Managing liver failure. Postgrad Med J 2002;78:660-667.

Lai WK, Murphy N. Management of acute liver failure. Contin Educ Anaesth Crit Care Pain 2004;4:40-43.

Larrey D. Drug-induced liver diseases. J Hepatol 2000;32:77-88.

Latif N, Mehmood K. Risk factors for fulminant hepatic failure and their relation with outcome in children. J Pak Med Assoc 2010;60:175-178.

Lee SW, Wang X, Chowdhury NR. et al. Hepatocyte transplantation: state of the art and strategies for overcoming existing hurdles. Ann Hepatol 2004;348-353.

Liu JP, Gluud LL, Als-Nielsen B, Gluud C. Artificial and bioartificial support systems for liver failure. Cochrane Database of Systematic Reviews 2004, Issue 1.

Merli M, Riggio. Dietary and nutritional indications in hepatic encephalopathy. Metab Brain Dis 2009;24:211-221.

O'Grady J. Personal view: current role of artificial liver support devices. Aliment Pharmacol Ther 2006;23:1549-1557.

O'Grady JG. Acute liver failure. Postgrad Med J 2005;81:148-154.

Portaria MS/GM nº 2600 de 21 de outubro de 2009.

Polson J, Lee WM. AASLD position paper: the management of acute liver failure. Hepatology 2005;41:1179-1197.

Rikker C. Orv hetil. [Liver support systems today] 2009;150:2299-2307.

Rinella ME, Sanyal A. Intensive management of hepatic failure. Semin Respir Crit Care Med 2006;27:241-261.

Riordan SM, Williams R. Liver: management of non-acetaminophen-induced ALF. Nat Rev Gastroenterol Hepatol 2010;7:75-77.

Samanta T, Das AK, Ganguly S. Profile of hepatitis A infection with atypical manifestations in children. Indian J Gastroenterol 2010;29:31-33.

Sartorelli MR, Comparcola D, Nobili V. Acute liver failure and pediatric ALF: strategic help for the pediatric hepatologist. [Comment, Letter]. J Pediatr 2010;156:342.

Seeff LB et al. Complementary and alternative medicine in chronic liver disease. Hepatology 2001;34:595-603.

The Cochrane Database of Systematic Reviews 2010 Issue 4.

Trey C, Davidson CS. The management of fulminant hepatic failure. In Popper H, Schaffner F (eds). Progress in liver disease.

New York, NY: Grune & Stratton Inc; 1970. pp. 282-298.

Sood GK. Acute Liver failure. eMedicine. Updated: Jun 25, 2009.

Smith IDM et al. Non-paracetamol drug-induced fulminant hepatic failure among adults in Scotland. Eur J Hepatol Gastroenterol 2005;17:161-167.

Wolf DC. Encephalopathy, Hepatic. eMedicine. Updated: Mar 25, 2010.

Van de Kerkhove MP, Hoekstra R, Chamuleau RA, van Gulik TM. Clinical application of bioartificial liver support systems. Ann Surg 2004;240:216-230.

Varon J. Therapeutic hypothermia: implications for acute care practitioners. Postgrad Med 2010;122:19-27.

Zhu CL, Li YW, Gao RT. Gene therapy for acute liver failure. Curr Gene Ther 2010;10:156-166.

CAPÍTULO 27

Doença Hepática na Fibrose Cística

GABRIEL HESSEL
ROBERTO MASSAO YAMADA

A fibrose cística (FC) é uma doença autossômica recessiva multissistêmica, mais comum e preocupante nas crianças caucasianas, com incidência de 1 em cada 2.500 nesta população. O gene da FC está localizado no braço longo do cromossomo 7. Esse gene é responsável por codificar a proteína reguladora da condutância transmembrânica da FC (CFTR), essencial na regulação do transporte de cloro nas células epiteliais. O defeito na proteína CFTR leva à diminuição da secreção de cloro e aumento na reabsorção de sódio. Até o momento já foram descritas mais de 1.000 mutações desse gene entretanto a mutação mais frequente é o delta F 5008, ocorrendo em 50% dos pacientes. Há estudo demonstrando que esse gene possa estar implicado também na patogênese da colangite esclerosante primária. As manifestações gastrointestinais na FC são decorrentes das secreções viscosas anormais no lúmen das vísceras e dos ductos dos órgãos sólidos, incluindo o fígado, e que são observadas por toda a infância e adolescência. O comprometimento hepático e das vias biliares é conhecido desde 1938, época da primeira descrição da FC por Doroth Andersen, mas só recentemente tem-se dado maior atenção ao acometimento desse órgão nessa doença, sendo a hepatopatia considerada a segunda causa de morte nos pacientes com FC.

A real prevalência da doença hepatobiliar na FC é desconhecida porque não há critérios definidos de envolvimento hepático e pela falta de métodos diagnósticos sensíveis e específicos. Mesmo se forem considerados os métodos (clínicos, bioquímicos e radiológicos) existentes no momento, a prevalência de hepatopatia é também variável, segundo alguns autores, em 10 a 45%. Porém esses resultados podem ser subestimados uma vez que há relatos de estudos de necrópsias, em que a cirrose biliar focal aparece em 72% dos casos. O pico de maior incidência é dos 7 aos 20 anos de idade, sendo raro o aparecimento após essa idade. Ainda não se conhece o mecanismo exato da doença hepática na FC. Provavelmente, a doença é o resultado também de uma disfunção secretória do epitélio biliar com formação de bile espessa nos dúctulos biliares que pode causar obstrução e progredir para o desenvolvimento de fibrose biliar focal, fibrose em ponte e cirrose biliar multilobular. Essa disfunção do epitélio biliar está relacionada com a mutação na proteína CFTR, que é expressa na membrana apical das células do ducto biliar ou colangiócitos e no epitélio da vesícula biliar e não é expressa no hepatócito ou outras células do fígado. Dessa maneira, a hepatopatia nestes pacientes pode variar desde colelitíase assintomática até cirrose biliar.

O epitélio do ducto biliar intra-hepático modula tanto a fluidez quanto a alcalinidade da bile primária. Fluidos, aminoácidos, glicose e ácidos biliares são reabsorvidos, enquanto a água, os eletrólitos e a imunoglobulina A são secretados. A função de transporte do epitélio biliar intra--hepático é finamente regulada por um número de hormônios gastrointestinais, neuropeptídios e neutrotransmissores que promovem tanto a secreção como a reabsorção. O CFTR, produto genético da FC, trabalha como um AMPc regulador dos canais de ânions na membrana apical das células epiteliais biliares, incluindo as células epiteliais da vesícula biliar. Sokol e Durie (1999) propuseram um modelo no qual vários fatores podem conduzir à ativação da célula estrelada e desencadear o processo de depósito de colágeno (lesão direta do colangiócito, lesão hepatocitária, liberação de citocinas pró-inflamatórias e manutenção do estado inflamatório).

Como a doença hepática não se manifesta em todos os pacientes com FC, Colombo et al. (2002) estudaram os fatores de risco para a doença hepática em uma casuística de 177 pacientes. Durante um período de seguimento médio de 14 anos, 48 pacientes desenvolveram doença hepática crônica, sendo identificado os seguintes fatores de risco: 1. história de íleo meconial; 2. sexo masculino; e 3. portadores de mutações graves.

MANIFESTAÇÕES CLÍNICAS

As manifestações clínicas decorrentes da hepatopatia nesses pacientes variam de acordo de como a doença hepática é definida. Incluem doenças da vesícula biliar, anormalidades do ducto biliar e complicações hepáticas que variam desde uma colestase neonatal para cirrose biliar focal, até cirrose multilobular e hepatotoxicidade às drogas.

As manifestações hepáticas na FC têm recebido maior atenção nos últimos anos e a doença hepática representa a segunda causa de morte nesse grupo de pacientes, superada apenas por complicações cardiorrespiratórias e de transplantes. A mortalidade geral é de 2%, alcançando até 5% antes do advento do transplante hepático.

Apesar de toda preocupação com o acometimento hepático nesses pacientes, até o momento não há um critério comum para a definição de doença hepática ou de um exame específico e sensível que permita avaliar a função das células do sistema hepatobiliar. As manifestações do comprometimento hepático nas crianças com FC podem exteriorizar-se de diferentes formas descritas no quadro 27.1.

Quadro 27.1 – Complicações hepatobiliares da fibrose cística.

Doença da vesícula biliar
Ausência
Microvesícula
Barro biliar/cálculos

Anormalidades do ducto biliar
Estenose, estreitamento ou dilatação dos ductos intra-hepáticos
Estreitamento difuso ou estenose focal do ducto bilar comum
Cálculos nos ductos biliares intra e extra-hepáticos

Complicações hepáticas
Esteatose
Colestase neonatal
Cirrose biliar focal
Cirrose multilobular

Hepatotoxicidade à droga
Meropenem
Fluoroquinolonas
Anfotericina B

COLESTASE NEONATAL

Essa forma de apresentação é muito rara, ocorrendo em menos de 2% dos pacientes. Geralmente está associada à presença de íleo meconial e ao uso de nutrição parenteral prolongada em até 50% dos casos. Entretanto, a associação de hepatopatia com íleo meconial nos pacientes com FC é controversa. Colombo et al. (2002) foram os primeiros autores a observarem essa forte associação, diferentemente de Slieker et al. (2003) que descartaram essa associação baseados em estudos existentes na Holanda, Israel e Escandinávia. Da mesma forma, Corbett et al. (2004) não observaram essa relação, postulando que essas discrepâncias são decorrentes do fato de que muitos pacientes com íleo meconial e FC são frequentemente submetidos a grandes ressecções do intestino delgado e expostos a um déficit nutricional importante. Dessa forma, esses fatores é que seriam responsáveis pelo desenvolvimento de possível doença hepática. O aparecimento da colestase, manifestada pela presença de icterícia, ocorre pela secreção de bile mais viscosa, que já pode iniciar-se nesse período e é frequente o encontro de hipocolia fecal, confundindo muitas vezes com a atresia de vias biliares extra-hepáticas. O diagnóstico é reforçado pela existência de outros eventos da FC, além do íleo meconial, infecções respiratórias ou evidência de insuficiência pancreática. Os fatores adjuvantes que agravam esse quadro clínico de colestase seria o retardo na alimentação enteral, nutrição parenteral prolongada e a presença de infecções que poderiam exacerbar a colestase e a icterícia. Essa colestase apresenta curso benigno e resolução espontânea, porém fibrose residual já pode permanecer.

CIRROSE FOCAL E MULTILOBULAR

A cirrose biliar focal é uma lesão patognomônica observada na hepatopatia da FC. É resultante de uma consequência direta do defeito do CFTR que leva a uma colestase ductal e *plugs* biliares que progridem para fibrose periportal. A secreção de mucina também está alterada e pode contribuir na viscosidade biliar, e a secreção de sulfato de condroitina está aumentado e é evidenciado pelo material eosinofílico obstruindo os ductos pela histologia. Estes *plugs* biliares e as secreções são responsáveis pela obstrução gradual dos canalículos biliares e dos pequenos ductos biliares. Inicialmente, as mudanças são focais, mas, gradualmente, com o evoluir da doença, a colestase e a fibrose tornam-se mais disseminadas, evoluindo para cirrose multilobular. Geralmente a hepatopatia na FC apresenta evolução lenta.

ESTEATOSE HEPÁTICA

Algum grau de infiltração gordurosa observada tanto pela ultrassonografia quanto pela histologia em pacientes com FC é achado muito comum.

Esteatose importante era observada mais frequentemente em pacientes com desnutrição. No momento, é mais frequente como decorrente de deficiência nutricional como a de ácidos graxos, carnitina, colina e minerais. Esta esteatose, nestes pacientes, pode também estar associada com o diabetes ou uso de antibióticos.

COMPLICAÇÕES BILIARES

Algumas alterações da árvore biliar são observadas na FC. A vesícula biliar pode ser de característica normal, muito pequena ou mesmo não visualizada. As anormalidades da vesícula, principalmente a microvesícula, são observadas em 24-50% dos pacientes e como geralmente os pacientes são assintomáticos nenhuma investigação adicional é necessária. A colelitíase aparece em uma frequência variável de 10 a 30% e os cálculos geralmente são compostos de bilirrubinato de cálcio que não se dissolvem pelos ácidos biliares (Feranchak e Sokol, 2001). A hepatolitíase é outra complicação descrita, contudo é mais rara e mais grave. As microvesículas foram descritas em um estudo de necrópsia como contendo material gelatinoso ou muco em até 23% dos casos. A atresia ou estenose do ducto cístico pode ser decorrente desse muco viscoso ou da própria hiperplasia da mucosa que, dessa maneira, poderia levar à atrofia da vesícula. Estenoses e aspecto em rosário, semelhantes àqueles observados na colangite esclerosante, são observados em alguns adultos fibrocísticos, ocasionalmente associados com doença inflamatória intestinal.

Recentemente, alterações colangíticas têm sido descritas em grande número de pacientes com FC sem clínica de doença hepática aparente. Dessa forma, poderia supor-se que os espessamentos da secreção biliar estariam relacionados ao defeito secretório que ocorre nesses pacientes. Além dessas alterações, observou-se alteração da contratilidade da vesícula biliar nos pacientes com FC em relação a um grupo controle e isso poderia explicar, em parte, a alta frequência de litíase biliar.

Todas essas alterações biliares podem produzir dor abdominal e ictericía, principalmente se a litíase biliar estiver presente.

AUMENTO DO VOLUME ABDOMINAL

É descrita presença de hepatomegalia, no início da puberdade, em torno de 10-30% das crianças com FC. Os autores de trabalhos mais recentes não citam a presença de hepatomegalia nos pacientes com FC, mas sim a doença hepática, levando-se em consideração outros parâmetros como os exames bioquímicos e alterações do parênquima hepático pela ultrassonografia. Em nossa casuística, também não observamos de forma comum esse achado nos pacientes.

A esplenomegalia pode estar presente, mas aparece na fase tardia da doença hepática, quando já há hipertensão portal como complicação. Na tabela 27.1 são apresentadas as frequências das principais formas de manifestação da doença hepática em pacientes com FC.

Tabela 27.1 – Frequência de alteração laboratorial e manifestação clínica de hepatopatia em pacientes com fibrose cística.

	Frequência aproximada (%)
Fígado	
Aumento das enzimas hepáticas	10-35
Esteatose hepática	20-60
Cirrose biliar focal	11-70
Cirrose biliar multilobular	5-15
Colestase neonatal	< 2
Estenose do ducto biliar	< 2
Colangite esclerosante	< 1
Colangiocarcinoma	Rara
Vesícula biliar	
Colelitíase e colecistite	10-30
Microvesícula	24-50

OUTRAS ALTERAÇÕES

Como os pacientes com FC podem evoluir para cirrose, a hematêmese ou sangramentos do trato gastrointestinal, ascite, encefalopatia portossistêmica e peritonite bacteriana espontânea são complicações que podem ocorrer, mas são raras como forma de manifestação inicial. Prurido, ocasionalmente com febre e aumento da fosfatase alcalina e GGT (gamaglutamiltransferase), é uma manifestação também incomum, ocorrendo mais frequentemente em associação com colangite esclerosante.

Em decorrência da drenagem biliar prejudicada observada nesses pacientes, pode ocorrer déficit na absorção de gorduras e, consequentemente, diarreia com perda de peso e deficiência de vitaminas lipossolúveis.

Com relação às alterações laboratoriais decorrentes da hepatopatia, pode-se esperar um aumento das aminotransferases, fosfatase alcalina, GGT e bilirrubina quando há obstrução dos ductos biliares. Hiperamoniemia pode ocorrer diante de um quadro de hepatopatia grave, da mesma forma que um tempo de protrombina prolongado. Anemia pode estar presente, principalmente se há história de sangramentos e hiperesplenismo.

De todas as anormalidades descritas, a alteração hepática mais comum nesses pacientes com FC é a esteatose hepática, que não aparenta ter nenhuma relação com o defeito secretório. Embora sua patogênese seja desconhecida, a esteatose é observada em 23-67% dos pacientes, independente de sua faixa etária. Como essa complicação também é descrita em outras situações, em populações de pacientes não fibrocísticos, é provável que seja consequência de uma alteração metabólica e em geral de condições associadas à resistência insulínica. Nos pacientes fibrocísticos, que são colonizados cronicamente por patógenos respiratórios, a esteatose pode ser decorrente do resultado das citocinas circulantes sobre a oxidação dos ácidos graxos hepáticos ou da alteração da função mitocondrial. Contudo, sabe-se que as alterações de esteatose, particularmente a esteato--hepatite, observadas em adultos não fibrocísticos, já são reconhecidas como um primeiro passo de progressão para uma lesão hepática mais grave. Na figura 27.1 observa-se a histologia hepática de um paciente fibrocístico com esteatose hepática difusa.

Os pacientes com FC em geral fazem uso crônico de múltiplas drogas, e seus efeitos colaterais em muitas situações podem ser inevitáveis. As drogas que podem complicar com uma hepatopatia são comumente divididas em dose-dependentes e idiossincrásicas. Nos pacientes com FC, muitas reações a drogas são devido à grande maioria de antimicrobianos. O quadro clínico pode ser indistinguível de uma hepatite viral, que é quase sempre acompanhada de *rash*, eosinofilia e pelo aumento das transaminases.

DIAGNÓSTICO

No passado, a doença hepática nos pacientes com FC era somente percebida quando já estavam presentes as complicações hepáticas ou em eventual cirurgia ou à necrópsia. A identificação precoce de hepatopatia nesses pacientes é importante por duas razões: 1ª) os sinais clínicos comumente se manifestam tardiamente, quando as alterações histopatológicas importantes já estão presentes; e 2ª) alguns estudos sugerem que as alterações precoces são as únicas realmente passíveis de tratamento efetivo e reversíveis.

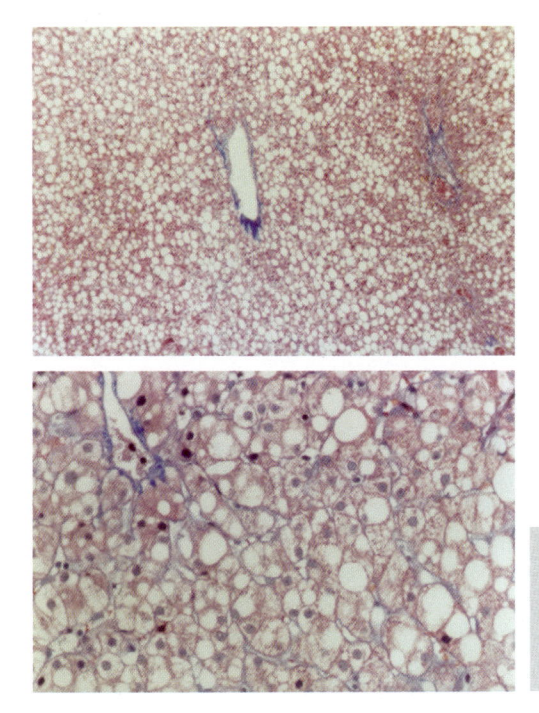

Figura 27.1 – Amostras de tecido hepático de um paciente com fibrose cística. Presença de esteatose difusa.

Não há, no momento, nenhum teste diagnóstico padrão-ouro para identificar o acometimento hepático em pacientes com FC e é desejavel que esse diagnóstico seja precoce. Em geral, na prática, as crianças e adolescentes com FC são avaliadas a cada seis a oito semanas com um exame geral detalhado de sua condição clínica e como está sendo o tratamento. No mínimo, devem ser acompanhadas semestralmente. Os parâmetros utilizados para diagnosticar acometimento hepático são: 1. avaliação clínica; 2. exames bioquímicos (enzimas hepáticas e tempo de protrombina); 3. ultrassonografia abdominal; e 4. biópsia hepática. Além desses, a endoscopia gastrointestinal pode ser solicitada para investigar hemorragia digestiva. Atualmente, não há nenhum estudo correlacionando todos esses modos de avaliação com a evolução nos pacientes com FC.

No ambulatório de fibrose cística do Hospital de Clínicas da FCM/Unicamp, tem-se valorizado todos esses métodos considerando acometimento hepático quando há alteração de 1 ou mais dos seguintes critérios: 1. exame físico (presença de fígado com consistência aumentada e/ou sinais de hipertensão portal); 2. alteração ultrassonográfica (sinais ecográficos de hipertensão portal e/ou borda romba e/ou heterogeneidade do parênquima e/ou aumento da ecogenicidade periportal); 3. alterações laboratoriais consistindo na elevação de enzimas canaliculares e/ou aminotransferases; 4. histologia (cirrose biliar focal, cirrose multilobular e esteatose), excluindo outras doenças que podem levar à hepatopatia crônica (hepatites virais, doença de Wilson, hepatite autoimune e deficiência de alfa-1-antitripsina).

Avaliação clínica

Os sinais e sintomas que podem sugerir hepatopatia nesses pacientes são:

- Mudança nos hábitos de vida e rendimento escolar.
- Dificuldade em ganhar peso.
- Fadiga.
- Náuseas.
- Dor abdominal.
- Sangramento gastrointestinal.
- Icterícia ou prurido.

Se há suspeita de doença hepática, anamnese dos antecedentes neonatais, uso de medicamentos, ingestão de suplementos nutricionais, uso de álcool, viagens, hemotransfusão e história familial de doença hepática deve ser investigada.

Com relação ao exame físico, as atenções voltam-se para:

- Palpação do fígado com a avaliação de sua textura e dimensões.
- Exame do baço.
- Sinais de hepatopatia crônica (eritema palmar, aranhas vasculares, icterícia, equimoses, circulação colateral).
- Ascite.
- Sinais neurológicos de hepatopatia.
- Estado nutricional.

Exames laboratoriais

A avaliação bioquímica para identificar lesão e alteração da função hepática é realizada anualmente e consta dos seguintes exames: AST (aspartato aminotransferase), ALT (alanina aminotransferase), GGT e FA (fosfatase alcalina). Os exames indicadores de colestase (GGT e FA) costumam estar mais frequentemente elevados do que as aminotransferases. Porém, quando esses indicadores estão normais na vigência de elevação das aminotransferases, há muita sugestão de que exista esteatose hepática. As enzimas hepáticas, por si só, são inespecíficas e pouco sensíveis. Em torno de 20 a 30% dos pacientes com FC apresentarão alteração em um desses exames na evolução da doença.

De acordo com a Fundação de Fibrose Cística dos Estados Unidos, quando há suspeita de hepatopatia, os valores das enzimas hepáticas estão elevados em 1,5 vez o limite superior do valor de normalidade em pelo menos duas ocasiões em seis meses. A investigação pode ser complementada pela dosagem da bilirrubina total e direta, proteínas total, albumina, tempo de protrombina, amônia plasmática, colesterol, glicose e hemograma completo para os casos de esplenomegalia.

Na procura por um método sensível e específico para um diagnóstico precoce de fibrogênese nos pacientes com FC, novos marcadores de hepatopatia têm sido estudados. A avaliação da fibrose hepática por meio da dosagem sérica dos componentes da degradação matricial é bem descrita nos hepatopatas adultos. Elevação sérica do polipeptídio pró-colágeno III, colágeno tipo IV (CL-IV), prolil-hidroxilase (PH) e matriz metaloproteinase-1 (MMP-1) foram observados na cirrose de várias etiologias, a laminina e CL-IV na hepatite alcoólica e o ácido hialurônico (HA), o tecido inibidor da metaloproteinase (TIMP)-1 e TIMP-2 nos pacientes com hepatopatia crônica pelo vírus C. Níveis elevados de CL-IV, MMP-2 e TIMP-1 (excluindo laminina, MMP-1 ou MMP-3 estavam elevados em pacientes com hemocromatose hereditária e somente o CL-IV e MMP-2 se correlacionavam com a gravidade de fibrose hepática). Apesar de esses resultados variáveis demonstrarem diferença específica de cada doença na utilização desses marcadores séricos de fibrose hepática, estes marcadores podem ser de grande importância no diagnóstico precoce de hepatopatia na FC.

Ultrassonografia

A avaliação do fígado, vias biliares, vesícula biliar, baço e vasos hepáticos por esse método é muito útil como exame inicial em todos os pacientes. Entretanto, seu papel em diagnosticar a doença hepática em crianças assintomáticas com exames laboratoriais dentro da normalidade não tem sido bem estabelecido. Williams et al. (2002) identificaram alterações ultrassonográficas sugestivas de hepatopatia em uma minoria de pacientes fibrocísticos com exames laboratoriais dentro da normalidade.

A ultrassonografia (US) é considerada de grande utilidade por permitir visualizar sinais sugestivos de cirrose, hipertensão portal e alterações da árvore biliar extra-hepática. É possível determinar a presença de cál-

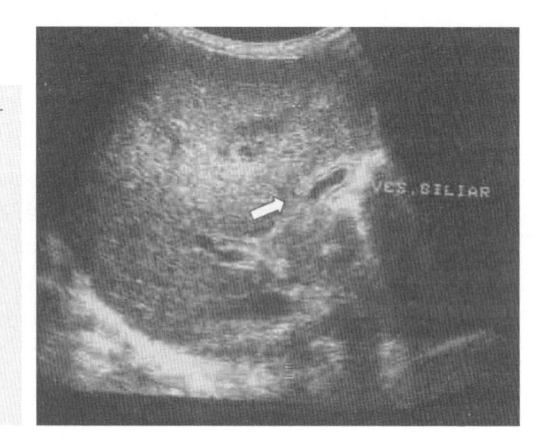

Figura 27.2 – Ultrasso-nografia do fígado de um paciente com fibrose cística de 17 anos. Seta indicando microvesícula. Observar a heterogeneidade do parênquima e a borda romba características de uma hepatopatia crônica.

culos, litíase no ducto biliar comum, ascite e dilatação dos ductos biliares ou da veia hepática. Na figura 27.2 observa-se o exame de um paciente com hepatopatia e microvesícula.

A US tem ganhado importante papel na avaliação hepatobiliar nos últimos 20 anos. Nos anos 1980, esse exame não permitia distinguir os diferentes padrões da doença. Hoje, com modernos equipamentos, há aumento da sensibilidade e da especificidade. Assim, por meio desse método de exame pode-se detectar os principais tipos de acometimento hepático descritos na FC: fibrose biliar focal, cirrose multilobular e esteatose, além de anormalidades da árvore biliar. A fibrose biliar focal leva a aumento da ecogenicidade periportal ou da heterogeneidade do parênquima. Um critério para o diagnóstico dessa fibrose periportal é quando a espessura desse tecido se encontra superior a 2mm. King et al. (2000), baseados em seus estudos com ressonância magnética, pressupõem que esse espessamento se trata, na verdade, de tecido gorduroso em vez de fibrose. Essa ecogenicidade anormal frequentemente precede as manifestações clínicas e laboratoriais, colocando então o exame de US como de grande valor no diagnóstico precoce de hepatopatia. Achado sugestivo de cirrose biliar focal pode ser observado pela avaliação de toda a superfície do fígado. A cirrose multilobular também pode ser verificada pela avaliação da superfície e bordas. Presença de hipertensão portal é suspeitada por um fluxo bidirecional ou reverso na veia porta ao Doppler e/ou por sinais indiretos como aumento da espessura do ligamento venoso, relação omento menor e aorta quando acima de 1,7, presença de varizes que podem ser observadas na vesícula biliar e pela presença de *shunts* espontâneos (Fig. 27.3).

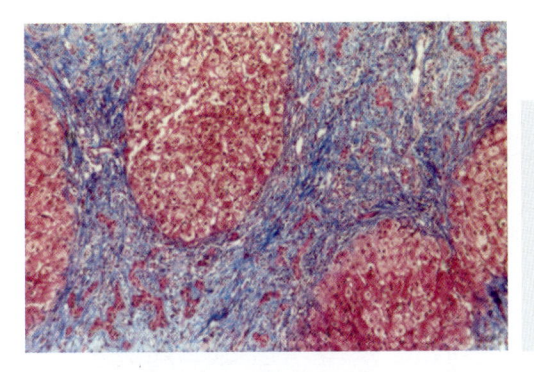

Figura 27.3 – Amostra de tecidos hepáticos, coloração em tricrômio de Masson, aumento de 400×. Intensa fibrose (área em azul) com nodulação (cirrose).

A obstrução da veia porta extra-hepática também pode ser detectada por ultrassonografia e faz parte do diagnóstico diferencial de esplenomegalia. A ultrassonografia pode também diagnosticar esteatose com sensibilidade de 94% e especificidade de 84%. Pela ultrassonografia, o fígado mostra-se completamente hiperecogênico. Há também outro padrão de apresentação da esteatose que é denominado de pseudomassas e consiste na visualização de estruturas gordurosas lobuladas de 1-2cm, que dá um aspecto heterogêneo ao parênquima e, pela ultrassonografia, aparece como áreas hiperecoicas entremeadas com áreas hipoecoicas em aspecto de um rim gigante.

Williams et al. (1995) desenvolveram um sistema de escore para o diagnóstico de hepatopatia por meio da US baseado na presença de três parâmetros correlacionados com exames bioquímicos e clínicos. Esse método de sistema de escores mostrou boa reprodutibilidade mesmo utilizando três examinadores diferentes. Nas figuras 27.4 e 27.5 são apresentados exemplos de alterações diagnosticadas por meio da US.

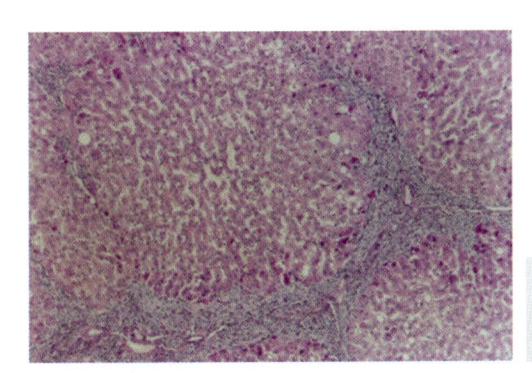

Figura 27.4 – Amostra de tecido hepático com fibrose intensa.

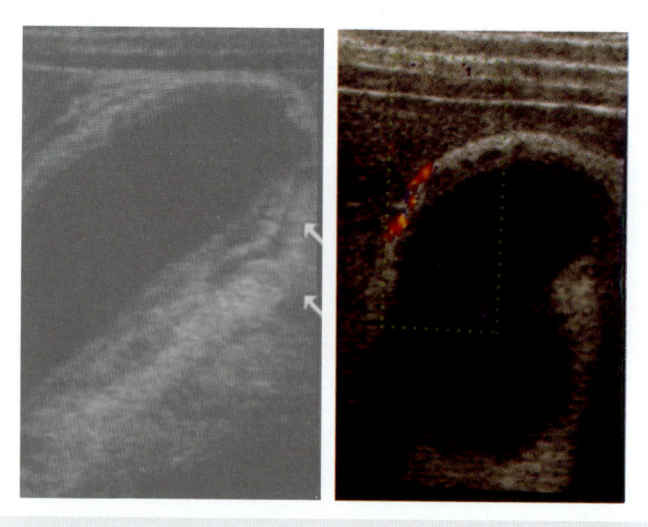

Figura 27.5 – Ultrassonografia da vesícula biliar de um paciente com fibrose cística. Observar a presença de paredes com dimensão aumentada apresentando vasos colaterais de aspecto serpiginoso em toda a extensão (varizes).

Porém não há ainda nenhum método perfeito que avalie o acometimento hepatobiliar nos pacientes com FC. O exame ultrassonográfico e o bioquímico podem refletir diferentes aspectos da progressão da doença. Segundo Williams et al. (2002), o uso da US anualmente como um exame de rotina permite identificar uma minoria de pacientes com alterações hepáticas mas com exames bioquímicos normais.

Elastografia (Fibroscan)

Recentemente um novo método de exame tem surgido, a elastografia. O princípio desse exame baseia-se em estudar a elasticidade do parênquima hepático que apresenta alterações precoces na evolução das hepatopatias para fibrose e cirrose. Nessa modalidade de exame é utilizado um transdutor que emite ondas, em que se permite o estudo da elasticidade do parênquima hepático. Trata-se também de um exame não invasivo, fácil de ser realizado e que tem mostrado grandes vantagens no estudo do fígado em pacientes com FC. Witters et al. (2009), utilizando este método em pacientes com FC, observaram sensibilidade de 63% e especificidade de 87% no diagnóstico de hepatopatia que foi semelhante à da US neste estudo (ver Capítulo 7).

Biópsia hepática

A lesão patognomônica de doença hepática na FC é a cirrose biliar focal que pode evoluir para a cirrose multilobular em decorrência da obstrução dos ductos biliares. A hepatopatia é uma doença focal e por essa razão a biópsia percutânea pode não ser o padrão-ouro pela possibilidade de não se conseguir uma boa amostragem, além de estar associada com morbidade de 3% e mortalidade de 0,03%. Porém, alguns autores defendem a realização desse procedimento pelas seguintes razões: 1. distinção entre cirrose biliar focal e esteatose; 2. avaliação e extensão da fibrose; 3. estimativa do nível de progressão da hepatopatia; 4. observação de resposta ao tratamento; e 5. exclusão de outras causas de hepatopatia.

Por outro lado, outros autores questionam esse exame pelo fato de não existir uma terapia definitiva. Em geral, a biópsia hepática tem sido indicada quando há dúvida no diagnóstico ou para estabelecer a presença de cirrose ou antes de qualquer tratamento ou no caso de possível transplante hepático. O procedimento deve ser realizado em pacientes com sistema de coagulação preservado e dirigido por ultrassonografia para evitar complicações. Nas figuras 27.3 e 27.4 observa-se um fragmento hepático de um paciente fibrocístico com cirrose e fibrose, respectivamente.

Cintilografia hepatobiliar

Por meio desse exame é possível determinar se há dificuldade na drenagem biliar e presença de dilatação intra e/ou extra-hepática das vias biliares. Esse método de exame também tem sido empregado no acompanhamento de pacientes em tratamento com o ácido ursodeoxicólico.

Colangiografia endoscópica retrógrada

É um exame útil nos pacientes com sinais e sintomas sugestivos de colangite esclerosante, estenose do ducto biliar comum ou mesmo quando há complicação de colelitíase, sendo nessa situação uma opção terapêutica.

Ressonância magnética

É um método recente com pouca experiência. Contudo, alguns pesquisadores sugerem que esse exame pode ser importante no diagnóstico precoce do envolvimento do trato biliar intra-hepático.

ACOMPANHAMENTO

Um seguimento regular quanto ao estado do fígado desses pacientes deve ser monitorizado por meio de exames laboratoriais e ultrassonográfico.

Nos pacientes que já apresentam cirrose, é indicada a determinação do nível de alfafetoproteína anualmente pelo risco de desenvolvimento de carcinoma hepatocelular. A endoscopia digestiva alta também está indicada na suspeita de hipertensão portal para o diagnóstico de varizes esofágicas e gastropatia hipertensiva.

TRATAMENTO

O tratamento da hepatopatia associada à fibrose cística tem por objetivo melhorar a secreção biliar, a viscosidade e a composição da bile. Esses objetivos são contemplados pelo uso do ácido ursodeoxicólico (AUDC).

Os principais mecanismos de ação do AUDC são: proteção dos colangiócitos contra a citotoxicidade dos ácidos biliares hidrofóbicos, estimulação da secreção hepatobiliar e proteção dos hepatócitos contra apoptose induzida por retenção biliar.

Os trabalhos relatam melhora no nível sérico das enzimas hepáticas e raros efeitos colaterais. A dose preconizada varia de 15 a 20mg/kg/dia dividido em 2 ou 3 vezes. Colombo et al. (1996) demonstraram melhora da excreção hepatobiliar, avaliada por cintilografia, em 55 pacientes com doença hepática e fibrose cística em 12 meses. Outros autores também referem benefício com a diminuição da atividade inflamatória tecidual em pacientes com comprometimento hepático de leve a moderado, porém sem benefício naqueles pacientes com cirrose instalada. Como o íleo meconial é tido como um fator de risco, alguns trabalhos preconizaram o uso de AUDC de forma profilática em pacientes que apresentaram essa complicação. Entretanto, a maioria dos trabalhos e o consenso norte-americano atual recomendam o uso de AUDC apenas nas seguintes situações: colestase neonatal, cirrose biliar focal, cirrose multilobular e colangite esclerosante. Como nem todos os pacientes são submetidos à biópsia hepática e as alterações podem ser focais, indicamos o tratamento quando há alteração ultrassonográfica já descrita anteriormente e a inclusão de mais um dos critérios citados. Em relação à esteatose, quando aparece isolada no exame ultrassonográfico, não há indicação do tratamento.

Em relação ao tratamento da hipertensão portal, que é a principal complicação da cirrose, o tratamento é semelhante às outras doenças que cursam com hipertensão portal.

O manejo da hemorragia digestiva alta (HDA) por varizes esofagogástricas pode ser dividida em três possibilidades, de acordo com a situação das varizes: 1ª) profilaxia primária, tratamento instituído em pacientes com alto risco de HDA, mas que nunca sangraram; 2ª) manejo do sangramento agudo; e 3ª) profilaxia secundária para erradicar as varizes esofágicas em pacientes com história de HDA.

Quando não há controle da hemorragia digestiva e/ou ascite e/ou hiperesplenismo, está indicado o transplante hepático. Há ainda controvérsia sobre o momento ideal em que esses pacientes devem ser transplantados. De maneira geral, a deterioração da função hepática é mais lenta do que outras hepatopatias e deve-se tomar precaução para não antecipar a realização desse procedimento. As contraindicações ao procedimento são semelhantes às contraindicações para pacientes com outras hepatopatias e deve-se avaliar a possibilidade de transplante combinado com pulmão nos casos selecionados. A presença de diabetes, desnutrição, colonização por pseudomonas, *Burkholderia cepacea* e *Aspergillus* não constituem contraindicação ao procedimento.

BIBLIOGRAFIA

Akata D, Akhan O. Liver manifestations of cystic fibrosis. Eur J Radiol 2007;61:11-17.

Andersen DH. Cystic fibrosis of the pancreas and its relation to celiac disease. Am J Dis Child 1938;56:344-399.

Chaudry G, Navarro OM, Levine DS, Oudjhane K. Abdominal manifestations of cystic fibrosis in children. Pediatr Radiol 2006;36:233-240.

Chitturi S, Farrel GC. Etiopathogenesis of nonalcoholic steatohepatitis. Semin Liver Dis 2001;21:27-41.

Cohn JA, Strong TV, Picciotto MR, Nairn AC, Collins FS, Fitz JG. Localization of the cystic fibrosis transmembrane conductance regulator in human bile duct epithelial cells. Gastroenterology 1993;105:1857-1864.

Colombo C, Castellani MR, Balistreri WF, Seregni E, Assaisso ML, Giunta A. Scintigraphic documentation of an improvement in hepatobiliary excretory function after treatment with ursodeoxycholic acid in patients with cystic fibrosis and associated liver disease. Hepatology 1992;15:677-684.

Colombo C, Apostolo MG, Ferrari M, Seia M, Genoni S, Giunta A, Sereni LP. Analysis of risky factors for the development of chronic liver disease associated with cystic fibrosis. J Pediatr 1994;124:393-399.

Colombo C, Batezzatti PM, Podda M, Bettinardi N, Giunta A. Ursodeoxycholic acid for liver disease associated with cystic fibrosis: a double-blind multicenter trial. Hepatology 1996;23:1484-1490.

Colombo C, Batezzati PM, Crosignani A, Morabito A, Costantini D, Padoan R, Giunta A. Liver disease in cystic fibrosis: a prospective study on incidence, risk factors, and outcome. Hepatology 2002;36:1374-1382.

Colombo C, Crosigani A, Assaisso M, Batezzati PM, Podda M, Giunta A, Zimmer-Nechemias L. Ursodeoxycholic acid therapy in cystic fibrosis associated liver disease. A dose-response study. Hepatology 1992;16:924-930.

Colombo C, Battezzati PM. Liver involvement in cystic fibrosis: primary organ damage or innocent bystander? J Hepatol 2004; 41:1041-1044.

Colombo C, Russo MC, Zazzeron L, Romano G. Liver disease in cystic fibrosis. J Pediatr Gastroenterol Nutr 2006;43:S49-S55.

Corbett K, Kelleher S, Rowland M, Daly L, Drumm B, Canny G et al. Cystic fibrosis-associated liver disease: a population-based study. J Pediatr 2004;145:327-332.

Diwakar V, Pearson L, Beath S. Liver disease in children with cystic fibrosis. Paediatr Respir Rev 2001;2:340-349.

Feranchak AP, Sokol RJ. Cholangiocyte biology and cystic fibrosis liver disease. Semin Liver Dis 2001;21:471-478.

Foster JA, Ramsden WH, Conway SP, Taylor JM, Etherington C. The role of IDA scintigraphy in the follow-up of liver disease in patients with cystic fibrosis. Nucl Med Commun 2002;23:673-681.

Goss CH, Mayer-Hamblett N, Kronmal R, Williams J, Ramsey BW. Laboratory parameter profiles among patients with cystic fibrosis. J Cyst Fibros 2007;6:117-123.

Henckaerts L, Jaspers M, Steenbergen WV, Vliegen L, Fevery J, Nuytten H et al. Cystica fibrosis transmembrane conductante regulator gene polymorphisms in patients with primary sclerosing cholangitis. J Hepatol 2009;50:150-157.

Kelleher T, Staunton M, O'Mahony S, McCormick PA. Advanced hepatocelular carcinoma associated with cystic fibrosis. Eur J Gastroenterol Hepatol 2005;17:1123-1124.

King LJ, Scurr ED, Murugan N, Williams SG, Westaby D, Healy JC. Hepatobiliary and pancreatic manifestations of cystic fibrosis. MR imaging appearances. Radiographics 2000;20:767-777.

Lamireau T, Monnereau S, Martin S, Marcotte JE, Winnock M, Alvarez F. Epidemiology of liver disease in cystic fibrosis: a longitudinal study. J Hepatol 2004;41:920-925.

Lane JI, Sacks D, Randall SW, Kershener MS. A false-positive hepatobiliary scan in a patient with cystic fibrosis. Clin Nucl Med 1987;13:331-333.

Lenaerts C, Lapierre C, Patriquin H, Bureau N, Lepage G, Harel F et al. Surveillance for cystic fibrosis associated hepatobiliary disease: early ultra-sound changes and predisposing factors. J Pediatr 2003; 143:343-350.

Lindbland A, Glaumann H, Strandvick B. A two-year prospective study of the effect of ursodeoxycholic acid on urinary bile acid excretion and liver morphology in cystic fibrosis-associated liver disease. Hepatology 1998; 27:166-174.

Lindblad A, Glaumann H, Strandvik B. Natural history of liver disease in cystic fibrosis. Hepatology 1999;30:1151-1158.

Ling SC, Wilkinson JD, Hollman AS, McColl J, Evans TJ, Paton JY. The evolution of liver disease in cystic fibrosis. Arch Dis Child 1999;81:129-132.

Maurage C, Lenaerts C, Weber AM, Brochu P, Yousef I, Roy CC. Meconium ileus and his equivalent as a risk factor for the development of cirrhosis: na autopsy study in cystic fibrosis. J Pediatr Gastroenterol Nutr 1989;9:17-20.

Molmenti E, Nagata D, Roden J, Squires R, Molmenti H, Casey D et al. Pediatric liver transplantation for cystic fibrosis. Transplant Proc 2001;33:1738.

Mueller-Abt PR, Frawley KJ, Greer RM, Lewindon PJ. Comparison of ultrasound and biopsy findings in children with cystic fibrosis related liver disease. J Cyst Fibros 2008;7:215-221.

Nash KL, Allison ME, Mckeon D, Lomas DJ, Haworth CS, Bilton D et al.. A single centre experience of liver disease in adults with cystic fibrosis 1995-2006. J Cyst Fibros 2008;7:252-257.

Nash KL, Collier JD, French J, McKeon D et al. Cystic fibrosis liver disease: to transplant or not to transplant? Am J Transplant 2008; 8:162-169.

Patriquin H, Lenaerts C, Smith L, Perreault G, Grignon A, Filiatrault D et al. Liver disease in children with cystic fibrosis: US and biochemical comparison in 195 patients. Radiology 1999;211:229-232.

Paumgartner G, Beuers U. Ursodeoxycholic acid in cholestatic liver disease. Mechanisms of action and therapeutic use revisited. Hepatology 2002;36:525-531.

Perdue DG, Cass OW, Milla C, Dunitz J, Jessurun J, Sharp HL. Hepatolithiasis and cholangiocarcinoma in cystic fibrosis: a case series and review of the literature. Dig Dis Sci 2007;52:2638-2642.

Pereira TN, Lewindon PJ, Smith JL, Murphy TL, Lincoln DJ, Shepherd RW, Ramm GA. Serum markers of hepatic fibrogeneis in cystica fibrosis liver disease. J Hepatol 2004;41:576-583.

Rowe SM, Miller S, Sorscher EJ. Cystic fibrosis. N Engl J Med 2005;352:1992-2001.

Roy CC, Weber AM, Morin CL, Lepage G, Brisson G, Yousef I et al. Hepatobiliary disease in cystic fibrosis: a survey of current issues and concepts. J Pediatr Gastroenterol Nutr 1982;1:469-478.

Ruzal-Shaphiro C. Cystic fibrosis an overview. Radiol Clin Am 1998;36:143-161.

Scott-Jupp R, Lama L, Tanner MS. Prevalence of liver disease in cystic fibrosis. Arch Dis Child 1991;6:698-701.

Shapira R, Hadzic N, Francavilla R, Koukulis G, Price JF, Mieli-vergani G. Retrospective review of cystic fibrosis presenting as infantile liver disease. Arch Dis Child 1999;81:125-128.

Slieker MG, Deckers-Kocken JM, Uiterwaal CS, van der Ent CK, Houwen RH. Risk factors for the development of cystic fibrosis-related liver disease. Hepatology 2003;38:775-776.

Sokol RJ, Durie PR. Recommendations for management of liver and biliary tract disease in cystic fibrosis. J Pediatr Gastroenterol Nutr 1999;28:S1-S13.

Taylor CJ, Connolly S. Hepatobiliary disease in cystic fibrosis. Paediatr Child Health 2010;20:20-25.

Vawter GF, Shwachman H. Cystic fibrosis in adults: an autopsy study. Pathol Annu 1979;357-382.

Yamada RM. Ultra-sonografia do fígado e das vias biliares em pacientes com fibrose cística (dissertação); Faculdade de Ciências Médicas, Unicamp, 2000.

Yamada RM, Hessel G. Ultrasonographic assessment of the gallbladder in 21 children with portal vein thrombosis. Pediatr Radiol 2005;35: 290-294.

Willi UV, Reddish JM, Teele RL. Cystica fibrosis: its characteristic appearance on abdominal sonography. Am J Radiol 1980; 134:1005-1010.

Williams SM, Goodman R, Thomson A. Ultrasound evaluation of liver disease in cystic fibrosis as part of an annual assessment clinic: a 9-year review. Clin Radiol 2002;57:365-370.

Williams SGJ, Evanson JE, Barrett N, Hodson ME, Boultbee JE, Westaby D. An ultrasound scoring system for the diagnosis of liver disease in cystic fibrosis. J Hepatol 1995;22:513-521.

Witters P, De Boeck K, Dupont L et al. Non-invasive liver elastography (Fibroscan) for detection of cystica fibrosis-associated liver disease. J Cyst Fibros 2009; 2:10-16.

CAPÍTULO 28

Transplante Hepático

MARIA ÂNGELA BELLOMO BRANDÃO
ADRIANA MARIA ALVES DE TOMMASO

INTRODUÇÃO

As primeiras tentativas de transplante hepático em seres humanos foram realizadas na década de 1960. Apenas em 1978, com a introdução da ciclosporina, é que houve aumento da sobrevida, em torno de 80%, para os receptores adultos de fígado. Houve aumento no cuidado com a monitorização da imunossupressão, aparecimento de novos imunossupressores e melhorias na condução clínica do receptor.

A maior sobrevida dos receptores permitiu o aparecimento de complicações cirúrgicas a médio e longo prazo, incluindo tromboses vasculares e complicações das vias biliares, levando a melhorias nas técnicas da seleção, da obtenção e do armazenamento do órgão, e também nas técnicas cirúrgicas.

No entanto, os pacientes pediátricos representavam um desafio maior, seja por problemas técnicos relacionados a criar e manter anastomoses vasculares, seja pelo estado de desnutrição e a falta de doadores.

Nos anos 1980, a única opção técnica para o transplante hepático pediátrico era transplantar o fígado inteiro de um doador com peso tão próximo quanto possível àquele do receptor. Dado o baixo número de doadores pediátricos, cerca de 50% das crianças na lista de espera morriam antes de receber um transplante.

Com o aparecimento de novas técnicas (como o fígado reduzido, *split-liver* e doador intervivo) e cuidados clínicos adequados, o transplante hepático passou a ser um tratamento bem-sucedido estabelecido para diversas doenças hepáticas na infância.

Atualmente, o foco principal é a longo prazo, como a prevenção de complicações relacionadas à imunossupressão e atenção ao crescimento e desenvolvimento da criança. O sucesso é dependente da colaboração integrada entre pediatras, hepatologistas pediátricos, cirurgiões transplantadores, enfermeiras, psicólogos e assistentes sociais.

INDICAÇÕES

Há diferenças significativas quanto à etiologia da doença hepática entre adultos e crianças. Enquanto a hepatite C é considerada a etiologia mais comum no transplante hepático em adultos, na população pediátrica é a indicação em menos de 10% dos casos.

A atresia biliar (AB) é a indicação mais frequente em crianças. Outras etiologias comuns no transplante hepático pediátrico são doenças metabólicas, doença de Wilson, hepatite autoimune, tumores vasculares, como o hemangioendotelioma, e tumores malignos, como o hepatoblastoma. Na tirosinemia hereditária, cirrose e hepatocarcinoma são comuns ao diagnóstico, sendo que a apresentação na forma de falência hepática fulminante, resposta incompleta ao tratamento, cirrose e hepatocarcinoma são as causas de transplante hepático nessa doença.

As etiologias mais frequentes no transplante hepático pediátrico estão listadas no quadro 28.1.

Para que se indique a necessidade de transplante na hepatopatia crônica, foi desenvolvido um escore de gravidade da doença hepática em crianças, denominado PELD (*pediatric end-stage liver disease*). Nele se consideram idade, peso, estatura, bilirrubinas, coagulograma (INR – *International Normalized Ratio*) e albumina. Quanto maior a pontuação, maior é a gravidade e o risco de morte.

No entanto, pacientes sem evidência de insuficiência hepática crônica, com risco de morte ou de dano cerebral por crises de hiperamonemia, com síndrome hepatopulmonar ou com tumor hepático não passível de ressecção necessitarão de considerações especiais, pois têm indicação própria de transplante e não se encaixam no modelo do PELD.

Quadro 28.1 – Causas de transplante hepático pediátrico.
Causas colestáticas
Atresia biliar
Síndrome de Alagille
Pobreza de ductos biliares não sindromática
Colangite esclerosante
Colestase associada à nutrição parenteral total (NPT)
Colestase familial intra-hepática progressiva
Colestase idiopática
Insuficiência hepática fulminante
Doenças metabólicas
Doença de Wilson
Deficiência de alfa-1-antritripsina
Tirosinemia
Glicogenoses
Síndrome de Crigler-Najjar
Hepatite autoimune
Miscelânea
Cirrose criptogênica
Hepatoblastoma
Hemangioendotelioma
Fibrose cística
Hemocromatose neonatal
Fibrose hepática congênita
Retransplante

Adaptado de Kerkar e Emre, 2006.

No caso da insuficiência hepática aguda na infância, há critérios etiológicos e de gravidade e específicos para se indicar o transplante hepático, discutidos a seguir.

Insuficiência hepática fulminante

Em crianças, a definição e as causas de insuficiência hepática fulminante (IHF) diferem das dos adultos. Em adultos, IHF é definida como o desenvolvimento da encefalopatia hepática em oito semanas da icterícia nos pacientes que não têm nenhuma doença hepática prévia. Nas crianças, fases iniciais de encefalopatia hepática podem ser difíceis de avaliar ou não ser aparentes até fases avançadas da doença ou mesmo estar ausente. O quadro 28.2 traz a classificação da encefalopatia hepática.

A causa de IFH em uma grande proporção de crianças é indeterminada. Em grande estudo multicêntrico na América do Norte, a causa de

Quadro 28.2 – Classificação da encefalopatia hepática.			
Estádio	**Flapping**	**EEG**	**Clínica**
I	Leve	Mínimas	Distúrbio do ciclo sono-vigília
II	Presente	Ritmo lento	Sonolência, confusão, desorientação
III	Presente	Ritmo muito lento	Falta de resposta a comandos verbais, delírio, hiper-reflexia
IV (coma)	Ausente	Ondas delta e baixa amplitude	Perda da consciência, com ou sem sinais de decorticação ou descerebração

IHF em 348 crianças foi: indeterminada (49%), toxicidade aguda pelo acetaminofeno (14%), doença metabólica (10%), hepatite autoimune (6%), toxicidade relacionada à droga que não o acetaminofeno (5%), infecções (6%) e outras (10%). No Brasil, a causa mais frequente é a hepatite A e o diagnóstico é confirmado pela detecção do anticorpo IgM-HAV.

Doenças metabólicas podem ser responsáveis por quadros agudos e incluem galactosemia, tirosinemia, doença de Wilson e intolerância hereditária à frutose. Em lactentes, as causas mais comuns de IFH são doenças metabólicas e infecção adquirida perinatal.

Crianças com intoxicação pelo acetaminofeno geralmente apresentam recuperação da IHF com a terapia conservadora e raramente necessitam de transplante.

A indicação do transplante deve ocorrer quando tanto as possibilidades de recuperação hepática quanto as sequelas são mínimas. A utilização de um critério de gravidade é útil nesta situação. O quadro 28.3 refere-se ao critério de O'Grady, e o quadro 28.4, ao critério de Clichy. No caso da doença de Wilson que se apresenta com quadro fulminante, o quadro 28.5 pode ser útil para identificar pacientes que tenham alto risco de morte sem transplante. Um escore de 11 ou mais indica alta mortalidade, com 93% de sensibilidade e 96% de especificidade.

Doença hepática crônica

De forma geral, as doenças colestáticas são as indicações mais frequentes de transplante na infância.

Tipicamente, a criança é referida a um centro de transplante por doença hepática colestática, na maior parte por atresia biliar (AB). O procedimento cirúrgico preliminar é o portoenterostomia de Kasai, podendo haver o restabelecimento do fluxo biliar.

Quadro 28.3 – Critérios de O'Grady.

Etiologia não paracetamol	Etiologia por paracetamol
Condição 1 • Independente do grau de encefalopatia: RNI > 6,5	**Condição 1** • pH < 7,3
Condição 2 Três dos critérios: • Idade < 10 anos ou > 40 anos • Etiologia: não A, não B, induzida por droga ou halotano • Bilirrubinas > 17mg/dl • Tempo entre a icterícia e a encefalopatia > 7 dias • RNI > 3,5	**Condição 2** Os três critérios juntos: • RNI > 6,5 e • Creatinina > 3,4 • Encefalopatia graus III e IV

Quadro 28.4 – Critérios de Clichy.

Idade < 30 anos	Fator V < 20
Idade > 30 anos	Fator V < 30

Quadro 28.5 – Classificação do King's College revisada.

Pontuação	Bilirrubina (mg/dl)	INR	AST	Leucócitos	Albumina (g/dl)
0	0-5,8	0-1,29	0-100	< 6.700	> 4,5
1	5,9-8,7	1,3-1,6	101-150	6.700-8.300	3,4-4,4
2	8,8-11,7	1,7-1,9	151-200	8.400-10.300	2,5-3,3
3	11,8-17,5	2,0-2,4	201-300	10.400-15.300	2,1-2,4
4	> 17,5	> 2,5	> 300	> 15.400	< 2,0

Adaptado de Dhawan et al.
AST = aspartato aminotransferase; INR = *International Normalized Ratio*.

Nos casos onde drenagem biliar não pode ser estabelecida eficazmente pelo Kasai, a colestase progressiva, a falha em crescer e as complicações da hipertensão portal, como sangramento gastrointestinal, ascite e síndrome hepatopulmonar, indicam o transplante hepático. Mesmo com drenagem bem-sucedida e normalização dos níveis de bilirrubina, pode ocorrer colangite, desenvolvimento eventual da cirrose e hipertensão portal. Menos de 20% das crianças com AB submetidas à cirurgia de Kasai sobrevivem a longo prazo com seu fígado nativo.

Outras doenças colestáticas incluem síndrome de Alagille, colestase intra-hepática familial progressiva e colangite esclerosante. O transplante hepático pode ser indicado para eliminar sintomas gravemente debilitantes, tais como prurido ou déficit de crescimento e desenvolvimento.

As doenças metabólicas são a segunda indicação mais comum para o transplante hepático. Podem ser divididas em dois grupos, com base na presença ou na ausência de dano estrutural do fígado. Ao primeiro grupo pertencem a deficiência de alfa-1-antitripsina, a tirosinemia e a doença de Wilson (Fig. 28.1). Doenças como a síndrome de Crigler-Najjar I e a deficiência de ornitina transcarbamilase pertencem ao segundo grupo. Na hiperoxalúria do tipo β, o transplante de fígado e de rim é considerado quando há dano irreversível ao rim e acúmulo do ácido oxálico.

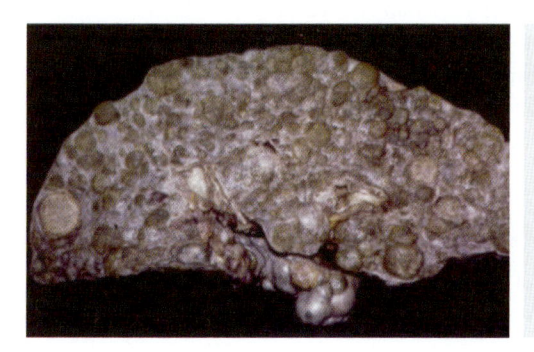

Figura 28.1 – Fígado explantado de um paciente pediátrico, transplantado devido à doença de Wilson. Foto cedida pela Dra Cecília A F Escanhoela – Departamento de Patologia da Faculdade de Ciências Médicas da Unicamp.

O transplante hepático tem sido sugerido para o tratamento da acidemia orgânica (acidúria propiônica, acidúria metilmalônica). Nos pacientes afetados por essas doenças, o transplante hepático não corrige a deficiência da enzima em outros órgãos. Embora haja melhora da qualidade de vida, os pacientes permanecem sob o risco das complicações extra-hepáticas.

A cirrose hepática com hipertensão portal grave ocorre em, aproximadamente, 25% dos pacientes afetados pela fibrose cística. O transplante hepático deve ser considerado antes do desenvolvimento da falência hepática e quando a função pulmonar ainda estiver preservada.

O hepatoblastoma é o tumor hepático mais comum em crianças, e quando não ressecável deve ser tratado com transplante. Primeiramente, as crianças devem ser tratadas com quimioterapia e, então, avaliadas para ressecção ou transplante.

O carcinoma hepatocelular é raro na infância e, frequentemente, secundário à doença hepática congênita. O desenvolvimento de carcinoma hepatocelular foi relatado na atresia biliar, síndrome de Alagille e colestase intra-hepática progressiva. Nas crianças com tirosinemia, há incidência de 33% do carcinoma hepatocelular antes de 2 anos de idade, que parece ser reduzida com o uso do 2-(2-nitro-4-trifluormetilbenzoil)-1,3 -ciclo-hexanediona (NBTC).

CONTRAINDICAÇÕES AO TRANSPLANTE HEPÁTICO

As contraindicações atuais ao transplante hepático nas crianças são, segundo Spada et al.:

- Tumor maligno extra-hepático não ressecável.
- Falência concomitante de outros órgãos que não pode ser corrigida por um transplante combinado.
- Sepse não controlada.
- Dano neurológico grave irreversível.

AVALIAÇÃO DO CANDIDATO A TRANSPLANTE

O objetivo fundamental do processo de avaliação é identificar candidatos adequados. As seguintes etapas podem ser consideradas (adaptado de Spada et al.):

- Confirmar a indicação para transplante.
- Determinar a gravidade da doença por meio de escore adequado ou outra condição não contemplada.
- Considerar tratamentos alternativos ao transplante.
- Excluir contraindicações ao transplante.
- Identificar infecções atuais.
- Avaliar o *status* imunológico da criança.
- Avaliar possíveis comorbidades, como cardiopatia e nefropatia, que podem interferir no pré, intra e pós-operatório.
- Realizar as imunizações necessárias, uma vez que no pós-transplante haverá imunossupressão, geralmente acentuada no início.
- Suporte nutricional para melhorar o crescimento (quando possível pela hepatopatia subjacente).
- Cuidados de higiene e tratamento dentário.
- Prevenção ou tratamento de efeitos colaterais induzidos por drogas (por exemplo, osteopenia secundária ao uso prolongado de corticoide).

- Informar aos pais e ao paciente, se possível, sobre o procedimento do transplante no pós-transplante, a fim de motivá-los e prepará-los para aceitar e tratar todas as etapas e possíveis complicações do procedimento.
- Avaliar as condições sociais. Os suportes familiar e social adequados são condições imprescindíveis para o sucesso do procedimento.

TÉCNICAS CIRÚRGICAS

Para o transplante hepático, pode ser utilizado todo o órgão (fígado inteiro), fígado reduzido, *split liver* e fígado de doador vivo relacionado. As técnicas adotadas são quase idênticas àquelas utilizadas em receptores adultos.

Fígado inteiro

O transplante do fígado inteiro pode ser executado com duas técnicas diferentes: a técnica clássica com recolocação da veia cava inferior e da sobreposição (técnica *piggyback*) com preservação da veia cava inferior do receptor. Nos casos de atresia biliar com cirurgia de Kasai prévia, o fígado pode ter aderências e ocorrer perfuração intestinal.

Fígado reduzido

Este procedimento consiste na obtenção do fígado inteiro de um doador adulto cadáver, com sua redução. Esta técnica da redução do parênquima é utilizada para superar diferenças no tamanho entre o doador e o receptor.

O transplante de fígado reduzido mostra resultados semelhantes ao do fígado inteiro e reduziu a mortalidade infantil em lista de espera. No entanto, sua principal limitação é a retirada de órgãos destinados a adultos.

Split liver

Dois órgãos parciais são obtidos de um único fígado: o segmento lateral esquerdo (segmentos 2 e 3), que pode ser transplantado em uma criança, e o fígado direito ampliado (segmentos 1 e 4-8), que pode ser transplantado no adulto. A técnica mostrou os resultados comparáveis àqueles obtidos com técnicas convencionais.

Fígado de doador vivo relacionado

A primeira descrição do procedimento realizado no Brasil ocorreu em uma criança com atresia biliar, em 1988. O transplante hepático intervivo é realizado em muitos centros do mundo, especialmente naqueles com dificuldade na obtenção de órgão de cadáveres. Envolve realizar uma lobectomia esquerda com a retirada dos segmentos 2 e 3 do doador. Pode ser utilizado também o segmento lateral esquerdo ampliado (segmentos 2, 3 e 4). Não há diferença na taxa de rejeição.

Seleção do doador vivo: a avaliação e a seleção de um doador, geralmente pais ou parente de primeiro grau, são realizadas assegurando-se que a função do fígado do doador seja normal. Os doadores devem ter entre 18 e 60 anos de idade e tipo de sangue ABO compatível. Depois de exame médico e psicológico satisfatório, por médicos que não estejam envolvidos diretamente com o programa de transplante, a anatomia arterial hepática deve ser avaliada. Sugere-se ultrassonografia, angiotomografia, colangiografia do doador e, em alguns serviços, a ultrassonografia com Doppler e colangiografia intraoperatórias. Em todas as séries publicadas, a segurança em relação ao doador é grande. Em revisão de casos de óbito de doadores publicados na literatura, o risco estimado de morte para o doador foi de 0,15 a 0,20%. Ueda et al. publicaram, em 600 casos avaliados, 10% de complicações, sendo que as complicações mais frequentes são: infecção da ferida cirúrgica, fístula biliar e íleo adinâmico.

O transplante intervivo é uma boa opção para pacientes que não apresentam ainda contagem elevada de PELD e têm indicação de transplante. Uma contagem mais baixa do PELD na operação pode contribuir para menor incidência de complicações pós-operatórias.

PERÍODO PÓS-OPERATÓRIO IMEDIATO

O período pós-operatório imediato consiste em manejos relativos a complicações técnicas e prevenção, diagnóstico e tratamento de episódios agudos da rejeição e infecção.

As complicações pós-operatórias apresentam-se, geralmente, como uma combinação de colestase, aumento de transaminases, febre e letargia. Os sintomas são inespecíficos e exigem avaliação diagnóstica rigorosa antes de estabelecer o tratamento, pois a terapia empírica pode elevar à morbimortalidade.

Não função primária

A não função primária pode ocorrer nas primeiras 24 a 48 horas pós-transplante. Apresenta-se com os níveis elevados de transaminases, lactato e LDH; hipercalcemia, acidose, hipoglicemia, coagulopatia acentuada e não resposta à suspensão da sedação e pode determinar o retransplante. A incidência, variável, está relacionada com a qualidade do órgão transplantado. Pode ser ocasionado por rejeição hiperaguda um fenômeno raro caracterizado por trombose vascular intraparenquimatosa.

Complicações vasculares

O manejo adequado depende de alto grau de suspeição. O diagnóstico pode ser feito com ultrassonografia Doppler. A anastomose da artéria hepática apresenta risco mais elevado de trombose (5%-20%) e conduz à necrose maciça do enxerto nos casos de início precoce. A trombose da artéria hepática ocorre mais frequentemente em crianças do que em pacientes adultos. Os fatores de risco são: vasos < 3mm de diâmetro, uso de enxerto vascular e tempo de isquemia fria prolongado, entre outros.

Menos de 10% sobrevivem sem retransplante. Quando identificada precocemente, a reconstrução pode ser tentada, a fim de se evitar a necrose do enxerto. Quando há perda do enxerto, o retransplante urgente é a única opção.

A trombose tardia (semanas após o transplante) pode manifestar-se como complicações biliares ou sepse. A estenose da artéria hepática ocorre, geralmente, na anastomose e pode evoluir com trombose. Pode ocorrer colestase ou falência do enxerto. As opções de tratamento incluem a revisão da anastomose e o uso de técnicas de radiologia intervencionista, como a angioplastia com balão.

A trombose da veia porta ocorre em cerca de 10% dos casos e pode ser detectada pelo aumento do baço, sangramento gastrointestinal e plaquetopenia. É mais frequente nas crianças transplantadas por AB, por causa da hipoplasia preexistente da veia porta.

Complicações biliares

Ocorrem mais frequentemente quando se reduz o tamanho do fígado. A ultrassonografia mostra dilatação intra-hepática dos ductos biliares, podendo cursar com elevação da fosfatase alcalina (FA) e da gamaglutamiltransferase (GGT) e/ou colangite recorrente. A biópsia hepática mostra a proliferação ductular hepática e a dilatação do trato portal. As complicações podem ser tratadas com dilatação e *stenting* ou coledocojejunostomia em Y de Roux.

AGENTES IMUNOSSUPRESSORES

Corticosteroides – são utilizados tanto na prevenção da rejeição como no tratamento dos episódios de rejeição. Atuam, primariamente, na ativação das células T interferindo na ativação das interleucinas-1 e 6, bem como inibindo a liberação de interleucina-2. Além disso, têm efeito inespecífico inibitório sobre a resposta inflamatória e sobre a migração de leucócitos. Os efeitos colaterais incluem, a curto prazo, aumento da suscetibilidade a infecções, hiperglicemia, hipertensão, diminuição da capacidade de cicatrização. A longo prazo, incluem hiperglicemia, formação de catarata, diminuição na velocidade de crescimento em crianças, osteoporose.

Azatioprina – é metabolizada pelo fígado em mercaptopurina e outros metabólitos. Seu modo de ação é realizado por meio de inibição da síntese de DNA e RNA e inibição da proliferação de promielócitos, reduzindo, então, o número de células mononucleares e granulócitos no sangue periférico. Seu efeito colateral predominante é depressão da medula óssea, com consequente leucopenia e plaquetopenia. Há, também, aumento da suscetibilidade à infecção. É associada, em menor frequência, a náuseas e vômitos e hepatotoxicidade, cujo mecanismo é desconhecido. É usada em associação com ciclosporina.

Ciclosporina – usada desde 1980, sendo um marco no controle da rejeição. Trata-se de um polipeptídio derivado de duas espécies de fungo (*Tolyplocadiuminflatum* e *Cylindrocarpon lucidum*). Atua sobre a ativação das células T, inibindo a síntese e a liberação da interleucina-2. A inibição da interleucina-2 também promove inibição da ativação das células B. A meia-vida de absorção é de, aproximadamente, 1 hora, com máximo de concentração atingido em 4 horas após a administração. Sua absorção pode diminuir pela presença de vômitos, diarreia e alimentos no trato gastrointestinal. Uma vez que a droga é metabolizada pelo sistema citocromo P-450, agentes como rifampicina e fenitoína aumentam o metabolismo e reduzem os níveis circulantes de ciclosporina. Por outro lado, drogas que podem inibir a atividade da enzima, como cimetidina e eritromicina, aumentam os níveis de ciclosporina. As drogas que alteram o metabolismo da ciclosporina são apresentadas no quadro 28.6. O espectro de efeitos colaterais é amplo e resumido no quadro 28.7. A maioria deles é dose-relacionado e, usualmente, melhora com a diminuição da dose. Normalmente, é utilizada associada à azatioprina e/ou prednisona, permitindo a redução das dosagens individuais devido ao sinergismo entre as drogas.

Tacrolimus (FK506) – descoberto em 1984, tem propriedades imunossupressoras semelhantes à ciclosporina, porém seu modo de ação é dife-

Quadro 28.6 – Drogas que alteram os níveis de ciclosporina.	
Aumento dos níveis de ciclosporina	
Acetazolamida	Aciclovir
Aminoglicosídeos	Ceftazidima
Cimetidina	Danazol
Doxiciclina	Eritromicina
Imipenem	Itraconazol
Cetoconazol	Metoclopramina
Tamoxifeno	Verapamil
Warfarina	
Diminuem os níveis de ciclosporina	
Carbamazepina	Heparina
Isoniazida	Octreotídio
Omeprazol	Fenobarbital
Fenitoína	Primidona
Rifampicina	Ácido valproico
Warfarina	

Quadro 28.7 – Efeitos colaterais da ciclosporina.	
Efeitos comuns	
Nefrotoxicidade	Neurotoxicidade
Hipertensão	Hipercalemia
Hepatotoxicidade	Hirsutismo
Hiperplasia gengival	Hiperuricemia
Anemia	Fibroadenomatose das mamas
Hipomagnesemia	Tremores
Efeitos raros	
Síndrome hemolítico-urêmica	Edema facial
Rash	Aumento do risco de malignidade

rente. É um antibiótico macrolídeo isolado da cultura de um micro-organismo *Streptomyces tsukunaensis*. O tacrolimus inibe diretamente a calcineurina, impedindo a liberação da interleucina-2 responsável pela ativação dos linfócitos T. Como resultado desta ação molecular, a droga inibe especialmente a resposta imunomediada por células. A imunidade humoral e celular e a proliferação celular induzida por aloantígenos são inibidas. Atinge o pico de absorção após 2 horas após a administração por via oral. A meia-vida é de, aproximadamente, 4-6 horas. A neurotoxicidade e a nefrotoxicidade ocorrem em grau semelhante ao da ciclosporina, embora a hiperglicemia seja mais comum. Também são efeitos colaterais náuseas, vômitos, diarreia, hipercalemia, hiperlipidemia, tremores, hipertensão, hipomagnesemia e cefaleia. Fatores que aumentam os níveis séricos de tacrolimus: bloqueadores de canal de cálcio, antibióticos macrolídeos, agentes pró-cinéticos, antifúngicos, outros (amiodarona, cimetidina, metilprednisolona, omeprazol, inibidores de proteases, etinilestradiol). Fatores que diminuem os níveis séricos de tacrolimus: anticonvulsivantes (carbamazepina, fenobarbital, fenitoína), rifampicina, dexametasona.

Micofenolato mofetil – foi lançado, oficialmente, no Brasil em 1996 como nova droga imunossupressora para transplante. É convertido, no organismo, em sua forma ativa, o ácido micofenólico. O ácido micofenólico é uma droga antiproliferativa que age na biossíntese das purinas. Especificamente, é um potente inibidor, não competitivo, da enzima inosina monofosfato desidrogenase (IMPDH), que é uma enzima-chave da via *de novo* da biossíntese das purinas. A inibição do IMPDH leva ao bloqueio da síntese de nucleotídios de guanosina (GTP e dGTP), que são substratos para a síntese de DNA e RNA. Dessa forma, ocorre inibição da síntese de DNA e RNA e, consequentemente, da proliferação celular. Um aspecto interessante e de crucial importância é o fato de que linfócitos T e B dependem predominantemente da via *de novo* da síntese de purinas para sua proliferação. Assim, o uso do micofenolato mofetil resulta em potente inibição da proliferação linfocitária. Em doses terapêuticas é bem tolerado. A toxicidade é maior quando utilizado na dose de 3g/dia. Os principais efeitos adversos observados foram: hematológicos (anemia, leucopenia), gastrointestinais (diarreia) e maior suscetibilidade a infecções. Não é nefrotóxico nem, aparentemente, apresenta ação hepatotóxica direta.

Sirolimus – é um antibiótico macrolídeo derivado do fungo *Streptomyces higroscopicusi*. Penetra livremente nas células, unindo-se a ela imunofilina do tracolimus (FKBP12). Este complexo sirolimus-FKBP12 não inibe a calcineurina, mas bloqueia o sinal de transdução de uma proteína denominada mTOR (*mammalian target of rapmycin*) essencial para a proliferação de linfócitos. O sirolimus não é nefrotóxico, mas pode causar trombocitopenia, anemia, hiperlipidemia e leucopenia dose-dependente.

COMPLICAÇÕES TARDIAS

Efeitos colaterais dos imunossupressores

Há numerosos efeitos colaterais relacionados ao tratamento imunossupressor, como vistos acima. Alguns a curto prazo, como a hipertensão secundária ao uso do corticosteroides, enquanto nefrotoxicidade e maior risco de infecção viral persistem por toda a vida. Também, deve-se ficar atento à interação entre drogas.

Rejeição crônica

É, usualmente, rara (menos de 10% das crianças, em qualquer época) e não evidente até 6-8 semanas após o transplante. Bioquimicamente, há um padrão de colestase progressiva, com aumento de bilirrubina e enzimas canaliculares e elevação discreta de aminotransferases. Obstrução biliar com colangite associada é um importante diagnóstico diferencial, mas a colangite é, usualmente, seguida de febre. Histologicamente, é caracterizada por desaparecimento dos ductos biliares e também é conhecida como "síndrome da fuga biliar" (*vanishing bile duct syndrome*).

Algumas crianças respondem ao aumento da imunossupressão ou à mudança para tacrolimus quando o imunossupressor anterior era ciclosporina, mas muitas necessitarão de retransplante.

Infecção por citomegalovírus

A infecção por citomegalovírus ocorre cinco a seis semanas após o transplante, apesar da profilaxia com aciclovir ou ganciclovir. A infecção primária ocorre quando o receptor não apresentava contato prévio com CMV (sorologia negativa) e é infectado pelo vírus latente nas células do doador. A reativação da infecção ocorre quando o receptor já apresentava sorologia positiva antes do transplante e há reativação da cepa latente pelo estado de imunossupressão. E, por fim, pode haver superinfecção quando o receptor soropositivo pré-transplante desenvolve infecção ativa devido à presença do vírus do doador. Uma doença hepática induzida pelo CMV pode mimetizar, clínica e bioquimicamente, uma rejeição. Assim, torna-se importante a realização de biópsia hepática, bem como coleta de antigenemia. O pacientes são tratados com ganciclovir e diminuição da imunossupressão.

No HC-Unicamp, quando temos um receptor CMV positivo, procedemos à coleta semanal de PCR e antigenemia, nas primeiras seis semanas após o transplante. Se houver positivação em algum momento, procedemos da seguinte forma:

• Paciente assintomático – ganciclovir (5mg/kg/dose) durante três semanas.
• Paciente sintomático – ganciclovir (5mg/kg/dose), IV, 12/12 horas, durante 7 a 14 dias; após, 6mg/kg/dose, IV, uma vez ao dia, durante cinco dias. O tempo do tratamento é definido clinicamente.

Quando o receptor é CMV negativo e o doador é CMV positivo, procedemos conforme o quadro 28.8.

Quadro 28.8 – Esquema de tratamento de infecção por CMV em receptores CMV negativos com doadores CMV positivos.

	CrCl	Dose ganciclovir (mg/kg, IV)	Intervalo
0-2 semanas	> 70	5	12/12
	50-69	2,5	12/12
	25-49	2,5	24/24
	< 25	1,25	24/24
2-12 semanas	> 70	5	24/24
	25-49	2,5	24/24
	< 25	1,25	24/24
13-52 semanas	> 70		
	50-69		
	25-49		

CrCl = *clearance* de creatinina.

Infecção pelo vírus Epstein-Barr

A infecção primária pelo vírus Epstein-Barr (EBV) é um problema significativo a longo prazo. Cerca de 65% das crianças submetidas a transplante são soronegativas e 75% desse grupo pode desenvolver infecção primária pelo EBV em seis meses após o transplante. É importante o diagnóstico (histologia) e o tratamento precoce (diminuição da imunossupressão e aciclovir) para evitar futura progressão para doença linfoproliferativa.

Doença linfoproliferativa

Há estreita relação entre infecção por EBV e doença linfoproliferativa. A proliferação dos linfócitos B varia de hiperplasia benigna a linfoma maligno. As características clínicas podem representar mononucleose infecciosa, acometimento isolado de linfático ou linfoma maligno.

A doença é responsável por até 52% dos casos de tumores pós-transplante hepático em crianças e é significante causa de perda de enxerto e óbito. Está associada à infecção pelo EBV em 80-90% dos casos e cerca de 20% ocorrem em pacientes EBV-negativos (maioria com mais de cinco anos de transplante e má resposta ao tratamento).

Além da infecção primária pelo EBV, também são fatores de risco: baixa idade do receptor, tipo e intensidade da imunossupressão e infecção pelo CMV e vírus da hepatite C.

Quase todos os órgãos podem ser acometidos, embora fígado e intestino sejam os mais frequentes. Cerca de 85% dos pacientes serão assintomáticos e o espectro de sinais e sintomas é bastante amplo: febre, anorexia, queda do estado geral, perda de peso, adenomegalia, vômitos, diarreia, hemorragia digestiva, hepatoesplenomegalia, hipertrofia de adenoides, tonsilite, estomatite etc.

O diagnóstico baseia-se na histologia característica do tecido acometido, podendo haver proliferação polimórfica de células B ou atipia nuclear e necrose. A imunofluorescência de cadeias de imunoglobulinas pode diferenciar infiltrados mono e policlonais.

O tratamento consiste na diminuição da imunossupressão e uso de drogas antivirais como o aciclovir, porém, se a doença se tornar francamente maligna, haverá necessidade de quimioterapia, radioterapia ou ablação cirúrgica.

Complicações do trato biliar

Complicações tardias incluem estenose da anastomose biliar ou estenoses da árvore biliar intra-hepática, algumas vezes relacionada à trombose da artéria hepática. Estas estenoses podem ser dilatadas por meio de colangiografia endoscópica retrógrada com colocação de *stent*. Quando há falha destas intervenções, uma reconstrução biliar em Y de Roux pode ser necessária. Disfunção da motilidade dos ductos biliares ou do esfíncter de Oddi pode ser causa de obstrução funcional, sem obstrução mecânica.

Recorrência da doença hepática

Muitas doenças podem persistir ou recorrer após o transplante, levando à lesão hepática progressiva e, em alguns casos, cirrose.

Hepatite C – a recorrência do vírus C é uma das maiores dificuldades no manejo dos pacientes transplantados. O vírus infecta o enxerto em quase todos os casos e há incidência de cirrose em 10-28% dos casos em cinco anos. Pequena parte dos pacientes desenvolve uma forma colestática fibrosante caracterizada, clinicamente, por icterícia e elevação das aminotransferases e, histologicamente, por fibrose, apoptose de hepatócitos e colestase. Cerca de um terço dos óbitos pós-transplante é ocasionado por recorrência do vírus C. A terapia antiviral pode ser pouco tolerada e a eficácia é limitada. O tratamento com PEG-interferon e ribavirina está associado com taxas de resposta de 12-26%.

Hepatite B – a evolução dos pacientes transplantados por vírus B tem melhorado drasticamente com o uso da imunoglobulina e dos análogos de nucleotídios. Agentes antivirais são ministrados no período pré-transplante para suprimir a replicação viral e reduzir o risco de infecção do enxerto. Profilaxia com imunoglobulina, geralmente, é oferecida por curto prazo no pós-operatório precoce e agentes antivirais por via oral são utilizados indefinidamente. A sobrevida em cinco anos alcança 70%.

Hepatite autoimune – características histológicas de hepatite autoimune recorrem em, aproximadamente, 23% dos casos, em média após dois anos de transplante. O curso da doença tende a ser leve e responsivo à modificação da terapia imunossupressora. A sobrevida do enxerto, em cinco anos, é de 70%.

Casos de hepatite imunomediada *de novo* (síndrome clínica semelhante à hepatite autoimune em pacientes transplantados por doenças não imunomediadas) também têm sido descritos. O principal marcador é um importante aumento nos níveis de gamaglobulina. Pacientes respondem prontamente ao aumento das doses de prednisona e azatioprina. A causa não está esclarecida.

Colangite esclerosante primária – pode haver recorrência pós-transplante, mas o diagnóstico diferencial com outras causas de estenose biliar pode ser difícil. Esses pacientes, geralmente, são submetidos à coledocojejunostomia, o que os torna suscetíveis a episódios de colangite. As taxas de recorrência ficam em torno de 17%. A presença de rejeição corticorresistente é um fator de risco para a recorrência da doença.

CASO CLÍNICO

L.G.S., 3 anos e 4 meses de idade, sexo feminino, natural e procedente de São João da Boa Vista.

Paciente com história de icterícia desde o nascimento, acompanhada de colúria e acolia fecal. Feito diagnóstico de atresia biliar e, aos 2 meses de vida, foi submetida à cirurgia de Kasai. Evoluiu com deiscência de sutura no 5º dia do pós-operatório, porém com boa evolução. A biópsia cirúrgica mostrava fibrose portal de padrão biliar, com formação de septos e colestase intensa. Apresentou melhora da icterícia, houve 2 episódios de colangite no 2º e 3º mês do pós-operatório. Permaneceu anictérica até os 2 anos de vida, quando foi notada icterícia gradativamente mais intensa.

Exame físico – peso 12.700g (percentil 25), altura 92,5cm (percentil 3). Bom estado geral, afebril, ictérica (+++/4+), abdome flácido, globoso, indolor à palpação, fígado palpável a 5cm do rebordo costal direito, baço palpável a 6cm da linha hemiclavicular esquerda.

Exames laboratoriais

- AST: 185U/l (até 47U/l).
- ALT: 258U/l (até 28U/l).
- FA: 1.886U/l (até 719U/l).
- GGT: 428U/l (até 35U/l).
- Bilirrubina direta: 6,4mg/dl.
- Bilirrubina indireta: 2mg/dl.
- Albumina: 3,9g/dl.
- INR: 1,9.
- Endoscopia digestiva alta: varizes de fino calibre, em terço distal, com baixo risco de sangramento digestivo.

Foi avaliada pela nutricionista, com realização de orientação dietética.

Comentário – a indicação mais comum de transplante hepático pediátrico é a atresia biliar (AB). Mesmo com drenagem bem-sucedida e a normalização dos níveis de bilirrubina, pode ocorrer desenvolvimento eventual da cirrose e da hipertensão portal. Menos de 20% das crianças com AB submetidas à cirurgia de Kasai sobrevivem a longo prazo com seu fígado nativo.

A grande maioria dos hepatopatas apresenta desnutrição proteico-calórica e necessidade de reposição vitamínica e mineral. A desnutrição é um agravante que merece medidas agressivas. Após a avaliação nutricional, devem ser adotadas medidas, como a colocação de sonda nasogástrica, para renutrição e reavaliação a cada 15 dias. Pacientes com ascite devem ter o volume restrito a 100 a 200ml/kg/dia e, nos casos com encefalopatia, a proteína deve ser restrita a 0,5g/kg de proteína vegetal e 0,5g/kg de proteína animal. As calorias são calculadas em 130 a 200% da RDA e adicionados triglicérides de cadeia média à alimentação e suplementação vitamínica.

A pontuação PELD foi de 11.

Comentário – a pontuação PELD considera idade, peso, estatura, bilirrubinas, coagulograma (INR) e albumina. Quanto maior a pontuação, maior a gravidade e o risco de morte. Pode ser calculada pelo site: www. unos.org.

Uma vez estabelecida a indicação de transplante, foram solicitados os exames e os cuidados pré-operatórios:

• Grupo sanguíneo e Coombs.

• Hemograma.

• Coagulograma e fibrinogênio.

• Proteínas totais, albumina e colesterol.

• Glicemia.

• Na, K, ureia, creatinina, Ca, Mg.

• Mantoux.

Sorologias – toxoplasmose, Chagas, mononucleose, hepatites A, B e C, sífilis, blastomicose, varicela, HTLV e HIV.

Urina

• Urina tipo I e urocultura.

• *Clearance* de creatinina.

• Proteinúria/calciúria de 24 horas.

Fezes – parasitológico de fezes (três amostras).

Radiologia

• Radiografia de tórax

• Idade óssea (suspeita de raquitismo ou doença metabólica).

Ultrassonografia abdominal + Doppler

• Avaliar diâmetro da veia porta e direção do fluxo.

• Tamanho do baço.

• Ascite.

• Anatomia vascular.

Ressonância magnética e/ou angiografia – para avaliação da anatomia vascular.

Cardiologia – ECG, ecocardiograma e pressão arterial.

Pulmonar

• Prova de função pulmonar (se possível).

• Para crianças com cianose: avaliação da perfusão pulmonar com cintilografia.

• Gasometria.

Imunização – verificar carteira de vacinação (BCG, DPT, pólio, HIB, MMR 2 doses e hepatite B).

Comentário – os exames solicitados visam estabelecer o estado da criança hepatopata do ponto de vista nutricional e imunológico, promover o crescimento e a imunização necessários. A avaliação da anatomia hepática é necessária para o planejamento da conduta cirúrgica. No caso da via biliar, realizar cirurgia de Kasai prévia e coledocojejunostomia em Y de Roux é o método de escolha. A avaliação dos demais órgãos visa conhecer e prevenir possíveis complicações.

A paciente foi transplantada com fígado inteiro, pois o tamanho do doador era compatível. Foi utilizado tacrolimus e prednisona como agentes imunossupressores. Evoluiu bem, sem intercorrências. Recebeu alta com 18 dias de pós-operatório. Atualmente, mantém percentil 10 de peso e estatura e vem mantendo uso de tacrolimus, com níveis de 3-5ng/ml como manutenção, sem efeitos colaterais. Função hepática normal.

BIBLIOGRAFIA

Bismuth H, Houssin D. Reduced-sized orthotopic liver graft in hepatic transplantation in children. Surgery 1984;95:367-370.

Bismuth H, Morino M, Castaing D, Gillon MC, Descorps Declere A, Saliba F, Samuel D. Emergency orthotopic liver transplantation in two patients using one donor liver. Br J Surg 1989;76:722-724.

Bucuvalas J, Yazigi N, Squires Jr RH. Acute liver failure in children. Clin Liver Dis 2006;10:149-168.

Busuttil RW, Goss JA. Split liver transplantation. Ann Surg 1999;229:313-321.

Dhawan A, Taylor RM, Cheeseman P, De Silva P, Katsiyiannakis L, Mieli-Vergani G. Wilson's disease in children: 37-year experience and revised King's score for liver transplantation. Liver Transpl 2005;11:441-448.

Dhawan A. Etiology and prognosis of acute liver failure in children. Liver Transpl 2008;14:S80-S84.

Freeman Jr RB, Wiesner RH, Roberts JP, McDiarmid S, Dykstra DM, Merion RM. Improving liver allocation: MELD and PELD. Am J Transplant 2004;4(Suppl 9): 114-131.

Goss JA, Yersiz H, Shackleton CR, Seu P, Smith CV, Markowitz JS et al. In situ splitting of the cadaveric liver for transplantation. Transplantation 1997; 64:871-877.

Gridelli B, Spada M, Petz W, Bertani A, Lucianetti A, Colledan M et al. Split-liver transplantation eliminates the need for living-donor liver transplantation in children with end-stage cholestatic liver disease.Transplantation 2003;75:1197-1203.

Heffron TG, Emond JC, Whitington PF, Thistlethwaite Jr JR, Stevens L, Piper J et al. Biliary complications in pediatric liver transplantation. A comparison of reduced--size and whole grafts. Transplantation 1992;53:391-395.

Houssin D, Boillot O, Soubrane O, Couinaud C, Pitre J, Ozier Y et al. Controlled liver splitting for transplantation in two recipients: technique, results and perspectives. Br J Surg 1993;80:75-80.

Jones WT, Ratner I, Abrahamian G, Washburn WK, Esterl R, Neigut D, Halff G. Use of a silastic silo for closure of the abdominal wall in a pediatric patient receiving a cadaveric split liver. J Pediatr Surg 2003;38: E20-E22.

Kallwitz ER, Cotler SJ. Care of the liver transplant patient. Dis Mon 2008;54:486-507.

Kelly DA, Mayer D. Transplante de fígado. In Kelly DA (ed). Doenças hepáticas e do sistema biliar em crianças. São Paulo: Santos Livraria Editora; 2001. pp. 293-312.

Kerkar N, Emre S. Issues unique to pediatric liver transplantation. Clin Liver Dis 2007;11:323-335.

Koffron A, Stein JA. Liver transplantation: indications, pretransplant evaluation, surgery and posttransplant complications. Med Clin North Am 2008;92:861-888.

Lohse AW, Weiler-Norman C, Burdelski M. De novo autoimmune hepatitis after liver transplantation. Hepatol Res 2007;37(Suppl 3):S462.

McDiarmid SV, Merion RM, Dykstra DM, Harper AM. Selection of pediatric candidates under the PELD system. Liver Transpl 2004;10:S23-S30.

McDiarmid SV, Anand R, Lindblad AS and the Principal Investigators And Institutions Of The Studies Of Pediatric Liver Transplantation (SPLIT) Research Group. Development of a pediatric end-stage liver disease score to predict poor outcome in children awaiting liver transplantation. Transplantation 2002;74:173-181.

Moreira-Silva SF, Frauches DO, Almeida AL, Mendonça HF, Pereira FE. Acute liver failure in children: observations in Vitória, Espírito Santo State, Brazil. Rev Soc Bras Med Trop 2002;35:483-486.

Neuberger J, Elias E. Immunosuppressive agents. In Maddrey WC, Sorrell MF (eds). Transplantation of the liver. Connecticut: Appleton & Lange; 1995. pp. 247-265.

Noronha IL, Oliveira AC, Araújo MRT, Abensur H, Quintaes SL, Genzini T et al. Micofenolato mofetil (MMF) em transplante de órgãos. J Bras Nefrol 1997;19:398-406.

O'Grady JG, Willians R. Postoperative care: long-term. In Maddrey WC, Sorrell MF (eds). Transplantation of the liver. Connecticut: Appleton & Lange; 1995. pp. 207-224.

Otte JB, de Ville de Goyet J, Alberti D, Balladur P, de Hemptinne B. The concept and technique of the split liver in clinical transplantation. Surgery 1990;107:605-612.

Otte JB, de Ville de Goyet J, Reding R. Liver transplantation for hepatoblastoma: indications and contraindications in the modern era. Pediatr Transplant 2005;9:557-565.

Otte JB. Is it right to develop living related liver transplantation? Do reduced and split livers not suffice to cover the needs? Transpl Int 1995;8:69-73.

Peclet MH, Ryckman FC, Pedersen SH, Dittrich VS, Heubi JE, Farrell M et al. The spectrum of bile duct complications in pediatric liver transplantation. J Pediatr Surg 1994;29:214-219.

Raia S, Nery JR, Mies S. Liver transplantation from live donors. Lancet 1989;2:497.

Rivera-Penera T, Moreno J, Skaff C, McDiarmid S, Vargas J, Ament ME. Delayed encephalopathy in fulminant hepatic failure in the pediatric population and the role of liver transplantation. J Pediatr Gastroenterol Nutr 1997;24:128-134.

Rogiers X, Malagó M, Gawad K, Jauch KW, Olausson M, Knoefel WT et al. In situ splitting of cadaveric livers. The ultimate expansion of a limited donor pool.

Rymeski BA, Flynn L, Dunn SP. Selection of live-related liver transplantation candidates. J Pediatr Surg 2009;44:1096-1100.

Spada M, Gridelli B, Colledan M, Segalin A, Lucianetti A, Petz W et al. Extensive use of split liver for pediatric liver transplantation: a single-center experience. Liver Transpl 2000;6:415-428.

Squires Jr RH, Shneider BL, Bucuvalas J et al. Acute liver failure in children: the first 348 patients in the pediatric acute liver failure study group. J Pediatr 2006;148:652-658.

Starzl TE, Marchioro TL, von Kaulla KN et al. Homotransplantation of the liver in humans. Surg Forum 1963;14:174-176.

Starzl TE. The saga of liver replacement, with particular reference to the reciprocal influence of liver and kidney transplanta-tion (1955-1967). J Am Coll Surg 1995:587-610.

Strong RW, Lynch SV, Ong TH, Matsunami H, Koido Y, Balderson GA. Successful liver transplantation from a living donor to her son. N Engl J Med 1990;322:1505-1507.

Sunku B, Salvalaggio PR, Donaldson JS, Rigsby CK, Neighbors K, Superina RA, Alonso EM. Outcomes and risk factors for failure of radiologic treatment of biliary strictures in pediatric liver transplantation recipients. Liver Transpl 2006;12:821-826.

Tzakis A, Todo S, Starzl TE. Orthotopic liver transplantation with preservation of the inferior vena cava. Ann Surg 1989;210: 649-652.

Índice Remissivo